LES LÉPREUX EN ALSACE

Volume 1

Marginaux, exclus, intercesseurs ?

Médecine à travers les siècles

Collection dirigée par le Docteur Xavier Riaud

L'objectif de cette collection est de constituer « une histoire grand public » de la médecine ainsi que de ses acteurs plus ou moins connus, de l'Antiquité à nos jours.
Si elle se veut un hommage à ceux qui ont contribué au progrès de l'humanité, elle ne néglige pas pour autant les zones d'ombre ou les dérives de la science médicale.
C'est en ce sens que – conformément à ce que devrait être l'enseignement de l'histoire –, elle ambitionne une « vision globale » et non partielle ou partiale comme cela est trop souvent le cas.

Dernières parutions

Pierre AUBRY et Bernard-Alex GAÜZÈRE, *Formation et vie des médecins, chirurgiens et apothicaires de la Marine et des Colonies du XVIe à la fin du XIXe siècle en France*, 2022.
Jean DUPOUY-CAMET, *La mission d'étude française de 1866 sur la trichinose en Allemagne*, 2022.
Xavier RIAUD, *Grands dentistes résistants. Pour la France !*, 2022.
Sous la direction de Dominique LE NEN et Pascal BRIOIST, *Léonard de Vinci. Le corps… à la croisée des sciences et de l'art*, 2022.
Michel A. GERMAIN et Corinne BECKER, *Guérir du Lymphœdème. Histoire et avancées médicales*, 2022.
Maxime GATELIER, Quentin LECARDINAL, *Prothèses dentaires de soldats de la Première Guerre mondiale. Etude médico-légale*, 2022.
Philippe HECKETSWEILER, *Les maladies et la mort de Gustave Flaubert. Rouen 1821 – 1880*, 2022.
Pierre AUBRY et Bernard-Alex GAÜZÈRE, *La France et ses médecins en Extrême-Orient du XVIe au milieu du XXe siècle*, 2022.
Michel E. BERTRAND, *La cardiologie interventionnelle. Histoire et évolution*, 2022.
Pierre AUBRY et Bernard-Alex GAÜZÈRE, *La France et ses médecins dans les océans Indien et Pacifique du XVIe au XIXe siècle*, 2022.
Xavier RIAUD, *Aux origines de l'odontologie médico-légale. Des « Sherlock Holmes » français…*, 2022.
Dominique LE NEN et Frédéric DUBRANA (dir.), *La médecine… art ou science ?*, 2022.
Pierre AUBRY et Bernard-Alex GAÜZÈRE, *La France et ses médecins aux Amériques du XVIe au XIXe siècle*, 2021.

Élisabeth Clementz-Metz

LES LÉPREUX EN ALSACE

Volume 1

Marginaux, exclus, intercesseurs ?

Préface de François-Olivier Touati

L'Harmattan

De la même auteure

Les Antonins d'Issenheim.
Essor et dérive d'une vocation hospitalière à la lumière du temporel,
Publications de la Société savante d'Alsace,
coll. Recherches et documents 62, Strasbourg, 1998.

Avec Claude MULLER (dir.),
Autorité, Liberté, Contrainte en Alsace,
Strasbourg, 2010.

Avec Claude MULLER (dir.),
Haguenau 900 ans,
Strasbourg, Publ. de la Société d'Histoire de Haguenau, 2015.

Avec Bernhard METZ,
avec la collaboration de Philippe Lorentz et Jean-Marie Holderbach,
Initiation à la lecture des écritures manuscrites allemandes médiévales,
Strasbourg, 2018.

(dir.), *L'honneur des Alsaciens,*
Revue d'Alsace, 146, 2020.

5-7, rue de l'Ecole-Polytechnique, 75005 Paris
http://www.editions-harmattan.fr
ISBN : 978-2-343-24294-1
EAN : 9782343242941

Remerciements

Cet ouvrage est la version légèrement remaniée d'une thèse d'habilitation soutenue le 30 mars 2019 à l'université de Tours devant un jury constitué par Mmes Élodie Lecuppre, Élisabeth Lorans, Catherine Vincent, et MM. Michel Nassiet, Michel Pauly, Olivier Richard et François-Olivier Touati. Que tous les membres du jury qui ont pris sur leur temps pour faire partie de la commission et m'ont prodigué des conseils soient remerciés. Un grand merci à M. François-Olivier Touati, professeur d'Histoire médiévale à l'Université de Tours, qui, malgré toutes ses charges, a accepté avec beaucoup de cordialité d'être le garant de ce travail et d'écrire la préface du présent ouvrage.

J'aimerais aussi exprimer ma gratitude à tous ceux qui, par leur aide et leur soutien, ont permis sa réalisation. En premier lieu, je tiens à remercier tous ceux qui m'ont communiqué des sources ou m'ont signalé des cotes d'archives concernant les lépreux en Alsace. Ils sont nombreux : Mme Germaine Braun pour Bergheim et Sélestat, Mme Christine Heider pour Thann, M. Gérard Michel pour Rouffach, M. Georges Bischoff, M. Jean-Michel Boehler, M. Antoine Follain, M. Olivier Richard, M. Jean-Jacques Schwien, M. Bruno Tabuteau, Marie-José et Klaus Nohlen, Anne Rauner, Boris Dottori et le Dr. Éric Wolf. Un grand merci à M. Louis Schlaefli pour tous les précieux renseignements qu'il m'a fournis et pour son fichier du clergé alsacien avant 1648 et celui des confréries qu'il a mis à ma disposition. Grâce à son excellente connaissance des archives, il a repéré des documents d'un grand intérêt pour mon sujet. Il en va de même pour Jean-Marie Holderbach, le meilleur connaisseur des protocoles de la ville de Strasbourg et du fonds de l'Hôpital, qui contient aussi les archives des léproseries strasbourgeoises. Il a enrichi ma quête en me fournissant de nombreux renseignements. C'est également lui qui a tracé toutes les cartes contenues dans ce travail, qui m'a donné un coup de main précieux pour l'index et qui a réalisé la maquette du présent ouvrage. Son aide constante et sa disponibilité à toute épreuve ont été infiniment précieuses. Sans lui, cette publication n'aurait pu aboutir. Qu'il en soit sincèrement remercié. Merci aussi au docteur Daniel Christmann, professeur émérite de pathologies infectieuses et tropicales de la Faculté de médecine de Strasbourg, membre de l'Académie de médecine, qui a accepté de relire le premier chapitre de cet ouvrage, consacré à la maladie.

Je ne voudrais pas oublier le personnel des diverses institutions dans lesquelles j'ai travaillé. En particulier M. Jordan, conservateur adjoint aux Archives Municipales de Strasbourg, pour sa serviabilité et pour toutes les facilités accordées pour que je puisse mener à bien mes recherches. J'adresse également mes remerciements à tout le personnel des Archives Municipales de Strasbourg, à celui des Archives Départementales du Bas-Rhin et du Haut-Rhin et des archives municipales de Haguenau, ainsi qu'aux archivistes de Molsheim (M. Oswald), Rouffach (M. †Pierre-Paul Faust, puis Mme Blondé), Haguenau (M. Traband), Sélestat et Bouxwiller. Je ne voudrais pas oublier M. Francis Lichtlé, directeur des Archives Municipales de Colmar en retraite, et son ancienne collaboratrice, Mme Christine Agnel. Un remerciement tout particulier à ces nombreux bénévoles qui ont pris sur leur temps pour m'ouvrir les Archives de petites villes comme Masevaux, Thann, Soultz, Kaysersberg (Mme Annette Braun), Mutzig (M. Auguste Schmitt), Bouxwiller et Saverne (M. Pierre Vonau).

J'aimerais également remercier Mmes Pantxika Béguerie et Cécile Dupeux, conservatrices du musée Unterlinden de Colmar et du musée de l'Oeuvre Notre-Dame de Strasbourg, pour les photos mises à ma disposition.

Merci aussi à MM. † Francis Rapp, professeur émérite d'Histoire médiévale de l'Université de Strasbourg et membre de l'Institut, et †Christian Wilsdorf, ancien directeur des Archives départementales de Colmar, pour l'intérêt constant qu'ils ont manifesté pour mon travail. Il en va de même pour mon ancien collègue, Philippe Lorentz, professeur d'Histoire de l'Art à la Sorbonne. Je tiens à le remercier pour sa disponibilité et les conseils qu'il m'a prodigués.

Pour finir, j'aimerais exprimer ici toute ma gratitude à mon mari, Bernhard Metz, archiviste de la ville de Strasbourg en retraite. Il a mis à ma disposition son fichier des premières mentions des léproseries alsaciennes, constitué au fil de ses recherches sur d'autres sujets depuis quarante ans. Il a également été d'une grande patience, car, pendant des années, peu de jours ont passé sans que nous n'évoquions mon thème de recherches ; ses commentaires et conseils ont toujours été précieux. Je le remercie aussi pour la relecture de mon manuscrit et pour la réalisation de l'index.

Je ne voudrais pas oublier non plus celle qui pendant toutes ces années a œuvré dans l'ombre pour me permettre de mener à bien mes recherches : ma mère.

Gutleute : unrein und schuldig ?

De l'étude des Antonins d'Issenheim initialement voués au soin des victimes du « mal des ardents », cette impressionnante intoxication due à la consommation de seigle contaminé par un cryptogame hallucinogène et destructeur du système vasculaire, au dossier plus récemment réouvert sur les accès de danse frénétique qui s'emparent des régions rhénanes à la fin du XVe siècle, les recherches menées par Élisabeth Clementz aboutissent à l'enquête centrale qui fait l'objet de cet ouvrage : Les lépreux en Alsace : marginaux, exclus, intercesseurs ? Et le point d'interrogation, inhabituel pour un titre, doit être relevé comme un point essentiel : il revêt une valeur heuristique majeure car il dicte les interrogations qui sous-tendent la démarche de l'historienne, avec la volonté assumée de soumettre au lecteur les angles de fuite d'un tel sujet. Souci dialectique qui est souci de l'autre au prisme de la polysémie des regards, fruit d'une empathie avec laquelle la condition fondamentale des êtres souffrants et les réponses apportées par les sociétés face aux formes multiples de la détresse, notamment physique, ne sauraient être autrement abordées. Des réalités humaines qui ne sont pas neutres, pas davantage que les lieux qui ont pu attiser l'envie de compréhension : Haguenau, Molsheim, Jungholtz, Strasbourg bien sûr, mais aussi la montagne du Vieil-Armand, lieu de promenade de Christian Pfister, le maître de Marc Bloch, inspirant ses échanges avec un autre grand médiéviste, Charles-Edmond Perrin.

Ces points de repère géographiques, en même temps que le nombre et l'importance des communautés qui s'y sont implantées, justifient parfaitement l'aire d'observation retenue, en connexion avec d'autres espaces, politiques, culturels ou économiques, de dimension suffisamment étendue pour être représentative et maîtrisable par son investigation scientifique. Ce n'est pas sacrifier à une mode « régionaliste », mais au contraire considérer la région, à travers ses héritages patrimoniaux anciens et son identité même, comme l'échelle la plus propice aux analyses multidisciplinaires, selon une approche volontiers cultivée dans le monde académique germanique par la *Landesgeschichte*, mais tout aussi fécond en France dans le cadre des grandes monographies historiques. Mais c'est aussi et peut-être surtout venir compléter, comparer, appuyer une série de prospections sur ce thème déjà menées en d'autres régions, en France, en Suisse, en Allemagne ou en Angleterre.

La masse des informations collectées à travers des sources de types variés se révèle d'une grande richesse lorsque l'on sait les aborder dans leur complexité paléographique et linguistique (latin, ancien français, haut ou moyen allemand, dialectes...) et les mettre en perspective les unes par rapport aux autres, fussent-elles, la plupart du temps, discontinues, dispersées et lacunaires : mentions subreptices d'un établissement ou d'un malade au détour d'un document sans lien direct, livres de comptes, actes de gestion (achat, vente, prêt, donations, etc.). Les sept statuts ou règlements de léproseries retrouvés offrent un corpus tout aussi exceptionnel que le *Livre des sentences* (*Urteilbuch*) de l'une des léproseries (la *Rotenkirche*) de Strasbourg entre 1440 et 1545 qui permet presque d'entendre la voix des lépreux et du personnel les entourant. Rien n'est négligeable dans une approche qui se veut et ne peut-être que globale, ainsi que nous l'avions initié il y a quelque temps déjà pour le centre et l'ouest de la France : rien n'est ici négligé dans cette quête qui passe également au crible la totalité écrite des magistratures urbaines (police, justice, délibération du conseil) ou la documentation des autres institutions laïques ou ecclésiastiques. Bien sûr les listes de bienfaisance, d'aumône ou d'assistance sont d'un apport aussi important pour saisir les secours envers les malades, que les textes religieux (vies de saints, obituaires, livres liturgiques) comme les textes médicaux, à l'instar du *Feldtbuch der Wundt Artzney* (*Manuel pratique pour soigner les blessures*) publié en 1517 par le chirurgien strasbourgeois Hans von Gersdorff, peuvent l'être pour aborder la complexité d'une maladie considérée comme emblématique. Plans et relevés de finages sont également mis à contribution pour localiser les établissements d'assistance et leurs édifices.

Le caractère plutôt tardif de la documentation justifie pleinement de franchir (et s'affranchir de) la barrière bien artificielle du Moyen Âge à l'époque dite moderne : cet impératif est même une chance puisqu'il permet de lire des évolutions sur la longue durée, à commencer par la destinée des léproseries elles-mêmes, mais sur lesquelles, en amont, les modalités d'origine restent moins visibles. Il permet de bénéficier d'informations rares sur lesquelles la période antérieure au XVe siècle se dérobe à l'approche statistique : celle concernant un regain de la maladie dans la seconde moitié du XVIe siècle par exemple, les durées de vie ou de survie des malades. Précieuse est la recension des 305 lépreux et lépreuses identifiés pour les deux léproseries de Strasbourg, avec cette particularité supplémentaire, inexistante ailleurs où la séparation s'opère plus volontiers entre hommes et femmes, à Angers, Rouen ou Reims par exemple, mais ici entre deux établissements distincts, l'un pour les riches (*Rotenkirche*) et l'autre pour les plus pauvres (*Schnelling*). À côté d'une majorité *masculine*, on découvrira l'échantillon de ces conditions fort parlantes, écuyers, prêtres ou chapelains, tonneliers, menuisiers, jardiniers, laboureurs, journaliers, épouse d'imprimeur, tanneurs, teinturiers, tailleurs, tisserands, aubergistes, bateliers...

Évidemment, Élisabeth Clementz a su également tirer le meilleur parti des travaux érudits anciens ouvrant des pistes de recherche archivistique : ceux de

Charles Schmidt dès 1879, de Martha Goldberg sur les malades et l'assistance à Strasbourg (en 1910), d'Auguste Hanauer sur les médecins et chirurgiens face aux malades contestant désespérément leur diagnostic, en particulier lors du fameux procès intenté par un greffier de Haguenau en 1443, de l'abbé Lévy en 1921, du Dr Fleurent sur la léproserie de Colmar (1953) ; plus récemment ceux de Paul Adam (*Charité et Assistance en Alsace au Moyen Âge*, Strasbourg, 1982), ou les articles réunis en 1976 par Georges Livet sur *Médecine et assistance en Alsace, XVIe-XXe siècle*.

L'analyse propose un degré de réflexion jamais envisagé dans sa globalité sur cet espace et dans la longue durée : la maladie elle-même, son impact et sa perception au sein des maladies environnantes, les attitudes qu'elle suscite, les mesures tant médicales que juridiques qu'elle entraine, le statut social, juridique et le traitement des malades, le fonctionnement des institutions qui s'y consacrent, autant d'éléments touchant à l'évolution des sociétés tout court, mieux, qui les révèlent. L'étude conduit à l'identification d'au moins 118 établissements, à l'examen de leurs ressources, de leur cadre matériel et de leur personnel. À ce travail considérable d'inventaire, s'ajoutent l'édition des sources de premier plan que constituent les règlements des communautés, la recension des lépreux et des administrateurs hospitaliers.

La transposition cartographique des données minutieusement collectées fait ressortir l'attraction parfois lointaine de certains établissements pour leurs pensionnaires : à Eckbolsheim, par exemple en 1450, un lépreux est originaire de Mulhouse, même s'il peut s'agir d'un déplacement antérieur à la maladie.

D'autres traits originaux ou d'apparence spécifiques révélés par cette étude méritent d'être soulignés.

Si des léproseries sont bien attestées dès 674 dans des régions proches, à Metz, Verdun ou Maastricht, par le testament du diacre Adalgisel Grimo, frappant est le caractère tardif des institutions ou des communautés de lépreux, seulement connues à partir du XIIIe siècle : comparé à d'autres régions, en terres d'Empire ou du Royaume où leur apparition est largement plus précoce, à partir du XIe siècle, ce décalage n'est-il qu'un « effet de source » ou peut-il être considéré comme l'indice d'un dynamisme économique ou urbain différencié ? Comme ailleurs, la plupart des léproseries sont construites aux abords des villes, ce qui, avant de signaler une « relégation », répond au desserrement de l'emprise foncière et permet l'installation et le développement d'une économie agricole autant que commerciale que favorise la proximité d'une route, la desserte d'un marché ou d'une foire. Léproseries et hôpitaux les plus nombreux se situent le long du piémont vosgien et de l'Ill, régions viticoles riches, fortement urbanisées et desservies par une route plus fréquentée que celle de la vallée du Rhin souvent inondée.

La diversité des saints invoqués en rapport avec la maladie contraste avec la majorité accordée à Lazare, Madeleine ou saint Gilles en d'autres contrées : le patronage de saint Nicolas, Laurent, Léonard, Catherine, Odile, Sophie, ou sainte Élisabeth, cette dernière plus classique dans l'ère germanique, ne traduit-il pas la prépondérance de bienfaiteurs ou de guérisseurs plus que d'une identification avec un modèle de souffrance ? Renforcées par un réseau de confréries qui unit les léproseries aux communautés villageoises laïques, faut-il en déduire l'originalité d'autres formes de dévotion religieuse, d'autres traditions d'intercession, un déplacement (chronologique ?) des axes de dévotion vers les auteurs (valides) de la rémunération charitable plutôt que vers ses destinataires ? Après Olivier Richard, ou Gérald Chaix qui l'a relevé pour Cologne, peut-on assimiler ce phénomène à un « transfert de sacralité » ? J'emploierai davantage le terme d'inversion, celle de l'attribution des mérites dont l'équilibre de réciprocité paraît bien... évoluer.

Unique également semble être l'appellation de « bonnes gens » (*Gutleute*), attestée depuis 1271, pour qualifier les lépreux. Certes, il est facile d'invoquer le recours à l'antiphrase, mais la dénomination intrigue, interroge même. Ne pourrait-elle pas exprimer la considération ressentie envers la sainteté acquise par leur « passion », et contribuer ainsi à la valorisation de leur fonction attendue d'intercesseurs privilégiés en raison de leurs maux ? Et si l'individu atteint peut simultanément être considéré comme sanctionné sur le plan moral, comme « impur et coupable » (*unrein und schuldig*), l'entrée en léproserie signe son retour à l'honorabilité, celle que marque la pénitence et la sacralité de sa souffrance. S'exerce bien ici un jeu ambivalent d'identités multiples, à moins qu'il ne faille en distinguer des glissements chronologiques plus fins.

La question centrale et si rebattue de la « marginalité » se trouve à nouveau remise en question, tout autant que celle de la contagiosité d'impact limité tant les cas de lèpre familiale semblent rares. Et l'obligation impérative de se rendre en léproserie, une fois le diagnostic établi, n'empêche pas sa contestation ou encore le maintien au domicile personnel. Ni même le renvoi ou le refus d'accueil par un établissement en raison de ses limites de capacité. La vie en léproserie n'empêche pas non plus le maintien de relations nourries avec l'extérieur, comme on le voit à Strasbourg : un isolement bien relatif ! Question de normes, dont le processus d'élaboration et d'application dépend aussi du milieu et de sa temporalité, tant les dérogations ou les transgressions par rapport à un statut juridique ou social semblent fréquentes : la pratique dément ou nuance. Ainsi qu'un lépreux fût astreint à se rendre à la léproserie de son lieu de résidence, comme l'exigeaient certains règlements, est en bien des cas contredit comme on le voit à Strasbourg ou à Eckbolsheim où, entre autres exemples, en 1450, un lépreux provient de Mulhouse. Une chronologie des mesures de restriction, conjoncturelles en fonction des moyens matériels des établissements, devrait idéalement être corrélée à ces changements d'attitude multiples, contradictoires.

L'intervention croissante des pouvoirs laïcs, agissant au biais de l'administration urbaine, dans la vie des communautés et le contrôle, tant social, spatial, que thérapeutique, sont ici bien éclairés grâce à ce prolongement jusqu'au XVIIe siècle. Cette obsession du contrôle se manifeste notamment par la généralisation des inspections des lépreux effectuées désormais par des experts et non plus par des religieux ou par les lépreux eux-mêmes ; et si l'on vient de bien au-delà de l'Alsace jusqu'à Sélestat ou Strasbourg, s'agissait-il d'obtenir plus facilement l'indulgence d'un diagnostic favorable ? Encore convient-il de bien comprendre la logique de ces mesures : prévention contre la maladie ou vérification de fausses apparences, de faux malades avides de bénéficier d'une aide qui pût être usurpée ?

Cette « préface » au beau livre d'Élisabeth Clementz ne fait qu'ajouter des questions supplémentaires. Plus qu'elle ne précède, elle en prolonge quelques-uns des traits captivants. Une étude qui appellera la comparaison à d'autres échelles et avec d'autres approches des corps souffrants, des corps tout court et de leur environnement. Mais qui surtout, comme toute approche réussie, ne peut que donner une envie essentielle, celle d'être encore, toujours et pour tout : historien, historienne.

Pr François TOUATI
Université de Tours
ENAM-CNRS

Les lépreux en Alsace : marginaux, exclus, intercesseurs ?

1. Introduction

1.1. Histoire de la lèpre, histoire "totale" ?

Selon le concept forgé par Marcel Mauss, la maladie recouvre un "phénomène social total". En effet, "elle se trouve à la jonction des destinées personnelles, intimes, et du devenir collectif : elle fournit un exemple concret de liaison intellectuelle entre perception individuelle et symbolique sociale"[1]. Pour appréhender au mieux les multiples facettes du concept de maladie, l'historien se doit de ne négliger aucune approche. Le discours médical, les écrits littéraires ou hagiographiques, les trop rares ego-documents, les diverses sources d'archives qui nous sont parvenues sont autant d'éléments à prendre en compte pour tenter de cerner la complexité du phénomène et sa perception par les différents acteurs. La production de textes réglementaires par les autorités apporte un éclairage sur la réaction de la société, car "la maladie est presque toujours un élément de désorganisation ou de réorganisation sociale ; à ce titre, elle rend souvent plus visibles les articulations essentielles du groupe, les lignes de forces qui le traversent"[2]. Les travaux consacrés à la peste ont mis en lumière le degré de désorganisation de la société lors de l'épidémie de peste noire à Orvieto en 1348[3] ou lors des différentes récurrences de la maladie[4]. Phénomène de masse, la peste s'attaque à la collectivité. Son impact touche tous les aspects de la vie en société. La lèpre, elle, frappe l'individu. Elle frappe peu, mais son caractère endémique réclame une réponse de la part des autorités. À partir de quand ces dernières sont-elles intervenues dans ce domaine ? Comment ? De nombreuses autres questions méritent d'être posées : par quels autres discours la lèpre est-elle révélée ? Quand

1. TOUATI F.O., « Histoire des maladies, histoire totale ? L'exemple de la lèpre et de la société au Moyen Âge », *Sources. Travaux Historiques* 13, 1988, p. 3-14, ici p. 4-5.

2. TOUATI, Histoire des maladies, p. 5 citant REVEL J. et PETER J.P., dans LE GOFF J. et NORA P. (dir.), « Le corps. L'homme malade et son histoire » dans *Faire de l'histoire. Nouveaux objets* (Bibliothèque des Histoires), Paris, 1974, p. 188.

3. CARPENTIER E., *Une ville devant la peste. Orvieto et la Peste Noire de 1348*, Paris, 1962, p. 123-130.

4. BIRABEN J.N., *Les hommes et la peste en France et dans les pays européens et méditerranéens* (Civilisations et Sociétés 36), 2, Paris, 1976, p. 160-163.

apparaît-elle en Alsace ? Comment évolue-t-elle au fil du temps ? Peut-on dater sa disparition ? Qui est concerné par cette maladie ? Quelle est sa répartition socio-démographique[5] ?

Parmi l'ensemble des maladies qui ont frappé l'homme médiéval, la lèpre occupe une place à part par les réactions qu'elle a suscitées et qu'une historiographie teintée de positivisme n'a pas hésité à qualifier d'exclusion. Il convient donc d'analyser l'ensemble des sources à notre disposition sans a priori et d'éviter de projeter nos conceptions pasteuriennes de la contagion sur la perception médiévale de la lèpre.

1.2. Sources

1.2.1. État des sources

Les sources à notre disposition pour les léproseries alsaciennes sont tardives et lacunaires. Certaines de ces maisons ne sont connues que par une seule mention purement contingente, d'autres comme Hagenbach ou Gresswiller sont citées pour la première fois en 1701 au moment de leur suppression et de la réunion de leurs biens à un hôpital proche. Il en est de même pour les lépreux. Il n'y a pas, par exemple, de règlement complet ou de comptes antérieurs au 15e siècle. La situation est donc bien différente de ce que l'on peut observer dans le Royaume de France, où les règlements des 13e et 14e siècles, parfois même du 12e siècle, ne sont pas rares[6]. Par ailleurs, comme pour d'autres régions, les sources concernant certaines léproseries alsaciennes ont disparu lors des guerres, par exemple pour Kientzheim ou Wihr-au-Val. La négligence semble également être responsable de la dégradation de certains fonds. Au 19e siècle, Brumath tente de récupérer les biens ayant appartenu à sa léproserie et qui ont été intégrés au patrimoine de l'hôpital de Haguenau en 1701. Pour cela, des recherches dans les archives sont nécessaires, mais difficiles. En effet, avant de pouvoir les consulter, "il a fallu sécher tous ces registres et documents en liasses à l'air et au soleil, après les avoir auparavant épousseté (sic) et dégagés de la poussière et de la vermine"[7].

1.2.2. Typologie

Parmi les documents produits par les léproseries, les règlements organisant la vie quotidienne sont indispensables. Seuls sept d'entre eux nous sont parvenus en entier[8], ceux d'Ingwiller et de Haguenau sont sans doute fragmentaires, car ils ne mentionnent que la somme à verser lors de l'entrée et le trousseau à apporter. L'ensemble de ces règlements est édité dans la pièce justificative 5, à l'exception de ceux d'Obernai et de Strasbourg, déjà publiés et pour lesquels un renvoi suffit.

5. TOUATI, *Histoire des maladies*, p. 6.

6. LE GRAND L., *Statuts d'Hôtels-Dieu et de léproseries : recueil de textes du XIIe au XIVe siècle*, Paris, 1901, p. 184 et suiv. et 194 et suiv.

7. AMH AH 95/223.

8. Il s'agit de ceux de Colmar, Molsheim, Obernai, Odratzheim, Saverne, Sélestat et Strasbourg.

Trop souvent, nos connaissances sur la vie quotidienne des léproseries se réduisent à ces textes réglementaires. Or, entre la norme évoquée dans ce type de documents et la réalité, il peut y avoir un abîme. Pour Strasbourg, un document exceptionnel, l'*Urteilbuch* ou livre des sentences[9], qui semble ne pas avoir d'équivalent ni dans l'Empire ni dans le Royaume, permet une intrusion dans le quotidien de la léproserie. En effet, il répertorie une quarantaine de manquements au règlement de Rotenkirche de Strasbourg[10] entre 1440 et 1545 et permet ainsi de saisir sur le vif des scènes qui se sont déroulées à la léproserie. Le registre n'est pas complet. Une page au moins semble avoir été découpée et enlevée : contenait-elle des éléments à charge pour certaines familles strasbourgeoises ? Par ailleurs, il ne semble pas avoir été tenu régulièrement. À l'occasion, le rédacteur, probablement l'économe, ne rapporte pas seulement les faits, il reproduit aussi, en style indirect, les échanges verbaux entre lépreux ou avec le personnel de la maison. Le livre des sentences a donc été rédigé par un témoin et, à plusieurs reprises, les faits relatés sont confirmés par la communauté des lépreux. L'objectivité du document ne saurait donc être mise en doute. D'une certaine façon, ce registre des sentences permet de mesurer la distance existant entre la norme et la pratique. Dans ce cas précis, la comparaison est d'autant plus facile qu'à la fin du registre le règlement de vingt pages a été scrupuleusement recopié[11]. L'étude de ce registre apporte de nombreuses informations sur la vie quotidienne, le fonctionnement de l'institution, les rapports entre les malades, leurs relations avec leurs familles et avec les autorités. Apparaissent également les sanctions prononcées à l'encontre de ceux qui n'ont pas respecté le règlement.

Les comptes de ces institutions constituent une autre mine de renseignements dans de nombreux domaines. Les plus anciens conservés sont ceux de la léproserie Saint-Gilles de Haguenau. La série débute en 1425 et, malgré quelques lacunes, se poursuit jusqu'au 17e siècle[12]. Relativement succincts au départ, les carnets deviennent plus détaillés au fil du temps, particulièrement sous Jacob von Worms, économe de 1463 à 1495. Grâce à eux, il a été possible pour 34 lépreux d'évaluer la durée de leur séjour dans l'institution. Ils livrent également de nombreux renseignements sur la vie matérielle de la communauté, en particulier sur la nourriture. Pour la léproserie de Rouffach, les dépenses les plus anciennes qui nous soient parvenues datent de la première moitié

9. AMS V 116h.

10. À Strasbourg, il y a deux léproseries : celle de Rotenkirche pour les gens riches et celle du Schnelling pour les pauvres. Rotenkirche existe très probablement dès le 13e siècle, alors que le Schnelling n'apparaît qu'en 1365 dans les sources. A cette époque, elles étaient situées en des lieux différents : Rotenkirche à côté de l'église paroissiale Sainte-Hélène de Schiltigheim, au NW de la ville, et le Schnelling, à Koenigshoffen, au SW de Strasbourg. En 1429, le Schnelling est transféré à Rotenkirche. Mais la séparation entre riches et pauvres subsiste (voir II, p. j. 1). Le bâtiment dans lequel les pauvres sont hébergés s'appelle toujours le Schnelling, alors qu'il est désormais situé à Rotenkirche.

11. AMS V 116h f° 44r-63r.

12. AMH AH 91 à 93.

du 15e siècle (après 1423), d'autres remontent à 1488[13]. Pour Strasbourg, seuls quelques comptes des 16e et 17e siècles nous sont parvenus[14]. Ils sont néanmoins très détaillés. En 1565, Rotenkirche, la léproserie pour gens riches de Strasbourg, est reconstruite. Le compte des travaux est conservé, il s'agit là d'un document unique[15]. Pour plusieurs autres léproseries, nous disposons de comptes tardifs : pour Molsheim, ils s'étendent de 1619 à 1631[16], pour Neuwiller de 1605 à 1662[17], pour Rouffach de 1584 à 1658[18]. À Saverne, ils couvrent les années de 1599 à 1603, 1623-1624 et 1631[19]. Pour la léproserie d'Ernolsheim, nous disposons d'un compte unique de 1624[20]. Les comptes des léproseries de la fin du 17e siècle sont généralement de peu d'intérêt pour notre sujet.

Les donations faites en faveur des léproseries constituent une autre catégorie de sources, souvent dispersées dans différents fonds d'archives[21]. Pour Strasbourg, un certain nombre d'entre elles sont citées dans l'obituaire[22]. Ce document, conservé en deux versions, est le seul connu en Alsace pour une léproserie. Il livre de nombreuses informations sur les fondateurs de messes, leurs motivations, les destinataires des dons distribués lors de la célébration des offices. L'exemplaire le plus ancien se termine par un coutumier pour les offices, qui nous renseigne, entre autres, sur certains bâtiments de la léproserie, la confrérie des lépreux ou encore le rituel de réception de ces derniers.

Par ailleurs, les fonds d'archives des léproseries contiennent de nombreux documents concernant la gestion des biens de l'institution : baux de terres, colligendes des revenus en argent et en grains, achats de terres, de maisons, inventaire de titres. Pour Strasbourg, trois cartulaires du 17e siècle sont conservés[23]. Dans le domaine de la gestion, le type de document le plus courant qui nous soit parvenu est la constitution de rente ; pour la léproserie de Bouxwiller, c'est même le seul. Il témoigne du rôle d'établissement de crédit joué par les léproseries alsaciennes. Quand le corpus de rentes est bien conservé, il est possible de porter sur une carte l'origine géographique des emprunteurs et de définir ainsi l'aire de chalandise de la léproserie. Les exemples de Haguenau, Saverne et Molsheim sont éclairants à ce sujet.

13. AM Rouffach GG 70.

14. AMS 1AH 206 et 1AH 4605, V 116k et VI 272/1 : 1504-1505, 1518-1519, 1522, 1523, 1529, 1533, 1540-1541, 1589-1590, 1601-1602, 1638-1639, 1695, 1698-1700.

15. AMS 1AH 4605.

16. ADBR G 1817.

17. ADBR 8 E 322/GG 24.

18. AM Rouffach GG 74.

19. ADBR G 1720.

20. ADBR 8 E 102/6.

21. Pour Strasbourg, il faut consulter, entre autres, les cotes suivantes : AMS 1AH 899/3, 903, 907, 911, 914, 915, 938, 1052, 4692, 7057, AMS VIII 188. De nombreuses mentions dans SUB III et SUB VII.

22. Il en existe deux exemplaires AMS V 116b, début 15e siècle et 1AH 7425, plus tardif.

23. AMS 1AH 987, 988 et 989.

Sans surprise, parmi les documents produits par et pour l'institution, ce sont essentiellement ceux qui se rapportent à la gestion des biens qui ont été conservés – même après la suppression des léproseries, car les hôpitaux auxquels leurs biens ont été attribués ont eu besoin de ces documents pour les gérer.

1.2.3. Sources complémentaires

Pour tenter de restituer une image la plus fidèle possible des lépreux alsaciens et de leurs conditions de vie, des sources complémentaires ont été étudiées. La série des registres de délibérations du Magistrat de Strasbourg ne commence qu'en 1539, mais apporte des éléments intéressants sur l'un ou l'autre destin de lépreux, sur l'autorisation pour les lépreux de quêter dans les rues de la ville pour la nouvelle année, sur les commissions d'inspection des lépreux. Les mandats et règlements[24] de la ville de Strasbourg éclairent certains aspects de la vie de la communauté lépreuse. Les comptes des distributions d'aumônes par l'aumônerie Saint-Marc de Strasbourg[25] livrent des renseignements sur les inspections de personnes soupçonnées de lèpre, qu'elles soient originaires de la ville ou d'ailleurs. La correspondance est loin d'être dénuée d'intérêt. On y retrouve les suppliques adressées par des villages ou des villes à Colmar[26] ou à Strasbourg[27] pour l'admission d'un lépreux ou l'inspection d'une personne suspectée de lèpre. Les certificats délivrés lors de l'inspection nous renseignent sur le fonctionnement des commissions d'inspection et sur des destins individuels. La série conservée à Bâle[28] pour des lépreux de Haute-Alsace a permis d'élaborer une carte de leur l'origine (cf. p. 118). Il en va de même pour Sélestat[29].

La correspondance, éditée par Elsie Mc Kee, entre Felix Armbruster, un lépreux de Strasbourg, et Katharina Schütz-Zell nous fait entrer dans la vie intime d'un malade atteint de la lèpre. Il en va de même pour les actes du procès de Peter Schriber, le greffier du tribunal de la ville de Haguenau, accusé d'être lépreux. Lors du différend qui l'oppose à la ville – il a perdu son emploi –, il rédige un mémoire dans lequel il évoque ses difficultés matérielles et morales. Ce témoignage a la valeur d'un ego-document, ce qui est très rare pour les lépreux de l'époque médiévale. Le dossier du divorce prononcé par le tribunal matrimonial de Strasbourg entre Martha Schieber, lépreuse, et Blasius Wild permet de mesurer l'impact de la confessionnalisation sur le droit du mariage des lépreux. Les multiples rebondissements de l'affaire (cf. p. 146-147, 155) illustrent de façon presque cruelle les conséquences de la maladie sur la vie de couple. Rappelons que le livre des sentences de Rotenkirche, la léproserie

24. AMS 1MR 2, 17, 28 et 30.

25. AMS 1AH 8608 à 8694.

26. AMC GG 213.

27. AMS 1R 16, 20, 21, 24, 28, 47, 51, 52, 114 AMS 117Z, AMS V 115/2, ADBR 1G 186, ADBR G 2761, ADBR 3 E 98/1, AMS VI 99/5, AM Molsheim GG 270.

28. StAB C2.

29. AM Sélestat BB 19, 53a, 54a à h.

de Strasbourg, permet également de toucher du doigt le destin d'un certain nombre de lépreux.

Il faut encore évoquer ici la littérature médicale du 16e siècle, en particulier l'ouvrage du chirurgien Hans von Gersdorff, publié à Strasbourg en 1517, dans lequel l'auteur expose ses connaissances sur la maladie, les tests pour la détecter et quelques remèdes pour tenter d'enrayer ses effets.

De nombreuses autres sources, les livres de serment, les comptes de villes, de paroisses[30] quand elles existent, ont été exploitées. Il serait fastidieux de les énumérer toutes. Un exemple rendra compte de leur diversité. Le livret des dons faits par les religieuses de Saint-Nicolas-aux-Ondes de Strasbourg dans le dernier quart du 16e siècle cite une aumône à une femme aveugle résidant à la léproserie de Reichshoffen. La mention, inattendue dans un tel contexte, permet de compléter nos connaissances sur cette léproserie. Elle nous rappelle aussi que la cécité peut être l'une des conséquences de la lèpre.

En ce qui concerne les sources d'archives, il y a aussi des silences révélateurs. À Strasbourg, les archives judiciaires ont disparu lors du bombardement de la ville en août 1870. Elles auraient pu apporter un éclairage intéressant pour notre propos. Par ailleurs, la pratique notariale n'est pas très développée dans la région, ce qui explique le faible nombre de testaments conservés. Ailleurs, ils constituent la source la plus importante concernant la lèpre pour la période 1250-1350[31]. Malgré ces réserves et d'indéniables lacunes, le corpus à notre disposition présente de réels atouts, dont les comptes médiévaux, le registre des sentences, les procès impliquant un lépreux ou encore la correspondance de l'un d'entre eux ne sont pas les moindres.

1.3. Méthode

1.3.1. Définition du cadre géographique

Dans un premier temps, il a fallu définir l'espace pris en considération dans ce travail. Citée dès 610[32] – donc bien avant toutes les régions limitrophes – l'Alsace est une province très ancienne, à l'identité bien marquée. Et pourtant, de la suppression du duché mérovingien d'Alsace, avant le milieu du 8e siècle, à la création de l'Intendance d'Alsace sous Louis XIV[33], cette province n'a plus eu d'existence institutionnelle. Elle apparaît divisée, depuis le milieu du 8e, ou seulement depuis la fin du 9e siècle, en deux comtés – Nordgau

30. Pour la léproserie de Sattelloese, ce sont les comptes de l'église de Schlierbach qui livrent de précieuses indications entre 1593 et 1631 (ADHR 201J/1).

31. BORRADORI P., « Etre lépreux autour de 1300 », dans PARAVICINI BAGLIANI A. (éd.), *Le Pays de Vaud vers 1300*, Lausanne, 1992, p. 105-113, ici p. 108.

32. MGH rer. Merov. II 138 l. 6-12 ; RegA 7-8 n° 23 ; POLENZ P. von, *Landschafts- und Bezirksnamen im frühmittelalterlichen Deutschland*, I, Marburg, 1961, p. 191-199; en dernier lieu WEBER K., *Die Formierung des Elsass im Regnum Francorum*, Ostfildern, 2011, p. 50-51, p. 57-58.

33. LIVET G., *L'intendance d'Alsace sous Louis XIV : 1648-1715*, Strasbourg, 1956 (rééd. 1991), ne s'intéresse pas aux limites de la province.

et Sundgau – auxquels succèdent à partir du 12e siècle les landgraviats de Basse- et de Haute-Alsace[34]. Le premier appartient au diocèse de Strasbourg et à la province ecclésiastique de Mayence, le second au diocèse de Bâle et à la province de Besançon. Néanmoins, l'Alsace n'a jamais cessé d'exister dans la conscience collective en tant que pays ou province *(pagus, patria, terra, land)*. Mais un pays sans institutions n'a pas besoin de limites précises. Avant l'époque française, l'Alsace n'en a eu qu'à l'Est et à l'Ouest : à l'Est le cours du Rhin, dont les variations ne tirent pas à conséquence pour notre sujet ; à l'Ouest, la ligne de partage des eaux *(als der sne smilzet)* sur la crête des Vosges *(die First)*, limite incontestable et permanente, du moins du Ballon d'Alsace au Donon et au Grossmann. Ailleurs, ni la nature, ni les faits linguistiques, politiques ou religieux ne lui assignent une frontière claire. On pourrait être tenté de la définir comme l'aire du dialecte alémanique à l'Ouest du Rhin, mais on n'aurait ainsi qu'une limite imprécise et variable dans le temps. Ou comme la partie du diocèse de Strasbourg sur la rive gauche du fleuve, et une partie de celui de Bâle – mais jusqu'où exactement ? Au point de vue territorial, les possessions des Habsburg forment au Sud une limite assez précise et stable, mais qui n'a aucun équivalent au Nord.

Faut-il alors, en désespoir de cause, se rabattre sur les frontières de la Région Alsace, aujourd'hui Collectivité Européenne d'Alsace ? Pour une étude qui s'étend du 13e au 17e siècle, ce serait un anachronisme. Il m'a semblé plus pragmatique, plus praticable aussi, de suivre une recommandation formulée dès 1951 par François Jacques Himly[35] : "pour toute étude portant sur une époque antérieure à 1789, adopter, sauf cas exceptionnels dûment motivés, le cadre de l'Alsace actuelle, sans l'Alsace Tortue complètement lorraine[36], avec le Territoire de Belfort qui a toujours été alsacien[37], en somme la limite des Etats [actuels] (au Nord, au Sud et à l'Est) et des provinces de Lorraine et de Franche Comté à l'Ouest, de manière à ne laisser subsister aucune lacune entre les anciennes provinces".

34. BORGOLTE M., « Die Geschichte der Grafengewalt im Elsaß von Dagobert I. zu Otto dem Großen », *ZGO* 131, 1983, p. 3-54 ; EYER F., « Die Landgrafschaft im unteren Elsaß », *ZGO* 117, 1969, p. 161-177 (contestable, voir aussi METZ B., dans *Hunebourg, un rocher chargé d'histoire : du Moyen Âge à l'époque contemporaine*, Strasbourg, 1997, p. 12-13).

35. HIMLY F. J., « Observations sur les sources de l'histoire du Haut Moyen Âge alsacien », *RA* 90, 1951, p. 30-51, ici p. 32-33.

36. *Das Krumme Elsass*, qu'on traduit tant bien que mal par Alsace Tortue ou Bossue, correspond aux anciens cantons de Sarre-Union, de Drulingen et en partie de La Petite-Pierre. Avant la Révolution elle a toujours appartenu au diocèse de Metz. Par sa géographie, sa langue, son histoire et la localisation d'une grande partie de ses sources, elle se rattache à la Lorraine.

37. Ici, Himly simplifie : l'actuel Territoire de Belfort a toujours été francophone, et la limite des diocèses de Bâle et de Besançon le traverse en son milieu (cartes dans FIETIER R. et COLNEY M., *Les paroisses du Territoire de Belfort : des origines au début du XIXe siècle. Dictionnaire de géographie et d'histoire religieuses*, Besançon, 1993, p. 36-37). Au point de vue territorial, les Habsburg l'ont hérité des comtes de Montbéliard au milieu du XIVe siècle, et c'est seulement depuis qu'il est considéré comme alsacien. Il l'est resté – en dernier lieu comme partie du Haut-Rhin – jusqu'en 1871, et sans Bismarck, il le serait encore.

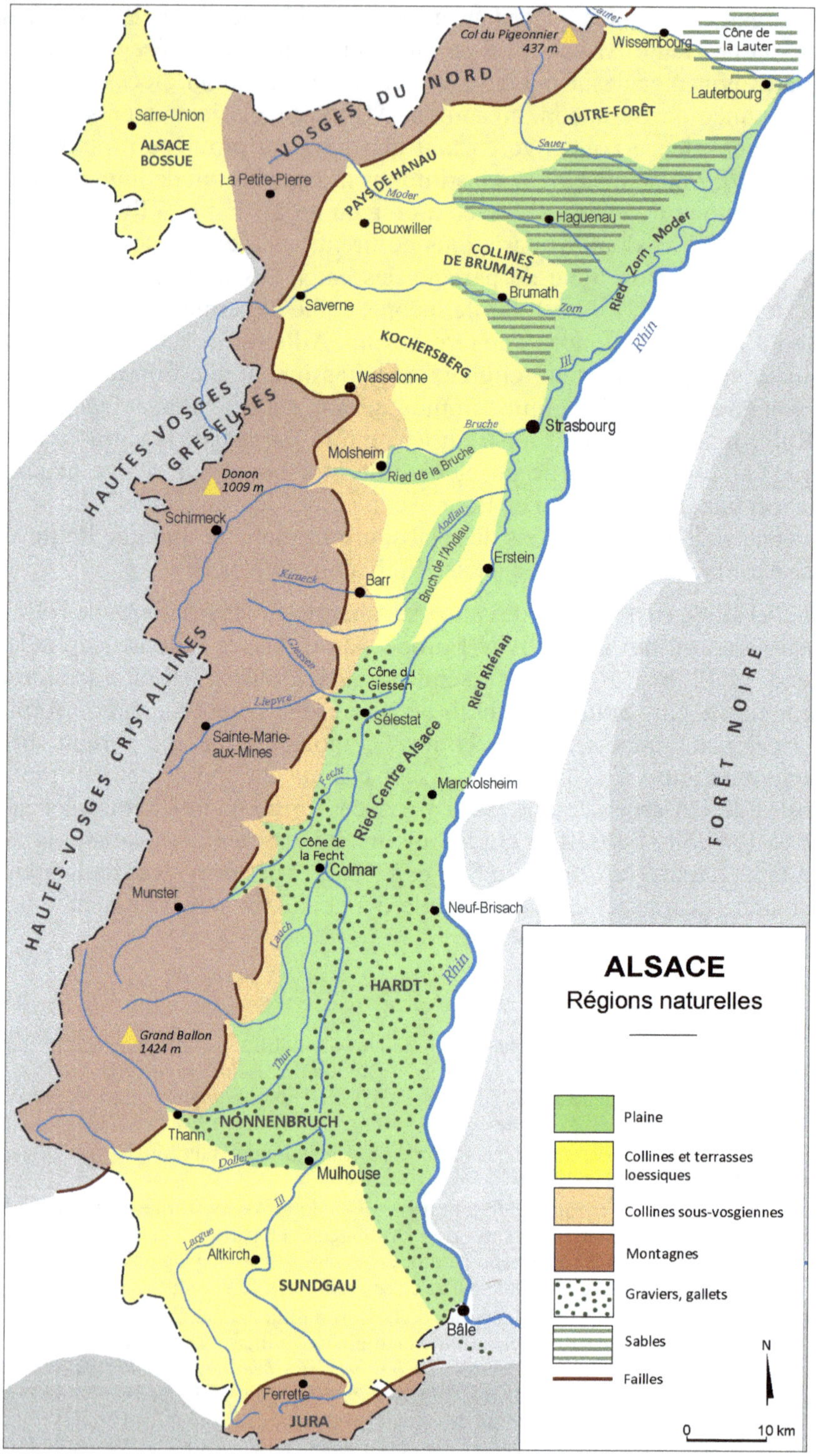

SELL Y., *L'Alsace et les Vosges*, Paris, 1998, p. 58

1.3.2. Cadre chronologique

Le cadre chronologique de cette étude est dicté par les sources. Les lépreux de Strasbourg sont cités en 1225 et 1234[38], les premières mentions de léproseries, elles, apparaissent dans la seconde moitié du 13e siècle. Leur nombre double au siècle suivant, mais ce n'est qu'à partir du 15e siècle que les documents d'archives livrent des renseignements sur les lépreux et leur vie quotidienne. Un nombre non négligeable d'institutions destinées aux lépreux semble avoir fonctionné jusqu'à la fin des années 1620. La guerre de Trente Ans marque une césure très nette dans leur activité, mais certaines léproseries sont remises en état ou reconstruites à partir de 1650, et les derniers lépreux sont cités dans les sources au début des années 1680. À partir de 1672, Louis XIV entreprend de récupérer les biens des léproseries pour les affecter à d'autres usages. En Alsace, ses desseins se heurtent à une résistance opiniâtre de la part des villes et villages concernés. La lutte s'achève en 1701 par les lettres patentes portant réunion des différentes maladreries aux hôpitaux de la région[39].

En Alsace, le temps de la lèpre commence donc au 13e siècle et s'achève à la fin du 17e, voire au tout début du 18e siècle. Dans le Royaume de France, par contre, les sources sur le sujet remontent au 12e, parfois au 11e siècle. Ce décalage chronologique entre l'Alsace et la France s'observe dans de nombreux autres domaines. Ainsi en est-il de l'apparition des châteaux forts, des enceintes urbaines, des institutions charitables ou hospitalières et des confréries. Le décollage économique plus précoce dans bon nombre de régions françaises y crée des conditions plus favorables à la fondation d'hôpitaux et de léproseries dès le 12e siècle, alors qu'en Alsace elles ne semblent pas réunies avant le milieu du 13e siècle.

1.3.3. Etablir un corpus des léproseries

Françoise Beriac a résumé les difficultés d'une telle entreprise : déficience de la documentation, absence de textes de fondation, recours parfois abusifs à la toponymie, confusion avec des hôpitaux, extrême précarité des léproseries, existence d'une communauté de lépreux avant la léproserie[40]. Touati, de son côté, met encore en garde contre les extrapolations chronologiques et toponymiques[41]. De telles difficultés apparaissent aussi dans les tentatives faites par le passé pour répertorier les léproseries en Alsace. À Aspach, Rixheim, Walbach et ailleurs, l'abbé Lévy, qui a tenté un inventaire des léproseries du Haut-Rhin, croit en avoir identifié une sur la base d'un toponyme en

38. SUB I p. 162, n° 199 et SUB I p. 188f n°239.

39. BOUG d'ORSCHWILLER F.H., *Recueil des édits, déclarations, lettres patentes, arrêts du Conseil d'Etat et du Conseil Souverain d'Alsace, ordonnances et règlements concernant cette province* (1657-1770), I, Colmar, 1775, p. 320-322.

40. BERIAC F., « Lépreux ou léproseries. Repérage critique et origine des maladreries en Aquitaine », dans *Santé, médecine et assistance au Moyen Âge* (Actes du 110e Congrès national des sociétés savantes), Paris, 1987, p. 365-380.

41. TOUATI F.O., « L'apparition des léproseries dans la province ecclésiastique de Sens : fondations et répartition aux XIIe et XIIIe siècles », dans *Santé, médecine et assistance au Moyen Âge*, Paris, 1987, p. 381-397, ici p. 382.

Litt- (*Littenberg, Littenhag, Littenholz, Litbrunnen,* etc.). *Litt,* en dialecte (*Leute* en allemand), signifie "gens", et Lévy comprend *gutleut* ou *gutlitt,* "bonnes gens, lépreux". Mais les lépreux ne sont jamais appelés *Leute* ou *Litt* tout court, et les toponymes en *Litt* désignent banalement une pente ou versant. Des toponymes comme *Malazacker* (champ du ou des lépreux) à Friesen, *Malzenbrunnen* (fontaine du ou des lépreux) à Oberlarg, *Maltzschopf* à Bartenheim[42], suffisent à Lévy pour conclure à une léproserie dans ces villages. Il est vrai que *mal(a)tz* signifie "lépreux", mais le *Malazacker* a pu appartenir à un lépreux ou à une léproserie implantée ailleurs qu'à Friesen, et le *Malzenbrunnen* mis en rapport avec des lépreux sans qu'ils aient eu une maison à proximité. Autre écueil de cet inventaire : l'absence de localisation précise, qui peut entraîner des confusions. Ainsi la léproserie d'Issenheim alléguée par Lévy n'est autre que celle de Guebwiller, qui a été construite à la limite des trois bans de Guebwiller, Issenheim et Bergholtz[43]. Ces exemples illustrent la nécessité de collecter un maximum d'informations dans les sources les plus diverses possibles et d'établir une fiche d'identité pour chaque léproserie (cf. p. j. 1). Pour mener à bien cette enquête, diverses descriptions de biens, le dictionnaire topographique de Stoffel[44], la Topographie rurale de Schmidt[45], les édits de réunion des léproseries aux hôpitaux édictés par Louis XIV[46], la série S des Archives Nationales ont été d'une grande utilité. En Alsace, les pouillés livrent très peu d'informations[47], et les registres de visites effectuées par l'autorité diocésaine n'existent pas avant le 17e siècle. Pour le Bas-Rhin, le travail de repérage a été facilité par l'*Inventaire général des Archives hospitalières* dressé par François Jacques Himly[48]. Une étude détaillée a permis de préciser et de compléter les données qu'il fournit (cf. p. j. 1 et p. 241-243). Le fichier des premières mentions de léproseries constitué par Bernhard Metz comme sous-produit de ses recherches sur d'autres sujets a été précieux pour ce travail de repérage. Pour finir, il faut encore signaler la Cosmographie de Sebastian Münster[49], la carte de Cassini (2e moitié du 18e siècle)[50], et surtout les plans de finage, en ligne sur le site des Archives Départementales du Haut-Rhin, (de façon incomplète et moins pratique) sur

42. LEVY J., « Die Leprosen- oder Gutleuthäuser im Oberelsass », *Bulletin ecclésiastique de Strasbourg* 40, 1921, p. 22-27, p. 55-62 et 82-86, ici p. 56-61.

43. *Ibid.*, p. 58 et 60.

44. STOFFEL G., *Topographisches Wörterbuch des Ober-Elsasses* (2e éd.), Mulhouse, 1876.

45. SCHMIDT Ch., *Topographie rurale du Bas-Rhin*, s.l., s.d. (19e s.), BNUS, Ms. 3861 [lieux-dits datés, mais sans source, classés par commune]. Malgré l'absence de sources dans ce cas précis, les travaux de Charles Schmidt sont toujours très fiables d'un point de vue scientifique.

46. Ordonnances d'Alsace, I, p. 320-322.

47. CLOUZOT E., *Pouillés des provinces de Besançon, de Tarentaise et de Vienne*, Paris, 1940. Exception : la chapelle Sainte-Marguerite de la léproserie de Soultz (*Ibid.* p. 168).

48. HIMLY F.J., *Inventaire général des Archives hospitalières du Bas-Rhin des origines à 1790*, t. 1 et 2, Strasbourg, 1978.

49. MÜNSTER S., *Cosmographia ...*, Basel 1544 et nombreuses rééditions.

50. http://gallica.bnf.fr/html/und/cartes/cassini-alsace-champagne-ardenne-lorraine

le site HistCarto[51] pour le Bas-Rhin, et sur le site des Archives du Territoire de Belfort.

Le résultat de l'enquête est présenté dans la pièce justificative 1 sous la forme d'un catalogue où chaque léproserie est analysée dans une fiche comprenant 10 rubriques.

L'étude de ce catalogue fait apparaître une différence de statut entre ces divers établissements. Si certains ne sont connus que par une seule mention, purement contingente, pour d'autres un certain degré d'organisation est attesté. Il a donc semblé pertinent d'opérer une distinction entre ces différents établissements. Une léproserie est considérée comme institutionnelle[52] si elle dispose d'un élément au moins parmi les suivants : existence d'un *pfleger* (administrateur), d'une chapelle, d'archives. L'appartenance à une confrérie de léproseries est également la preuve d'un certain degré d'organisation. Si une léproserie a pratiqué le prêt d'argent ou si ses biens et revenus sont réunis à ceux d'un hôpital aux 17e-18e siècles, son caractère institutionnel ne fait pas de doute. Il convient néanmoins de préciser que les léproseries qui remplissent les conditions pour être définies comme institutionnelles ne l'ont pas forcément été dès leur création.

Rappelons que les léproseries non institutionnelles, parfois de simples cabanes, construites à l'orée d'un village, étaient brûlées après la mort du lépreux[53]. Les résultats de cette enquête sont publiés dans la pièce justificative 1 (catalogue). Ils constituent un état de la question à ce jour et sont susceptibles d'évoluer. En effet, une léproserie classée aujourd'hui sous la rubrique "non institutionnelle" peut changer de statut si des sources, inconnues aujourd'hui, viennent compléter nos connaissances à son sujet. De même, des léproseries non répertoriées pour le moment peuvent apparaître à l'avenir dans les documents d'archives.

L'exploitation de l'ensemble des données permet de répondre à de nombreuses questions : quel est le rythme d'apparition de ces institutions ? Quelle est leur localisation par rapport aux villes ou villages dont elles

---

51. http://histcarto.u-strasbg.fr/accueil.htm

52. Bruno Tabuteau évoque des léproseries organisées : TABUTEAU B. (dir.), Des loca religiosa. Les léproseries organisées au Moyen Âge, *Revue de la société française d'histoire des hôpitaux*, 152, Nov. 2014.

53. AMS V 116a f° 15v, éd. par BRUCKER J., *Strassburger Zunft- und Polizei-Verordnungen des 14. und 15. Jahrhunderts*, Strasbourg, 1889, p. 38, http://www.digitalis.uni-koeln.de/Brucker/brucker_index.html
BRUCKER, *Zunft- und Polizei-Verordnungen*, p. 38-39 : *Man sol ouch niemer gestatten das die dörfere, als Lingolsheim, Eckboltzheim, die drü Huszbergen, Schiltickheim und deren glichen, die dann allernehst an unser stat stossent, kein gutlùthusz machent noch setzent gegen unser stat ; dann wurt yemans in denselben dörfern ussetzig, so mügent sü soliche hüsere stellen by ire dörfere ginsite von unser stat, und dannoch niemant darin empfohen, es sige dann usz dem dorfe do das gutluthusz stot ; und wann soliche personen abgesterbent, so sol man das husz uf stunt abbürnen, als das von alter herkommen ist.*

dépendent[54] ? Qu'en est-il de la théorie plaçant les léproseries à l'opposé des vents dominants ? Comment s'organisent ces institutions en interne ? De quelle autorité dépendent-elles ? Quelle proportion de léproseries dispose d'une chapelle ? Combien de lépreux y séjournent ?

L'étape suivante a consisté à transcrire l'ensemble des résultats sur des cartes. L'un des points forts de l'histoire régionale est justement de permettre de cartographier le phénomène étudié, de définir des microrégions à une échelle plus fine et de poser des questions. Existe-t-il des microrégions dépourvues de léproseries ? Si oui, comment expliquer cet état de fait ? Quelques réserves doivent néanmoins être émises en ce qui concerne le fonds de carte utilisé. Les cours d'eau sont figurés avec leur tracé actuel, des tracés qui ont évolué au fil du temps. Le cours du Rhin a été régularisé par Tulla dans la première moitié du 19e siècle, celui de la Bruche a été modifié lors de la construction du canal. Repérer les voies de communication à l'époque médiévale est une véritable gageure. Sur la carte de synthèse des léproseries, seules les routes connues ont été figurées. Dans ce domaine, il n'a pas non plus été possible de tenir compte des évolutions survenues au fil du temps.

Cette étude a également tenté de glaner le maximum d'informations sur les bâtiments eux-mêmes, car en Alsace il ne reste aucun vestige de léproserie ou de chapelle ayant appartenu à une telle institution, sauf peut-être le *Schwitzerhus* de Mutzig. De surcroît, aucun site de léproserie de la région n'a fait l'objet d'une fouille archéologique[55], mise à part celle d'Ernolsheim (fouille non autorisée). Il est particulièrement regrettable qu'aucune observation de cet ordre n'ait été faite à Haguenau dans les années 1970, lors de la construction de l'Hôtel des Pins et de la piscine à l'emplacement de l'ancienne léproserie Saint-Gilles. D'après les registres de compte, il s'agissait d'un complexe assez vaste, qui comprenait, en plus de la léproserie, une grande église et plusieurs bâtiments d'exploitation agricole. Une étude précise du cimetière aurait également pu apporter de nombreux renseignements aux historiens, comme le montrent les fouilles de celui d'Aix-la-Chapelle[56].

Notre étude a aussi tenté de privilégier une histoire matérielle de ces lieux. En l'absence de fouilles[57], il est important de questionner les sources écrites.

---

54. Dans ce domaine, l'Atlas des villes médiévales de François Jacques Himly n'est pas d'une grande utilité, car les léproseries, presque toujours hors carte, sont indiquées de façon très approximative.

55. TABUTEAU B., « Historical research developments on leprosy in France and Western Europe », dans BOWERS B. (éd.), *The medieval hospital and medical practise* (AVISTA Studies in the History of Medieval Technology, Science and Art 3), Aldershot, 2007, p. 41-58, ici p. 52, rend attentif au nombre insuffisant de fouilles de léproseries.

56. PRESCHER A. et WAGNER P., *Aachen , Melaten. Der Friedhof des mittelalterlichen Leprosoriums an der Via Regia* (Rheinische Ausgrabungen 73), Darmstadt, 2016. Les auteurs y publient les résultats de quatre campagnes de fouilles s'échelonnant de 1969 à 1989.

57. Voir BAERISWYL A., « Das "Siechenhaus" von Burgdorf in der Schweiz – ein spätgotisches Leprosorium und seine Baugeschichte », dans *Städtische Spitalbauten in Südwestdeutschland aus der Sicht der Hausforschung* (Südwestdeutsche Beiträge zur Historischen Bauforschung 8), Esslingen, 2009, p. 209-218.

Existait-il un type de bâtiment spécifique pour les léproseries alsaciennes ? Comment s'organisait une léproserie ? Avait-elle différents bâtiments ? Comment les lépreux se partageaient-ils l'espace ? Selon le sexe, le rang social, l'appartenance ou non à la communauté des lépreux ? Le lépreux disposait-il de locaux privatifs ou était-il contraint à vivre en communauté, dortoir compris[58] ? Que sait-on de l'hygiène dans ces institutions ? Les sources étudiées permettent aussi de mieux cerner la vie religieuse dans ces établissements, qui disposaient parfois d'une chapelle. Quels renseignements les sources livrent-elles sur le vocable de ces dernières, leur plan, l'organisation de l'espace intérieur et le mobilier liturgique ? Autre question qui mérite d'être posée : un cimetière était-il associé à toutes les léproseries ? Si non, où le lépreux était-il enterré ?

1.3.4. Établir un corpus des lépreux et du personnel

Pour mener à bien une recherche approfondie sur la lèpre en Alsace, il a également fallu établir un corpus de lépreux, rechercher "la chair fraîche", selon l'expression de Marc Bloch, indispensable aux travaux de l'historien. Il a donc fallu collecter le maximum d'informations sur les lépreux eux-mêmes en utilisant les sources les plus diverses à notre disposition, parmi lesquelles il faut citer les comptes, la liste des lépreux ayant prêté serment à la léproserie de Strasbourg et le registre des sentences pour cette même institution (cf. ci-dessous). Une telle enquête a été possible pour la léproserie de Haguenau, pour laquelle 168 lépreux ont été repérés dans les sources et pour Strasbourg, où 305 malades apparaissent dans le corpus. Ils sont répertoriés en p. j. 2. Ces données permettent de tenter de répondre à diverses questions au sujet de la maladie et des lépreux : quels sont le ratio des sexes, la durée de séjour à la léproserie, l'origine géographique et sociale des malades soignés dans ces institutions ? Pour les autres léproseries, pour lesquelles le corpus des sources est nettement moins riche, un repérage systématique des lépreux ayant vécu dans l'institution a été effectué. Pour trois d'entre elles, à savoir Strasbourg, Haguenau et Eckbolsheim, l'origine géographique des lépreux a fait l'objet d'une carte. Certaines villes disposaient d'une commission médicale spécialisée dans le diagnostic de la lèpre. L'origine des personnes se présentant devant cette commission est également riche d'enseignements, comme en témoignent les cartes dressées à ce sujet pour Colmar, Sélestat et Strasbourg (cf. cartes p. 121, 122, 124). Dans ce domaine, la ville de Bâle a joué le rôle de pôle d'attraction pour le sud de l'Alsace (cf. carte p. 118).

Les léproseries n'abritent pas seulement des malades. Quand les sources le permettaient, le personnel employé, qu'il s'agisse des administrateurs, des économes, des chapelains, des quêteurs ou de simples valets et servantes, a également fait l'objet d'une étude. Que nous enseigne-t-elle sur les rapports

58. Les fouilles de l'hôpital de Meursault ont mis à jour une salle de plan rectangulaire qui était probablement le dortoir des malades au Moyen Âge : PIGNOT I., « L'accueil des malades à l'hôpital de Meursault (Côte-d'Or) au Moyen Âge », *Revue de la société française d'histoire des hôpitaux* 148, juillet 2013, p. 44-47.

de l'institution aux pouvoirs aussi bien laïques que religieux ? Que révèle l'origine des valets et servantes employés ?

Pour délimiter l'aire d'attraction de chaque léproserie, l'origine des personnes ayant recours aux liquidités de l'institution mérite également une étude approfondie (cf. cartes des débirentiers de Saverne, Molsheim et Haguenau, p. 349, 350, 353, 354). Rappelons que la majeure partie des données concernant les lépreux, leur personnel et l'activité bancaire de ces maisons date des 15e et 16e siècles.

1.3.5. Difficultés

Les difficultés rencontrées ont été diverses. Le fait qu'aucun bâtiment ayant abrité une léproserie ne soit conservé, l'absence de fouilles ont déjà été évoqués. Par ailleurs, le faible volume de sources pour les 13e et 14e siècles ne permet pas d'appréhender d'éventuelles évolutions dans le recrutement ou la gestion des léproseries, et encore moins dans la perception de la maladie entre le moment où ces institutions apparaissent au 13e siècle et le 15e siècle. Or, comme le rappelle Jean Imbert, "ce n'est qu'en se pénétrant de cette idée de changement et de relativité dans la condition des lépreux, qu'une étude peut être entreprise à leur sujet"[59]. Quelques indices glanés dans les sources les plus anciennes mettent néanmoins en lumière le caractère religieux de ces communautés au 14e siècle (cf. 3.5 et 3.6). Par contre, la documentation à notre disposition est suffisamment riche pour appréhender les changements de la condition des lépreux entre la fin du Moyen Âge et le 17e siècle.

Le vocabulaire utilisé dans les sources d'archives incite aussi à la prudence. Prenons l'exemple du mot *siech*, qui normalement désigne un malade. Il peut aussi désigner un lépreux si la source consultée concerne une telle institution. La richesse sémantique de ce mot apparaît dans une phrase relevée dans un compte de la léproserie de Haguenau : *dem siechen, als er siech was*[60], qu'il faut traduire par " [donné] au lépreux quand il était malade". Cette ambiguïté du mot rend difficile l'interprétation du *siechenhaus,* que la ville de Delle se voit dans l'obligation de bâtir en 1566. Ce mot désigne-t-il ici un hôpital ou une léproserie ? Sachant qu'en Alsace un hôpital est habituellement appelé *spital,* que le mot *siech* y désigne très souvent un lépreux, et que l'hôpital de Delle n'a été bâti que vers 1600[61], il s'agit probablement d'une léproserie, malgré les scrupules de Grimm[62]. Mais en l'absence de certitude, elle n'a pas été prise en compte et classée dans les léproseries douteuses. Autre mot dont l'interprétation est délicate : celui de *pfründner*, prébendier. Quand il s'applique à l'Hôpital de Strasbourg, il désigne les personnes saines ayant acheté une prébende pour y finir leurs jours. Utilisé dans le cadre de la

59. IMBERT J., *Les hôpitaux en droit canonique*, Paris, 1947, p. 163.

60. AMH AH 92, 1512.

61. JOACHIM J., « La fondation des pauvres ou Vieil Hôpital de Delle », *BSBE* 50, 1936, p. 152.

62. GRIMM J. et W., *Deutsches Wörterbuch*, Munich, 16, 1991, réimpression de l'édition de 1873, c. 848-849 (http://woerterbuchnetz.de/DWB/ ; consulté le 25. 04. 2017).

léproserie de Rotenkirche, ce terme s'applique à toute personne ayant acheté une prébende, mais s'agit-il de lépreux, de personnes saines ou des deux ? On retrouve les mêmes difficultés pour les mots désignant les fonctions d'économe, d'administrateur ou de maître. Bader a relevé l'instabilité du langage juridique allemand, qui oblige, pour chaque cas particulier, à préciser le sens du mot[63]. Quelques exemples : à Ingwiller, les deux administrateurs (*pfleger*) sont appelés *gutleutmeister* (maîtres des lépreux) encore au 16e siècle[64]. À Neuwiller, à cinq années d'intervalle, les administrateurs sont appelés *gutlùt pfleger* et *gutlùt meister*[65]. À Colmar, à la fin du 14e siècle, le mot *meister* pouvait désigner l'administrateur ; au 15e siècle, seule l'appellation *pfleger* est utilisée (cf. 4.3.2). L'imprécision du vocabulaire est également perceptible dans les comptes de la paroisse de Schlierbach, dans laquelle apparaissent les dépenses pour la léproserie de la Sattelloese[66]. Les gens vivant à la léproserie sont appelés alternativement *die armen leuthen*, die *malzen*, die *sondersiechen*. Quand on croit que la léproserie n'est plus occupée à une certaine date que par des pauvres (*arme leute*), le compte suivant évoque à nouveau des *sondersiechen* (malades mis à part) ou des *malzen* (lépreux). Qui, finalement, vit à la léproserie : des pauvres ou de vrais lépreux ? La même question se pose pour le pèlerinage marial de Neunkirch. Entre 1478 et 1533, les comptes conservés mentionnent des lépreux (*gute lut*) qui ont droit à un repas pour les fêtes de l'Assomption et de la Nativité de la Vierge[67]. En 1547 et 1549[68], ce sont de "pauvres gens" (*arme lit*), qui participent aux agapes. Comment interpréter cette évolution ? S'agit-il uniquement d'un changement de dénomination ou faut-il en conclure qu'il n'y a plus de lépreux ?

Les textes à notre disposition font parfois allusion à des coutumes qui ne sont plus connues. Quand le règlement de Sélestat évoque les aumônes données aux lépreux absents, il semble faire allusion à une quête au cimetière, peut-être devant une statue de la Vierge, mais il est difficile de l'affirmer[69].

Pour finir, il a surtout fallu se détacher de l'historiographie positiviste dont le postulat de base est la séquestration des lépreux[70]. Cette approche de la maladie est encore en vigueur dans de nombreux travaux de la fin du

---

63. BADER K.S., *Das mittelalterliche Dorf als Friedens- und Rechtsbereichs* (Studien zur Rechtsgeschichte des mittelalterlichen Dorfes 1) , Weimar, 1957, p. 65-66 : " *die Unbeständigkeit der deutschen Rechtssprache, die uns zwingt, in jedem einzelnen Fall den rechtlichen Gehalt eines Wortes neu zu bestimmen* ". Ex. *pfleger, schaffner, meister, knecht, burger, gast, meier ...*

64. ADBR 2G 221/CHARTES 96 et 107, 1549 et 1558.

65. ADBR 2G 322A/4 et 5, 1508 et 1513.

66. ADHR 210J 1.

67. ADBR G 1830/1.

68. *Ibid.*

69. AM Sélestat GG 164, 1629 : *[...] sover dasselb [mensch], so es also uß ist, die junckfrauw und den kirchhoff, wan es an ihme ist, hilfft halten, ziehen und sorgen.*

70. BERIOU N. et TOUATI F.O., *Voluntate Dei leprosus. Les lépreux entre conversion et exclusion aux XIIe et XIIIe siècles*, Spoleto, 1991, p. 10, n. 25.

20e siècle[71]. Pour éviter cette ornière, il a fallu retourner aux sources, les interpréter en évitant de faire d'emblée des lépreux des rejetés, des parias, ou des exclus. La comparaison avec d'autres catégories de personnes (bourreau, prostituées, bannis) ayant un statut particulier dans la société médiévale est riche d'enseignements et permet de mieux saisir la place des lépreux.

1.4. Historiographie

1.4.1. Historiographie générale

Tenter d'établir une bibliographie exhaustive sur la lèpre, les lépreux et les léproseries est une véritable gageure tant la littérature, aussi bien française qu'étrangère, est riche[72]. Particulièrement intéressants sont les travaux réalisés à l'échelle d'une région : ils suscitent des problématiques fécondes en ce qui concerne la localisation de ces institutions, les rapports qu'elles entretiennent avec leur environnement ou encore l'organisation interne des communautés de lépreux. Dans l'introduction à ses *Archives de la lèpre*, Touati présente son travail consacré à l'archevêché de Sens comme "le préliminaire d'un élargissement à d'autres régions, tant en France qu'en Europe, en vue d'une cartographie hospitalière précise qui fait encore défaut"[73]. Deux décennies plus tard, l'enquête a progressé. Nicole Brocard a étudié divers aspects des léproseries dans le diocèse de Besançon[74] : emplacement de ces maisons, prosopographie, nombre de malades, durée de vie en léproserie, vie quotidienne. Les cartes proposées mettent en lumière la relation entre léproseries et voies de communication. La thèse d'Aurore-Diane Simon a porté sur les établissements d'assistance en Bourgogne à la fin du Moyen Âge[75]. Elle en a relevé 530, dont plus de la moitié (290) sont des maladreries. De nombreuses cartes et graphiques complètent le travail, dont l'un représente l'orientation et l'éloignement des maladreries par rapport aux bourgs. Sa conclusion mérite d'être retenue : contrairement à ce que rapporte l'historiographie traditionnelle, la notion de vents dominants n'est pas capitale dans l'édification de ces maisons. Cette thèse a encore le mérite d'aborder de nombreux aspects de la vie hospitalière : le fonctionnement et l'évolution des structures hospitalières, la répartition des différents espaces et des bâtiments,

71. KEIL G., « Aussatz », *Lexikon des Mittelalters* 1, 1980, c. 1249-1251, ici c. 1251. ADAM P., *Charité et assistance en Alsace au Moyen Âge* (Publications de la société savante d'Alsace, Grandes publications 22), Strasbourg, 1982, p. 159.

72. Voir TOUATI F.O., *Archives de la lèpre. Atlas des léproseries entre Loire et Marne au Moyen Âge* (Mémoires et documents d'Histoire médiévale et de philologie 7), Paris, 1996, p. 155-232.

73. *Ibid.*, p. 9.

74. BROCARD N., *Soins, secours et exclusion. Établissements hospitaliers et assistance dans le diocèse de Besançon, XIVe et XVe siècles* (Annales littéraires de l'Université de Franche-Comté 670), Paris, 1998.

75. SIMON A., *Implantations, activités et relations des établissements d'assistance en Bourgogne à la fin du Moyen Âge*, Thèse Université de Bourgogne, 2012. (https://nuxeo.u-bourgogne.fr/nuxeo/site/esupversions/6758e9e6-40d4-484e-969f-03c0e78995a0 ; consulté le 10. 05. 2017).

le personnel et les mutations observées à la fin du Moyen Âge. Catherine Hermann pour sa part a étudié les lépreux et les maladières dans l'ancien diocèse de Genève[76], en montrant l'importance de la vie religieuse dans ces établissements. Le tracé des routes compléterait avantageusement la carte des maladières du diocèse publiée au début de l'ouvrage. Les lépreux du Pays de Vaud ont également fait l'objet d'un travail de recherche[77]. L'auteur y met en garde contre un manichéisme simpliste en ce qui concerne le comportement de la société médiévale face à la lèpre. Pour elle, ce dernier oscille constamment entre exclusion et solidarité. Pascale Sutter pour sa part a étudié les léproseries de la ville de Saint-Gall, en particulier celle de Linsebühl[78]. Dans cette monographie, l'auteur apporte un éclairage intéressant sur la vie quotidienne des lépreux, mais son analyse est marquée par le "postulat de l'exclusion" qu'on a souvent appliqué à ces malades[79]. En 2007, Christian Müller propose une synthèse sur la lèpre en Suisse dans une chronologie large, qui va de l'Antiquité à l'époque contemporaine[80]. Les questions abordées sont nombreuses : le statut juridique du lépreux, les revenus de ces institutions, la vie quotidienne. Pour finir, l'auteur édite des sources relatives à la lèpre en Suisse et propose un inventaire des léproseries, malheureusement sans cartographier les données. Citons encore les recherches récentes de Michel Pauly consacrées aux hôpitaux entre Meuse et Rhin[81] et celles de Martin Uhrmacher sur les léproseries en Rhénanie[82]. Tous deux proposent des cartes de synthèse pour mieux apprécier le phénomène étudié. Uhrmacher a pris en compte les multiples facettes de la lèpre : la maladie, ses implications juridiques, religieuses, sociales et sa représentation. Il consacre un assez long développement à l'inspection des lépreux, qui est souvent bien documentée. Comme le montrent ces énumérations, des régions proches de l'Alsace ont fait l'objet d'investigations systématiques en ce qui concerne les léproseries. Le cœur du Royaume de France, lui, a été étudié par François-Olivier Touati dans deux ouvrages complémentaires sur la lèpre dans la province ecclésiastique de Sens. Le premier, *Archives de la lèpre*, présente une très riche bibliographie et une masse impressionnante de sources. La seconde partie de l'ouvrage se présente sous la forme d'un atlas-répertoire des léproseries. Ce travail préparatoire a permis la publication deux ans plus tard d'un vaste ouvrage de

76. HERMANN C., *Lépreux et maladières dans l'ancien diocèse de Genève du XIIIe au début du XVIe siècle* (Mémoires et documents publiés par la société savoisienne d'histoire et d'archéologie 112), Chambéry, 2009.

77. BORRADORI P., *Mourir au Monde. Les lépreux dans le Pays de Vaud (XIIIe-XVIIe siècle)* (Cahiers lausannois d'histoire médiévale 7), Lausanne, 1992.

78. SUTTER P., *"Arme Siechen". Das St. Galler Siechenhaus Linsebühl im Spätmittelalter und in der frühen Neuzeit* (St. Galler Kultur und Geschichte 26), Saint-Gall, 1996.

79. *Ibid.* p. 24-25.

80. MÜLLER C., *Lepra in der Schweiz*, Zürich, 2007.

81. PAULY M., *Peregrinorum, pauperum ac aliorum transeuntium receptaculum. Hospitäler zwischen Maas und Rhein im Mittelalter* (Vierteljahrschrift für Sozial- und Wirtschaftsgeschichte, Beihefte 190), Stuttgart, 2007.

82. UHRMACHER M., *Lepra und Leprosorien im rheinischen Raum vom 12. bis zum 18. Jahrhundert* (Beiträge zur Landes- und Kulturgeschichte 8 – CLUDEM 36), Trèves, 2011.

synthèse dans l'espace considéré, qui ne compte pas moins de 395 léproseries. Dès l'introduction, l'auteur annonce sa volonté de traiter la lèpre comme "un phénomène social total" tel que l'envisageaient Jacques Le Goff et Pierre Toubert pour les maladies en général[83]. Pari tenu. En effet, l'ouvrage s'intéresse à la réception de la maladie et au développement du discours médical qu'elle génère. Il analyse également l'apparition des léproseries, dont l'implantation hors de la ville ou du bourg n'apparaît pas comme la conséquence première ou exclusive d'un rejet ou d'une crainte diffuse de la contagion, mais plutôt comme le fruit d'une conquête de l'espace extra-urbain[84]. Touati insiste sur le caractère religieux de ces communautés de malades, qui est la conséquence du sens donné à la maladie et des modèles monastiques dominants, au moment où ceux-ci prennent un souffle inédit[85]. Les assises économiques de ces institutions sont également prises en compte, de même que leur évolution au fil du temps. L'ouvrage se termine par une analyse très fine du basculement du regard porté sur les lépreux à partir de la 2e moitié du 13e siècle. Ce travail est un préalable indispensable à toute étude sur la lèpre à l'échelle de l'Europe. Bruno Tabuteau, pour sa part, a mis en lumière différents aspects liés à cette maladie. Citons, parmi de nombreux autres, un essai d'étude quantitative appliquée à la lèpre[86], ou encore la léproserie comme marqueur d'identité dans l'espace périurbain médiéval[87]. Il a dirigé diverses publications collectives sur les léproseries, les lépreux et leur sociabilité[88]. Il a également, en collaboration avec Rafaël Hyacinthe, animé le réseau international *Historia leprosorum*, issu du groupe de Göttingen, et participe au programme *Lazari* lancé en 1999, qui depuis a été recentré sur son volet archéologique[89]. Dans sa thèse consacrée à la léproserie Saint-Nicolas d'Evreux, il remet en cause le discours historiographique traditionnel sur l'exclusion du lépreux[90]. Les léproseries

83. TOUATI F.O., *Maladie et société au Moyen Âge. La lèpre, les lépreux et les léproseries de la province ecclésiastique de Sens jusqu'au milieu du XIVe siècle*, Paris, 1998, p. 17.

84. *Ibid.*, p. 270.

85. *Ibid.*, p. 404.

86. TABUTEAU B., « Combien de lépreux au Moyen Âge ? Essai d'étude quantitative appliquée à la lèpre. Les exemples de Rouen et de Bellencombre au XIIIe siècle », *Sources. Travaux historiques* 13, 1988, p. 19-23.

87. TABUTEAU B., « La léproserie, un marqueur d'identité dans l'espace périurbain médiéval. Le cas d'Evreux en Normandie », dans MONTAUBIN P. (dir.) *Hôpitaux et maladreries au Moyen Âge* (= Histoire médiévale et archéologie 17), Nanteuil-le-Haudouin, 2004, p. 145-157.

88. TABUTEAU B. et SCHWERDROFFER J. (dir.), *Étude des lépreux et des léproseries au Moyen Âge dans le nord de la France* (= Histoire médiévale et archéologie 20), Amiens, 2007. TABUTEAU B. (dir.), *Lépreux et sociabilité du Moyen Âge aux temps modernes* (cahiers du GRHIS 1), Rouen, 2000. TABUTEAU B. (dir.), *Des loca religiosa. Les léproseries organisées au Moyen Âge, Revue de la société française d'histoire des hôpitaux*, 152, Nov. 2014.

89. TABUTEAU B., « Histoire et archéologie des lépreux et des léproseries au Moyen Âge dans le nord de la France », dans TABUTEAU B. et SCHWERDROFFER J. (dir.), *Étude des lépreux et des léproseries au Moyen Âge dans le nord de la France* (= Histoire médiévale et archéologie 20), 2007, p. 5-18. Cet article fournit aussi de très nombreuses références bibliographiques.

90. TABUTEAU B., *Une léproserie normande au Moyen Âge : le prieuré Saint-Nicolas d'Evreux du XIIe au XVIe siècle. Histoire et corpus de sources*, s.l., 1996.

normandes ont également fait l'objet d'un travail de recherche. Dans sa thèse, Damien Jeanne a restitué le maillage des léproseries des diocèses de Lisieux, Séez, Bayeux, Coutances et Avranches. Il a publié un essai d'inventaire archéologique et architectural pour lequel il cite 43 léproseries du diocèse de Bayeux du 11e à la fin du 14e siècle, qui sont représentées sur une carte[91]. Elma Brenner, pour sa part, a étudié les léproseries de Rouen. Elle s'est intéressée à la question de l'exclusion des lépreux et aux soins de l'âme et du corps apportés à ces malades[92]. Dès 1972, Albert Bourgeois s'était intéressé aux lépreux et maladreries du Pas-de-Calais. Dans une première partie, son ouvrage évoque la société face à la lèpre, la seconde étant un répertoire des maladreries de la région[93]. Collette et Mea, pour leur part, ont étudié les établissements charitables dans l'ancien diocèse de Bourges à la fin du Moyen Âge. Dans ce cadre, ont été pris en compte les hôpitaux, les aumôneries, les commanderies des ordres hospitaliers et militaires et les léproseries. L'inventaire de ces établissements cite 114 hôpitaux et 127 léproseries[94]. Ces dernières peuvent se trouver à la frontière de deux paroisses, ou aux limites de franchise de la ville[95]. En 1988, Françoise Bériac a dressé le bilan de quinze années de recherches sur le quart sud-ouest de la France et a proposé une synthèse des travaux concernant la lèpre, les lépreux et les léproseries dans les diverses régions de France, en mettant l'accent sur la période 1050-1350[96]. Pour la partie centrale (ou méridionale) de la France, signalons encore l'Atlas historique et archéologique des léproseries des anciens diocèses de Clermont et de Saint-Flour (XIIe – XVIIe s.) réalisé par Johann Picot[97]. L'auteur a recensé 114 établissements dont il étudie la répartition chronologique et il propose un dossier cartographique très étoffé, avec un état des données des léproseries de l'ancien diocèse de Clermont par demi-siècle entre le début du 12e et la fin du 17e siècle. Pour les léproseries d'Anjou, du Maine et de Touraine, une thèse est en cours[98]. L'Alsace n'a pas encore fait l'objet d'un travail de synthèse. Par sa

91. JEANNE D., « Les léproseries du diocèse de Bayeux du XIe à la fin du XIVe siècle : essai d'inventaire archéologique et architectural », dans TOUATI F. O. (éd.), *Archéologie et architecture hospitalières de l'Antiquité tardive à l'aube des temps modernes*, Paris, 2004, p. 325-389.

92. BRENNER E., « Outside the City Walls : Leprosy, Exclusion, and Social Identity in Twelfth- and Thirteenth-Century Rouen », dans COHEN M. (éd.), *Difference and Identity in Francia and Medieval France*, Padstow, 2010, p. 139-155. ID., « The Leprous Body in Twelfth- and Thirteenth-Century Rouen : Perceptions and Responses », dans ROSS J. (éd.), *The ends of the body*, Toronto, 2013, p. 239-259. ID., *Leprosy and Charity in medieval Rouen*, Rochester, 2015.

93. BOURGEOIS A., *Lépreux et maladreries du Pas-de-Calais Xe-XVIIIe s.* (Mémoires de la commission départementale des monuments historiques du Pas-de-Calais 14), Arras, 1972.

94. COLLETTE F. et MEA D., « Les établissements charitables dans l'ancien diocèse de Bourges à la fin du Moyen Âge », dans *Entre Loire et Gironde au Moyen Âge* (Actes du 111e Congrès national des sociétés savantes), Paris, 1987, p. 79-110, ici p. 107-110.

95. *Ibid.*, p. 93.

96. BERIAC F., *Histoire des lépreux au Moyen Âge : une société d'exclus*, Paris, 1988, p. 7.

97. http://www.academia.edu/2138423/Atlas_historique_et_archéologique_des_léproseries_des_anciens_diocèses_de_Clermont_et_de_Saint-Flour_XIIe XVIIe_siècles_DFS_de_prospection_thématique_annuelle_2009_2_volumes_461_p._archives_du_SRA_d_Auvergne_-_Résultats_in_Archéologie_médiévale_t._40_Paris_CNRS_Éditions_2010_p._246-247

98. http://www.theses.fr/. Il s'agit de celle de Frédéric Chaumont : Hôtels-Dieu, aumôneries et

position et son histoire – elle fait partie du Saint-Empire jusqu'en 1648 – elle semble être un champ d'observation privilégié pour une étude comparative entre régions du Saint-Empire et régions du Royaume de France. Ce tour d'horizon ne serait pas complet sans la mention des importants travaux de Carole Rawcliffe sur l'Angleterre. L'auteur y analyse, entre autres, comment s'est créé le mythe du lépreux médiéval exclu de la société[99]. Selon elle, cette approche a occulté la dimension communautaire et religieuse de ces institutions et les liens de dépendance mutuelle entre malades et gens sains[100].

À côté de ces travaux macro-historiques concernant les léproseries, leur organisation, leur rapport à l'espace à l'échelle d'un pays ou d'une région, des études de cas viennent aussi enrichir l'historiographie. Elles peuvent être intégrées à des synthèses plus larges sur l'assistance dans une ville, comme c'est le cas pour Freiburg im Breisgau[101] ou Rodez[102], ou constituer un objet de recherche en soi[103]. Ainsi la léproserie de Cologne a été étudiée sous divers aspects : l'histoire de l'institution, la vie quotidienne, son rôle en tant que lieu central d'inspection de dimension suprarégionale[104].

Parmi les nombreux champs de recherches liés à la lèpre[105], notons la

léproseries : Anjou, Maine et Touraine (vers 1130 – vers 1530).

99. RAWCLIFFE C., *Leprosy in medieval England*, Woodbridge, 2006. ID., « Isolating the medieval leper : ideas – and misconceptions – about segregation in the middle ages », dans HORDEN P. (éd.), *Freedom of movement in the Middle Ages* (Harlaxton medieval studies 15), Donington, 2007, p. 229-248.

100. RAWCLIFFE C., « «Fuera del campamento ? « : leproserias urbanas en la Inglaterra medieval », dans HUGUET-TERMES T. (éd.), *Ciudad y hospital en el Occidente europeo, 1300-1700*, Lleida, 2014, p. 95-114. ID., « Learning to love the Leper : Aspects of institutional charity in Anglo-Norman England », *Anglo-Norman Studies* 23, 2001, p. 231-250.

101. KNEFELKAMP U., *Das Gesundheits- und Fürsorgewesen der Stadt Freiburg im Breisgau im Mittelalter*, Veröffentlichungen aus dem Archiv der Stadt Freiburg im Breisgau 17, Freiburg im Breisgau, 1981, p. 54-77.

102. NOUGARET R., *Hôpitaux, léproseries et bodomies de Rodez de la Grande peste à l'hôpital général (vers 1340-1670)*, Rodez, 1986.

103. Citons parmi tant d'autres, TABUTEAU B., EPAUD F., « Le prieuré-léproserie de Saint-Nicolas d'Évreux. Dossier historique et patrimonial », dans TABUTEAU B. et SCHWERDROFFER J. (dir.), *Étude des lépreux et des léproseries au Moyen Âge dans le nord de la France* (= Histoire médiévale et archéologie 20), Amiens, 2007, p. 185-218. TABUTEAU B., « De l'expérience érémitique à la normalisation monastique : étude d'un processus de formation des léproseries aux XIIe-XIIIe siècles. Le cas d'Évreux », dans DUFOUR J. et PLATELLE H. (dir.), *Fondations et œuvres charitables au Moyen Âge* (Actes du 121e Congrès national des sociétés historiques et scientifiques, section d'histoire médiévale et de philologie), Paris, 1999, p. 89-96.

104. UHRMACHER M., *Lepra und Leprosorien im rheinischen Raum*, Trèves, 2011, p. 6-7 cite les travaux d'Asen, de Klövekorn et d'Irsigler-Lassotta.

105. BERIAC F., « Connaissances médicales sur la lèpre et protection contre cette maladie au Moyen Âge », dans BULST N. et DELORT R. (éd.), *Maladies et société (XIIe-XVIIIe siècles)*, Paris, 1989, p. 145-163. BERIAC F., "À propos de la fin de la lèpre : XIIIe-XVe siècles ", dans PARAVICINI BAGLIANI A. et SANTI F., *The regulation of Evil. Social and Cultural Attitudes to Epidemics in the Late Middle Ages*, Turnhout, 1998, p. 159-173. TOUATI F.O., « Les traités sur la lèpre des médecins montpelliérains : Bernard de Gordon, Henri de Mondeville, Arnaud de Villeneuve, Jourdain de Turre et Guy de Chauliac », dans LE BLEVEC D. (dir.), *L'Université de médecine de Montpellier et son rayonnement (XIIIe-XVe siècles)*, Turnhout, 2004. TOUATI F.O., « Historiciser la notion de contagion : l'exemple de la lèpre

maladie proprement dite, l'organisation des lépreux en fraternités[106] ou encore les rites de séparation[107].

Barbara Krug-Richter, de son côté, s'est intéressée à l'alimentation dans ces institutions, plus particulièrement à la consommation de viande et de poisson à la léproserie Kinderhaus de Münster en Westphalie entre 1540 et 1650. Pour la viande, elle a pu évaluer qu'elle se situait aux environs de 150 kg par personne et par an[108]. On sait par ailleurs qu'elle était produite par l'institution. Comme les lépreux respectaient les jours de jeûne, le poisson est également un aliment incontournable[109]. Ce type d'étude est rare, aussi bien pour les hôpitaux que pour les léproseries.

Actuellement, l'apport de l'archéologie pour la connaissance des léproseries et de la lèpre est fondamental. En témoignent les nombreux rapports publiés dans ce domaine aussi bien en France qu'en Allemagne [110]. À ce sujet, la léproserie d'Aix-la-Chapelle est particulièrement digne d'intérêt. En plus de recherches historiques basées sur de riches archives, elle a bénéficié de campagnes de fouilles archéologiques et de travaux d'analyses du bâti[111]. La synthèse récente de ces fouilles, réalisées depuis 1969, vient enrichir nos connaissances sur la maladie en général et sur l'ensemble du complexe d'Aix, dont certains bâtiments des 13e, 17e et 18e siècles se sont conservés jusqu'à aujourd'hui[112].

---

dans les sociétés médiévales », dans BAZIN-TACCHELLA S., QUERUEL D., SAMAMA E. (éd.), *Air, miasme et contagion. Les épidémies dans l'Antiquité et au Moyen Âge*, Paris, 2001, p. 157-187. TOUATI F.O., « Pharmacopée et thérapeutique contre la lèpre au Moyen Âge : quelques réflexions méthodologiques », *Questions d'histoire de la médecine* (113e Congrès national des sociétés savantes, Strasbourg, 1988), Paris, 1991, p. 17-26.

106. BERIAC F., « Les fraternités de lépreux et lépreuses », dans ELM K. et PARISSE M. (éd.), *Doppelklöster und andere Formen der Symbiose männlicher und weiblicher Religiosen im Mittelalter,* (Berliner historische Studien 18), Berlin, 1992, p. 203-211.

107. BERIAC F., « "Mourir au monde". Les ordines de séparation des lépreux en France aux XVe et XVIe siècles », *Journal of Medieval History* 11, 1985, p. 245-268.

108. KRUG-RICHTER B., *Zwischen Fasten und Festmahl. Hospitalverpflegung in Münster 1540 bis 1650* (Studien zur Geschichte des Alltags 11), Stuttgart, 1994, p. 169.

109. *Ibid.*, p. 177-200.

110. Quelques exemples : SAINT-MARTIN P., « Saint-Lazare, léproserie médiévale de Tours. Point de vue paléopathologique », dans TABUTEAU B. et SCHWERDROFFER J. (dir.), *Étude des lépreux et des léproseries au Moyen Âge dans le nord de la France* (= Histoire médiévale et archéologie 20), Amiens, 2007, p. 135-140. THEUREAU Christian, « Saint-Lazare, léproserie médiévale de Tours. Point de vue anthropologique », dans *ID.* p. 123-134. LEFEBVRE R., « Les pratiques funéraires dans les léproseries médiévales normandes, à partir du cas concret de la léproserie Saint-Thomas d'Aizier (27) », dans *ID.*, p. 109-122. SAINT-MARTIN P., http://www.youtube.com/user/innovamultimedia#p/u. (consulté le 01. 06. 2017) [Reconstitution d'un squelette d'un lépreux découvert sous la chapelle Saint-Lazare au Sanitas, à Tours. Présentation et explications de Pauline Saint-Martin, médecin légiste au CHRU Trousseau]. KOCH W.M., « Archäologischer Bericht 1988/89 : Das Leprosorium Aachen-Melaten. Vorbericht der Ausgrabungen 1988/89 », *Zeitschrift des Aachener Geschichtsvereins*, 96, 1989, p. 409 – 435. PRESCHER A. et WAGNER P., *Aachen, Melaten. Der Friedhof des mittelalterlichen Leprosoriums an der Via Regia* (Rheinische Ausgrabungen 73), Darmstadt, 2016.

111. Pour la bibliographie, voir UHRMACHER, Lepra und Leprosorien, p. 7 n. 29.

112. PRESCHER A. et WAGNER P., *Aachen, Melaten. Der Friedhof des mittelalterlichen Leprosoriums an der Via Regia* (Rheinische Ausgrabungen 73), Darmstadt, 2016.

Parmi les nombreux résultats, citons la faible occurrence du syndrome de Møller-Christensen (ou *facies leprosa nasalis* ou encore *facies leprosa maxillaris*) comparée à celle des fouilles réalisées à Naestved par Møller-Christensen lui-même. Par ailleurs, les squelettes ne présentent pas ou peu de signes de dégénérescence liée à un travail physique difficile. On en a déduit qu'à cause de leur maladie, les lépreux n'ont pas pu faire de tels travaux[113]. La collaboration de nombreux spécialistes, historiens, archéologues, médecins, architectes a permis de progresser dans la connaissance d'une telle institution. L'ouvrage de Prescher illustre la richesse des apports de l'interdisciplinarité et constitue un exemple à suivre pour l'étude d'autres léproseries.

Ces dernières décennies, les travaux consacrés à la marginalité ont également permis de mieux cerner le statut du lépreux dans la société de son époque. Ainsi Franz Irsigler et Arnold Lassotta évoquent les lépreux de Cologne sous le prisme de la marginalité (cf. p. 47). Dans ce domaine, l'article de Jürgen Belker est fondateur[114]. Il distingue les lépreux vivant dans une institution, qui, d'après lui, sont socialement acceptés et bénéficient d'une considération certaine, de ceux qui sont condamnés à errer sur les routes. Cette approche du statut social du lépreux est séduisante, mais n'est-elle pas le reflet d'un certain manichéisme ? Ne convient-il pas de nuancer cette double prise de position à la lumière des sources à notre disposition ? Par ailleurs, Belker rend attentif au fait que les conséquences sociales de la maladie pouvaient être fort différentes dans l'espace et dans le temps. D'une façon générale, à l'époque médiévale, l'image du lépreux oscille entre diabolisation et idéalisation : il est soit un envoyé de Satan, soit un disciple de Job. Belker est aussi le premier à avoir relevé la proximité fréquemment attestée entre la potence et la léproserie, un critère retenu dans l'élaboration du catalogue des léproseries en Alsace.

Le tour d'horizon bibliographique ne serait pas complet si nous n'évoquions pas la parution régulière de la revue *Die Klapper* (littéralement la cliquette), dont les articles traitent de la lèpre autrefois et aujourd'hui.

Deux ouvrages récents méritent encore d'être signalés, même s'ils n'ont pas été écrits par des historiens. Il s'agit du témoignage de deux lépreux. Evelyne Leandro, Brésilienne mariée à un Allemand, découvre des taches suspectes sur ses membres en septembre 2011. Cette jeune femme, qui venait de trouver du travail à Berlin, note dans son journal sa lutte quotidienne contre la maladie. Aujourd'hui, la lèpre est certes guérissable, mais le traitement se révèle très éprouvant. Elle évoque ses peurs, celle de perdre son travail, ses amis, sa famille et découvre avec horreur que les anciens préjugés contre la maladie existent toujours. L'interprétation de la maladie elle-même n'a guère varié depuis l'époque médiévale. En septembre 2012, une amie lui envoie un message rappelant que Dieu se sert des hommes pour répandre un peu de

113. *Ibid.*, p. 202.

114. BELKER J., « Aussätzige. "Tückischer Feind" und "Armer Lazarus" », dans HERGEMÖLLER B.U. (éd.), *Randgruppen der spätmittelalterlichen Gesellschaft,* Warendorf, 1994, p. 253-283.

lumière et ajoute : "ceux qui sont choisis pour cela sont des privilégiés comme toi"[115]. Il y a là une permanence dans l'interprétation de la maladie qui mérite d'être relevée. Le second témoignage est celui d'Epaminondas Remoundakis (1914-1978), un Crétois atteint de lèpre à l'âge de 12 ans. Dans un premier temps, à l'annonce de la maladie, il prend la fuite, puis il cache ses symptômes et part étudier à Athènes jusqu'en 1935. Dénoncé, il sera enfermé jusqu'en 1957 sur l'îlot de Spinalonga, au large de la Crète. Il mettra ses connaissances en droit au service de la communauté de lépreux de l'île et obtiendra des améliorations significatives de leur vie quotidienne. Le récit d'Epaminondas a été enregistré, traduit et publié par l'ethnologue Maurice Born. Ce dernier a bien mis en lumière le rapport entre colonisation et perception de la lèpre.

1.4.2. Historiographie alsacienne

La lèpre est également un sujet porteur dans le domaine médical. Pour preuve, depuis 1989, une trentaine de thèses de pharmacie et de médecine sont inscrites sur le site Thèses.fr, d'autres sont en préparation. A la fin du 19e siècle déjà, Joseph Krieger, médecin, s'est intéressé à l'histoire de la lèpre à Strasbourg. Le premier, il a édité le règlement de la léproserie de Rotenkirche[116] et proposé une brève analyse de l'*Urteilbuch*, le livre des sentences[117]. De la liste des lépreux qui ont prêté serment entre 1545 et 1585, il déduit que la maladie devait être rare à l'époque[118]. Avant la seconde guerre mondiale, Oswald Huber[119] a étudié la lèpre à Bâle pour l'obtention du titre de chirurgien-dentiste. Il s'appuie sur les différents règlements conservés de la léproserie de Sankt-Jakob an der Birs, datés respectivement de 1483, 1533 et 1558. Grâce à un riche corpus d'archives, il analyse avec précision le mécanisme de l'inspection des lépreux aux 15e et 16e siècles, et l'origine des personnes soupçonnées de lèpre. Parmi elles, un contingent non négligeable est originaire de Haute-Alsace. La consultation des archives de Bâle à ce sujet apporte un éclairage intéressant pour notre propos. Puis, au cours du dernier demi-siècle, plusieurs thèses de médecine soutenues à Strasbourg ont été consacrées à ce sujet. En 1967, Daniel Henri Gachot présente un historique de la maladie d'après Krieger et Burgun avant d'analyser les six cas de lèpre soignés à la clinique de dermatologie de Strasbourg entre 1964 et 1966[120]. Dans les années 1980, le professeur Georges Schaff de Strasbourg dirige plusieurs thèses traitant – entièrement ou partiellement – de la lèpre en

115. LEANDRO E., *Ausgesetzt, oder der Kampf mit einer längst vergessenen Krankheit*, Norderstedt, 2014, p. 153.

116. KRIEGER J., *Beiträge zur Geschichte der Volksseuchen zur medicinischen Statistik und Topographie von Strassburg im Elsaß* (Statistische Mittheilungen über Elsaß-Lothringen 10), 1, 1879, p. 6-43.

117. *Ibid.*, p. 45-47.

118. *Ibid.*, p. 51. Il estime le pourcentage inférieur à 1 ‰.

119. HUBER O., *Der Aussatz in Basel*, Inaugural-Dissertation zur Erlangung der Doktorwürde der Zahnheilkunde der medizinischen Fakultät der Universität Basel, Bern, 1937.

120. GACHOT D. H., *La lèpre en Alsace*, Thèse de médecine sous la direction de M. A. Basset, 1967.

Alsace. Fabienne Koehl s'est intéressée à ce sujet pour le Moyen Âge. Elle y présente, entre autres, les principaux écrits médicaux de l'époque[121]. Suivent des monographies hospitalières consacrées à Guebwiller[122] et Ensisheim[123] qui consacrent quelques pages à la lèpre d'après la bibliographie. Denis Gérardin, qui s'est intéressé aux institutions hospitalières de Ribeauvillé, ne se contente pas des aspects médicaux généraux de la lèpre, ni de la bibliographie existante. Il a étudié les archives conservées et présente une étude exhaustive de l'histoire de la léproserie de Ribeauvillé : l'origine et le développement de l'institution, l'emplacement et l'administration de cette dernière, la vie quotidienne et les destinées de cette maison[124]. Michel Semecas, pour sa part, a étudié la lèpre en Lorraine[125]. Un chapitre de son travail traite des léproseries en Alsace au Moyen Âge, un autre des léproseries en Allemagne du Sud-Ouest. Le regain d'intérêt pour la lèpre de la part des médecins correspond à celui observé dans le domaine historique pour ce sujet en particulier et pour l'étude de la pauvreté, de la marginalité et de l'assistance en général.

Pendant la période du *Reichsland* (1871-1918), l'histoire de la pauvreté, de l'assistance et des hôpitaux a suscité l'intérêt de plusieurs historiens. Martha Goldberg[126] évoque l'ensemble des institutions hospitalières de Strasbourg, dont les léproseries. Pour cela, elle s'appuie sur les règlements édités par Brucker[127], l'*Urkundenbuch*[128] et les travaux de Charles Schmidt sur l'Église Rouge[129]. Elle insiste sur le fait qu'au Moyen Âge, toute communauté de vie s'organise selon le modèle conventuel[130], ce qui explique que l'aspect religieux soit marqué dans l'organisation et le fonctionnement des hôpitaux et des léproseries. Karl Baas, pour sa part, s'est intéressé à la vie médicale en Alsace, en Lorraine[131] et au Pays de Bade[132] et dans celle des grandes villes

121. KOEHL F., *La lèpre en Alsace médiévale*, Thèse de médecine sous la direction de G. Schaff, Strasbourg, 1979.

122. DELVAS E., *Hôpitaux, hospices à Guebwiller du XIIIe au XXe siècle*, Thèse de médecine sous la direction de G. Schaff, Strasbourg, 1979.

123. HABIG P., *Médecins, vie médicale et hôpitaux à Ensisheim du XIVe au XXe siècle*, Thèse de médecine sous la direction de G. Schaff, Strasbourg, 1984.

124. GERARDIN D., « La léproserie de Ribeauvillé », *La Revue historique de Ribeauvillé et environs* 16, 2008, p. 5-63.

125. SEMECAS M., *La lèpre en Lorraine à travers les âges*, Thèse de médecine sous la direction de G. Schaff, Strasbourg, 1982.

126. GOLDBERG M., « Das Armen- und Krankenwesen des mittelalterlichen Straßburg », *Jahrbuch für Geschichte, Sprache und Literatur Elsass-Lothringens* 25, 1909, p. 241-308 et 26, 1910, p. 8-68.

127. BRUCKER, Strassburger Zunft- und Polizei-Verordnungen, p. 31-81.

128. WIEGAND W. et alii (éd.), *Urkundenbuch der Stadt Straßburg*, Strasbourg, 7 vol., 1879-1900.

129. SCHMIDT Ch., « Notice sur l'église rouge et la léproserie de Strasbourg », *Bulletin de la société pour la conservation des monuments historiques* 10, 1879, p. 3-36.

130. GOLDBERG, Armen- und Krankenwesen, p. 8-10.

131. BAAS K., « Gesundheitspflege in Elsass-Lothringen bis zum Ausgang des Mittelalters », *ZGO* 73,1919, p. 27-76.

132. BAAS K., *Mittelalterliche Gesundheitspflege im heutigen Baden* (Neujahrsblätter der badischen historischen Kommission 12), Heidelberg, 1909.

de la région comme Bâle[133] et Colmar[134]. Pour l'Alsace, il fait le point des connaissances sur l'histoire des hôpitaux. Il évoque les institutions spécialisées réservées aux épileptiques et aux malades atteints du mal des ardents. Il brosse également un tableau des léproseries alsaciennes, évalue leur nombre à une trentaine et donne des dates de premières mentions, que la recherche depuis un siècle a permis de préciser et de reculer. Pour lui, le lépreux n'a plus aucun droit d'un point de vue juridique. Cette affirmation mérite d'être reconsidérée à la lumière des sources à notre disposition. Curieusement, il évoque, sans citer de sources, l'action des médecins et des chirurgiens dans les léproseries, où ils seraient intervenus très tôt et souvent pour soulager les malades. Affirmation étonnante pour l'Alsace, dans la mesure où il faut attendre 1515 pour qu'un médecin soit rattaché au Grand Hôpital de Strasbourg. Baas est également convaincu du rôle des léproseries dans l'éradication de la maladie. Au début des années 1980, Paul Adam reprend le dossier de l'assistance en Alsace tout au long du Moyen Âge. Pour lui aussi, l'enfermement des malades atteint de lèpre dans une institution spécialisée était "une mesure cruelle, mais nécessaire"[135]. "On ne savait pas guérir les lépreux, mais on savait empêcher la contagion de la maladie en retranchant totalement les lépreux de la communauté humaine, tout en assurant leur subsistance matérielle"[136]. Les léproseries ont-elles vraiment joué ce rôle prophylactique ? Là encore, il convient de questionner les archives. Pour Adam, comme pour Martha Goldberg ou Siegfried Reicke[137], les léproseries formaient des communautés religieuses, à caractère presque monastique. L'ouvrage de ce dernier, consacré à l'hôpital en Allemagne et à son statut juridique, évoque aussi les léproseries de la région et leurs règlements, de même que l'inspection des malades et leurs droits. Reicke s'appuie sur de nombreuses sources, ce qui explique que la plupart de ses thèses sont encore dignes d'intérêt aujourd'hui.

Ernest Wickersheimer (1880-1965), à son tour, a enrichi l'étude de la lèpre par ses travaux[138]. Médecin, historien de la médecine de notoriété mondiale, directeur de la Bibliothèque Nationale et Universitaire de Strasbourg, Wickersheimer a publié de nombreux documents concernant la vie médicale en

133. BAAS K., *Gesundheitspflege im mittelalterlichen Basel* (Zürcher medizinische Abhandlungen 6), Karlsruhe, 1926.

134. BAAS K., « Studien zur Geschichte des mittelalterlichen Medizinalwesens in Colmar », *ZGO* 61, 1907, p. 217-246.

135. ADAM P., *Charité et assistance en Alsace au Moyen Âge* (Publications de la société savante d'Alsace, Grandes publications 22), Strasbourg, 1982, p. 159.

136. *Ibid.* p. 163.

137. REICKE S., *Das deutsche Spital und sein Recht im Mittelalter*, 2, Stuttgart, 1932, p. 285.

138. WICKERSHEIMER E., « Beiträge zur Geschichte des Aussatzes in Frankreich und in den benachbarten Ländern », *Archiv für Geschichte der Medizin*, 1911, p. 144-153. WICKERSHEIMER E., Les accusations d'empoisonnement portées pendant la première moitié du XIVe siècle contre les lépreux et les Juifs ; leurs relations avec les épidémies de peste, 4e Congrès international d'histoire de la médecine, Anvers, 1927. WICKERSHEIMER E., « Les maladies épidémiques ou contagieuses (peste, lèpre, syphilis) et la faculté de médecine de Paris, de 1399 à 1511 », *Bulletin de la société française d'histoire de la médecine* 13/1, 1914, p. 21-30.

Alsace et ailleurs, conservés dans différents dépôts d'archives ou bibliothèques européennes[139]. Il est l'éditeur du règlement de la léproserie d'Obernai[140]. Il a également abordé un sujet peu traité, si ce n'est depuis par François-Olivier Touati[141] : celui du destin des lépreux juifs[142]. Parmi les travaux qui ont marqué la recherche sur l'histoire de l'assistance en Alsace, il convient de mentionner l'ouvrage d'Otto Winckelmann (1858-1923)[143], paru il y a presque un siècle, et qui reste une référence en la matière. L'auteur y donne un bref aperçu des diverses institutions hospitalières et d'assistance avant et après la Réforme, parmi lesquelles on relève les léproseries de Strasbourg. Il s'intéresse également au problème de la mendicité et aux béguinages. Winckelmann, qui a dirigé les Archives Municipales de Strasbourg entre 1889 et 1919[144], édite 300 pages de sources dans la 2e partie de son ouvrage.

Parmi les productions des historiens "généralistes", deux retiennent particulièrement l'attention. L'étude, par Auguste Hanauer, du destin d'un homme bien en vue dans la société haguenovienne qui est accusé d'être lépreux[145], où l'auteur décrit les multiples démarches de Peter Schriber. Ce greffier du tribunal de la ville refuse le diagnostic des chirurgiens et n'hésite pas à s'adresser à la commission d'inspection de Strasbourg, qui le déclare sain. Cette décision ne suffit pas à le réhabiliter dans sa ville d'origine. Il tente encore de multiples recours jusqu'au concile de Bâle, mais est finalement contraint d'entrer à la léproserie Saint-Gilles. Les actes du procès conservés aux Archives de Haguenau jettent une lumière crue sur le destin d'un homme accusé de lèpre et sur les conséquences pour sa famille. Joseph Lévy, pour sa part, a tenté de recenser les léproseries du Haut-Rhin[146]. Il en dénombre cinquante, dont un certain nombre sont douteuses (cf. p. j. 1).

Depuis le milieu du 19e siècle, de nombreuses monographies locales ont paru sur le sujet. Il serait fastidieux de les énumérer toutes. Dans le catalogue publié dans la pièce justificative 1, la bibliographie de chaque léproserie est citée à la rubrique n° 10. Parmi ces travaux, citons celui de Charles Schmidt, qui, en 1878, faisait paraître un article substantiel sur " L'Église rouge et la léproserie de Strasbourg "[147]. Il s'agit de l'une des premières monographies consacrées

139. FUCHS F.J., « Wickersheimer Ernest », *NDBA* 40, p. 4219-4220.

140. WICKERSHEIMER E., « Le règlement de la léproserie d'Obernai », *Bulletin philologique et historique (jusqu'à 1715) du comité des travaux historiques et scientifiques*, 1920, p. 335-344.

141. TOUATI F.O., « Domus judeorum leprosorum : une léproserie pour les Juifs à Provins au XIIIe siècle », dans DUFOUR J. et PLATELLE H. (dir.), *Fondations et œuvres charitables au Moyen Âge*, Paris, 1999, p. 97-106.

142. WICKERSHEIMER E., « Lèpre et Juifs au Moyen Âge », *Janus* 36, Leyde,1932, p. 43-48.

143. WINCKELMANN O., *Das Fürsorgewesen der Stadt Straßburg*, 2 vol., Leipzig, 1922.

144. FUCHS F.J., « Winckelmann Otto », *NDBA* 40, p. 4258-4259.

145. HANAUER A., « Lépreux et chirurgiens », *RA* 51, 1900, p. 282-302.

146. LEVY, Leprosen- oder Gutleuthäuser im Oberelsass, p. 22-27, p. 57-62, p. 82-86.

147. SCHMIDT Ch., « Notice sur l'église rouge et la léproserie de Strasbourg », *Bulletin de la société pour la conservation des monuments historiques* 10, 1879, p. 3-36.

à une telle institution en Alsace[148]. Elle fait encore autorité aujourd'hui, alors que l'auteur n'avait à sa disposition aucun des volumes de l'*Urkundenbuch*, publiés entre 1879 et 1900, et que les archives n'étaient pas encore classées. Il a repéré les documents essentiels concernant Rotenkirche, et évoque, entre autres, l'intérêt et la richesse de l'*Urteilbuch* (livre des sentences), mais l'exploite très peu. L'intérêt de l'auteur pour la lèpre transparaît encore dans le fait qu'il a recensé toutes les mentions de léproseries en Basse-Alsace trouvées au fil de ses dépouillements (cf. p. j. 1)[149]. Elles sont précieuses pour les dates de première mention. En 1929, Jacques Hatt[150] retrace l'histoire de la léproserie de Strasbourg en une vingtaine de pages en s'appuyant sur Schmidt et sur le règlement édité par Brucker en 1889[151]. Philippe Mieg, ingénieur et excellent connaisseur des archives de la ville de Mulhouse[152], a publié en 1936 un article très bien documenté sur sa léproserie[153]. Pour Colmar, le docteur Fleurent a utilisé les archives de la léproserie et les livres de serment (*Eidbücher*) qui apportent d'intéressants renseignements sur la perception de la maladie[154]. Paul Adam, lui, s'est intéressé à la léproserie Saint-Léonard de Sélestat, dont il étudie de multiples aspects : l'admission des lépreux, la discipline, la vie religieuse de l'institution[155]. Christine Muller, pour sa part, a étudié la léproserie d'Obernai. Elle livre de nombreux renseignements sur l'origine de l'institution, les malades, leurs conditions de vie et le personnel employé[156]. Récemment les léproseries de Haguenau et de Molsheim ont fait l'objet d'une publication[157].

Ces travaux concernant l'Alsace sont précieux, mais ils n'épuisent pas le sujet. Le but de la présente étude est de proposer une synthèse s'appuyant sur un catalogue des léproseries dont l'existence est dûment attestée (cf. p. j. 1). L'exploitation de ces données permet de répondre à de nombreuses questions : quel est le rythme d'apparition de ces institutions ? Leur position par rapport à la ville est-elle vraiment un signe d'exclusion ? Que nous révèlent les sources sur l'organisation des léproseries, sur leurs bâtiments et leur équipement ?

148. HUOT P., « La léproserie de Colmar », *Curiosités d'Alsace* 1, 1861-1862, p. 353-368.

149. SCHMIDT Ch., *Les noms ruraux d'Alsace,* BNUS Ms. 3862 f° 263, et *ibid.* Ms. 4923 f° 47. On les trouve aussi, dispersées dans les listes de lieux-dits classés par communes de sa *Topographie rurale du Bas-Rhin* (BNUS Ms. 3861).

150. HATT J., *Une ville du XVe siècle, Strasbourg*, Strasbourg, 1929, p. 364-388.

151. BRUCKER, Strassburger Zunft- und Polizei-Verordnungen, p. 31-81.

152. OBERLE R., « MIEG Ph. », *NDBA* 26, p. 2656.

153. MIEG Ph., « La léproserie de Mulhouse », *Bulletin du musée historique de Mulhouse* 55, 1936, p. 77-120.

154. FLEURENT H., « La lèpre et la léproserie de Colmar pendant le Moyen Âge », *Annuaire de Colmar* 3, 1953, p. 16-28.

155. ADAM P., « La léproserie Saint-Léonard à Sélestat », *Annuaire de la société des amis de la bibliothèque de Sélestat* 7, 1957, p. 111-131.

156. MULLER C., « La léproserie d'Obernai », *ADBO* 23, 1989, p. 59-78.

157. CLEMENTZ E., « *"Nus in das Huß"*. La léproserie de Haguenau et ses habitants du XIIIe au XVIIe siècle », *RA* 132, 2006, p. 41-85. CLEMENTZ E., « La léproserie de Molsheim du XIIIe au XVIIIe siècle », *Annuaire de la société d'histoire et d'archéologie de Molsheim,* 2008, p. 17-28.

Comment fonctionnaient-elles ? Quels sont leurs différents acteurs ?

Les différents fonds conservés apportent de nombreux renseignements sur le déclenchement de la procédure d'inspection, sur la commission chargée de statuer et sur le verdict prononcé par les experts. *In fine*, l'inspection se révèle être un véritable enjeu de pouvoir. Les sources d'archives des léproseries de Haguenau et de Strasbourg permettent aussi une étude prosopographique. Grâce à une série de comptes couvrant la période 1425-1526, l'identité de 168 malades de la léproserie Saint-Gilles de Haguenau a pu être établie. Pour Strasbourg, le corpus à notre disposition comporte 305 lépreux qui ont vécu à Rotenkirche, la léproserie pour gens riches, ou au Schnelling, celle réservée aux pauvres, entre 1301 et 1602. Ces données permettent, entre autres, de calculer le ratio par sexe, la durée de séjour, et d'examiner les cas de lèpre familiale. Au-delà des chiffres, il faut aussi s'interroger sur la perception de la lèpre à l'époque médiévale. À ce sujet, que nous révèle le vocabulaire désignant ces malades ? Quelle image du lépreux est véhiculée par le discours médical ? Mais la lèpre n'est pas seulement une maladie, c'est aussi un phénomène culturel complexe qui s'explique en partie par l'idée que la lèpre rend impur, comme le suggère déjà le chapitre 13 du Lévitique. Comment expliquer alors que le lépreux, être impur par excellence, soit sollicité par ses contemporains pour jouer le rôle d'intercesseur auprès de Dieu ? Cette ambivalence pose la question de la place du lépreux dans la société de son époque : marginal, exclu, intercesseur ? Pour pouvoir répondre à cette question, il convient de définir le concept de marginalité.

1.5. Le concept de marginalité

1.5.1. À la recherche d'une définition

1.5.1.1. Historique

Toute société, toute culture produit des marginaux. L'intérêt porté à ces derniers est pourtant relativement récent. Longtemps, l'Histoire s'est écrite à partir du "centre" ; elle s'intéressait aux différents acteurs du pouvoir, laissant dans l'ombre tous ceux qui évoluaient loin d'eux[158]. En Allemagne, il faut même attendre la fin des années 1970 pour que l'étude des marginaux soit inscrite dans les disciplines académiques. C'est grâce à la sociologie américaine que la notion de marginalité, avant 1914, est devenue un thème de recherche. L' "homme marginalisé" apparaît alors comme un être qui refuse de participer à la vie sociale, ou qui en est exclu[159]. Les difficultés économiques de l'entre-deux-guerres, la crise de 1929 vont favoriser, surtout aux États-Unis, les études sociologiques concernant la marginalité. Les apports de cette discipline, conjugués aux problématiques nouvelles promues par l'École des

158. SCHMITT J.C., « L'histoire des marginaux », dans LE GOFF J. (éd.), *La Nouvelle Histoire*, Paris, 1978, p. 277-305, ici p. 277.

159. ZAREMSKA H., « Marginaux », *Dictionnaire raisonné de l'Occident médiéval*, Paris, 1999.

Annales, s'imposeront dans le domaine de la recherche historique après la seconde guerre mondiale[160].

Dans sa synthèse consacrée à l'Occident médiéval en 1964, ce sont les exclus de cette civilisation que Jacques Le Goff évoque, car à cette date "le concept de marginal n'avait pas encore émergé dans le champ de l'Histoire"[161]. Pour l'auteur, ces exclus ont pour nom les hérétiques, les lépreux, les Juifs, les fous, les sorciers, les sodomites, les infirmes, les étrangers et les déclassés[162], des groupes de personnes que la recherche historique récente qualifie de marginaux et non d'exclus. L'étude des marginaux connaît un regain d'intérêt à partir de 1968, date à laquelle le mot "marginal" apparaît comme substantif. Cette coïncidence n'est pas le fruit du hasard. Elle nous rappelle les marginaux contestataires de l'époque, qui s'en sont pris aux normes de leur société, à ses valeurs fondamentales, à savoir l'argent, la consommation, le profit, mais aussi à l'institution de la famille et à la morale sexuelle traditionnelle. C'est ainsi qu'à partir de la fin des années soixante, l'actualité a d'une certaine façon favorisé l'étude de la marginalité.

Dans ce nouveau champ de recherche qui s'ouvre pour l'historien, Le Goff s'est intéressé aux métiers licites et illicites dans l'Occident médiéval[163], comme à leur hiérarchie et à leur évolution au fil du temps. Ceux qui exerçaient de tels métiers étaient perçus comme non honorables, mais cette perception elle-même est susceptible d'évoluer au fil du temps. Nous retrouvons là l'honneur, l'un des éléments-clés dans la définition de la marginalité. Avant lui, Werner Danckert avait consacré un ouvrage aux métiers non honorables. Dans son introduction, il rappelle que le sujet est une *terra incognita*. Pour expliquer la marginalisation de certains métiers, Danckert pensait avoir trouvé un dénominateur commun : des survivances d'un paganisme primitif refoulé par le christianisme victorieux[164]. Cette explication, aussi séduisante fût-elle, ne tient pas compte des différences régionales – pourquoi les baigneurs de Strasbourg ne sont-ils pas perçus comme non honorables alors que ceux de Nuremberg le sont ? – ni de la diachronie. Le métier de bourreau n'est pas perçu comme infâme au 13e siècle, il l'est à la fin du Moyen Âge. En 1979, Le Goff a beaucoup plus clairement posé les problèmes. Pour lui, il s'agit "de repérer et d'analyser des processus plutôt que des états", tout en se demandant "ce qui, dans ce processus, est le plus important, de l'évolution des marginaux eux-mêmes ou du regard que la société porte sur eux"[165].

160. SCHMITT, Histoire des marginaux, p. 278-279.

161. LE GOFF J., « Les marginaux dans l'Occident médiéval », dans VINCENT B. (dir.), *Les marginaux et les exclus dans l'histoire* (Cahiers Jussieu 5), 1979, p. 19-28, ici p. 19.

162. LE GOFF J., *La civilisation de l'Occident médiéval*, Paris, 1964, p. 387-396.

163. LE GOFF J., « Métiers licites et métiers illicites dans l'Occident médiéval », dans LE GOFF J., *Pour un autre Moyen Âge. Temps, travail et culture en Occident*, Paris, 1977, p. 91-107.

164. DANKERT W., *Unehrliche Leute. Die verfemten Berufe*, Bern, 1963, p. 13-14.

165. LE GOFF, Marginaux, p. 20.

Deux ans plus tard, en 1981, Frantisek Graus (1921-1989) publie un article fondateur d'une cinquantaine de pages sur les marginaux des villes de la fin du Moyen Âge[166], qui sera suivi de nombreux travaux sur la question. En effet, le concept de marginalité étudié par Graus dans son article s'est avéré fécond pour l'historiographie d'Outre-Rhin. Différents auteurs ont soit affiné, soit contredit son analyse. À l'heure actuelle, le débat lancé il y a plus de trois décennies n'est pas clos. Frantisek Graus avait abordé divers thèmes de recherche dans les années 1970-1981 : la pauvreté, les hérétiques, les Juifs, avant de s'interroger sur le concept de marginalité et de proposer de nouvelles perspectives de recherche[167]. Quelques années plus tard, il approfondit la question en s'interrogeant sur les formes d'organisation des marginaux, un thème rarement traité. Il semblerait qu'il y ait deux manières de former des groupes : ou leurs membres s'assemblent en regroupement coopératif, ou c'est l'autorité qui les réunit. Dans ce cas, l'autorité peut exercer une surveillance sur certains marginaux, comme les prostituées ou les mendiants[168]. Elle peut également organiser leur quotidien et réglementer les relations entre eux et le reste de la société, comme c'est le cas dans les léproseries. Les mesures imposées par les autorités relèvent le plus souvent de la stigmatisation (signe discriminatoire, tenues spécifiques imposées).

166. GRAUS F., « Randgruppen der städtischen Gesellschaft im Spätmittelalter », *Zeitschrift für Historische Forschung* 4, 1981, p. 385-437.

167. GRAUS F., « Pauvres des villes et pauvres des campagnes », *Annales ESC* 16, 1961, p. 1053-1065.

GRAUS F., « Ketzerbewegungen und soziale Unruhen im 14. Jh. », *Zeitschrift für Historische Forschung* 1, 1974, p. 3-21. GRAUS F., « Der Ketzerprozeß gegen Magister Johannes Hus (1415) », dans DEMANDT A. (éd.), *Macht und Recht. Große Prozesse in Geschichte und Gegenwart*, München, 1990, p. 103-118.

GRAUS F., « Historische Traditionen über Juden im Spätmittelalter (Mitteleuropa) », dans HAVERKAMP A., *Zur Geschichte der Juden im Deutschland des späten Mittelalters und der frühen Neuzeit*, Stuttgart, 1981, p. 1-26. *Id.*, « Judenpogrome im 14. Jahrhundert : Der Schwarze Tod », dans MARTIN B. et SCHULIN E. (éd.), *Die Juden als Minderheit in der Geschichte*, München, 1981, p. 68-84. *Id.*, « Judenfeindschaft im Mittelalter », dans STRAUSS H.A. et KAMPE N. (éd.), *Antisemitismus. Von der Judenfeindschaft zum Holocaust*, Frankfurt-New York, 1985, p. 29-46. *Id.*, « Juden und andere Randgruppen in den Städten des Spätmittelalters », dans SCHRADER L. (éd.), *Alternative Welten in Mittelalter und Renaissance* (Studia humaniora 10), Düsseldorf, 1988, p. 87-109. *Id.*, « Judentum und Judenverfolgung im Hoch- und Spätmittelalter », dans WEINZIERL E. (éd.), *Christen und Juden in Offenbarung und kirchlichen Erklärungen vom Urchristentum bis zur Gegenwart* (Veröffentlichungen des internationalen Zentrums für Grundfragen der Wissenschaften Salzburg, NF 34 ; Publikationen des Instituts für kirchliche Zeitgeschichte, Serie II – Studien, Dokumentationen), Wien-Salzburg, 1988, p. 33-46. *Id.*, « Die Juden in ihrer mittelalterlichen Umwelt », dans EBENBAUER A. et ZATLOUKAL K., *Die Juden in ihrer mittelalterlichen Umwelt*, Wien-Köln, 1991, p. 53-65.

GRAUS F., « Die Randständigen », dans MORAW P., *Unterwegssein im Spätmittelalter* (Zeitschrift für Historische Forschung, Beiheft 1), 1985, p. 93-104. GRAUS F., « Organisationsformen der Randständigen. Das sogenannte Königreich der Bettler », *Rechtshistorisches Journal* 8, 1989, p. 235-255. *Id.*, « Fahrende », *Lexikon des Mittelalters*, t. 4, 1989, c. 231.

168. GRAUS, Randgruppen, p. 428.

Dans la génération d'historiens suivant Frantisek Graus, Bernd-Ulrich Hergemöller s'est lui aussi intéressé aux marginaux dans la société médiévale[169], plus particulièrement aux homosexuels[170]. Son champ de recherche s'est également élargi aux hérétiques[171] et plus récemment aux personnes âgées[172]. Georg Modestin a publié de nombreux travaux sur la sorcellerie et l'hérésie[173], entre autres celle des Vaudois à Strasbourg en 1400[174]. Robert Jütte a étudié les personnes versées dans la médecine, baigneurs, barbiers, sages-femmes, et pose la question de leur appartenance au monde de la marginalité. Il s'est également intéressé au processus de la stigmatisation[175]. Gerd Mentgen, quant

169. HERGEMÖLLER B.U., « Randgruppen im späten Mittelalter : Konstruktion, Dekonstruktion, Rekonstruktion », dans GOETZ H.W. (éd.), *Die Aktualität des Mittelalters*, Bochum, 2000. HERGEMÖLLER B.U. (éd.), *Randgruppen der spätmittelalterlichen Gesellschaft. Ein Hand- und Studienbuch*, Warendorf, 1990, (rééd.) 2001.

170. HERGEMÖLLER B.U., « Die unsprechlich stumme Sünde », *Geschichte in Köln* 22, 1987, p. 5-51. *Id.*, « Homosexualität, I, Westlicher Bereich », *Lexikon des Mittelalters*, 5 c. 113-114. *Id.*, « Die Konstruktion des Sodomita in den venezianischen Quellen zur spätmittelalterlichen Homosexuellenverfolgung », dans DINGES M., *Hausväter, Priester, Kastraten : zur Konstruktion von Männlichkeit in Spätmittelalter und früher Neuzeit*, Göttingen, 1998, p. 100-122. *Id.*, *Einführung in die Historiographie der Homosexualität*, Warendorf, 1999. *Id.*, « Randgruppen der spätmittelalterlichen Gesellschaft. Wege und Ziele der Forschung », dans *Id.* (éd.), *Randgruppen*, p. 1-57. *Id.*, « Sodomiter. Erscheinungsformen und Kausalfaktoren des spätmittelalterlichen Kampfes gegen Homosexuelle », dans *Id.*, Randgruppen, p. 388-431. *Id.*, *Chorknaben und Bäckerknechte. Homosexuelle Kleriker im mittelalterlichen Basel*, Hamburg, 2004. *Id.*, *Sodom und Gomorrha. Zur Alltagswirklichkeit und Verfolgung Homosexueller im Mittelalter*, Hamburg, 2010. *Id.*, *Fontes sodomitarum : ausgewählte Quellen zur Homosexuellenverfolgung im christlichen Mittelalter*, Hambourg, 2013.

171. HERGEMÖLLER B.U, *Krötenkuss und schwarzer Kater : Ketzerei, Götzendienst und Unzucht in der inquisitorischen Phantasie des 13. Jahrhunderts*, Warendorf, 1996.

172. HERGEMÖLLER B.U., *Die Kindlein spotten meiner schier : Quellen und Reflexionen zu den Alten und zum Vergreisungsprozeß im Mittelalter*, Hambourg, 2006. *Id.*, « Wer Du jetzt bist, der war ich einst. Alter und Altsein im Mittelalter », dans KAMPLING R. (éd.), *Alter – Blicke auf das Bevorstehende*, Francfort, 2009, p. 65-78.

173. MODESTIN G., « Church Reform and Witch-Hunting in the diocese of Lausanne : the exampel of bishop Georg of Saluzzo », dans ROACH A. P. et SIMPSON J. R. (éd.), *Heresy and the making of European culture : medieval and modern perspectives*, Franham, 2013, p. 403-412. *Id.*, The Anti-Waldensian Treatise *Cum dormirent homines* : Historical Context, Polemical Strategy, and Manuscript Tradition, dans DUSSEN M. van et SOUKUP P. (éd.), *Religious controversy in Europe 1378-1536*, Turnhout, 2013, p. 211-230. *Id.*, « Georges de Saluces, évêque réformateur et chasseur de sorciers (1440-1461) », dans *Réformes religieuses en Pays de Vaud. Ruptures, continuités et résistances* (= Revue historique vaudoise 119), Lausanne, 2011, p. 21-34. *Id.*, « L'inquisition romande et son personnel. Une étude prosopographique », dans OSTORERO M. et UTZ-TREMP K . (éd.), *Inquisition et sorcellerie en Suisse romande : le registre Ac 29 des Archives cantonales vaudoises 1438-1528*, Lausanne, 2007, p. 315-411. *Id.*, « Der Teufel in der Landschaft. Zur Politik der Hexenverfolgungen im heutigen Kanton Freiburg von 1440 bis 1470 », *Freiburger Geschichtsblätter* 76, 1999, p. 81-122.

174. MODESTIN G., *Ketzer in der Stadt : der Prozess gegen die Strassburger Waldenser von 1400* (MGH, Studien und Texte 41), Hannover, 2007. *Id.*, *Quellen zur Geschichte der Waldenser von Strassburg 1400-1401* (MGH, Quellen zur Geistesgeschichte des Mittelalters 22), Hannover, 2007.

175. JÜTTE R., « Bader, Barbiere und Hebammen. Heilkundige als Randgruppen ? », dans HERGEMÖLLER B.U. (éd.), Randgruppen, p. 90-121. JÜTTE, « Stigma-Symbole. Kleidung als identitätsstiftendes Merkmal bei spätmittelalterlichen und frühneuzeitlichen Randgruppen (Juden, Dirnen, Aussätzige, Bettler) », *Saeculum* 44, 1993, p. 65-89.

à lui, a publié de nombreux travaux sur les Juifs, en particulier un ouvrage de référence sur l'histoire des Juifs en Alsace[176], de même que les sources relatives à cette étude[177]. Dans un article publié en 1996, il s'interroge sur la pertinence du postulat qui classe d'emblée les Juifs parmi les marginaux. Selon lui, l'erreur souvent commise est d'adopter le point de vue de l'Église, qui entend leur assigner ce statut. Il rappelle à juste titre que les Juifs n'ont pas été un groupe de marginaux tout au long du Moyen Âge – il n'y a pas de ghetto juif dans les villes allemandes avant la deuxième moitié du 15e siècle – et qu'il existe des différences régionales. Pour inciter à porter un jugement plus nuancé sur le statut des Juifs au Moyen Âge, il fournit de nombreux exemples de cohabitation harmonieuse entre les deux religions : la participation de jeunes patriciens à la fête de Purim et à des mariages juifs, la pratique de jeux de dés entre membres des deux communautés, l'existence de relations sexuelles entre Juifs et chrétiennes. Dans le domaine du travail aussi, les contacts entre les deux religions ne sont pas rares. En effet, il y a des valets chrétiens dans des bains juifs, des Juifs médecins soignant des chrétiens, des chrétiens apprenant aux Juifs l'art de l'orfèvrerie[178]. Cette démonstration invite à s'interroger sur le statut d'autres catégories souvent présentées comme constamment marginales : les lépreux, les bourreaux et les prostituées.

La prostitution a fait l'objet de nombreuses recherches depuis les années 1980[179], entre autres par Beate Schuster[180] et Peter Schuster[181], deux auteurs qui malgré leur homonymie n'ont aucun lien de famille. Beate Schuster relativise l'idée de marginalisation des prostituées, en rappelant que « pendant les fêtes, les Conseils, loin d'interdire la présence des "femmes libres" en ville, prenaient soin de les héberger et organisaient [pour elles] des jeux, souvent des courses dotées de prix, ce qui constituait une véritable invitation »[182]. Comme pour les Juifs, ce n'est qu'au cours du 15e siècle qu'"elles furent progressivement exclues de toutes les cérémonies officielles"[183]. Beate Schuster s'est également

---

176. MENTGEN G., *Studien zur Geschichte der Juden im mittelalterlichen Elsaß* (Forschungen zur Geschichte der Juden. Abt. A. Abhandlungen 2), Hannover, 1995.

177. MENTGEN G., « Quellen zur Geschichte der Juden im Elsaß », dans MÜLLER J.R. et HAVERKAMP A. (éd.), *Corpus der Quellen zur Geschichte der Juden im spätmittelalterlichen Reich,* Trèves, 2011 www.medieval-ashkenaz.org/quellen/elsass/einleitung.html

178. MENTGEN G., « Die Juden waren stets eine Randgruppe ». Über eine fragwürdige Prämisse der aktuellen Judenforschung, dans BURGARD F. et alii (éd.), *Liber amicorum necnon et amicarum für Alfred Heit. Beiträge zur mittelalterlichen Geschichte und geschichtlichen Landeskunde. Festschrift Alfred Heit* (Trierer historische Forschungen 28), 1996, p. 393-411.

179. Voir, entre autres, ROSSIAUD J., *Amours vénales. La prostitution en Occident XIIe-XVIe siècle*, Paris, 2010.

180. SCHUSTER B., *Die freie Frauen. Dirnen und Frauenhäuser im 15. und 16. Jahrhundert*, Frankfurt am Main, 1995. SCHUSTER B., *Die unendlichen Frauen. Prostitution und städtische Ordnung in Konstanz im 15. und 16. Jahrhundert, Konstanz*, 1996.

181. SCHUSTER P., *Das Frauenhaus : Städtische Bordelle in Deutschland 1350-1600*, Paderborn, 1992.

182. SCHUSTER B., « L'imaginaire de la prostitution et la société urbaine en Allemagne (13e-16e siècles) », *Médiévales* 27, 1994, p. 75-93, ici p. 80.

183. *Ibid.* p. 88.

intéressée à l'imaginaire de la prostitution dans la société médiévale, marqué entre autres par l'exaltation de la fête[184], alors que Peter Schuster a étudié les possibilités d'intégration sociale pour les prostituées repentantes. Elles sont au nombre de deux : l'entrée dans un couvent ou le mariage. Dans ce dernier cas, les différences régionales sont frappantes. En France et en Allemagne du Sud, le mariage permet une intégration complète des prostituées, alors qu'en Allemagne du Nord, elles sont toujours stigmatisées : défense leur est faite de porter les mêmes bijoux et habits que les femmes honorables. Même après leur mariage, elles doivent se conformer aux prescriptions vestimentaires imposées aux prostituées[185]. Ces deux auteurs ont étudié la prostitution sous un angle différent de celui de la marginalité et de la stigmatisation. Par contre, pour Reverchon et Schneider, les prostituées de la ville de Metz forment indéniablement un groupe de marginales. Ils n'observent aucune évolution significative dans leur traitement entre le 13e et le 15e siècle[186]. Cette approche plurielle met en évidence des différences régionales importantes.

Parmi les nombreux sujets de recherches abordés par Katharina Simon-Muscheid, on relève une étude originale sur les marginaux de la ville de Bâle, rassemblés au Kohlenberg, grâce à leurs inventaires après décès, une source rarement conservée pour cette catégorie de la population[187]. Citons aussi l'ouvrage de Franz Irsigler et d'Arnold Lassotta sur les marginaux de la ville de Cologne[188], qu'ils étudient à la lumière de nombreuses sources inédites, aujourd'hui inaccessibles. Ils évoquent les prostituées, les bourreaux et autres métiers non honorables, mais aussi les mendiants, les fous et les lépreux. La problématique de l'ouvrage est féconde : Comment ces marginaux, qu'il s'agisse de personnes ou de groupes, réagissaient-ils à la pression exercée par la société ? Y a-t-il eu des alliances passagères ou durables entre eux ? des velléités de protestation sociale ? Y a-t-il eu formation de sous-systèmes dans certains quartiers, avec des normes de comportement différentes de celles de la majorité ? Quelles chances un individu ou un groupe avait-il de quitter sa position marginale ? Dans quelle mesure la politique menée par les autorités n'a-t-elle pas accentué la marginalité de ces différents groupes ? Autant de questions qui méritent d'être soulevées pour l'étude des marginaux en général et des lépreux en particulier.

---

184. *Ibid.* p. 80.

185. SCHUSTER P., « Sünde und Vergebung. Integrationshilfen für reumütige Prostituierte im Mittelalter », *Zeitschrift für historische Forschung* 21, 1994, p. 145-170, ici p. 155.

186. REVERCHON A. et SCHNEIDER G., « Die Metzer Rotlichtbezirke. Zur Geschichte der Prostitution im späteren Mittelalter (13.-15. Jahrhundert) », dans BURGARD F. et alii (éd.), *Liber amicorum necnon et amicarum für Alfred Heit. Beiträge zur mittelalterlichen Geschichte und geschichtlichen Landeskunde. Festschrift Alfred Heit* (Trierer historische Forschungen 28), 1996, p. 203-231.

187. SIMON-MUSCHEID K., « Randgruppen, Bürgerschaft und Obrigkeit. Der Basler Kohlenberg, 14.-16. Jahrhundert », dans BURGHARTZ S. et alii (éd.), *Spannungen und Widersprüche. Gedenkschrift für Frantisek Graus*, Sigmaringen, 1992, p. 203-225.

188. IRSIGLER F., LASSOTTA A., *Bettler und Gaukler, Dirnen und Henker. Außenseiter in einer mittelalterlichen Stadt*, München, 1989.

1.5.1.2. Un concept multiforme ?

Le concept de marge ou de marginalité est une métaphore reposant sur la notion d'espace. " Au Moyen Âge, le phénomène même de marginalité est étroitement lié à cette notion. L'espace est perçu d'une manière dichotomique : il y a le "dedans" et le "dehors", le "centre" et les "périphéries" "[189]. Dans cette approche, Geremek ne tient pas compte du fait qu'entre le "dedans" et le "dehors", il y a forcément une ligne frontière, qui n'existe pas entre un "centre" et ses "périphéries". Quoi qu'il en soit, la marginalité, aujourd'hui comme hier, se définit par rapport à un centre, qui, lui, correspond à une vie sociale organisée, soutenue par les réseaux familiaux et associatifs. Ce centre est synonyme d'intégration ou de réintégration, c'est-à-dire d'acceptation sans problème d'un individu par le groupe ou d'un groupe par l'ensemble de la société. Graus, dans un article d'une cinquantaine de pages d'une rare érudition sur les marginaux urbains, dresse un bilan historiographique et propose de nouvelles perspectives de recherche. Pour lui, la non-intégration ne signifie pas automatiquement la marginalisation – elle ne lui sert que de point de départ[190]. À l'autre extrême, la marge s'arrête là où commence l'exclusion. La marginalité apparaît donc comme une zone intermédiaire, un vaste entre-deux aux limites floues oscillant entre l'intégration et l'exclusion. Il est en effet difficile de délimiter précisément les groupes de marginaux, car, comme pour d'autres phénomènes sociaux, il y a des zones frontières plus ou moins larges, mais pas de lignes frontières. Au contraire, pour Rossiaud, "normes et marges ne forment pas deux territoires riverains, mais plutôt deux polarités entre lesquelles s'étendent de larges zones indécises et mouvantes". « Marginaux de "l'entre-deux" (J.C. Schmitt), et "marginaux établis" (C. Gauvard) sont des désignations révélatrices de l'ampleur des contradictions générées par l'improbable "marginalité" »[191]. L'étude de l'historiographie récente montre que ces contradictions ont été fécondes.

Geremek définit les marginaux comme des "gens ou des groupes qui sont rejetés ou qui se mettent d'eux-mêmes en marge de la vie sociale, ne participent pas aux processus de production et dont la vie reste irréductible aux normes de comportement en vigueur. Ils n'assument dans la vie économique aucune fonction permanente, pas plus que dans la vie sociale"[192]. Sa vision de la marginalité est très proche de celle de l'exclusion. Pour Frantisek Graus, au contraire, les marginaux sont des personnes ou des groupes qui ne peuvent ou ne veulent pas respecter les normes de la société dans laquelle ils vivent, et qui à cause de leur comportement non conforme ne sont pas reconnus comme

189. GEREMEK B., « Le marginal », dans LE GOFF J. (éd.), *L'homme médiéval*, 1989, Paris, p. 381-412. p. 388.

190. GRAUS, Randgruppen, p. 400.

191. ROSSIAUD , Amours vénales, p. 16.

192. GEREMEK B., *Les marginaux parisiens aux XIVe et XVe siècles*, Paris, 1976, p. 6. Donc Geremek ne considère pas comme marginaux les tisserands de lin, les bergers, meuniers et autres métiers non honorables, mais productifs.

des égaux par la majorité[193]. Cette définition sous-entend que le marginal a parfois une part de responsabilité personnelle dans sa situation, position récusée par Hergemöller[194]. Geremek et Graus pointent également du doigt le non-respect des normes édictées par les autorités, qu'elles soient religieuses ou civiles, dans l'appréhension de la marginalité. Graus rappelle à ce sujet que le degré de tolérance est différent selon les normes qui n'ont pas été respectées et que contrevenir à une norme n'entraîne pas systématiquement le rejet ou la stigmatisation[195]. Mais, à la fin du Moyen Âge, les autorités urbaines multiplient les ordonnances réglementant jusque dans le moindre détail les divers aspects de la vie en communauté. Contrevenir à ces règles peut mener à la marginalisation. Par ailleurs, la définition proposée par Graus invite aussi à relativiser le schéma ternaire de Maschke[196], selon lequel la population urbaine à la fin du Moyen Âge est constituée de trois niveaux : les riches, la classe moyenne et les pauvres. Cette classification ne rend pas compte, par exemple, du statut réel d'un lépreux, d'un Juif ou encore d'une courtisane riche. Sans prétendre à l'exhaustivité, Graus nomme certains de ces groupes qu'il considère comme marginaux : les lépreux, les bannis, les gens sans honneur (*ehrlose*), les hérétiques, les criminels. Pour lui, Juifs et Tsiganes sont des cas particuliers qui ont été "diabolisés" et "criminalisés", alors que le statut des prostituées et des homosexuels n'est pas uniforme. Il présente des différences régionales et chronologiques.

1.5.1.3. Typologie des marginaux

Hergemöller affine ces classifications et propose de répartir les marginaux en quatre groupes. Tout d'abord, sont considérés comme marginaux ceux qui exercent des métiers perçus à l'époque médiévale comme non honorables, alors qu'ils remplissent des fonctions indispensables dans la société : bouchers, bourreaux, chirurgiens, barbiers, soldats. Tous ces gens sont en contact avec du sang. On retrouve là le tabou du sang, fréquent dans les sociétés primitives, et qui est très vivace dans les esprits à l'époque médiévale. Autre catégorie de métiers non honorables : tous ceux qui sont en contact avec la saleté ou l'impureté[197] : les foulons, les teinturiers, les équarrisseurs, les fossoyeurs. Une troisième catégorie de métiers non honorables regroupe tous les manieurs d'argent : marchands, usuriers, changeurs. Ces trois tabous – du sang, de l'impureté et l'argent – sont des survivances de mentalités primitives. Le christianisme va allonger la liste des professions interdites ou méprisées :

193. GRAUS, Randgruppen, p. 396.

194. HERGEMÖLLER B.U., « Randgruppen der spätmittelalterlichen Gesellschaft. Wege und Ziele der Forschung », dans *Id.* (éd.) *Randgruppen der spätmittelalterlichen Gesellschaft*, Münster, 1990 (rééd. 1994 et 2001), p. 1-57, ici p. 21.

195. GRAUS, Randgruppen, p. 317-318.

196. MASCHKE E. et SYDOW J., *Gesellschaftliche Unterschichten in den südwestdeutschen Städten* (Veröffentlichungen der Kommission für Zeitgeschichte. Reihe B. Forschungen), Stuttgart, 1967.

197. Il y a en effet équivalence entre pur et propre, entre impur et malpropre. Il en va de même pour l'allemand *rein* : *Reinheit* = pureté, *Reinlichkeit* = propreté.

par exemple, il condamne tout ce qui a trait à la luxure, considérée comme un péché capital. Sont concernés les tenanciers d'étuves, les musiciens qui incitent à des danses "lascives", les danseurs et les prostituées.

Le second groupe de marginaux comprend les malades tant sur le plan physique que mental. À cause de leur origine ethnique ou religieuse, les Juifs et les Tsiganes forment un troisième groupe. En quatrième lieu, Hergemöller évoque les victimes de l'Inquisition, hérétiques, sorcières, sodomites, qui depuis le 13e siècle sont poursuivies par les autorités tant laïques que religieuses en tant qu'ennemis de la vraie foi[198].

Hergemöller a également tenté de s'écarter d'une définition objective du concept de marginalité en interprétant l'existence des exclus et des gens sans honneur comme une production de l'interaction sociale[199]. Dans ce cas, la marginalité ne dépend pas de critères objectifs ni de la volonté de celui qui est concerné. Dans un tel schéma, les mendiants, parmi lesquels on trouve des vagabonds, des criminels et des déracinés de toute sorte qui étaient mal vus en ville, font également partie des marginaux, car ils n'ont ni honneur, ni droits[200].

Il est néanmoins difficile de réduire les marginaux à la classification qui vient d'être proposée. En effet, d'autres individus sont perçus comme tels, mais eux ne forment pas de groupes. Les bannis, par exemple, à qui Hanna Zaremska accorde une large place[201]. Pour Geremek, la condition des bannis "semble correspondre le mieux à la notion de marginalité"[202]. Mais ni Graus ni Hergemöller ni Roeck[203] ne les citent parmi les marginaux, peut-être parce qu'ils ne forment pas un groupe, ou alors parce que le bannissement mène le plus souvent à la forme extrême de la marginalisation qu'est l'exclusion. Sur ce point aussi, le concept de marginalité de Geremek diffère très nettement de celui des autres auteurs. Par ailleurs, les enfants illégitimes, qui sont stigmatisés depuis leur naissance en tant qu'incarnation du péché sexuel, ne se rattachent à aucune des catégories de marginaux évoquées plus haut. Pourtant, leur naissance les repoussait indéniablement à la marge : ils ne pouvaient être membres d'une corporation, ni accéder à la prêtrise sans avoir acquis une dispense. Hergemöller les définit comme des marginaux latents[204]. Il en va de même pour les enfants trouvés, sur qui repose le plus souvent un fort soupçon

198. HERGEMÖLLER B. U., « Randgruppen », *Lexikon des Mittelalters* 7, 1995, c. 433-436.

199. HERGEMÖLLER, Konstruktion, p. 167-168 : " Ich habe versucht, mich von einer objektiven Definition des Begriffs zu lösen und die Existenz von Entehrten und Ausgeschlossenen als Produktion sozialer Interaktion zu interpretieren, die sich unabhängig von objektiven Merkmalen und unabhängig vom Wollen und Können der Betroffenen vollzieht ". Voir aussi MOLLAT M., *Les pauvres au Moyen Âge*, Paris, 1978, p. 229-268.

200. HERGEMÖLLER, Konstruktion, p. 167-168.

201. ZAREMSKA, Marginaux, p. 640-643.

202. GEREMEK, Le marginal, p. 384.

203. ROECK B., *Außenseiter, Randgruppen, Minderheiten : Fremde im Deutschland der frühen Neuzeit*, Göttingen, 1993.

204. HERGEMÖLLER, Randgruppen, p. 15.

d'illégitimité[205]. Jean-Claude Schmitt rappelle à juste titre qu'il faut également prendre en compte la possibilité d'une marginalité individuelle[206].

1.5.1.4. Marginalité et pauvreté

Cette question de la marginalité individuelle se pose aussi pour le pauvre. Pour Macek, il fait partie des marginaux[207]. L'approche de Mollat est plus nuancée. Il rappelle que tout au long du Moyen Âge, la pauvreté est une notion multiforme. "Sur le plan spirituel d'abord, elle est exaltée. Volontaire, elle n'est plus seulement une voie d'ascèse subordonnée à l'obéissance ; elle est promue au premier rang des vertus sanctifiantes. À d'autres yeux, au contraire, le pauvre paraît un déchu, un exclu, un ennemi même. Aimés, portés au pinacle ou méprisés, haïs ou craints, la Pauvreté et le Pauvre sont plus que jamais, et deviennent pour des siècles, des signes de contradiction, pierres de touche des consciences"[208]. Inversement, la marginalité n'est pas forcément synonyme de pauvreté. En effet, des personnes bien placées sur le plan économique peuvent être poussées vers la marginalité, comme le montre le destin des Juifs, des sorcières ou des sodomites. La marginalité ne se réduit en aucun cas à une catégorie économique : elle touche tous les niveaux d'imposition, toutes les couches de la société. Elle est un fait d'ordre social qui se décline sur deux plans différents : celui des valeurs socio-culturelles et celui des relations socio-économiques[209].

Pour bien cerner la notion de marginalité, il faut également distinguer entre marginaux et minorités. Le concept de minorité est polysémique : il peut relever uniquement de la statistique, mais il peut aussi désigner un groupe qui a besoin d'une protection spéciale, comme par exemple les Juifs dans les villes médiévales, ou encore un groupe mis à l'écart par la majorité.

1.5.2. Les processus de marginalisation

Après avoir essayé de donner un visage à la marginalité, il convient de s'intéresser aux processus qui mènent à cet état. Pour les enfants de parents exerçant des métiers non honorables ou pour les enfants de Juifs ou de Tsiganes, c'est la naissance qui entraîne une marginalité de fait ou de droit. Pour les adultes, le facteur déclenchant peut être la maladie (la lèpre) ou le non-respect des normes établies par la majorité : les prostituées et les hérétiques relèvent de ce cas de figure. Hergemöller a essayé de se distancer d'une définition

205. IRSIGLER F., « Mitleid und seine Grenzen. Zum Umgang der mittelalterlichen Gesellschaft mit armen und kranken Menschen », dans NOLTE C. (éd.), *Homo debilis. Behinderte – Kranke – Versehrte in der Gesellschaft des Mittelalters* (Studien und Texte zur Geistes- und Sozialgeschichte des Mittelalters 3), Memmingen, 2009, p. 165-181, ici p. 173.

206. SCHMITT, Histoire des marginaux, p. 280.

207. MACEK J., « Die sozialen Randgruppen in den böhmischen Städten in der Jagellonenepoche 1471-1526 », dans BURGARTZ S. et alii (éd.), *Spannungen und Widersprüche. Gedenkschrift für Frantisek Graus*, Sigmaringen, 1992, p. 191-201, ici p. 191.

208. MOLLAT M., « La notion de pauvreté au Moyen Âge : position de problèmes », *Revue d'Histoire de l'Église de France*, t. 52 n° 149, 1966, p. 6-24, ici p. 13-14.

209. SCHMITT, Histoire des marginaux, p. 280.

objective en interprétant la marginalité comme "production de l'interaction sociale, indépendante de caractéristiques objectives et de la volonté de ceux qui sont concernés". Selon ce modèle, on n'est pas marginalisé par l'effet d'un comportement délinquant ou criminel, ni d'une déviance morale ou d'une déficience corporelle ou mentale, mais par la volonté de ceux qui ont le pouvoir et qui décident[210]. Dans certaines conditions sociales et mentales, des marques physiques comme les cheveux roux, l'infirmité, une bosse ou la lèpre sont étiquetées comme étant des manifestations du péché et du Mal. On définit également certaines figures comme négatives (la sorcière, par exemple), ce qui a pour effet de diriger les agressions collectives contre ces personnes. La perte partielle ou totale de l'honneur en découle. L'aboutissement du processus s'inscrit parfois dans la topographie urbaine, car un espace particulier, situé le plus souvent loin du centre, est dévolu à certains groupes de marginaux. C'est le cas à la fin du 15e siècle à Strasbourg, où les prostituées sont tenues de vivre dans certaines rues à la périphérie de la ville[211], là où loge aussi le bourreau, qui est d'ailleurs chargé de les surveiller. Les villes tendent aussi à regrouper les métiers non honorables dans certains quartiers. La marginalité semble donc avoir une traduction topographique : elle paraît s'inscrire dans l'espace urbain en colonisant les quartiers périphériques et les abords de l'enceinte. C'est aussi dans ce sens qu'on a longtemps compris la situation extra-murale des léproseries ; mais nous verrons plus loin que cette interprétation mérite d'être relativisée, voire remise en question, à la lumière de travaux récents et des sources alsaciennes.

1.5.3. Caractéristiques du concept de marginalité

Le concept de marginalité est polymorphe. Il faut néanmoins tenter de mieux cerner ses contours en identifiant des caractéristiques communes aux différents groupes de marginaux.

En premier, tous ont en commun d'être composés de personnes dépourvues d'honneur – au sens de capital social[212] – ou l'ayant perdu en tout ou en partie. À cet égard, il est significatif que parmi les injures les plus couramment utilisées au Moyen Âge en France, on retrouve les différents groupes de marginaux et leur manque d'honneur, comme le rappelle le répertoire établi par Nicole Gonthier : "bastard, bourreau, fol, hérétique, juif, sarrazin, mezel [lépreux],

---

210. HERGEMÖLLER, Konstruktion, p. 167-168.

211. AMS 1MR 2 f° 78, 1471 éd. par BRUCKER, Zunft- und Polizei-Verordnungen, p. 459-60. Le Magistrat confirme son arrêté antérieur, selon lequel toutes les tenancières de maison publique, toutes les prostituées et toutes les femmes entretenues, quel que soit l'endroit de la ville où elles vivaient, doivent aller s'établir dans la *Bickergasse* (rue Seyboth, près des Ponts Couverts), dans la *Finkengasse* (ruelle du Caquet, près de la place de Zürich), dans la *Gröybengasse* (rue de la Fonderie, près de la place Broglie), derrière le mur d'enceinte, ou en d'autres endroits qu'on leur indiquera. Et comme, depuis cet arrêté, un certain nombre d'entre elles sont revenues habiter en ville parmi des gens honorables et qu'elles exercent leur métier comme auparavant, elles devront retourner dans les quinze jours dans les rues précitées.

212. Pour les différents sens du mot honneur, cf. GROEBNER V., *Ungestalten. Die visuelle Kultur der Gewalt im Mittelalter*, München, 2003, p. 87.

maquerelle, putain, ribaud(e), ruffian, sodomite, sorcière, vaudois(e)"[213].

Le déficit d'honneur des marginaux, qui selon Hergemöller résulte des qualités négatives que la société leur attribue, aboutit à les priver d'une partie ou de la totalité de leur droits – y compris, dans les cas extrêmes, du droit à l'existence[214]. Leur liberté d'action s'en trouve restreinte.

Geremek, qui donne de la marginalité une définition qui lui est propre, y inclut la non-participation aux processus de production[215]. Nous verrons plus loin que ce trait s'applique aux lépreux, mais il est loin de pouvoir être étendu à l'ensemble des marginaux tels que définis par la plupart des autres chercheurs. En effet, une grande partie des métiers qualifiés de non honorables sont productifs : meuniers, bergers, teinturiers, tisserands de lin, et bien d'autres. Il serait aussi absurde de prétendre que les hérétiques, les Juifs, les homosexuels, les hommes de naissance illégitime sont tous absents du monde de la production.

Enfin, un dernier trait partagé par plusieurs catégories de marginaux que nous avons évoquées, mais non par toutes, est la mobilité. Celle-ci, qui peut aller de l'itinérance à l'errance, est dans une certaine mesure un gage de survie. En effet, les églises, les enterrements, les fêtes, les foires, les marchés sont autant de lieux dans lesquels on peut espérer recevoir une aumône ou éventuellement exercer ses talents. Dans certains cas, la mobilité permet aussi d'échapper à la surveillance des autorités. Par ailleurs, l'absence de domicile fixe, le relâchement ou la rupture des liens familiaux et professionnels, qui souvent caractérisent les marginaux, rendent le vagabondage incontournable, mais ce dernier est "considéré comme un mal et un danger pour la société organisée"[216]. En résumé, les deux traits communs aux différents marginaux sont la combinaison de la perte de l'honneur et de la réduction des droits, auxquels s'ajoutent parfois la non-participation aux processus de production et une mobilité forcée.

1.5.4. Société et marginaux : réactions réciproques

1.5.4.1. La stigmatisation

La réaction de la société à l'égard des marginaux est la stigmatisation, que Graus définit comme l'ensemble des mesures qui visent à les mettre à l'écart[217].

---

213. GONTHIER, Les injures au Moyen Âge, p. 42-43, p. 49-50, p. 72, p. 83-85, p. 93-94, p. 97-98, p. 105-106, p. 122, p. 141-145, p. 148-149, p. 153-154, p. 158-162, p. 172-175.

214. HERGEMÖLLER, Randgruppen, p. 3.

215. GEREMEK B., Marginaux parisiens, Paris, 1976, p. 6.

216. GEREMEK B., *Truands et misérables dans l'Europe moderne (1350-1600)*, Paris, 1980, p. 69.

217. GRAUS, Randgruppen, p. 396. Pour JÜTTE, Stigma-Symbole, p. 66, le mot stigmatisation est utilisé le plus souvent de telle façon qu'il indique plutôt le déshonneur que le problème physique. GOFFMAN E., *Stigmate. Les usages sociaux des handicaps*, Paris, 1975, p. 14 distingue 3 types de stigmates : 1) déformations physiques 2) ceux qui reposent sur un défaut de comportement (ex. quand on contrevient à la morale sexuelle en vigueur), 3) ceux qui ont trait à la race, la nation ou la religion (Juifs, hérétiques).

Parfois, la stigmatisation s'opère par un acte formel : l'inspection organisée par les autorités pour les lépreux ou une décision judiciaire pour les bannis. Les nombreux règlements promulgués par les autorités urbaines à la fin du Moyen Âge organisent cette mise à l'écart. Tout règlement de léproserie contient deux sortes de mesures : celles qui organisent le quotidien de la maison et celles qui visent à préciser, voire à limiter les contacts avec les gens sains. Les mesures promulguées par le Magistrat des villes pour contrôler la prostitution cherchent aussi à restreindre les contacts entre femmes publiques et femmes honorables. Il en va de même pour les ordonnances municipales concernant les Juifs. Le port d'un signe distinctif rend publique la stigmatisation de l'individu. Depuis le 4e concile du Latran, les Juifs sont tenus de porter une rouelle jaune. Très souvent, c'est par le biais des ordonnances somptuaires que les autorités stigmatisent différentes catégories de personnes. Les prostituées se voient souvent imposer des habits de couleur jaune. Cette couleur a une connotation érotique depuis l'Antiquité, car les courtisanes grecques devaient déjà teindre leurs cheveux avec du safran. Au Moyen Âge, elle est aussi la couleur de Judas, le traître, et des Juifs. À Bâle, au début du 15e siècle, les ruffians sont tenus de porter un capuchon jaune surmonté de trois gros dés noirs à points blancs[218]. S'il n'est pas jaune, le signe distinctif imposé aux prostituées est rayé[219]. À la fin du Moyen Âge, le Magistrat de Strasbourg impose aux prostituées le port de manteaux qui s'arrêtent à trois doigts au-dessus du sol[220]. Cette tenue devait les différencier des femmes honorables. Les hérétiques, eux, portent une croix sur leurs habits. Pour la fin du Moyen Âge, la stigmatisation et la relégation spatiale (ghettoïsation) séparent nettement les marginaux de la majorité et se traduisent par des mesures discriminatoires sur le plan tant social que politique et religieux.

1.5.4.2. Réactions des personnes marginalisées

À ce stade de l'analyse, une question mérite d'être posée : quelles sont les réactions des marginaux à leur stigmatisation ? Passivité ? Pour Graus, les marginaux ne sont pas des objets passifs de la discrimination. Ils réagissent à leur manière, qui cependant ne leur est pas spécifique, mais comparable à celle des minorités non privilégiées ou des couches inférieures de la société. L'intensité des réactions dépend non seulement du caractère d'un chacun[221], mais aussi de son statut dans la société – les lépreux nobles réagissaient souvent violemment à leur entrée en léproserie (3.3.5 et 3.4.1.1). La fuite dans un autre territoire est la forme la plus simple de protestation active[222]. Autres facteurs conditionnant les réactions des marginaux : la taille des différents groupes (individus isolés, famille ou communauté), la durée d'appartenance à

218. SIMON-MUSCHEID, Randgruppen, p. 215 : *einen gelwen kugelhut ane zipfel und daruff drye swarz groß wurfel mit großen wissen ougen geneyet...*
219. PASTOUREAU, L'étoffe du diable, p. 10.
220. AMS 1MR 2 f° 78, 1471 éd. par BRUCKER, Zunft- und Polizei-Verordnungen, p. 459-60.
221. GRAUS, Randgruppen, p. 425.
222. *Ibid.*, p. 432.

un groupe marginal, la structure d'âge de ce dernier (des gens d'une génération ou de plusieurs). Il faut également s'interroger sur la manière dont se fait l'acceptation des normes par les marginaux : est-elle volontaire ou imposée ? Quelles sont les attentes que les marginaux ont à l'égard de la majorité ? Les réactions sont déterminées par la société, qui décide de la possibilité ou non d'être réintégré, et par la force du rejet[223]. Pour Graus, la structuration des groupes de marginaux est très diverse : elle peut aller jusqu'à la constitution d'une véritable contre-culture chez les Juifs, qui administrent eux-mêmes la synagogue, le cimetière, le bain rituel, et qui souvent répartissent eux-mêmes l'impôt, mais pour d'autres groupes de marginaux, cette organisation est fréquemment très rudimentaire[224]. Nous aurons à nous demander si on peut appliquer cette affirmation à l'ensemble des groupes qualifiés de marginaux ou si elle découle du manque de sources.

1.5.5. Existe-t-il une marginalité positive ?

Pour mener à bien la réflexion sur la marginalité, il ne faut pas non plus négliger les travaux menés dans le monde anglo-saxon sur la dialectique entre société majoritaire et groupes minoritaires. Citons l'ouvrage dans lequel Moore évoque la similitude des destins des hérétiques, des Juifs et des lépreux, destins scellés par les canons du concile de Latran IV en 1215 pour les deux premières catégories et par Latran III en 1179 pour les lépreux[225]. D'après lui, le 3e Concile du Latran ordonne la ségrégation des lépreux et leur défend de fréquenter les églises des gens sains et de se faire enterrer dans leurs cimetières[226]. Cette affirmation, souvent évoquée dans l'historiographie[227], permet d'établir un parallèle avec d'autres groupes marginaux progressivement persécutés à partir du 13e siècle. Malheureusement, cette théorie séduisante repose sur un postulat faux. À l'opposé de ce qu'affirme Moore, le texte du canon de Latran III est clairement favorable aux lépreux, qu'il cherche à protéger des agissements de clercs peu scrupuleux : "Alors que l'Apôtre dit qu'on doit plus grandement honorer les membres plus faibles, certains ecclésiastiques, cherchant leurs intérêts propres et non ceux de Jésus-Christ, ne permettent pas aux lépreux – eux qui ne peuvent habiter avec les gens en bonne santé ni se réunir avec les autres dans une église – d'avoir des églises et des cimetières, ni d'être aidés par le ministère d'un prêtre qui leur serait propre. Parce que cela s'avère opposé à la charité chrétienne, nous statuons, dans notre bienveillance apostolique, que partout où de tels hommes auront

223. GRAUS, Randgruppen, p. 425.

224. *Ibid.*, p. 427.

225. MOORE, Formation, p. 11.

226. *Ibid.* p. 51.

227. HERGEMÖLLER, Randgruppen, *Lexikon des Mittelalters* VII, c. 434. " Die Leprakranken wurden aufgrund der Bestimmungen des III. Laterankonzils (1179) von den Gesunden separiert und in außerstädtischen Leprosorien ausgesetzt ". LE GOFF, Civilisation, p. 387 : " Avec les hérétiques, ce sont les Juifs (le IVe Concile du Latran en 1215 leur impose le port de l'insigne distinctif : la rouelle), les lépreux (les léproseries se multiplient après le IIIe Concile du Latran en 1179) qui sont mis à l'index, parqués, traqués. "

été réunis en nombre suffisant pour mener une vie commune, il leur soit permis de se construire une église avec son cimetière et de jouir d'un prêtre qui leur soit propre, sans que personne ne s'y oppose. Ils veilleront cependant à respecter parfaitement le droit des anciennes églises paroissiales. En effet, nous ne voulons pas que ce qui leur est concédé par bonté fasse tort aux autres. Nous défendons aussi qu'on les oblige à payer des dîmes pour leurs jardins et la nourriture de leurs animaux"[228]. Contrairement à ce qui est trop souvent écrit, ce texte n'ordonne pas la séparation des lépreux, il constate un état de fait – "les lépreux ne peuvent pas habiter avec les gens en bonne santé" – et permet l'érection d'une église et d'un cimetière pour les communautés d'une certaine taille. Pourtant, ici comme ailleurs, l'historiographie traditionnelle les présente comme des parias, des morts-vivants, des exclus. Ce jugement ne mérite-t-il pas d'être révisé à la lumière des travaux récents consacrés à la marginalité ? Ce concept, dont la fécondité a été démontrée, ne permet-il pas de jeter un éclairage nouveau sur la place et le rôle du lépreux dans la société ? À ce sujet, Jean-Claude Schmitt s'interroge à juste titre : "Toute marginalité est-elle nécessairement tenue pour vile, rejetée au bas de la hiérarchie des valeurs par ceux qui déterminent celle-ci ? N'y a-t-il pas aussi des formes de marginalité positives ?"[229]. Pour Bernd Roeck, il n'y a pas de doute à ce sujet : la marginalité n'est de loin pas toujours négative, comme le montre l'histoire sociale de la sainteté, des ascètes, des ermites[230]. La question mérite aussi d'être posée pour les lépreux.

228. ALBERIGO, Conciles œcuméniques, p. 478-481 : *Cum dicat Apostolus, abundantiorem honorem membris infirmioribus deferendum, ecclesiastici quidam, quae sua sunt, non quae Iesu Christi, quaerentes, leprosis qui cum sanis habitare non possunt et ad ecclesiam cum aliis convenire, ecclesias et coemeteria non permittunt habere nec proprii iuvari ministerio sacerdotis. Quod quia procul a pietate christiana esse dignoscitur, de benignitate apostolica constituimus, ut ubicumque tot simul sub communi vita fuerint congregati, qui ecclesiam sibi cum coemeterio constituere et proprio gaudere valeant presbytero, sine contradictione aliqua permittantur habere. Caveant tamen ut iniuriosi veteribus ecclesiis de iure parochiali nequaquam existant. Quod namque eis pro pietate conceditur, ad aliorum iniuriam nolumus redundare. Statuimus etiam ut de hortis et nutrimentis animalium suorum, decimas tribuere non cogantur.* Traduction d'Alberigo légèrement modifiée.

229. SCHMITT, Histoire des marginaux, p. 280.

230. ROECK, Außenseiter, p. 10.

2. La maladie

2.1. La lèpre aujourd'hui

La tiède brise printanière souffla jusqu'au-delà de Candie et de ses murailles vénitiennes ; elle atteignit le village crasseux de Meskinia, le village des lépreux. Dans un sous-sol, vautrés à même la terre, un homme et une femme, nouveaux mariés eux aussi, s'enlaçaient avec rage. Les doigts de l'homme étaient rongés par la maladie, il en coulait une humeur jaune. La femme n'avait pas de nez ; depuis longtemps déjà il s'était mis à pourrir et quelques jours auparavant, juste avant celui du mariage, il était tombé. Mais la jeune épouse ronronnait, délirante de volupté, la figure recouverte d'un chiffon blanc. Le mari la serrait entre ses coudes et luttait pour lui faire un fils afin que la lèpre continuât de ronger le monde. N. KAZANTZAKI, *La liberté ou la mort,* p. 49.

Aujourd'hui, nous savons que l'agent pathogène de la lèpre est un bacille, découvert en 1873 par le médecin norvégien Armauer Hansen. Cette découverte révolutionnaire n'a pas fait l'unanimité parmi les savants de l'époque. Danielssen, un autre médecin norvégien, et Virchow, l'un des fondateurs de l'anatomie pathologique moderne, restent fidèles à la théorie de la maladie héréditaire et contestent le caractère infectieux de la lèpre mis en évidence par Hansen. Il faudra attendre le premier congrès international sur la lèpre, qui s'est tenu à Berlin en 1897, pour que la découverte d'Armauer Hansen soit reconnue, et avec elle le fait que la lèpre se propage d'homme à homme[1]. En microscopie optique, *Mycobacteria leprae* se présentent comme des bâtonnets rectilignes, fins et immobiles, aux extrémités arrondies. Du point de vue physiologique, le bacille de Hansen a besoin d'une température inférieure à 37°C et met 12 à 15 jours à se multiplier. Son pouvoir pathogène est faible[2]. Cette théorie a néanmoins été relativisée et complétée au courant du 20e siècle. On sait aujourd'hui que "le bacille se transmet aussi bien par contact direct que par l'intermédiaire d'objets usuels ou d'animaux vecteurs

1. HANSEN W., FRENEY J., *Des bactéries et des hommes*, Toulouse, 2002, p. 130-132.

2. GERARDIN D., *Hospices et hôpitaux à Ribeauvillé, des origines à l'annexion allemande (v. 1264-1871),* Thèse de médecine sous la direction de Georges Schaaf, Strasbourg, 1995, p. 53. Pour KEIL G., « Aussatz », *Lexikon des Mittelalters,* I, 1980, c. 1249-1251, dans plus de 98% des cas, l'infection se résorbe sans symptômes.

et que des contacts répétés et prolongés sont nécessaires pour qu'il y ait contamination"[3]. Récemment, le tatou a été identifié comme animal vecteur de la maladie aux États-Unis. En effet, un tatou sur six est porteur de la bactérie, qui, probablement, se transmet à l'homme à l'occasion de contacts avec l'animal, qui est chassé et consommé. La faible température interne du tatou (30 à 32° C) est idéale pour la bactérie, dont le métabolisme est adapté à cette frange de température. Cette découverte "permet de mieux comprendre la persistance d'une cinquantaine de cas de lèpre par an aux États-Unis – sur les 150 cas recensés en moyenne dans le pays – chez des individus n'ayant jamais côtoyé d'autres malades ou résidé dans des pays où l'infection est possible"[4]. Pour cultiver le bacille, comme c'est impossible *in vitro*, on l'injecte soit au tatou à six bandes, soit dans les coussinets plantaires des souris, où la température est également aux environs de 30 à 31°[5].

Comparée à la tuberculose, dont l'agent pathogène est proche de celui de la lèpre, cette dernière est une maladie peu contagieuse[6], ce que les travaux de la 3e conférence internationale de la lèpre, tenue en 1923, ont reconnu[7] – tout en insistant, de façon paradoxale, sur la nécessité d'isoler les malades (on retrouve ici le poids du passé). Généralement, le bacille se transmet par la saleté, des postillons ou par le mucus nasal[8]. Ce dernier est un vecteur particulièrement dangereux, car "les ulcérations de la muqueuse nasale peuvent se rencontrer indépendamment de toute autre lésion et donner lieu à des décharges bacillaires, non pas continues, mais périodiques"[9]. Or des porteurs de germes de cette sorte passent forcément inaperçus. Le bacille pénètre dans l'organisme par le nez ou la gorge. Le déclenchement ou non de la maladie dépend du degré de résistance immunologique de la personne infectée. 80 % des hommes sont immunisés et ne déclenchent pas de lèpre en cas d'infection. La durée d'incubation de la maladie est extrêmement variable et se situe dans une fourchette de deux à quarante ans. En moyenne, on compte

3. GRMEK M. D., *Les maladies à l'aube de la civilisation occidentale*, Paris, 1983, p. 227 : « L'Homme est l'unique source de contagion », mais Grmek insiste sur le fait que « les modes de transmission sont encore mal connus ».

4. GARDIER S., COLE S., « Aux États-Unis, le tatou est vecteur de lèpre », *Le Monde*, 30 avril 2011. Voir aussi JAHNKE P., « Lepra in den USA. Hinweise auf Übertragung durch Gürteltiere », *Die Klapper* 20, 2012, p. 26.

5. Je remercie le professeur Daniel Christmann, spécialiste des maladies infectieuses et tropicales aux Hôpitaux Universitaires de Strasbourg, pour ces indications et pour la relecture critique de la partie consacrée à la maladie.

6. BOURGEOIS A., *Lépreux et maladreries du Pas-de-Calais (Xe-XVIIIe s.)* (Mémoires de la commission départementale des monuments historiques du Pas-de-Calais 14), Arras, 1972, p. 16.

7. RABELLO Ed., MOTTA J., « Prophylaxie au Brésil », dans MARCHOUX E. (éd.), *IIIe Conférence internationale de la lèpre*, Paris, 1924, p. 359-373, ici p. 365.

8. Lors de ses études sur la lèpre réalisées en Indochine à l'extrême fin du 19e siècle, le docteur Jeanselme a pu établir que la rhinite était l'une des voies principales d'émission du bacille de Hansen, qui, à l'occasion, se retrouve aussi dans les larmes : JEANSELME E., *Exposé des titres et des travaux scientifiques*, Paris, 1918, p. 39-41 et 45.

9. MARCHOUX E., « Mode de contagion de la lèpre », dans ID. (éd.), *IIIe Conférence*, p. 349-351, ici p. 349.

néanmoins trois à cinq ans[10]. Comparée aux autres maladies infectieuses, la lèpre présente donc deux spécificités : il s'agit d'une maladie chronique, et qui, contrairement à bien d'autres, ne conduit pas immédiatement à la mort[11]. Lors d'observations menées en Indochine à la fin du 19e siècle, le docteur Jeanselme a même relevé des cas de guérison spontanée[12].

Il existe deux grandes formes de lèpre, la lèpre tuberculoïde et la lèpre lépromateuse. La plus fréquente est la première, qui se caractérise par des névrites d'évolution rapidement sclérosante, par des altérations osseuses et cutanées. La peau prend un aspect squameux avec des lésions typiques (léprides) hypopigmentées, avec perte de sensibilité et de pilosité. Dans cette forme de la maladie, les bacilles sont très rares. Par contre, la forme lépromateuse est multibacillaire : c'est la forme la plus grave de la maladie. Les lésions se manifestent au niveau des muqueuses et de la peau. Au niveau du visage, les déformations liées aux lépromes et aux plaques infiltrées engendrent le "faciès léonin". La rhinite lépreuse peut mener à la résorption de l'épine nasale antérieure et à l'effondrement du nez[13]. La lèpre est une maladie mutilante qui, en plus du nez, peut entraîner la perte des doigts ou des membres[14]. Elle engendre des modifications au niveau du larynx, qui expliquent la voix rauque des lépreux. Dans certains cas, la lèpre peut conduire à la cécité[15]. Plus généralement, elle affecte l'ensemble des sens[16].

Il existe également des formes instables de la maladie, qui évoluent vers l'un ou l'autre de ses deux pôles (forme tuberculoïde ou lépromateuse). Elles sont appelées formes interpolaires ou borderline[17].

10. BELKER, Aussätzige, p. 254. Pour GERARDIN, Hospices, p. 54, dans 95 % des cas, une réponse immune entraînera une élimination du bacille.

11. JANKRIFT K. P., *Krankheit und Heilkunde im Mittelalter*, Darmstadt, 2003, p. 115.

12. JEANSELME, Exposé des titres, p. 47 : « Le pronostic de la lèpre n'est pas toujours inexorable. Les cas de guérison clinique ne sont pas très rares. Parfois même, le processus s'éteint complètement. J'ai fait l'autopsie d'un sujet du service de M. Hallopeau qui succomba après une trêve de quatre ans. La plupart des organes furent passés en revue (peau et muqueuses, ganglions et viscères, système nerveux central et périphérique). Il ne subsistait plus que des lésions de sclérose vasculaire et interstitielle. L'examen le plus attentif ne montre ni bacilles de Hansen ni cellules de Virchow. Ces constatations anatomiques expliquent les longues trêves et la guérison spontanée de la lèpre ». Jeanselme a fait ces observations lors de son séjour dans les colonies françaises d'Indochine entre 1898 et 1900, alors qu'en 1897, le Congrès international sur la lèpre de Berlin concluait qu'aucune guérison de lépreux n'a encore été observée. Cité par SEMECAS M., *La lèpre en Lorraine à travers les âges*, Thèse médecine, Strasbourg, 1982, p. 55. Au sujet des guérisons de cas de lèpre, voir BELKER, Aussätzige, p. 254.

13. GERARDIN, Hospices, p. 56.

14. BOURGEOIS, Pas-de-Calais, p. 16.

15. KEIL, Aussatz, c. 1250. En Indochine, le docteur Jeanselme a étudié l'appareil visuel de 15 lépreux : sur ce nombre, 11 présentaient des lésions oculaires dues au bacille de Hansen : JEANSELME, Exposé des titres, p. 44-45.

16. DAWS G., *Nous autres lépreux. Le père Damien de Molokaï (1840-1889)*, Paris, 1984, p. 136.

17. *Ibid.* et GERARDIN, Hospices, p. 56.

Une hypothèse souvent avancée pour expliquer la disparition de la lèpre en Europe est une mutation génétique, qui aurait rendu la bactérie moins virulente. On en a déduit que la maladie aurait été éradiquée grâce à une meilleure résistance de ses hôtes. Or, très récemment, les biologistes ont constaté que le génome de *Mycobacterium leprae* n'a quasiment pas évolué durant neuf siècles, alors que "la plupart des pathogènes sont connus pour muter très fréquemment, ce qui leur permet de faire face à des modifications de leur environnement"[18]. L'étonnante stabilité du bacille de Hansen permet d'envisager la mise au point d'un vaccin contre la lèpre, qui aurait toutes les chances d'être efficace. Un projet en ce sens est en cours aux États-Unis[19].

Récemment encore, la lèpre a sévi en Europe, comme le rappelle la citation de Kazantzaki mise en exergue de ce chapitre. On peut visiter aujourd'hui l'île de Spinalonga, au large d'Aghios Nikolaos en Crète, sur laquelle on a isolé les lépreux jusqu'en 1957. Le témoignage d'Epaminondas Remoundakis, qui y passa vingt ans de son existence, est précieux pour l'historien. L'auteur ne se contente pas de relater l'impact de la maladie sur son destin personnel, il analyse encore avec beaucoup de finesse comment les lépreux étaient perçus en Crète à l'époque de la domination turque, et l'évolution de ce sentiment au début du 20e siècle, quand les puissances occidentales prirent pied sur l'île[20]. Au courant du 20e siècle, il y avait encore des lépreux en Norvège[21], en Suède[22], en Finlande, en Lettonie[23], en Estonie[24], en Lituanie, en Russie[25] et sur le pourtour méditerranéen, y compris en Provence, où le Dr. Vigne signale en 1923 les foyers anciens de Vitrolles et Martigues, auxquels s'ajoutent environ 300 cas concernant des soldats et des travailleurs coloniaux établis à Marseille pendant et après la Grande Guerre[26].

---

18. GARDIER S., COLE S., « Aux États-Unis, le tatou est vecteur de la lèpre », *Le Monde*, 30 avril 2011.

19. *Ibid.*

20. BORN M., *Vies et morts d'un Crétois lépreux*, Traduit du grec et commenté d'après le récit d'Epaminondas Remoundakis, Toulouse, 2015.

21. LIE H.P., « Rapport sur la marche de la lèpre en Norvège après la 2e Conférence Internationale de la lèpre à Bergen en 1909 », dans MARCHOUX, IIIe Conférence, p. 50-53, signale l'existence de 394 cas de lèpre en Norvège en 1908 et de 160 en 1920.

22. REENSTIERNA J., « État actuel de la lèpre en Suède », dans MARCHOUX, IIIe Conférence, p. 53-55. En 1907, il y avait 89 cas de lèpre en Suède, il en reste 37 en 1923.

23. SCHIRONS J., « La lèpre en Lettonie », dans MARCHOUX, IIIe Conférence, p. 55-61, ici p. 58 : « En 1891, la ville de Riga ouvrit une léproserie pour 60, puis pour 80 malades. Au cours des cinq années suivantes, des léproseries pour un total de 230 malades ont été établies à Talsi, à Cesis, à Tukum, à Arlava et à Bauska ». *Ibid.*, p. 59 : En 1908, il y avait 362 lépreux en Lettonie.

24. TALVIK S., « La lèpre en Esthonie », dans MARCHOUX, IIIe Conférence, p. 61-65 : Le pays compte 554 lépreux en 1900, 350 en 1914, répartis dans cinq léproseries.

25. IVANOV W., MAMONOV W., « La répartition géographique de la lèpre en Russie », dans MARCHOUX, IIIe Conférence, p. 65-79.

26. Dr. VIGNE, « Répartition des foyers de lèpre dans le midi de la France », dans MARCHOUX, IIIe Conférence, p. 42-46, ici p. 44-45. Voir aussi BONNET E., « La lèpre dans les Alpes-Maritimes », *ibid.*, p. 46-49, ici p. 48-49 : « La lèpre n'est pas éteinte dans les Alpes-Maritimes, les cas en sont disséminés un peu partout, mais paraissent provenir des mêmes foyers : presque tous ces malades ont habité longtemps des maisons contaminées et ont eu

Aujourd'hui, la lèpre est guérissable. Depuis la découverte de la pénicilline, des antibiotiques efficaces (sulfones, rifampicine, clofazimine, ethionamide et prothionamide)[27] sont à la disposition des médecins et des malades. Dans les cas graves, le traitement est lourd et difficile à supporter pour le patient. Il peut durer deux ans, comme en témoigne le journal d'une jeune Brésilienne frappée de lèpre multibacillaire en 2012. Elle vivait en Allemagne depuis deux ans lorsque la maladie s'est déclenchée[28]. Pourtant, malgré ces avancées de la médecine, la maladie n'est toujours pas éradiquée. En 2007, 250 000 nouveaux cas ont été diagnostiqués. Autrement dit, toutes les deux minutes, quelqu'un contracte la lèpre. Actuellement les personnes atteintes par la maladie vivent en Asie des moussons, en Afrique tropicale et subtropicale, en Amérique latine et aux Antilles. Environ quatre millions d'entre elles souffrent de handicaps liés à la maladie[29]. La revue *Die Klapper* – littéralement "la cliquette" – rend régulièrement compte du travail effectué dans les zones touchées par la lèpre[30]. Il en va de même pour le bulletin mensuel de l'Association française Raoul Follereau.

2.2. La lèpre autrefois

2.2.1. Historique de la maladie

D'après des recherches récentes, la lèpre est attestée en Mésopotamie dès le milieu du 2e millénaire avant Jésus-Christ. Elle a sévi en Inde dès le premier millénaire avant notre ère. Des mesures législatives concernant les lépreux existent dans ce pays depuis le 4e siècle avant Jésus-Christ. En Chine également, la lèpre est mentionnée dans les plus anciens traités médicaux conservés, qui remontent au moins à la même époque[31]. Dans l'aire méditerranéenne, la lèpre est connue par des découvertes paléopathologiques remontant à la période hellénistique. Néanmoins, des maladies de la peau – probablement le psoriasis, mais la lèpre n'est pas exclue – sont évoquées dans des textes de Babylone, d'Egypte et d'Israël dès le 8e siècle avant notre ère. On attribue à Démocrite un traité sur l'éléphantiasis, une maladie dont le nom évoque l'épaississement de la peau et les modifications osseuses liées à la lèpre, mais il est probable que ce texte date de l'époque hellénistique. Straton, qui est médecin vers 250 avant Jésus-Christ, et Arétée (probablement 1er siècle après Jésus-Christ) décrivent la maladie avec beaucoup de précision et insistent sur sa rareté[32].

des parents atteints du même mal ».

27. GERARDIN, Hospices, p. 58.

28. LEANDRO E., *Ausgesetzt, oder der Kampf mit einer längst vergessenen Krankheit*, Norderstedt, 2014.

29 LEANDRO, Ausgesetzt, p. 220.

30. Par exemple, en 2006, la revue *Die Klapper* n° 14 évoque des lépreux à Allahabad en Inde, celle de 2008, le travail effectué par le Dr. Pfau dans les léproseries au Pakistan. En 2011, il y est question des lépreux au Brésil.

31. GRMEK, Maladies, p. 234-236.

32. NUTTON V., « Lepra », *Der neue Pauly. Enzyklopädie der Antike*, 7, 1999, c. 72-73.

Pour Jean-Noël Biraben, une nouvelle période de l'histoire de la santé en Europe commence au milieu du 5e siècle. La lèpre, qui d'après le témoignage de Celse est très rare au 1er siècle, prend peu à peu une importance qu'elle n'avait jamais eue jusque là, comme le montrent les sources de cette époque[33], les textes législatifs civils ou religieux[34]. Si le premier concile d'Orléans, en 511[35], insiste sur l'assistance aux pauvres et aux malades en général, le second, de 549[36], édicte les premiers règlements concernant les lépreux. En effet, son canon 21 demande à chaque évêque de fournir à ceux de sa ville ou de son diocèse de la nourriture et des vêtements. D'après les dispositions du concile de Lyon tenu en 583, chaque évêque devra fournir suffisamment de vivres et d'habits aux lépreux pour qu'ils n'errent plus de ville en ville[37]. Avant même la réunion de ces conciles, l'Église avait commencé à prendre en charge les lépreux. À Saint-Claude, dans le Jura, l'abbé avait fondé en 460 une maison qui leur était destinée. Au début du 7e siècle, dans les Vosges, Romaric, fondateur de l'abbaye de Remiremont, a soigné des lépreux. En 634, le testament d'Adalgisel Grimo cite huit institutions caritatives, dont trois léproseries : celles de Metz, Verdun et Maastricht[38].

La lèpre existait très probablement dans notre région dès le Haut Moyen Âge. Ottfried von Weißenburg, dans son *Harmonie des Evangiles*, traduit *leprosus* par *hornigbruader* (le frère à la corne) ; comme il a écrit son poème pour que les Francs, en l'entendant réciter, puissent apprendre l'histoire de Jésus-Christ, il n'a pu employer que des termes répondant à des notions ou à des choses qui leur étaient connues[39].

2.2.2. Les caractéristiques de la lèpre en Alsace au Moyen Âge

2.2.2.1. Apparition de la lèpre

Nous ignorons tout de la lèpre durant le Haut Moyen Âge en Alsace. Jusqu'au 12e siècle, les seules mentions de la maladie sont d'ordre littéraire. Comme on

---

33. GOETZ H. W., « „Debilis". Vorstellungen von menschlicher Gebrechlichkeit im frühen Mittelalter », dans NOLTE C. (éd.), *Homo debilis. Behinderte, Kranke, Versehrte in der Gesellschaft des Mittelalters* (Studien und Texte zur Geistes- und Sozialgeschichte des Mittelalters 3), Memmingen, 2009, p. 21-55, ici p. 32-34, a exploité plus de 1000 occurrences du terme *debilis* dans des sources, majoritairement hagiographiques, du 6e au 11e siècle. La lèpre y apparaît cinq fois (par comparaison : la cécité soixante fois, la surdité et le mutisme quinze fois chacun).

34. BIRABEN, Maladies, p. 302.

35. MANSI VIII c. 354, canon 16.

36. MANSI IX c. 133, canon 21.

37. MANSI VIII c. 354, canon 16 (511) et IX c. 133, canon 21 (549) ; cf. STERNBERG T., *Orientalium more secutus. Räume und Institutionen der Caritas des 5. bis 7. Jahrhunderts in Gallien* (Jahrbuch für Antike und Christentum, Ergänzungsband 16), Münster Westfalen, 1991, p. 170.

38. IRSIGLER F., « Matriculae, xenodochia, hospitalia und Leprosenhäuser im Frühmittelater », dans PAULY M. (éd.), *Institutions de l'assistance sociale en Lotharingie médiévale* (Section historique de l'Institut G. D. de Luxembourg 121, Publications du CLUDEM 19), Luxembourg, 2008, p. 335.

39. SCHMIDT Ch., « Notice sur l'Église Rouge et la léproserie de Strasbourg », *Bulletin de la société pour la conservation des monuments historiques* 10, 1879, p. 9.

vient de le voir, l'existence d'un mot allemand spécifique (*hornigbruader*) employé par Ottfried von Weissenburg dans son "Harmonie des Évangiles" pour traduire le mot lèpre, laisse supposer que la maladie était connue au 9e siècle. D'après sa *Vita*, le pape Léon IX (1002-1054), issu de la famille des comtes du Nordgau, a eu "la révélation du Christ sous l'apparence d'un lépreux peu avant sa mort. Ce miracle a de nombreux précédents en hagiographie, en particulier chez Grégoire le Grand, auquel le texte se réfère explicitement"[40]. Dans son célèbre *Hortus Deliciarum,* écrit dans le dernier quart du 12e siècle, Herrade de Hohenburg a représenté la purification du lépreux telle qu'elle est décrite dans le Lévitique[41]. Quant au second lépreux qui apparaît dans son ouvrage, il est certes couvert de pustules comme un vrai lépreux, mais Herrade explique le sens de l'image : *Ce lépreux symbolise les hérétiques et tous les pécheurs que la Grâce, c'est-à-dire le Christ, purifie à la suite d'une confession sincère et d'une vraie pénitence, afin de les restituer à leur mère l'Église*[42]. Il s'agit d'une métaphore, d'une interprétation allégorique de la maladie (cf. 2.4). On peut néanmoins raisonnablement supposer qu'elle connaissait des lépreux. Ces derniers sont nommés en latin pour la première fois dans des sources alsaciennes en 1225[43], peu de temps après sa mort.

2.2.2.2. Termes désignant les lépreux

En allemand, le premier terme qui apparaisse dans les sources d'archives pour désigner les lépreux est *gute lùte* ("bonnes gens"), attesté depuis 1271[44]. Cette expression ne s'emploie qu'au pluriel[45], au point qu'à l'époque moderne, un lépreux (ou un occupant, pas nécessairement lépreux, d'une léproserie) est appelé *gutleutman,* comme si l'on avait oublié que le singulier de *gute*

40. GOULLET M., « La Vie de Léon IX par le Pseudo-Wibert : un clair-obscur hagiographique », dans BISCHOFF G. et TOCK B.M. (éd.), *Léon IX et son temps* (Atelier de Recherches sur les Textes Médiévaux 8), Turnhout, 2006, p. 187-201, ici p. 198. et PARISSE M, *La vie de Léon IX*, avec une traduction de Monique Goullet, Paris, 1997, p. 132 n. 93.

41. HERRADE de Landsberg [sic pour Hohenburg !], *Hortus deliciarum*, éd. par WALTER J., Paris, 1952, Pl. 31.

42. WEY J.C., *Hortus Deliciarum*, La Broque, 2004, p. 121.

43. SUB I, p. 162 n° 199 : Le maréchal Werner cède un moulin à l'Hôpital de Strasbourg à charge de *1 quartale ... leprosis hiemalis annone.* – Herrade est citée jusqu'en 1196, l'abbesse suivante depuis 1206.

44. SUB III p. 14, n° 39 (testament de Heinrich Babensun) : *den guten liuten zu Rotenkirchen* – Le mot de *mala(t)zen,* qui est attesté depuis 1273 par des lieux-dits – à Blotzheim *(zem malazhüz* : ADHR 10H 35/2) et la même année à Wolfisheim (*bi der malatzen huse* : CAOU V 86 n° N116) – et qui a la même étymologie que le français *malade* : DWB, s.v. *malz* et *malzei* (t. 12 col. 1514-1516), est peut-être plus ancien, puisque tout lieu-dit existe déjà depuis un temps indéterminé au moment où il apparaît dans un document conservé. Aussi bien, dans les lieux-dits, *gutlüten (hus)* n'apparaît-il qu'en 1298 (à Molsheim : ADBR H 1450/6).

45. *Gutmann,* au singulier, a les sens de « témoin, échevin, notable, arbitre » : DWB, s.v. *gut* (I 5 b a, t. 9 col. 1245-46) et *gutman.* Ces sens ne sont guère attestés en Alsace; c'est pourtant sans doute à eux qu'une branche des Hattstatt – une des principales familles de la petite noblesse alsacienne – doit son surnom de Guteman; cf. SCHERLEN A., *Die Herren von Hattstatt und ihre Besitzungen*, Colmar, 1908, et FELLER-VEST V., *Die Herren von Hattstatt. Rechtliche, wirtschaftliche und kulturgeschichtliche Aspekte einer Adelsherrschaft*, Bern, 1982.

leute est *gut(er) man*. Dans le même esprit, on emploie à l'époque moderne l'adjectif *gutleutig* ("bonnesgentesque") au sens de lépreux.

Pourquoi qualifie-t-on les lépreux de "bonnes gens" ? Grimm, avec une hésitation perceptible, suggère plusieurs explications[46]. La plus probable est qu'il s'agisse d'un euphémisme, voire d'une antiphrase : tout comme les anciens Grecs avaient nommé Euménides (Bienveillantes) les Érinyes (Furies pour les Romains), divinités vengeresses et implacables, le Moyen Âge appelait les lépreux "bonnes gens" parce qu'il les croyait mauvais – au sens de contagieux selon Grimm, mais il y a peut-être une explication plus plausible : le fait qu'en cas de peste, on ait spontanément accusé les lépreux, comme les Juifs, d'avoir empoisonné les puits[47], montre qu'une opinion répandue les croyait animés d'intentions mauvaises envers les non-lépreux. Les autres dénominations les plus courantes concernant les lépreux dans les sources alsaciennes sont *feldsiech*, littéralement malade des champs, *sondersiech* (malade mis à part) et *ussetziger*, quelqu'un que l'on a mis à l'extérieur (de *aussetzen*) et que l'on retrouve en latin sous la forme d'*expositus*[48]. Dans les trois cas, le mot utilisé fait référence à l'éloignement de ces malades de la communauté. Très souvent, les lépreux sont aussi appelés *maltzige*, du français malade. Dans ce contexte, la lèpre apparaît comme la maladie par excellence. Enfin, le mot *kinde*, enfants, est couramment employé dans les sources pour désigner les lépreux. À l'époque médiévale, un enfant désigne quelqu'un qui n'a pas la libre disposition de lui-même. Exceptionnellement, on trouve encore d'autres expressions pour les désigner. En 1443, Peter Jeuche, un lépreux de Rotenkirche, la léproserie pour gens riches de Strasbourg, agit au nom de l'ensemble des lépreux qualifiés d'*ellende siechen*[49], autrement dit les malheureux. À Bâle, ils sont dits *miselsùchtig* au milieu du 14e siècle[50], *misel* est le même mot que l'ancien français *mezel*[51]. Une donation faite en faveur

46. DWB, s.v. *gut* (IV A 5 a, t. 9 col. 1292-93).

47. En 1320, on accuse les lépreux d'Aquitaine d'avoir empoisonné les puits : SIMON-MUSCHEID K., « Tod aus dem Brunnen ? „Die Verschwörung der Aussätzigen" von 1321 in Aquitanien », dans RIPPMANN D., SCHMID W. et SIMON-MUSCHEID K. (éd.), *... zum allgemeinen statt nutzen. Brunnen in der europäischen Stadtgeschichte*, Trier, 2008, p. 147-162, ici p. 151-152.

Il en va de même en 1349 en Allemagne : une lettre adressée par la ville de Francfort à celle de Würzburg accuse les lépreux d'avoir empoisonné les puits à l'instigation des Juifs : HAVERKAMP A., « Die Judenverfolgungen zur Zeit des Schwarzen Todes », dans HAVERKAMP A. (éd.), *Zur Geschichte der Juden in Deutschland im späten Mittelalter und der frühen Neuzeit*, 1981, p. 43 : *auch wurden uns ander cristen leute beruget und aussetzige leute, dy man darumb hat angegriffen und uber sy gericht. Dy bekant hant, das sye dy brunnen an manchen enden entreinigt haben, und das dy juden in darumb gelont haben, und haben auch die gieft getragen gen Hessen und gein Fulde und das land umb. ... Auch haben dy selben leut bekant, das ir noch wol viertzig sein, dy dye gift in allen landen umb tragen und dy brunnen entreinigen* (daté par l'éditeur après le 23 janvier 1349).

48. ADBR G 1717/3, 1313 : *leprosus seu expositus*.

49. AMS 1AH 202, 1443. *Elend* signifie le plus souvent étranger, mais dans ce contexte il a déjà le sens plus moderne de malheureux.

50. StAB Ratsbücher A 5 f° 22r.

51. DWB, 12 c. 2257.

de la léproserie d'Ingwiller désigne les lépreux par l'expression les "enfants recouverts de taches" (*die beflegten kindern*)[52], qui peut se comprendre aussi bien au sens propre que figuré. Pour finir, l'expression *die versmochten armen siechen*[53] fait allusion au mépris dont ils sont l'objet et à leur déshonneur.

2.2.2.3. Ampleur de l'endémie

Le premier point qui mérite d'être élucidé est l'ampleur de l'endémie lépreuse en Alsace. Les sources à notre disposition ne permettent pas d'évaluer la prévalence de la maladie à l'époque médiévale, ni d'ailleurs à l'époque moderne[54]. Seules des estimations sont possibles. Pour d'autres régions, les travaux les plus récents font état d'un taux d'endémicité relativement faible, de l'ordre de 1% de la population totale[55], ou moins[56]. Il convient néanmoins de remarquer que tous ces calculs ont été faits à partir du nombre de lépreux présents dans les diverses léproseries, sans tenir compte des lépreux errants, dont le nombre précis ne peut être défini, mais qui était loin d'être négligeable[57]. Autre source d'incertitude : le rôle éventuel des croisades dans la diffusion de la maladie, rôle qui est controversé[58].

---

52. ADBR 2G61/CHARTES163, 1565 IV 8 : *Agnes Dullacharin geborne von Liechtenstein von Mueraw wittwen* donne *den armen veldtsiechen in dem veldthauß, so vor der statt Ingweiler gelegen, den selbigen beflegten kindern und allen iren nachkomenden* [...].

53. AM Saverne Hop. Ch. 3, 1474.

54. La tentative de KRIEGER, Beiträge zur Geschichte der Volksseuchen, p. 48-51, concerne la période tardive ou fait appel à des chiffres à prouver : entre autres, d'après lui (*ibid.* p. 49), une servante ne pouvait s'occuper de plus de 15 malades.

55. TABUTEAU, Combien de lépreux, p. 23. Dans le détail, Tabuteau estime que 2 à 4 Rouennais sur mille ont été frappés par la lèpre au milieu du 13e siècle ; pour Bellencombre, son estimation est de l'ordre de 10 pour mille. BIRABEN, Maladies, p. 307, évalue cette proportion à 0,82 % [sic]. Pour la province de Sens, Touati avance le chiffre moyen de 0,5 à 0,8 % de la population totale : TOUATI, Atlas de la lèpre, p. 80. Les travaux de Damien Jeanne ont abouti à un taux de 1,38% pour Cerisy et environ 1% pour Littry au 14e siècle : JEANNE D., « La société rurale face à la lèpre à travers le registre de l'officialité de Cerisy de 1314 à 1377 », *Annales de Normandie* 43, 1993, p. 103. BOURGEOIS, Pas-de-Calais, p. 68-69, évoque une proportion de 2 à 4 ‰, avec des hauts et des bas suivant les années et les lieux. Un pourcentage qui, aux 15e et 16e siècles, n'est plus que de 0,5 ‰. Selon Robert DELORT, *La vie au Moyen Âge*, Paris, 1982, p. 53, 1 à 5 % de la population était infectée. À la lumière d'autres travaux, ces chiffres semblent très largement surestimés. Pour l'époque contemporaine, on a relevé des taux de 0,5 ‰ au Japon en 1906 et de 0,28 ‰ en 1919 : MITSUDA K., « La lèpre au Japon », dans MARCHOUX, IIIe Conférence, p. 80-86, ici p. 83. En 1920, le taux moyen pour l'ensemble des colonies françaises était de 0,5 à 2 ‰ : GOUZIEN M., « La lèpre dans les colonies françaises », dans MARCHOUX, IIIe Conférence, p. 95-96, ici p. 96.

56. Pour DE KEYZER W., « Le «dépistage» de la lèpre en Hainaut. De l'expertise pratiquée par les lépreux à l'examen médical (XIVe-XVIe siècles) », dans *Institutions de l'assistance sociale en Lotharingie médiévale* (Section historique de l'Institut G. D. de Luxembourg 121, Publications du CLUDEM 19), p. 116-117, il est de l'ordre de 0,27 ‰ habitants.

57. Voir aussi à ce sujet JEANSELME E., « Comment l'Europe, au Moyen Âge, se protégea contre la lèpre », *Bulletin de la société française d'histoire de la médecine* 25, 1931, p. 1-155, p. 3.

58. LECLERCQ H., « Lèpre », *Dictionnaire d'Archéologie chrétienne et de liturgie*, t. VIII-2, 1929, c. 2579-2586, ici c. 2579 : l'idée de faire rapporter la lèpre par les croisés n'a pu venir qu'à ceux qui n'avaient jamais aucune connaissance des rapports existant depuis longtemps entre l'Occident et l'Orient.

Les documents concernant l'Alsace semblent montrer que la maladie a sévi par vagues. Néanmoins, pour les 13e et 14e siècles, les sources trop lacunaires rendent vaine toute tentative de saisir l'ampleur et le rythme de la maladie dans la région, même si certains historiens supposent à l'heure actuelle que ces deux siècles correspondent au paroxysme de la maladie[59]. En effet, à Fribourg-en-Brisgau, la léproserie connaît des difficultés dès 1273 à cause du trop grand nombre de malades présents[60]. Par contre, à partir du 15e siècle, le rythme de la maladie devient perceptible dans les sources. En 1428, Claus (von) *Diekrech* (Dietkirch ?), dit von Bacharach, lègue sa rente de 2 fl. sur la ville de Strasbourg à la léproserie d'Illkirch, mais stipule que si celle-ci disparaît, la rente ira au Grand Hôpital[61]. On relève une clause similaire à Mulhouse en 1439 : au cas où la léproserie n'abriterait plus de malades ou serait détournée de sa destination primitive, la rente qui lui est léguée irait moitié aux Franciscains, moitié aux Augustins de la ville[62]. Ces exemples montrent que le nombre des lépreux présents dans les léproseries est fluctuant, et relativement faible dans les deux cas précités. Un contrat d'engagement du chapelain de Rotenkirche, daté de 1407, indique lui aussi que le nombre de lépreux varie. Une main postérieure a rajouté que le chapelain avait l'habitude de résider en ville, mais que comme il y avait beaucoup de lépreux à l'heure actuelle, il devrait dorénavant résider sur place[63]. En 1457, les lépreux de Marmoutier n'ont plus assez à manger, car ils sont nombreux[64]. Il semblerait qu'il y ait également eu recrudescence du nombre de lépreux au courant du 16e siècle. En 1538, la léproserie d'Odratzheim est reconstruite[65]. En 1582, celle de Reichshoffen refuse du monde[66]. En 1586, de nombreuses personnes suspectées de lèpre viennent à Strasbourg pour subir l'inspection[67]. En 1597, la léproserie de Sattelloese est surpeuplée[68]. Quand le juge des mines de Giromagny écrit à la Régence d'Ensisheim pour y solliciter l'admission de la belle-fille de Bartholomé Moser, âgée de 15 ans et lépreuse, il précise qu'on

---

59. WOLF J.H., « Zur historischen Epidemiologie der Lepra », dans BULST N. et DELORT R. (éd.), *Maladies et société 12e – 18e s.*, Paris, 1989, p. 100.

60. KNEFELKAMP U., *Das Gesundheits- und Fürsorgewesen der Stadt Freiburg im Breisgau im Mittelalter* (Veröffentlichungen aus dem Archiv der Stadt Freiburg im Breisgau 17), Freiburg im Breisgau, 1981, p. 67-68.

61. AMS 1AH 581 (Liber A du Grand Hôpital) f° 95r-v, 1428 VI 26 : *were ez, daz daz obgenante huß zu Illekirche abginge, daz kein veltsieche me do were ...*

62. MIEG Ph., « La léproserie de Mulhouse », *Bulletin du musée historique de Mulhouse* 55, 1936, p. 87.

63. AMS AA 65 f° 285r : *Zum ersten als gewonheit was, das ein cappelon in unser stat gessessen was und nu der siechen viel sint, do sol ein jeglicher cappelon tegelichen mit siner husere uff dem hoff gesessen sin in einem huse, daz dann eim cappelon zugehöret.*

64. BNUS Ms 5108 n° 5, 1457 : *... wie das die selben siechen grossen mangel und gebresten habent an ir lipnarunge, dann ir etwie meniges in dem huse sy.*

65. AMS VI 89/9.

66. ADBR E 2874, 1582 III 20.

67. AMS 1R 63 f° 181v-182r, 1586 : *Der rat zeigt an, das gar vil arme leutt uff die schauw der gutten leutt khomen.*

68. ADHR 1C 8122/11, 1597 : *Wann dann das hauß, von wegen wenig gemachern, mit personen ubersetzt ...*

a appris qu'il y a peu un lépreux était mort à Sattelloese, ce qui libère une place et permettrait peut-être d'héberger la fille en question[69]. Malgré ces pics passagers, le nombre de lépreux baisse sur la longue durée. À Haguenau, ils sont 11 en 1466 ; la léproserie est vide en 1519 et l'année suivante ; mais en 1520, les comptes mentionnent l'entrée de trois nouveaux lépreux. Il n'y a plus de lépreux au 17e siècle, car la léproserie est transformée en cabaret[70]. L'évolution est la même pour Strasbourg : ils sont cinq en 1504, sept en 1518[71]. Curieusement, au courant de cette même année, ils passent à 18[72], et leur nombre variera entre dix et vingt jusqu'en 1540[73]. En 1589, ils ne sont plus que huit ou neuf[74] ; une décennie plus tard, ils ne sont plus que deux ou trois[75]. Ces résultats correspondent à ceux observés à Bâle[76] et dans d'autres régions. Pour la Franche-Comté, Nicole Brocard a également relevé un faible nombre de lépreux dans les maladreries de la région à la fin du Moyen Âge[77]. La situation est la même dans le sud-ouest de l'Allemagne[78]. Pour le royaume de France et le Hainaut, le taux d'occupation des léproseries est faible ou nul dès le 14e siècle[79].

En Alsace, la lèpre disparaît définitivement peu après la fin de la Guerre de Trente ans, pratiquement en même temps que la peste. À Strasbourg, les comptes de l'Aumône permettent de mesurer le recul de l'endémie. Sur les 13 personnes pour lesquelles l'Aumône paie le chirurgien qui a procédé à

69. ADHR 1C 8122/9, 1597 : *Dadurch ein platz in demselben hauß ledige worden, alda er villichten sein dochter underpringen ...*

70. CLEMENTZ, Haguenau, p. 82-83. Il y a également 11 lépreux à la léproserie d'Eckbolsheim en 1450 (AMS V 116h f° 5v).

71. AMS 1AH 4605.

72. La différence est peut-être liée à la manière de compter les lépreux : uniquement les prébendiers, ou aussi les pauvres du Schnelling, comme peuvent le laisser supposer ces extraits de comptes : AMS 1AH 4605. St Jean 1518/St Jean 1519 : *It. 7 ß 6 d. hab ich geben den pfründtnern zu Martinsnacht, waren 7 personen und dry gesinde. It. 8 ß 6 d. hab ich geben den pfründnern in ein gut jor, waren 7 personen und 3 gesinde. It. 9 ß hab ich geben den siechen gemeinlichen, rich und arm, warent 18 personen, jedem 6 d.*

73. AMS V 116k, 1519/1520; AMS 1AH 206, 1523/1524; AMS V 116h f° 34r, 1525; AMS 1AH 214, 1531/1532; AMS 1AH 206, 1539; AMS 1AH 4605, 1540/1541.

74. AMS 1AH 4605, Compte 1589/1590, f° 40.

75. AMS 1AH 4605, Compte 1601/1602, f° 52 r-v.

76. HUBER, Aussatz, p. 13-14.

77. BROCARD N., « Exclusion des ladres à Besançon », dans GONTHIER N. (éd.), *L'exclusion au Moyen Âge* (Cahiers du Centre d'Histoire Médiévale 4), 2007, p. 79-104, ici p. 94-95.

78. STAERK D., « Gutleuthäuser und Kotten im südwestdeutschen Raum. Ein Beitrag zur Erforschung der städtischen Wohlfahrtspflege in Mittelalter und Frühneuzeit », dans *Die Stadt in der europäischen Geschichte. Festschrift Edith Ennen*, Bonn, 1972, p. 529-553, ici p. 534.

79. DE KEYZER, Dépistage, p. 113 : « La maladrerie montoise abrite 4 lépreux en 1371-1372 et celle de Beaumont, une lépreuse en 1377-78. Les chiffres connus pour l'évêché de Paris durant les années 1351-1362 vont dans le même sens : 31 établissements sur 47 sont vides de malades et les 16 autres hébergent ensemble 35 lépreux ». Voir aussi DE KEYZER W., « Lépreux et léproseries dans le comté de Hainaut au Moyen Âge », dans CAUCHIES J.M. et DUVOSQUEL J.M. (éd.), *Recueil d'Études d'Histoire Hainuyère* (Analectes d'Histoire du Hainaut 1), Mons, 1983, p. 521-544, ici p. 538-539.

l'inspection entre 1600 et 1602[80], onze sont reconnues saines ; pour les deux autres, le diagnostic est plus restrictif : elles sont encore saines pour le moment[81]. La série des comptes de l'Aumône s'interrompt de 1603 jusqu'en 1660, mais d'autres sources ne révèlent qu'une personne reconnue lépreuse[82] durant ce laps de temps, une autre est fortement suspectée[83]. À partir de 1660, la série de comptes reprend et est conservée jusqu'en 1768[84]. Entre 1660 et 1674, il n'y a que quatre années où l'on trouve une dépense pour des personnes suspectées de lèpre[85]. Par la suite, aucun livret de comptes de l'Aumône ne signale plus de dépenses pour l'inspection de lépreux[86]. On peut en déduire que la maladie était en forte régression dans les années 1670 et qu'elle disparaît définitivement à la fin du 17e siècle. Pour l'Alsace, aucun cas n'est signalé au 18e siècle.

2.2.2.4. Durée de séjour

Grâce aux livres de comptes de la léproserie de Haguenau, la date d'entrée à la léproserie et la date de décès sont connues pour 34 malades. Pour 26 d'entre eux, la durée de séjour est inférieure ou égale à cinq ans (soit 76%). Cinq lépreux sont restés dans la communauté de Saint-Gilles entre six et dix ans. Trois autres battent des records de longévité. Margrede Fussel y séjourne quinze ans, entre 1440 et 1455[87], et Ennel Hack 21 ans[88]. Le record de longévité revient à un homme, Claus Tiergart, entré dans la communauté Saint-Gilles de Haguenau à la Saint-Martin 1468. Il y meurt en 1490, soit 22 ans après son admission[89]. À l'heure actuelle, la lèpre est considérée comme une "affection pathologique longue, dont on ne meurt pas, du moins pas rapidement et pas

80. AMS 1AH 8608 et 8609.

81. AMS 1AH 8608, 1600 VII 9. Compte des distributions d'aumônes : *It. 3 ß Meister Niclaus Diemen dem scherer geben, als er Barbara, Georg Hafners von Runtzenheim frawen, den 23. April und 5. May 1601 zum zweiten mahl zur ader gelassen, und Barbara, Stoffel Meyers von Sigmaringen tochter, auch zur ader gelaßen, und beede noch zur zeit rein erkandt.*

82. ADBR 3E 98/1 (RP Domfessel, 1603-1629), 1628 III 19 : *Dominica Jubilate ist Marx Schmidts hausfraw Demut alhie offentlich in der kirchen allein mit dem hochwürdigen Abendmal von mir communicirt worden, weil sie beyde eheleute ettliche tage zuvor in Straßburg bey den verordneten herrn doctorn undt wundartzen uff der beschawung gewesen, und sie Demut vor unrein undt außsetzig erkant, und deßhalben in das siechhaus under die gutleüte verwisen worden.*

83. AMS VI 99/5, 1642.

84.AMS 1AH 8608 à 8752.

85. AMS 1AH 8616 f° 33v, Saint-Jean 1663 – Saint-Jean 1664 : *It. 13 ß Herrn Marx Philipp Haahnen dem barbierer von 13 persohnen, so wegen der malzey verschreit gewesen, zu besichtigen.* AMS 1AH 8627 f° 3v, Saint-Jean 1668 – Saint-Jean 1669 : *It. 12 ß Herrn Johann Bernhart Jorgus dem barbierer, 12 verdächtigen personen zur ader zu laßen.* AMS 1AH 8631 f° 30r, Saint-Jean 1670 – Saint-Jean 1671 : *It. 5 ß Hans Bernhardt Jorgus dem barbierer, 5 persohnen, so wegen der malzey verschreit geweßen, zur ader zu laßen.* AMS 1AH 8635 f° 30r, Saint-Jean 1673 – Saint-Jean 1674 : *9 ß Christoph Geßlern dem barbierer, von 9 persohnen, denen er zur ader gelaßen.*

86. AMS 1AH 8637 à 1AH 8694.

87. AMH AH 91, 1440 et 1455.

88. AMH AH 91, 1476 et 1497.

89. AMH AH 91, 1468 et 1490.

forcément directement"[90]. En était-il de même au Moyen Âge ? Probablement, car l'espérance moyenne de vie des malades entrant à Saint-Gilles était de quatre ans et demi environ[91]. Sur l'échantillon étudié, trois cas, soit environ 8,8%, présentent même une durée de vie exceptionnelle après l'entrée dans la léproserie.

Le corpus de Strasbourg est moins riche que celui de Haguenau : il n'a été possible d'évaluer la durée de séjour à la léproserie que dans 24 cas, presque tous postérieurs à 1520. Elle est extrêmement variable. Apollonia Speiser, de Geispolsheim, est entrée le 25 novembre 1582 à la léproserie et elle y meurt le mois suivant, le 28 décembre, sans avoir eu l'occasion de prêter serment[92]. Margred, la femme de Völtzen Hans, ne séjourne que six mois au Schnelling, entre février et juillet 1522[93]. Ces décès rapides sont peut-être dûs à la gravité de l'état de ces malades lors de leur entrée à la léproserie. Dans 18 cas (soit 75%), la durée d'internement est inférieure à cinq ans, un résultat proche de celui de Haguenau. Trois lépreux sont restés respectivement six, sept et neuf ans à la léproserie[94]. Quatre autres ont atteint ou franchi la barre des dix années de présence. Il s'agit de Gute (av. 1301 – ap. 1323), Gertrud Lingelsheimer (1569-1579) et de Bastian Schindel (1573-1583)[95]. Le record de longévité revient à Georg Ochs, présent à la léproserie entre 1556 et 1580[96], soit sur une durée de 24 ans[97]. L'espérance de vie d'un malade entrant à la léproserie de Strasbourg était d'environ cinq ans et neuf mois au 16e siècle, un résultat proche de celui observé pour Haguenau (quatre ans et demi). Pour la maladrerie de la Madeleine de Saint-Omer, Bourgeois a pu établir une durée d'hospitalisation moyenne de trois ans et neuf mois de 1416 à 1573, et de neuf ans et demi de 1573 à 1674[98]. À Saint-Gall, les lépreux séjournaient en moyenne trois ans à la léproserie du Linsenbühl[99]. Les résultats observés par F. Beriac pour l'Aquitaine sont plus contrastés[100].

L'étude de ces données appelle plusieurs remarques. Pour les deux seules léproseries alsaciennes ayant fourni des données, le corpus des sources est

90. TOUATI, Maladie, p. 83.

91. Ce calcul a été établi pour les 34 malades dont on connaît la durée de séjour à la léproserie de Haguenau.

92. AMS 1AH 203/2 f° 16r.

93. AMS VI 272/1, 1521/1522 et 1AH 4616.

94. AMS 1AH 203/2 f° 14r : Georg Grampe l'aîné de Kehl prête serment le 26 janvier 1574 et meurt en mai 1583. *Ibid.* : Peter Helfer prête serment le 15 février 1575 et meurt le 5 mai 1582. *Ibid.* : Diebold Wildman le jeune de Geispolsheim prête serment le 15 II 1575 et meurt le 1 I 1581.

95. AMS 1AH 203/2 f° 12v et 13v.

96. AMS 1AH 203/2 f° 9r.

97. Pour le Pays de Vaud, BORRADORI, Mourir au Monde, p. 62, a fait des observations similaires. Elle cite des lépreux ayant vécu quinze, vingt, voire trente ans après leur entrée en léproserie.

98. BOURGEOIS, Pas-de-Calais, p. 62.

99. SUTTER, St. Galler Siechenhaus, p. 199.

100. BERIAC F., Lépreux ou léproseries, p. 369.

relativement modeste, avec respectivement 34 (Haguenau) et 24 (Strasbourg) malades dont les dates d'entrée en léproserie et de décès sont connues. Avant de procéder à des généralisations hâtives, il faut encore rappeler que ces données ne concernent que les 15e et 16e siècles. Nous ignorons tout de la durée de séjour des lépreux dans les siècles antérieurs. Par ailleurs, si les sources à notre disposition permettent d'évaluer le temps passé par certains lépreux à la léproserie de Haguenau ou dans celle de Strasbourg, elles sont le plus souvent muettes en ce qui concerne la durée de la maladie *stricto sensu*. Une exception néanmoins : grâce aux rebondissements judiciaires de l'affaire de Peter Schriber, greffier de Haguenau, nous savons qu'une fois déclaré lépreux, il s'est battu pendant trois ans contre ce verdict avant d'entrer à la léproserie de la ville[101].

2.2.2.5. Ratio par sexe

Une étude détaillée des sources concernant les léproseries de Strasbourg et Haguenau a également permis de repérer 305 lépreux soignés dans la première institution et 168 dans la seconde. À Strasbourg, sur les 305 lépreux connus, 187 étaient des hommes (soit 61,3%) et 118 des femmes (soit 38,7%). À Haguenau, la proportion d'hommes est encore plus élevée : sur les 168 lépreux répertoriés, 123 sont des hommes (soit 73%) alors que les femmes ne sont qu'au nombre de 45 (soit 27%). On retrouve des proportions identiques pour les 174 certificats délivrés par la faculté de médecine de Cologne entre 1491 et 1664. Parmi les personnes suspectées d'être lépreuses et qui ont été inspectées à Cologne, 133 étaient des hommes (soit 76%) et 41 des femmes[102]. "À Vérone, en 1225, un dossier documentaire exceptionnel montre 34 hommes pour 25 femmes parmi les malades de San Giacomo alla Tomba ; cette indication ponctuelle, mais d'une fiabilité hors du commun, montre un déséquilibre net (43% – 57%)"[103]. Cette inégalité se vérifie encore aujourd'hui dans les pays où la lèpre est endémique[104].

2.2.2.6. Lèpre familiale

Parmi les 168 lépreux recensés à Haguenau, la lèpre familiale n'apparaît de façon sûre qu'à quatre reprises. En 1444, deux femmes de Batzendorf, une

101. HANAUER, Lépreux et chirurgiens, p. 282-302.

102. SUDHOFF K., « Lepraschaubriefe aus dem 15. Jahrhundert », *Archiv für Geschichte der Medizin* 4, 1911, p. 370-378, ici p. 375.

103. BERIAC F., « À propos de la fin de la lèpre : XIIIe-XVe siècles », dans PARAVICINI BAGLIANI A. et SANTI F., *The regulation of Evil. Social and Cultural Attitudes to Epidemics in the Late Middle Ages*, Turnhout, 1998, p. 159-173, ici p. 165.

104. TOUATI, Maladie et société, p. 116. RABELLO Ed., BARROS AZEVEDO S. de, « Note sur la statistique de la lèpre au Brésil », dans MARCHOUX, IIIe Conférence, p. 88-89 signalent que sur les 7224 cas répertoriés au Brésil entre 1921 et 1923, 62% étaient des hommes. Le docteur Christa Kasang, du German Leprosy and Tuberculosis Relief Association, m'a fait remarquer que ce déséquilibre était peut-être dû au fait que le corps des femmes était moins visible. Lorsque l'on procède à un dépistage systématique en Afrique, il y a autant de femmes lépreuses que d'hommes.

mère et sa fille, paient 9 lb. pour leur prébende[105]. L'année d'après, la fille d'un dénommé Giselbrecht, tondeur de draps, est admise à la léproserie[106]. En 1449, c'est au tour du fils de Giselbrecht de solliciter une place au sein de la communauté de Saint-Gilles[107]. Il s'agit très certainement d'un frère et d'une sœur admis à quatre ans d'intervalle. Le troisième cas concerne un charron et sa femme[108]. Le chirurgien nommé Wüstenscherer et sa femme ont tous deux fini leurs jours comme pensionnaires à la léproserie[109]. Huit personnes de l'échantillon haguenovien sont donc concernées par la lèpre familiale, soit 5 % des cas étudiés. Il en va de même à Strasbourg, où 18 cas de lèpre familiale ont été relevés dans les sources, soit 6% de l'échantillon global[110]. Il s'agit de trois membres de la famille Six, qui meurent à la léproserie entre septembre 1521 et mai 1522[111]. En 1545, Apollonia Schertzheim entre à la léproserie avec son fils et sa fille. Cette dernière est trop jeune pour prêter serment[112]. Deux autres membres de la famille les rejoignent dans les années qui suivent[113]. La famille Ammel d'Illkirch est représentée par deux membres : Diebold, qui prête serment en 1558, et son homonyme, Diebold le vieux, qui fait de même en 1562[114]. Dans la deuxième moitié du 16e siècle, nous relevons encore six autres cas de lèpre familiale, tous originaires de Kehl. Entre 1573 et 1581, quatre membres de la famille Gramp apparaissent dans les archives de la léproserie de Strasbourg[115]. En 1561, Rudolf Schmitt, lui aussi de Kehl, est admis à Rotenkirche[116]. Sa fille Catharina entre à la léproserie sept ans plus tard[117]. Un cas limite : celui de Jacob Muller, dont la femme et la fille sont

105. AMH AH 91, 1444.

106. AMH AH 91, 1445.

107. AMH AH 91, 1449.

108. AMH AH 87/7.

109. AMH AH 87/7 et 91.

110. Jacob Ber et Michel Beer n'ont pas été comptés parmi les cas de lèpre familiale, car nous avons trop peu d'indications à leur sujet. Voir II, p. j. 2 : Tableau des lépreux de Strasbourg.

111. AMS 1AH 4616, 1522/1523 : *2 ß 3 d von Veltin Six, der uff dem Snelling starb uff sant Matteus obent, ùber das er cost zu begraben. 1 lb. 17 ß von Wolf Six, der uf dem Snelling starb uff samstag noch sant Veltins dag, ùber das er kost zu vergraben. 14 ß von Six Hansen, als er starb uff dem Snelling, ùber das er cost zu begraben uff donstag noch sant Urbans dag.*

112. AMS 1AH 203/2 f° 7r, 1545 : *Appolonia Schertzheymin von Höchstett und Diebold Schertzheim ir sun haben die ordnung geschworen, und ist Gertrud Schertzheimin siner jugent halb des schwerens dis mols erlossen.*

113. Il s'agit de Diebold Scherzheim le vieux en 1548 et de Hans Scherzheim en 1550. Tous deux sont de Hochstett (AMS 1AH 203/2).

114. AMS 1AH 203/2.

115. Il s'agit de Jörg Gramp le jeune, qui achète sa prébende pour 150 lb. et paie 3 lb. pour son ménage en 1573 (AMS V 116e f° 202r-203r). L'année d'après, le 26 I 1574, Görg Gramp le vieux prête serment à la léproserie. Il meurt en mai 1583 (AMS 1AH 203/2 f° 14r). En 1578, Jörg Gramp le jeune, de Kehl, est admis à la léproserie (AMS V 116e f° 252v-254r, 1578 XII 29). Il est exempté du serment le 1579 II 24, car il est trop jeune. Il prêtera serment le 1er septembre 1585 (AMS 1AH 203/2 f° 16r). Hans Gramp, de Kehl, est entré à la léproserie le 1er mai 1581 et en a été renvoyé le jeudi saint de l'année 1583 (AMS 1AH 203/2 f° 15v).

116. AMS V 116e f° 10v-11v, 1561 V 12 : *Rudolf Schmitt von Kehl, mit der schwaren kranckheit des ussatzes beladen* [...].

117. AMS V 116e f° 51r-52v, 1568.

lépreuses. La fille Sophie entre à la léproserie[118], mais nous ignorons le destin de sa mère, pour qui Jacob demande au Magistrat l'autorisation de la garder à la maison dans une chambre à part, car elle est difficilement transportable[119]. Pour Strasbourg, la lèpre familiale connue d'après les documents qui nous sont parvenus est de l'ordre de 6 %. Touati est arrivé à des conclusions similaires pour la province ecclésiastique de Sens[120]. Ces chiffres semblent indiquer la faible contagiosité de la lèpre. On estime actuellement que le risque de contagion est essentiellement "dépendant des phénomènes de résistance immunologique. Ainsi, la fréquentation des malades comme leur ségrégation ne seraient d'aucune incidence directe notable sur l'endémicité"[121]. Le cas de Conrad Müller semble confirmer ces propos. Ce prêtre, nommé à l'église Saint-Gilles de la léproserie le 23 décembre 1454[122], est régulièrement cité dans cette fonction jusqu'à la Saint-Martin 1501[123]. Conrad Müller, qui était également conseiller de la *Landvogtei*, curé de Schweighouse en 1481 et 1490[124], a donc passé au moins 47 années au service des lépreux, apparemment sans contracter la maladie[125]. Il ne semble pas avoir délégué ses fonctions de chapelain à la léproserie, car il est régulièrement cité dans les comptes.

2.2.2.7. Les lépreux sont-ils uniquement atteints de lèpre ?

La cécité, qui fait partie du tableau clinique de la maladie aujourd'hui encore[126], est signalée à quatre reprises dans les sources étudiées. En 1555, le fils de Wölfel, Diebold de Haguenau, lépreux et aveugle, achète une prébende à la léproserie Saint-Gilles[127]. Il en est de même pour Sophie, la fille de Jacob

118. AMS V 116e f° 254r-255r, 1579 II 16.

119. AMS II 37a/7, 1579 : *sie doch dise zeit dermaßen mit vilen blöd- und kranckheiten beladen, das weil sie mehrertheils im beth ligen muß, man sie niergent hin on großen schaden bringen und fürdern könnte ; es nimmt auch solche ire schwach- und blödigkeit leider nit ab, sonder von tag zu tag ie lenger ie mehr zu.*

120. TOUATI, Maladie, p. 324 : « la lèpre familiale concerne à peine 10% des lépreux recensés ».

121. TOUATI, Maladie, p. 83.

122. HANAUER A. et KLELE J. (éd.), *Das alte Statutenbuch der Stadt Hagenau*, Haguenau, 1900, p. 206, n° 193.

123. AMH AH 91, 1501.

124. BARTH M., *Handbuch der elsässischen Kirchen im Mittelalter*, 1960-63 (= AEA 27-29), c. 1270, cite AMH JJ 241/25 et AMH GG 36/10. Il convient néanmoins d'être prudent dans l'identification de ce personnage. Le fichier de Louis Schlaefli, que je remercie, cite deux homonymes prêtres : Conrad Müller, pléban à Berstheim, fonde une messe anniversaire pour lui et pour Conrad Müller, pléban à Schweighouse (AMH GG 221 f° 29).

125. Il est vrai qu'un de ses homologues strasbourgeois a eu moins de chance. Lorenz Müntzberger est nommé chapelain à Rotenkirche en 1505 (AMS 1AH 4605). On le retrouve par la suite sous le nom de Müntzinger. En 1517, il est atteint de lèpre (AMS V 116h f° 32r). D'après le compte de 1518/1519, la léproserie lui prête de l'argent pour faire une cure à Baden-Baden (AMS 1AH 4605).

126. Cf. p. 59 n. 15.

127. AMH AH 93, 1555 : *15 gulden ... für die pfründe, so sù Diebolten, Welfels Diebolts sune, welcher leprosus und darzu blynt gewesen, gekaufft hat.*

Muller[128]. En 1576, les religieuses de Saint-Nicolas-aux-Ondes de Strasbourg donnent 6 ß à Apollonia, une femme aveugle résidant à la léproserie de Reichshoffen, pour qu'elle puisse se rendre aux bains[129]. Anna Stock, résidant à Rotenkirche en 1544, est également privée de la vue[130].

En plus du risque de cécité, la lèpre pouvait conduire à la mutilation des extrémités. À la léproserie Saint-Ladre de Metz, à partir du milieu du 16e siècle, les malades furent autorisés à utiliser des couteaux pointus, car "leurs mains n'avaient que peu de doigts"[131]. Quant aux lésions touchant les orteils, elles condamnent le malade à adopter un rythme lent et rendent l'accès aux chemins pentus très ardu, car sans orteils, on ne peut freiner sa course[132]. Il n'est pas impossible que Hans Schwing de Waldshut, qui est de passage à la léproserie de Rotenkirche en 1590, souffre d'un handicap lié à la lèpre. En effet, les sources le qualifient de lépreux et contract (*ein lammer ußsetziger knab*)[133]. Les fouilles archéologiques réalisées au cimetière de la léproserie d'Aix-la-Chapelle ont mis en évidence des déformations de la clavicule liées à l'utilisation prolongée de béquilles s'ajustant sous l'aisselle[134]. Comme le montrent ces exemples, le malade atteint de lèpre n'est pas seulement lépreux. Les mutilations qui accompagnent la maladie font de lui un *homo debilis*.

L'étude prosopographique des lépreux de Haguenau et de Strasbourg révèle une grande diversité de situations. Comme la peste, la lèpre a frappé sans distinction d'âge ou d'origine sociale. Elle n'a épargné ni la noblesse, ni les clercs, ni les religieux aux 15e et 16e siècles (cf. 3.2.2.3). Il est donc difficile d'admettre qu'au Moyen Âge la lèpre soit le fruit de la pauvreté. Cette explication gagne néanmoins en plausibilité au 17e siècle, où les habitants de ces institutions semblent fréquemment être des pauvres. Mais l'imprécision du vocabulaire utilisé ne permet pas de conclusions définitives. En effet, dans son dictionnaire, Grimm a cerné l'évolution sémantique des mots composés à partir de *gutleut* (lépreux). Il cite plusieurs exemples littéraires du milieu du 17e siècle, où ces mots peuvent également être synonymes de pauvre. Ainsi, *gutleutkind* peut signifier enfant de lépreux ou enfant de pauvre, *gutleutmann*, lépreux, pauvre ou mendiant[135].

2.2.2.8. Disparition de la maladie

On peut mesurer la disparition progressive de la maladie à divers indicateurs : la baisse du nombre de lépreux présents dans les léproseries en

128. AMS II 37a/7, 1579 I 26.
129. AMS II 39/20 f° 5r, 1576 : *der blinden Applongen, die im guttlùt huse zu Rißhoffen ist, durch Gott zu stùr in ein bad geben 6 ß.*
130. AMS V 116h, 1544.
131. SEMECAS, Lèpre en Lorraine, p. 76.
132. BORN, Vies, p. 228.
133. AMS 1AH 4605 f° 65v, 1590.
134. PRESCHER A. et WAGNER P., *Aachen, Melaten, der Friedhof des mittelalterlichen Leprosoriums an der Via Regia* (Rheinische Ausgrabungen 73), Darmstadt, 2016, p. 197-198.
135. DWB, t. 9, c. 1456-1457.

Alsace, la suppression de certaines léproseries dès les 15e et 16e siècles, ou encore l'affectation de ces institutions à d'autres fins à partir du 17e siècle (cf. 4.5). Au 18e siècle, le doute n'est plus de mise : il n'y a plus de lépreux en Alsace, alors que la maladie continue de sévir dans certains pays d'Europe jusqu'au 20e siècle. En effet, la lèpre n'a pas disparu partout en même temps. À l'échelle européenne, le rythme de l'extinction de la maladie est très variable selon les pays. Si la lèpre est en forte régression dans le Royaume de France dès le milieu du 14e siècle, elle est dûment attestée dans l'Empire jusqu'à la fin du 17e siècle, parfois jusqu'au 18e, et dans d'autres régions jusqu'au 20e siècle. Par ailleurs, la lèpre disparaît d'elle-même, avant la découverte du bacille et donc d'un traitement médical efficace. Comment l'expliquer ? À cette question, il n'y a pas de réponse unique, mais sans doute tout un faisceau d'explications possibles. Certains auteurs ont mis en avant l'isolement des lépreux, qui aurait favorisé le recul et la disparition de la maladie[136]. Cette hypothèse n'est pas satisfaisante, d'abord parce que la relégation dans une léproserie était très loin d'être une ségrégation définitive de la communauté des vivants (cf. 3.4.1.2), ensuite parce qu'elle ne tient pas compte des lépreux errants, dont le nombre semble loin d'être négligeable. Les contacts entre lépreux et gens sains étaient donc fréquents. Pour expliquer la régression de la maladie, on a également invoqué l'apparition de la tuberculose à partir du 15e siècle : la bactérie de la tuberculose étant proche parente de celle de la lèpre, la population aurait été partiellement immunisée[137]. Cette explication a le mérite de prendre en compte la pathocénose, c'est-à-dire les différents états pathologiques au sein d'une population déterminée, dans l'espace et dans le temps[138]. Elle ne suffit néanmoins pas à expliquer sa disparition. Autres facteurs favorisant l'éradication de la maladie : les progrès dans le domaine de l'alimentation et de l'hygiène. L'apparition du mouchoir – signalé dans les inventaires après décès à Bâle au début du 16e siècle[139] – a peut-être favorisé la disparition de la maladie, dans la mesure où il permettait de recueillir le mucus nasal, particulièrement riche en bacilles[140].

Comme nous venons de le constater, l'étude de la lèpre en Alsace au Moyen Âge vient conforter les résultats obtenus pour d'autres régions aussi bien en ce qui concerne la durée de séjour en léproserie, le nombre de lépreux, le rapport entre les sexes, la fréquence de la lèpre familiale. Seule exception : la

136. JEANSELME, Europe, p. 124-126. REICKE S., *Das deutsche Spital und sein Recht im Mittelalter*, 1, Stuttgart, 1932, p. 326. FLEURENT H., « La lèpre et la léproserie de Colmar pendant le Moyen Âge », *Annuaire de Colmar* 3, 1953, p. 16-28.

137. GRMEK M.D., « Préliminaires d'une étude historique des maladies », *Annales, Economies, Sociétés, Civilisations* 24, 1969, p. 1473-1483, ici p. 1478.

138. *Ibid.*, p. 1476.

139. SIMON-MUSCHEID, Randgruppen, p. 217.

140. KNEFELKAMP U., « Merkmale der Kontrolle und Ausgrenzung von Kranken in der städtischen Gesellschaft », dans BOTT G. (éd.), *Visualisierung städtischer Ordnung. Zeichen, Abzeichen, Hoheitszeichen* (Anzeiger des Germanischen Nationalmuseums), 1993, p. 231-239, ici p. 232.

maladie semble progressivement disparaître en France dès le 14e, alors qu'elle est attestée en Alsace jusqu'à la fin du 17e siècle.

2.3. Explication de la maladie sur le plan médical

2.3.1. Les différentes formes de lèpre

Tout historien qui se penche sur l'histoire des maladies se heurte à trois problèmes majeurs : celui de la dénomination de la maladie et de son évolution au fil du temps, et celui du diagnostic rétrospectif. Grmek rappelle à juste titre que "les entités nosologiques sont des concepts aux contours arbitraires qui ne découlent pas comme tels immédiatement de notre expérience vécue et qui varient dans l'espace (diversités culturelles) et dans le temps (diversités historiques)"[141]. La lèpre n'échappe pas à ces difficultés. Dans les écrits médicaux de l'Antiquité, elle est couramment appelée *elephantiasis* ou *lepra*. Dans les écrits d'Hippocrate (*corpus Hippocraticum*), le mot *lepra* désigne en fait une maladie de la peau produisant des squames, qu'il est difficile de définir plus précisément. L'*elephantiasis*, par contre, fait référence à l'aspect de la peau du lépreux, épaisse, noirâtre, semblable à du cuir comme celle de l'éléphant[142]. L'*elephantiasis* désigne la lèpre lépromateuse et apparaît sous ce nom dans le monde gréco-latin. Sa première description est celle de Rufus d'Ephèse, transmise par Oribase, qui place l'apparition de la maladie à Alexandrie, au 3e siècle avant J.C[143]. À partir du 4e siècle de notre ère, les termes de *lepra* et d'*elephantiasis* sont devenus interchangeables[144], ce qui sera d'une importance capitale pour la perception de la maladie. Si l'on rajoute à cela que la *sara'at* de la Bible, qui désigne à l'origine une affection provoquant des squames et pouvant atteindre les maisons, le tissu, le cuir, qui n'a rien à voir avec la maladie liée au bacille de Hansen, a été traduite abusivement par lèpre, il n'est pas difficile d'imaginer les conséquences d'une telle confusion. Désormais "le châtiment de Dieu ne comporte pas on ne sait trop quel supplice abstrait, mais la maladie mutilante qu'on a chaque jour devant les yeux"[145]. À l'époque moderne, c'est avant tout dans les écrits des chirurgiens qu'apparaît le terme de lèpre, alors que les médecins, qui ont fait des études, préfèrent le terme d'*elephantiasis*[146].

141. GRMEK M. D., « Le concept de maladie », dans GRMEK M. D. (dir.), *Histoire de la pensée médicale en Occident, 1 : Antiquité et Moyen Âge*, Paris, 1995, p. 211-226, ici p. 213.

142. Voir aussi à ce sujet GRMEK, Maladies, p. 242 : « Le gros problème pour l'historien des maladies, c'est que, chose étonnante, dans les traités strictement médicaux de l'Antiquité, le terme *lepra* ne se rapporte certainement pas à la maladie que nous appelons aujourd'hui ainsi ».

143. JACQUART J., THOMASSET C., *Sexualité et savoir médical au Moyen Âge*, Paris, 1985, p. 251.

144. *Ibid.*

145. *Ibid.*, p. 251.

146. WITTERN R., « Die Lepra aus der Sicht des Arztes am Beginn der Neuzeit », dans *Aussatz, Lepra, Hansen-Krankheit. Ein Menschheitsproblem im Wandel*, Ingolstadt, 1982, 1, p. 41-50, ici p. 41-42.

Dès l'Antiquité, les médecins ont essayé de définir les différentes formes de lèpre. Vers l'an 1000, Aboulkassim, un médecin arabe, développe la théorie des quatre sortes de lèpre correspondant chacune à une humeur du corps. C'est ainsi qu'un excès de bile noire engendre l'*Elephantia*, de bile jaune la *Leonina*, de lymphe la *Tyria* et de sang l'*Alopecia*. L'*Elephantia* se caractérise par la couleur du visage qui tend vers le noir, par des taches foncées sur le corps, des yeux rouges, des paupières ridées, une voix enrouée, une peau galeuse, parsemée de bosses. Les malades atteints de cette forme de lèpre souffrent de troubles de la sensibilité. Leur caractère se transforme : ils deviennent méfiants et méchants. La variante *Leonina* donne une coloration jaunâtre au visage. Il en est de même pour les taches sur le corps et pour l'urine, qui peut être mêlée de sang. Les malades atteints de *Leonina* éternuent souvent, ont une peau rude recouverte de squames. Ils perdent leurs sourcils et après un certain temps leur nez, leurs doigts et leurs orteils, et ils deviennent très souvent coléreux. Cette variante de la lèpre touche de préférence des gens jeunes vivant dans des régions sèches et chaudes. La lèpre dite *Alopecia*, du grec *alopex* (renard), se caractérise par la chute des cheveux, sourcils et barbe, un visage rougeaud, des taches rouges sur la peau, des urines rouges et de fréquents saignements du nez. Tous ces signes mettent en évidence le rôle du sang dans le déclenchement de la maladie. Sont touchées de préférence des personnes jeunes de tempérament sanguin. L'origine du nom de la quatrième variante, la *Tyra*, est controversée, mais semble correspondre à la forme nommée *Serpentina*, car le malade perd la peau comme le serpent qui mue. Par ailleurs, il est pâle de visage, a des taches blanchâtres sur le corps et une urine épaisse et blanche. Comme cette maladie est engendrée par la lymphe, ce sont surtout des personnes âgées, de tempérament froid et humide qui sont touchées, et parmi elles, plus de femmes que d'hommes, car la nature des femmes est plus froide que celle des hommes. Aux yeux de la médecine traditionnelle reposant sur la théorie des quatre humeurs, ce schéma a le mérite d'être simple, mais il ne tient pas compte du fait que le plus souvent, le malade présente des symptômes des diverses formes de la maladie[147]. Néanmoins, au fil du temps, l'expression clinique de la lèpre devient familière aux auteurs médiévaux, comme en témoigne la description suivante : « Cette maladie rend la voix enrouée comme celle d'un chien qui a longtemps aboyé, et cette voix semble plutôt sortir par le nez que par la bouche. Le visage du malade ressemble à un charbon demi éteint ; il est onctueux, luisant et enflé; il est semé de boutons fort durs, dont la base est verte et la pointe blanche, et en général son aspect donne de l'horreur ; … son front forme divers plis qui s'étendent d'une tempe à l'autre ; ses yeux sont rouges, enflammés et ils éclairent comme ceux d'un chat ; ils s'avancent au-dehors, mais ils ne peuvent se mouvoir à droite ni à gauche ; ses oreilles sont enflées et rouges, mangées d'ulcères vers la base, et environnées de petites glandes ; son nez s'enfonce à cause que le cartilage se pourrit …. Toute sa peau est couverte ou d'ulcères … ou de taches blanches et d'écailles … ; elle est inégale ; rude et insensible, soit qu'on la pince, soit qu'on la coupe … Il

147. *Ibid.* p. 46-47.

vient à ce degré d'insensibilité qu'on lui perce avec une aiguille le poignet et les pieds, sans qu'il en souffre aucune douleur. Enfin le nez, les doigts des mains et des pieds, et même ses membres se détachent tout entiers »[148]. Lorenz Fries, en 1529, reprend ces différentes variantes de la lèpre, qu'il a trouvées dans les écrits d'Avicenne[149].

2.3.2. Les causes de la lèpre

Renate Wittern a étudié la lèpre dans les écrits de neuf médecins des 16e et 17e siècles. Parmi eux, on relève deux Alsaciens, Hans von Gersdorff et Lorenz Fries. Tous sont unanimes pour rendre un excès de bile noire responsable de la lèpre. Cette dernière peut être suscitée par des mets salés et épicés, des vins forts, par de la viande grasse comme celle du porc, de l'âne ou de l'ours. Certaines variétés de poissons sont également susceptibles de favoriser le déclenchement de la lèpre[150], de même que les escargots, les pois, les fèves, les lentilles[151]. Pour ces derniers, on ne peut s'empêcher de penser à la ressemblance de ces mets avec les abcès provoqués par la maladie : le principe d'analogie qui a marqué la médecine médiévale est également à l'œuvre ici. Par ailleurs, trop de travail, la pauvreté et la misère, les soucis et la peur peuvent entraver le bon dosage des humeurs et entraîner la lèpre. Si l'excès de bile noire n'est pas évacué par les hémorroïdes, la menstruation ou les abcès, la maladie peut se développer. Autre facteur étiologique expliquant le développement de la maladie : l'obstruction de la rate, qui ne peut plus évacuer la bile noire. L'hérédité tient également une place importante dans le déclenchement de la lèpre. Si l'un des parents est lépreux, l'enfant le sera aussi, de même que s'il est conçu pendant les menstruations ou si un lépreux a des rapports avec une femme enceinte[152]. Mais pour Fries, la lèpre est aussi une maladie professionnelle. Ainsi les pêcheurs, exposés aux vapeurs délétères qui montent de l'eau, ou les mineurs, en particulier ceux qui extraient de

148. Cité par BARIETY M., COURY C., *Histoire de la médecine*, Paris, 1963, p. 381-382.

149. FRIES L., *Spiegel der Artzney*, Strasbourg, 1529, f°140r-v : *die aussetzigkeit ist ein boese kranckheit, welche kumt von der schwartzen colera, gespreyt durch den ganzen leib, davon dann die complexion und form der glider zerstört werden, auch ir figur, und zuletst werden sye genagen, also das die glider hinfallen, ..., und ist dreyerley. Die erst heißt Tiriasis, verglichet dem gifftigen schlangen Tiro ... Die ander heißt Alopitia, von einem fuchs, wann alops in kriechischer zungen fuchs heisset ; die drit Leonina, von der vergleichniß, so sy mit den löwen hat. Die vierd Elephantia* [von] *helffant.*

150. Tafur, descendant le Rhin entre Bâle et Strasbourg, est impressionné par le nombre de léproseries. Il ajoute que cette maladie serait provoquée par la consommation excessive de poissons et la consommation insuffisante de vin et de vinaigre. STEHELIN K., THOMMEN R. (éd. et trad.), « Aus der Reisebeschreibung des Pero Tafur 1438-1439 », *Basler Zeitschrift für Geschichte und Altertumskunde* 25, 1926, p. 45-107, ici p. 55 : *Der Fluß ist zu beiden Seiten stark besiedelt mit vielen Städten, Ortschaften und Schlössern, die sehr nahe bei einander liegen, und mit vielen ausgezeichneten Kirchen und Klöstern ; und Siechenhäusern für Aussätzige giebt es in ganz unglaublicher Anzahl ; daran soll das viele Fischessen und der spärliche Wein und Essig schuld sein.*

151. WITTERN, Lepra, p. 43.

152. *Ibid.* JACQUART J., THOMASSET C., *Sexualité et savoir médical au Moyen Âge*, Paris, 1985, p. 254.

l'arsenic, et les alchimistes qui travaillent avec de l'arsenic et du mercure ont de fortes chances de contracter la maladie[153]. Autre cause, souvent invoquée : la contagion. Pour Fries par exemple, la cohabitation avec un lépreux expose au risque de contagion, car leur sueur, leur haleine et toute émanation de leur corps peuvent provoquer la maladie par empoisonnement de l'air[154].

2.3.3. La lèpre, une maladie contagieuse ?

Avant toute chose, il convient de préciser le sens du mot "contagion" et son évolution au fil du temps et de se souvenir des différences existant à ce sujet d'une culture à l'autre. Arétée de Cappadoce, qui a probablement vécu au premier siècle après Jésus-Christ, évoque clairement la contagiosité de la lèpre au sens où nous l'entendons aujourd'hui et la peur qu'elle inspirait : "Qui ne voudrait pas fuir ces malades et qui ne se détourne pas d'eux avec horreur, même s'il s'agit de son propre fils, père ou frère ? On craint la transmission du mal. Pour cette raison, d'aucuns abandonnent dans le désert ou dans les montagnes leurs proches les plus aimés et leur apportent de temps en temps des vivres, ou délaissent même cela en les faisant périr"[155]. D'autres civilisations antiques ont procédé de la sorte.

En Europe, au Haut Moyen Âge, la contagion est synonyme de maladie[156]. À la fin du 12e siècle encore, Gilles de Corbeil l'emploie dans le sens d'infection, de corruption ou de putréfaction. Il « s'applique à l'évolution pathologique interne du corps peu à peu imprégné de "l'humeur vénéneuse" [...]; il désigne essentiellement la propagation de la lèpre née en son sein même, non sa transmission externe »[157]. C'est à partir des années 1220-1230 que l'on observe un changement dans ce domaine. En 1253, la *Summa aurea* de Henri de Suse distingue une lèpre contagieuse d'une lèpre qui ne l'est pas[158]. La contagion telle que nous la concevons aujourd'hui apparaît donc dans la 2e moitié du 13e siècle. Pour arriver à cette conception scientifique, François-Olivier Touati explique qu'il a fallu "opérer une distinction abstraite entre l'entité morbide et le corps ou l'individu porteur"[159]. Pour lui, "de nombreux obstacles s'opposaient à cette dichotomie : les caractères épidémiologiques propres à la lèpre, l'absence d'outillage conceptuel ou matériel en bactériologie, la propension de la théorie humorale à concevoir

---

153. FRIES, Spiegel der Artzney, f° 140 r-v : *Deßgleichen so kompt die ussetzigkeit vil von etlichen handtwercken, als welche vil gifftiger dempff von dem wasser entpfahen, als die fischer, oder uß dem erdrich, als die berckleüt und die, so den arsenicum graben, welche von dem hütten rauch gemeinlichen ussetzig werden. Deßgleichen etliche Alchimisten, so mit dem Mercurio, Arsenico und dergleichen ding handlent.*

154. FRIES, Spiegel der Artzney, f° 112r : *Ursach, das diser gebrest erblich ist und allen beywonenden leuten schadet mit vergifftung des luffts.*

155. GRMEK, Maladies, p. 253.

156. TOUATI, Historiciser, p. 169, cite Grégoire de Tours, qui au 6e siècle emploie le terme indépendamment de toute référence à la lèpre.

157. *Ibid.*

158. *Ibid.*, p. 175.

159. *Ibid.*, p. 170.

le corps et sa pathologie comme un monde clos"[160]. Il importe de relever que lorsqu'on se met à considérer la lèpre comme contagieuse au sens moderne de transmission pathogène – à partir de la 2e moitié du 13e siècle – la plupart des léproseries existent déjà depuis un certain temps dans le Royaume de France. L'allégation assimilant les léproseries à des lieux d'enfermement des lépreux pour éviter la contagion, souvent véhiculée par l'historiographie, s'avère donc anachronique pour le Royaume de France. En Alsace, la situation semble à première vue différente : les léproseries n'apparaissent dans les sources qu'à la fin du 13e siècle, si l'on excepte les cas de Strasbourg, où une telle institution existe très probablement avant 1234, et de Colmar où elle est citée dès 1259 (cf. p. 252). Nous verrons que, malgré ce décalage chronologique, les léproseries alsaciennes n'étaient pas non plus des lieux uniquement conçus pour l'isolement des malades atteints de lèpre. Par ailleurs, il est intéressant de relever que dans les pays germaniques, le mot *Aussatz* (du verbe *aussetzen* – mettre à l'écart) ne devienne synonyme de lèpre qu'au 14e siècle[161]. Cette évolution sémantique nous rappelle que l'attitude à l'égard de cette maladie a évolué au fil du temps. Elle rejoint également les observations faites par Touati à ce sujet. Ce n'est peut-être pas un hasard si au début du 14e siècle, à deux reprises, le mot *infectis* est employé pour désigner les lépreux[162].

Cette nouvelle perception de la lèpre comme maladie contagieuse, qui apparaît dans la 2e moitié du 13e siècle, engendre la peur : à Strasbourg, dès le début du 14e siècle, la ville paie 5, puis 10 ß à celui qui est chargé de chasser les lépreux de la ville[163]. Dans la 2e moitié du 14e siècle, le Magistrat de Bâle décrète l'expulsion des personnes atteintes des maladies suivantes : la peste bubonique, la phtisie, l'épilepsie, la gale, la vengeance de saint Antoine (ergotisme), le charbon, le trachome et la lèpre[164]. Le texte précise encore que ceux qui en sont atteints sont tous à éviter, car ils transmettent le mal. C'est pourquoi il faut les chasser de la ville pour que les gens sains

160. *Ibid.*

161. DWB, s.v. Aussatz.

162. SUB III n° 900 p. 273, 1318 VI 27 : *legavit leprosis sive infectis domus leprosorum apud Rotenkirchen*. En 1306, la chapelle de la léproserie est désignée par l'expression *capella infectorum* (AMS 1AH 911/12).

163. Extrait des comptes de la ville de Strasbourg par J. Wenker, 1AST 176/II p. 303 = f° 151r, 1300-1324 (tout au début, donc en 1300 ou peu après) : *5 ß servo leprosos expellenti. Ibid.* p. 313 = f° 156r, 1323 : *servis custodientibus leprosorum 10 ß. Ibid.* p. 326 = f° 162v, 1360 : *Expulsori leprosorum 10 ß* (*ita jerlich* [mot illisible] *vorhero*, note de Wenker). AMS V 55/1, 1393, Dépenses de la ville de Strasbourg : *It. Cüntzelin des lonherren kneht, der die guten lüte ußtribet, 10 ß.*

164. StAB Ratsbücher A 5 f° 22r : *Wele siechtagen ze schùhende sient und wele lùte, die semlich siechtagen hant, von der stat triben sol* (sic). *Der erste siechtag ist ein durchspitzige suchte, als mit den bullen loufft. Der ander siechtage ist die kurtzen atem, als die lùte habent, den die lunge in die kelen gat oder wachset. Der dritte siechtag ist der vallende siechtage. Der vierde siechtage ist die stiebende rude. Der fünft siechtage ist sant Anthonyen rahe. Der sechste siechtage ist gifftige geswere. Der sibende siechtage ist ougen geswer. Der achtoste siechtage ist miselsùchtig oder veltsiech.*

ne soient pas contaminés[165]. La transmission de la maladie, telle que nous la concevons aujourd'hui, est évoquée sans ambiguïté dans ce texte. Nous savons aujourd'hui que certaines de ces maladies sont contagieuses (la peste), d'autres non (l'épilepsie, le feu Saint-Antoine), d'aucunes faiblement (la lèpre). Or, pour l'homme médiéval, toutes les maladies citées dans ce décret sont contagieuses. Pourquoi ? Quels sont les critères qui permettent de classer telle maladie parmi les maladies contagieuses au Moyen Âge ? Mise à part l'épilepsie, toutes les maladies citées affectent gravement l'intégrité corporelle de celui qui en est atteint : bubons, crachats sanguinolents pour la peste, abcès, déformations et pourrissement pour la lèpre, qui en arabe a pour nom la mutilation (*djudham*)[166], squames, gangrène pour la plupart des autres maladies. La maladie s'inscrit dans la chair de façon telle qu'elle effraie les contemporains et qu'elle semble donner raison à Grégoire le Grand quand il affirme que "le corps est l'abominable vêtement de l'âme". Par ailleurs, son emprise est telle qu'elle ne peut être ni cachée ni niée. L'épilepsie aussi engendre la peur, car, dans la mentalité médiévale et moderne, seul le démon peut être à l'origine des crises spectaculaires liées à la maladie[167].

La crainte de la contagion était réelle, car le règlement bâlois n'est pas resté théorique. En effet, comme à Strasbourg, les comptes de la ville de Bâle mentionnent régulièrement le paiement de la personne chargée de chasser les malades atteints de ces affections[168]. Nous savons aujourd'hui que la lèpre elle-même n'est que faiblement contagieuse. À partir du 14e siècle, par contre, on croyait fermement qu'elle l'était. En 1450, Hans Nigart est renvoyé de la léproserie de Strasbourg, car il a eu des relations sexuelles avec Nese Lupfstein. Le motif du renvoi est clairement exprimé : pour que d'autres personnes saines

---

165. StAB Ratsbücher A 5 f° 22r-v : *So sint si doch alle ze schùhende, wond si gand eins von dem andern an. Und sol man die selben lùte, wo man die weiß, von der stat heißen gan, umb das die anderen, die gesunt sint, nyt den selben gebresten entphachent.* Sudhoff, historien de la médecine, doute que cette ordonnance ait été appliquée, car les maladies citées sont extraites d'un *Regimen Sanitatis Salernitatum*, repris par Bernard de Gordon dès 1307 : SUDHOFF K., « Die acht ansteckenden Krankheiten einer angeblichen Baseler Ratsverordnung vom Jahre 1350 », *Wiener medizinische Wochenschrift* 48, 1913, p. 219-227. WACKERNAGEL R., *Geschichte der Stadt Basel*, II, Bâle, 1916, p. 549, contredit cette affirmation. Pour MARTIN A., « Die sogenannten acht Baseler Siechtage », *Schweizerische medizinische Wochenschrift* 52, 1922, p. 939-41, ici p. 941, cette ordonnance ne s'appliquait qu'aux étrangers.

166. BERIOU N. et TOUATI F.O., *Voluntate Dei leprosus. Les lépreux entre conversion et exclusion aux XIIe et XIIIe siècles,* Spoleto, 1991, p. 35.

167. MUCHEMBLED R., *La sorcière au village 15e-18e s.*, 1979, p. 69. Le médecin Jean Tascil, dans un *Traité de l'épilepsie* publié à Lyon en 1602, impute cette douloureuse maladie au démon : « Il vient comme un vent malin, à attaquer le cerveau comme principe des sentiments, et siège de la raison ». TEMKIN O., *The falling sickness : a history of epilepsy from the Greeks to the beginnings of modern neurology*, 2e éd., London, 1994 (1ère éd. 1945), p. 86-92. KATAJALA-PELTOMAA S., « Demonic possession as physical and mental disturbance in the late medieval canonization processes », dans KATAJALA-PELTOMAA S. et NIIRANEN S. (éd.), *Mental (dis)order in later medieval Europe* (Later Medieval Europe 12), Leiden, 2014, p. 108-127.

168. WACKERNAGEL R., *Geschichte der Stadt Basel*, II, 1916, p. 549.

ne tombent pas malades par de tels agissements[169]. Le quêteur de la léproserie de Strasbourg peut lui aussi être un vecteur de contagion : s'il fréquente les bains à la léproserie, il lui est défendu de pénétrer dans les étuves de la ville[170]. Cette interdiction contenue dans le règlement de la léproserie reflète la peur de la contagion. Le Magistrat de Strasbourg n'hésite pas à appliquer des sanctions sévères en cas de non-respect de ces interdictions. C'est ainsi qu'en 1450, un lépreux prénommé Mauritius est banni du diocèse [de Strasbourg], car il a fréquenté les bordels de la ville[171]. La peur de la contagion de la lèpre apparaît fréquemment dans les archives au 15ᵉ siècle.

En 1446, Peter Schriber, un greffier du tribunal de Haguenau soupçonné d'être lépreux, n'est plus toléré dans la *trinkstube*, une sorte de club où les hommes d'un même milieu se réunissaient et où ils prenaient leur repas en commun. Ses compagnons le craignaient tellement à cause de la lèpre qu'ils ne voulaient plus manger avec lui et qu'ils brisaient tous les cruchons et tous les verres dans lesquels le malheureux greffier avait bu[172]. La salive du lépreux passait pour empoisonnée, ce qui d'après Ambroise Paré justifie les règlements qui imposent aux lépreux de boire uniquement dans leurs propres gobelets[173]. Dans la mentalité médiévale, la lèpre peut donc se transmettre aux hommes, aux objets, mais aussi aux animaux. L'interdiction faite aux bouchers de Saverne d'acheter ou de débiter un cochon ayant été élevé par les lépreux de la ville ou d'ailleurs est éclairante à ce sujet[174]. On la rencontre également à Mons, à Angers et dans la région d'Agen[175].

Les exemples se multiplient au début de l'époque moderne. Au 16ᵉ siècle, la lèpre est décrite comme une maladie "effroyable et contagieuse" (*die erpliche abscheuchliche krankheit der malecey*)[176]. En 1529, une lépreuse prénommée

---

169. AMS V 116h f° 8 : *das ander schöne lutte dovon nit in bresten komen möhtent.*

170. AMS V 116h f° 58v, 15ᵉ s. : *Weler klingeler ouch in die badestube zu den siechen ged, der sol donoch in dieser stat in keine badestube gon, alle wile er uff dem hoffe dienet ; und wanne er solliches verbreche, so sullent in die pfleger darumb stroffen und bessern.*

171. AMS III 1/3/2, 1450.

172. AMH AH 87/3 : ... *das sich sin [Peter Schriber] gestalt also gezoiget hat, als das in die stubengesellen eins teils uff der selben stuben geschuhet haben, von des gebresten der malatie wegen ... und nit me mit im gewellet essen und ouch die drinckgeschirre, daruß er getrunken hat, gleser und krusen, zerschlagen und von wege geton ...*

173. WITTERN, Lepra, p. 43.

174. AM Saverne 1/Ia f° 2 v, Règlement des bouchers, 1497 : *Item es soll kein metziger kein schwein ußhawen noch kauffen, das die gutten lewt hie oder anderswo gezogen haben, oder sunst ölmessig fleisch, es sey schweynen oder ryndern fleisch, by der peen 30 ß.*

175. DE KEYZER W., « Une léproserie en mutation : la bonne maison Saint-Ladre de Mons aux XIIIᵉ et XIVᵉ siècles », *Annales de la société belge d'histoire des hôpitaux* 14, 1976, p. 5-25, ici p. 9 : À Mons, au 14ᵉ siècle, l'élevage et la vente des porcs sont interdits également aux lépreux et aux barbiers. IMBERT, Hôpitaux en droit canonique, p. 181 : Les bouchers d'Angers « jurent que ilz ne achèteront porc de meseaux, de mareschaux, ne de barbiers ». BERIAC F., *Histoire des lépreux au Moyen Âge : une société d'exclus*, Paris, 1988, p. 190 : Les coutumes de Pouy-Roquelaure en 1303 s'en prennent à la viande produite par les mesels, de même une ordonnance de police plus tardive au Mas-d'Agenais.

176. AM Rouffach AA 5, 1583 XI 19. D'après Grimm, DWB, *erblich* a le sens non seulement d'héréditaire, mais aussi de contagieux, sens qu'il a conservé dans les dialectes alémaniques.

Lisbeth est renvoyée de la léproserie pendant un an, car elle a donné à sa mère une fourrure qu'elle avait portée à la léproserie[177]. Si en 1583, le Magistrat de Rouffach cherche à isoler Diebold Heerlin, atteint (ou soupçonné ?) de lèpre, c'est pour que d'autres ne soient pas contaminés[178]. En 1577, Hans Rein, un lépreux de Boersch, revient vivre chez les siens, alors que les médecins qui l'ont examiné lui ont ordonné d'éviter les contacts avec sa femme et ses enfants, de peur de les contaminer[179]. Lorsque Jacob Muller adresse une supplique au Magistrat de Strasbourg pour pouvoir garder sa femme lépreuse, difficilement transportable, à la maison, il promet d'éloigner ses enfants[180]. Autre exemple : en 1626, comme chaque année, les lépreux sollicitent du Magistrat de Strasbourg l'autorisation de chanter devant les églises et de quêter à l'occasion du Nouvel An. Le Magistrat a des scrupules : si la neige reste jusqu'à Nouvel An [rétrécissant le passage libre dans les rues], les habitants devront y passer très près des lépreux. En conséquence, le Magistrat exige qu'on demande instamment aux lépreux de ne pas s'avancer trop loin dans la rue pour ne pas incommoder les passants[181]. En 1658 encore, Mathias Albrecht, de Sélestat, doit payer une livre d'amende, car il a enfreint les ordres et hébergé des lépreux avec lesquels il a eu des contacts très étroits. Pour cette raison, on a peur de lui[182].

Ces exemples montrent clairement comment on concevait le phénomène contagieux : on pensait que la transmission se faisait par les contacts, par les rapports sexuels et par l'haleine[183]. Ainsi, même si l'homme médiéval ne connaissait pas les mécanismes scientifiques de la transmission des maladies, l'intuition qu'il en avait était assez proche de la vérité.

---

177. AMS V 116h f° 38r, 1529 : *Lisbeth, Eigels dochter Under Wagner, hat irer mutter einen alten beltz geben, den sie uff dem hof gedragen und gebrucht hat, darumb sie ein jor den hoff verloren.*

178. AM Rouffach AA 5 f° 53r, 1583 I 22 : *damit dann solche sucht bey andern, so umb inen wohnen müessen, nit ebenmässig einreiß.*

179. AMS 117Z 2044, p. 96-97, 1577 IX 14 : *so mechten auch ettwan sein weib und khinden darmit erplogt werden, wie dan die Doctores, so inen besichtigt haben, ime bevolhen, seiner frauwen und khinder so vil im ermiglichen mießig zu gehn.*

180. AMS II 37a/7, 1579 : *so wille ich ... meine zwen jüngere knaben, so gleichwol noch bey mir gern wie dan alberait im werck, von mir thun und inen sonsten auserhalb meiner behausung anderswo ir underhaltung verschaffen.*

181. AMS 1R 108 f° 235v, 1626, *Ward in umbfrag errinnert, es seye beschwerlich, wan der schnee bis dahin ligen pleybt, das man also hart für diese leut in der bahn hingehen muß. Erkannt : wirdt den sondersiechen das singen und samlen erlaubt, doch soll ihnen ernstlich zugesprochen werden, sich nicht zu weit in die straß zu stellen und auff den gaßen den fürübergehenden nicht beschwerlich zu seyn.* En 1597 et 1598, les lépreux sont autorisés à chanter dans les rues à condition de ne pas s'approcher trop près des gens (*das sie nit zu nehe zu den leutten gehen* : AMS 1R 76 f° 594r, 1597 XII 22) ou de ne pas occuper toute la largeur de la rue (*das sie nit die gantze gassen einnehmen, das niemandt fürüber kann* : AMS 1R 77 f° 493v, 1598 XII 18).

182. AM Sélestat BB 83 f° 316v, 1654-1658, 1658 IX 26 : *Mathias Albrecht soll, weil er die guetleüth wider obrigkheitlichen befelch uber nacht beherberget und sich mit ihnen gar zu gemein macht, und deszwegen gescheücht würdt, 1 lb. zue frevell geben.*

183. JACQUART, THOMASSET, Sexualité, p. 252.

Néanmoins la peur de la contagion de la lèpre est soumise à des facteurs extérieurs et a évolué au fil du temps. Quand apparaît la syphilis à la fin du 15e siècle, l'horreur inspirée par la lèpre, sans disparaître, semble atténuée, relativisée par la nouvelle maladie. En effet, lorsqu'en 1494 le Magistrat de Rouffach veut loger les syphilitiques à la léproserie, croyant qu'il s'agit d'une nouvelle forme de lèpre, les lépreux refusent, se considérant plus sains que les syphilitiques[184]. Au début du 16e siècle, les lépreux de Bâle refusent d'accueillir un barbier atteint non seulement de lèpre, mais aussi de syphilis. Ils supplient le Magistrat de le loger à part, de lui procurer une servante uniquement pour lui et d'installer des toilettes pour son seul usage. Les lépreux de Sankt Jakob de Bâle soulignent en conclusion que dans les autres villes aussi, les syphilitiques sont logés à part et disposent d'un personnel particulier[185]. La nouvelle perception de la lèpre liée à l'apparition de la syphilis n'avait pas échappé à Geiler de Kaysersberg, le célèbre prédicateur de la cathédrale de Strasbourg. Lors d'un de ses sermons, il prend la défense des syphilitiques qui meurent sans secours dans les rues de la ville et lance du haut de la chaire : "Vous savez qu'il y a des pauvres dans le plus grand dénuement, dans la nudité et dans la gale de cette maladie inouïe, qui les souille, dans le visage et sur tout le corps, et qui les brûle surtout dans les parties génitales, à tel point qu'il est beaucoup moins honteux et plus supportable d'être lépreux que d'être infecté de cette gale"[186]. Agrimi et Crisciani évoquent à raison un transfert des valeurs négatives de la lèpre à la syphilis[187].

Ce recul de la peur d'une éventuelle contagion de la maladie aussi bien que de l'impureté qui lui est liée est perceptible à l'époque moderne. La vente des habits des lépreux témoigne de cette évolution : au début du 17e siècle,

---

184. BERLER M., *Chronik*, dans *Code historique et diplomatique de la ville de Strasbourg*, I/2, 1848, p. 1-130, ici p. 106, 1494 : *Zu Ruffach underschlug man der feldsyechen stub und vermeint, es wer ein geschlecht der maltzey, und solten also beyeinander wonnen. Das wolten die maltzen nitt thun und vermeinten etwas gesunder syn. Do teilt mans wieder voneinander.*

185. Staatsarchiv Basel, Sankt Jakob Siechenhaus H5 (entre 1503 et 1523). Les *Pfleger* au Magistrat : *so werden wir durch die ... armen sondersiechen berichtet, wie das uwer strenng ersam wysheit den schärer vonn Wallemburg ußs dem hus Liestal alhar zu Sannt Jacob erkennt hab. Da werde inen den armen, durch iren bader geseyt, das derselb schärer zu der krankheit der mallentzy mit den bössen plätern beschwertt sig, den sy nitt wissen noch mogen erlyden, dann sy an irer kranckheit on das gnug verschmechung lyden mussen. Bitten also, unns uwer strenge günstige wisheit von irnt wegen anzekeren, wo sy den ye inn einem gotzhus Sannt Jacob wissen und haben wellen, das man ime dann ein eigne behußung unnd junckfrowen, ouch ein eigne prophet buwen und zugeben welle, dann sy sonst dehein gemeine junckfrowen oder wartterin weder umb gold noch gelt by inen behalten konndten noch mochten. Es sye ouch inn anndern stetten der bruch, das die platterten mitt eignen gemachen unnd junckfrowen versehen werden.*

186. PFLEGER L., « Auftreten der Syphilis in Straßburg », *ZGO* 72, 1918, p. 166, cite le premier sermon de la série de *gemmis spiritualibus*, dans *Sermones et varii tractatus Keiserspergii* (Straßburg, Grüninger 1518), f° 35v : *Scitis quia pauperes sunt in egestate maxima, in nuditate et morbi illius inaudite scabiei, quae eos adeo oblivit, facie totoque corpore : presertim in pudentis eosque urit, ut longe minus turpe sit et tolerabilius esse leprosum quam tali scabie infectum, solo hoc dempto, quod hec curabilis, lepra autem non.*

187. AGRIMI J. et CRISCIANI C., « L'assistance dans la civilisation chrétienne médiévale », dans GRMEK, Pensée médicale, p. 171.

les effets ayant appartenu à des lépreux de Sattelloese sont régulièrement vendus aux enchères[188]. Par contre, dans la 2e moitié du 15e siècle, le Magistrat de Strasbourg défend la vente des habits et du ménage des lépreux devant les Franciscains ou sur les marchés de la ville, sous peine d'une amende de 30 ß et de destruction de la marchandise par le feu[189]. Dans cette ville, au 16e siècle encore, la revente d'habits est tolérée uniquement entre les lépreux[190]. Autre indice du recul de la peur de la lèpre à l'époque moderne : en 1590, le Magistrat de Strasbourg cherche à désengorger l'hôpital, où les mendiants affluent en masse[191]. Une des solutions envisagées est d'envoyer les garçons et les hommes valides à la léproserie de Rotenkirche[192], dans laquelle il y a toujours des lépreux à cette date. Un siècle plus tôt, une telle mesure aurait été impensable. Au 17e siècle, la cohabitation entre lépreux et personnes saines ne pose plus problème. Comme la léproserie de Molsheim a été détruite pendant la guerre de Trente ans, on a créé une *Guetleuthstub*, littéralement un poêle pour les lépreux, à l'hôpital de la ville, en attendant la reconstruction de la léproserie en 1666[193]. Une telle situation – la présence des lépreux en ville,

---

188. ADHR 210J 1, 1606 : *It. so ist bei verganttung der Bischofferin haußrath verzert worden 2 lb. 4 ß. Ibid.* f° 69v-70r : *So dann bey verganttung Margreten Zürcherin, einer armen frauwen im sondersüechen hauß, ist erlöst worden : 1°) Uß weiberhembder erlöst 1 lb. 2°) Uß düechlin und halßmentlin 17 ß ; 3°) Uß einem par ermel und schurz 1 lb. ; 4°) Uß einem schwarzen halbdüechen rockh von Hanß Kollen 1 lb. 10 ß ; 5°) Uß einer zinnin platten, suppenkherlin und schwaißpfännlin 1 lb. 1 ß ; 6°) Uß einer kandten und trünckhkhändlin, so Christen Schön khaufft, 19 ß ; 7°) It. uß einem kesselin und alt häffelin erlößt 15 ß ; 8°) Umb ein alt bethlin und küssin erlößt 5 lb. 6 ß. Umb ein alt tröglin, het khaufft Christen Schön, 8 ß.* 1609. *It. ime Geörg Hugen ferner zehrgelt, so bey vergantung des meitlins im gutleuthaus verlossenschafft verzert worden, bezahlt 3 lb.* Voir aussi à ce sujet KIENER C., « La Sattelloese, une léproserie à Schlierbach », *Annuaire de la société d'histoire du Sundgau*, 2012, p. 197-206, ici p. 202.

189. AMS 1MR 2 f° 45r, 3e quart du 15e siècle : *Unsern herren meister und rat ist ouch furkommen, das man der guten lùte cleyder und hußrat, so die gestorben, vor den Barfüssen und uff sollichen merckten veyl habe und verkouffe. Do haben unser herren meister und rät und die XXI erkant, das sollichs fürbaß nieman tun sol ; und wer darùber solliche cleyder oder hußrat, so von den guten lùten darkomment, als vorstät, me uff sollich merckt trüge zu verkauffen, der bessert 30 ß, und man wil ernstlich hut daruff haben und erfaren, und die besserung nieman faren lossen, und darzu sollich cleyder und hußrät nemmen und verburnen.*

190. AMS 1AH 206, 1523/1524 : *It. 1 lb. 7 ß 6 d hab ich gelöset uß alten kleidern under den kinden dis jar.* AMS 1AH 4605 f° 36v,1589/1590 : *Von Martin Lingolsheim, dem knecht uff dem hoff zu der Rotenkirchen, ingenommen für ettliche alte kleyder, welche Wurtz Batten und Michel Beeren, der abgestorbenen haußbrüder seligen uff gemeltem hoff, gewesen und den anderen haußkinden darumb zu kauffen geben worden seindt, 1 lb. 4 ß.*

191. AMS 1R 67 f° 669r-v, 1590 XII 21 : … *angezeigt, das der spital mit nit allein krancken, sonder auch gesunden ùberlegt, das es zu erbarmen seie ; … der krancken [seien] 472 personen, gesunde manspersonen und buben 323, gesunde weiber und mägdlin 132, kindtbetterin 23 und 13 kinder*, soit au total 963 personnes.

192. AMS 1R 67 f° 669r-v : [Es ist] *dem haus zu Rottenkirchen vor der statt gedacht worden, die buben und mans personen daselbst hin zu ordnen.* Finalement cette solution ne sera pas retenue : les femmes et les filles seront hébergées à l'*elendenherberge*, les hommes et les garçons à la chapelle Saint-Michel : *Die weiber und meidlin soll man in die herberg nehmen, die kirch uff St . Michels bùhel zurihten, manspersonen und knaben dahin ordnen* (AMS 1R 67 f° 671v-672r, 1590 XII 23). Je remercie Jean-Marie Holderbach, qui m'a rendue attentive à ce texte.

193. AM Molsheim GG 270-GG 199, 1664 : *Item von einem stuol im spittal in die guetleuthstub*

de surcroît dans une autre institution charitable – était impensable à l'époque médiévale. Elle nous permet aussi de mesurer l'évolution des mentalités en ce qui concerne le rejet lié à la lèpre.

Par contre, il suffit qu'une épidémie survienne pour que la crainte de la contagion soit ravivée. Les comptes de la léproserie de Thann signalent que cinq années de suite, de 1593 à 1597, les autorités défendent aux lépreux d'entrer en ville pour chanter et quêter à Noël et à Carnaval, comme ils avaient l'habitude de le faire, *wegen beses lufft*[194], littéralement à cause du mauvais air. Cette expression fait peut-être référence à une épidémie, probablement la peste, qui est attestée de façon récurrente en Alsace dans la dernière décennie du 16e siècle. Quand en 1594 le fils du jardinier du noble Melchior meurt (de la peste ?) à la léproserie de Thann – il s'agit là du seul cas mentionné dans les comptes – les lépreux ne sont pas autorisés à pénétrer en ville pendant un certain laps de temps. On les dédommage [pour le produit de la quête qu'ils n'ont pu faire] en leur donnant 3 lb. 5 ß[195]. En fait, ces comptes ne sont pas faciles à interpréter : faut-il comprendre que les autorités craignaient une contamination de l'air due à la lèpre ? Dans son *Spiegel der Artzney*, Lorenz Fries explique que la contagiosité de la lèpre est liée à l'empoisonnement de l'air qui nuit à tous ceux qui habitent avec le lépreux[196]. Pour l'homme médiéval, l'empoisonnement de l'air était très certainement en corrélation étroite avec la mauvaise odeur dégagée par les malades. Au 19e siècle, le Père Damien de Molokaï témoigne à ce sujet : "Les orteils et les doigts sont rongés et tombent, une odeur fétide s'en dégage. La respiration empeste l'air. [...] Pour neutraliser cette mauvaise odeur, je me suis mis à fumer[197]".

La lèpre apparaît donc comme une construction culturelle, dont la perception est susceptible d'évoluer en fonction de facteurs externes. Pour analyser l'impact de cette maladie sur la société médiévale, il faut garder présent à l'esprit que l'attitude à son égard n'a pas été uniforme pendant des siècles. Autre écueil à éviter : les impasses de l'historiographie. En effet, « deux approches récurrentes ont fondé l'ensemble des considérations sur la lèpre, sur son éventuelle contagiosité et sa prévention. La première dérive d'une personnalisation ... des maladies, actrices à part entière de l'Histoire, "grands fléaux de l'humanité" : elle fait de la lèpre et des lépreux les emblèmes par excellence d'un sombre Moyen Âge ... Le second point de vue procède d'un syllogisme ... : la lèpre étant définitivement posée comme contagieuse, les

zu machen 3 ß. Ibid., 1665 *: Item von der guetleut stubthür im spittal fürter zu loßen 1 ß 8 d. Ibid.*, 1666 : *als bey der aufferbawung des gutleuthaus ...*

194. Par exemple en 1596, AM Thann GG 88 : *Item 2 lb. 10 ß geben den armen leidten auff die winacht, als man sie abermolen nit hatt wollen in die statt lossen singen, wegen beses lüfft, aus geheiß Diebolt Nusbaums des oberpflegers.*

195. AM Thann GG 88, 1594 : *Item als Junckher Melchiors garttners buebe im gueten hauß gestorben an der besen sucht, haben sie ein zeidt lang nit herein derffen, ... hab ich ihn geben auf bevelch des oberpflegers 13 wuchen, alle wuch 5 ß, thuet 3 lb. 5 ß.*

196. FRIES, Spiegel der Artzney, f° 112r.

197. DAWS, Nous autres lépreux, p. 81.

lépreux irrémédiablement condamnés à l'exclusion et par conséquent, les léproseries n'auraient jamais eu d'autre finalité que la ségrégation. Par un raisonnement en boucle, chaque proposition implique les autres quand bien même l'une serait défaillante »[198]. Le cas de l'Alsace montre que l'irruption de la syphilis sur la scène médicale agit sur la perception de la lèpre. Il en a probablement été de même pour la peste en 1349, même si nous n'avons pas de témoignage direct à ce sujet. Par contre, la peur suscitée par la lèpre reste intacte, même après la disparition de la maladie. Comme la peste, elle est l'une des grandes peurs qui ont modelé la psychologie des populations de l'Ancien Régime[199], malgré les différences existant entre ces deux maladies. Dans le cas de la peste, ce n'est pas l'individu qui est atteint, mais la ville, le pays : la mort est collective et fulgurante[200]. Les contemporains observent qu'elle frappe entre un et quatre jours après le déclenchement de la maladie[201]. La lèpre, elle, s'attaque à l'individu en un processus de décomposition lent, mais presque toujours irrémédiable. Entre 1348 et le 17e siècle, la peste frappe à intervalles plus ou moins rapprochés. La lèpre ne concerne qu'une faible partie de la population au 15e siècle, mais elle est constamment présente aux yeux des contemporains. Si l'on excepte quelques retours limités, la peste disparaît d'Europe occidentale dans la 2e moitié du 17e siècle, après trois siècles de présence ininterrompue[202]. En Alsace et dans les pays germaniques, la peste quitte donc la scène en même temps que la lèpre.

La lèpre est une construction culturelle, variable non seulement dans le temps, mais aussi dans l'espace. Lorsque la maladie apparaît dans le royaume de Hawaï dans les années 1840, elle frappe durement une population non immunisée. Pour enrayer le fléau, une loi de ségrégation est votée au milieu des années 1860, mais elle a beaucoup de mal à être appliquée, car "ils [les Hawaïens] refusent de se séparer de leurs lépreux. Ils mangent, ils boivent et dorment avec eux. Ils s'opposent à ce qu'on les leur enlève et vont jusqu'à les cacher[203]". Aux Îles Philippines, la famille n'abandonne pas non plus l'un de ses membres lépreux. Elle partage son sort et l'accompagne à la léproserie, comme j'ai pu le constater en 1983.

198. TOUATI, Historiciser, p. 159-160.

199. HILDESHEIMER F., *La terreur et la Pitié. L'Ancien Régime à l'épreuve de la peste*, Paris, 1990, p. 2.

200. *Ibid.* p. 24.

201. HEGEL C. (éd.), *Die Chroniken der deutschen Städte*, 8 (Straßburg, 1-2), Leipzig, 1870, p. 120 : *Die lute, die do sturbent, die sturbent alle an bülen und an drusen, die sich erhubent under den armen und obenan an den beinen, und wen die bülen ankoment, die do sterben soltent, die sturbent an dem vierden tage oder an dem dirten oder an dem anderen. Eteliche sturbent ouch des ersten tages.*

202. BIRABEN J.N., *Les hommes et la peste en France et dans les pays européens et méditerranéens*, II, (Civilisations et Sociétés 36), Paris, 1976, p. 183.

203. DAWS, Nous autres lépreux. p. 74.

2.4. Explication symbolique de la maladie

Mais tout au long du Moyen Âge et encore à l'époque moderne, la lèpre est un phénomène complexe, qui ne s'explique pas uniquement sur le plan médical. Si l'on veut appréhender la maladie dans sa globalité, il faut aussi tenir compte du sens symbolique que lui attribuait la mentalité médiévale. Or la façon dont la maladie est évoquée dans la littérature et les archives indique clairement qu'elle est perçue comme une punition divine. En 1326, les lépreux de Breisach sont "séparés des autres personnes par la puissance de Dieu"[204]. En 1397, Henricus Rotbacke, un prêtre du diocèse de Strasbourg, est "frappé de la lèpre par le jugement insondable de Dieu"[205]. En 1557 encore, un accord entre Erstein et Matzenheim au sujet de la léproserie désormais commune prévoit le cas où "Dieu punirait par la lèpre un bourgeois … d'Erstein"[206]. Bien plus, quand les chirurgiens de Haguenau inspectent une personne suspectée d'être atteinte par la maladie, ils ne la déclarent jamais "lépreuse" mais toujours "impure et coupable" (*unrein und schuldig*)[207]. Paradoxalement, les hommes de l'art, médecins et chirurgiens, dont on attend un diagnostic médical, se placent délibérément sur le plan symbolique. Dans l'imaginaire médiéval, la lèpre apparaît donc comme une punition divine. Comme d'autres maladies, elle est la conséquence du péché. Dans son roman *Der arme Heinrich,* Hartmann von Aue met en scène un chevalier atteint de lèpre, qui reconnaît que Dieu lui a envoyé cette maladie incurable pour le punir[208]. En 1479, Ennel, la femme lépreuse de l'imprimeur strasbourgeois Knoblotzer, rappelle cette évidence au maître de la léproserie au cours d'une dispute : "si tu étais pieux, tu ne serais pas là", lui lance-t-elle[209]. Felix Armbruster, lui aussi frappé par la lèpre, reconnaît que Dieu lui a infligé cette maladie pour le salut de son âme et pour lui rappeler ses péchés[210]. Lorsque Jakob Han, chanoine de Saint-Étienne et vicaire général de l'évêché de Strasbourg, tombe malade en 1510, Materne Berler, prêtre et chroniqueur, écrit que Dieu l'a puni avec la lèpre pour avoir collecté trop rigoureusement les annates accordées à l'évêque Albrecht en 1478 par le pape Sixte IV[211]. Dans tous ces exemples,

---

204. HASELIER G., *Geschichte der Stadt Breisach am Rhein*, I, Breisach, 1969, p. 134 : *das hus der guten lüte, so von Gotz gewalt von den lùten geschieden sint.*

205. AMS CH 2686, 1397 VI 25 : *Dilectus filius Henricus Rotbacke, presbiter Arg., [...], occulto Dei iudicio morbo lepre percussus [...].*

206. AN S 4907-4908/4, 1557 : *wenn es sich begebe, das durch die verhengnùs Gottes die straffe des ussatz uber ein mitburger, bürgerin, son oder dochter khömme von Erstein, [...].*

207. Par exemple, AMH AH 87/19, 1447.

208. HARTMANN von AUE, *Der arme Heinrich*, éd. et trad. par de BOOR H. et HENNE H., 1985, p. 26, vers 409-11 : *Got hât durch râche an mich geleit / ein sus gewante siecheit, / die niemen mac erloesen.*

209. AMS V 116h f° 25v : *wer er früm, so wer er nit do* (discours indirect).

210. Mc KEE E. A., *Katharina SCHÜTZ-ZELL, II The writings, a critical edition*, Tucson Arizona, Brill-Leiden-Boston-Köln, 1999, p. 313 : *Herr ich waiß, das du dises auß väterlicher lieb zu deinen ehrn unnd meiner seelen hail, mich meiner sünden und deiner grossen lieb und guthe zu erinnern gethan hast.*

211. BERLER, Chronik, p. 94. RAPP F., *Réformes et Réformation à Strasbourg. Église et société dans le diocèse de Strasbourg (1450-1525)*, Paris, 1974, p. 79-80.

la lèpre apparaît comme le fruit du péché. Cette interprétation de la maladie relève d'une forme secondaire de stigmatisation. En effet, dans leurs relations avec les malades, les personnes saines leur attribuent des qualités négatives et positives et des fonctions qui n'ont aucun rapport direct avec leur état pathologique. Pour les médecins comme pour les théologiens, l'origine du mal réside dans le comportement moral. Dans l'un de ses prêches, Berthold von Regensburg rappelle qu'un être peut devenir lépreux à cause de l'immensité de ses péchés[212].

Pour Césaire, évêque d'Arles dans la 1ère moitié du 6e siècle, les époux à la sexualité débridée auront des enfants lépreux, épileptiques ou peut-être même démoniaques. Pour lui, les hommes sages n'engendrent pas d'enfants lépreux car ils n'ont pas de relations sexuelles les jours proscrits par l'Église (dimanche et jours de fête). La lèpre est donc le fruit d'une sexualité coupable – y compris celle des époux. Tout se passe comme si la fornication commise dans la chair ressortait à la surface du corps[213]. Ainsi, "dans le système de pensée chrétien, la lèpre devient une figure privilégiée de l'état de péché"[214]. Un exemple parmi tant d'autres : dans son apologie (1391), le prêtre Johann Malkaw, un agitateur urbaniste alors actif en Alsace, emploie régulièrement *leprosus* au sens de "malveillant, coupable, impie"[215], tandis que ses adversaires l'auraient qualifié de *persona infectissima*[216]. Il n'est donc pas étonnant que lors des plaids de chrétienté, les paroissiens aient été tenus de dénoncer non seulement les excommuniés et ceux qui ne se confessent pas, mais aussi les lépreux. À Winkel, tous les contrevenants devaient payer 3 lb. d'amende. Le texte concernant le plaid de chrétienté (*Sendgericht*) de cette paroisse sundgauvienne définit les lépreux comme "ceux qui ne sont pas purs"[217]. Cette pratique existe également à Beaumont, dans le Hainaut, où "c'est au cours du synode paroissial, que le doyen de Thuin tient dans chaque église du doyenné durant le Carême, que les témoins synodaux dénoncent les

212. BELKER, Aussätzige, p. 269-270.

213. LE GOFF J., « Le refus du plaisir », dans *Amour et sexualité en Occident*, Paris, 1991, p. 187.

214. PICHON G., « Essai sur la lèpre du Haut Moyen Âge », *Le Moyen Âge* 90, 1984, p. 331-356, ici p. 345. Voir aussi BERIAC, Histoire des lépreux, p. 87-105 : La lèpre, allégorie du péché.

215. Texte éd. dans TÖNSING M., *Johannes Malkaw aus Preussen (ca. 1360-1416) : ein Kleriker im Spannungsfeld von Kanzel, Ketzerprozeß und Kirchenspaltung*, Warendorf, 2004, p. 229-73, ici p. 242 et 272 *(articulos leprosissime interpretatos)*, p. 243 *(leprosum consilium)*, p. 246 *(suis leprosissimis glosacionibus)*, p. 269 *(leprosa scientia)*, p. 270 *(leprosa sentencia)*, etc.

216. *Ibid.*, p. 259 et 269.

217. ADHR 10H 155/6, 1490. *Item die, so nit rhein, sunder mit der malatzy oder ußsetzigkeit beladen werent, die, so jar und tag in dem bandt* [pour bann] *legendt, die, so daß jar nit gebüchtet hetten, sollen alle, heimlich oder offentlich, nach gestalt der sach, jehrlich in dem christenlichen geding gerüget, und durch einen yeglichen, so also gerüget würt, dry pfunt baseler müntz und ein pfennig in dem schaltiar dem ertzpriester, und den andern dryen jaren dem lùpriester zur ziten zue Winkel, zu geben verfellet undt verbessert werden.* Voir aussi PFLEGER L., *Die elsässische Pfarrei. Ihre Entstehung und Entwicklung*, Straßburg, 1936, p. 453-481 (= *AEKG* 9, 1934, p. 76-106).

personnes suspectes d'être lépreuses"[218]. Il est intéressant de noter que du côté protestant, la lèpre est également perçue comme un mal moral, car lors de l'inspection de la paroisse protestante de Marlenheim en 1545, de nombreuses personnes dénoncent à l'autorité religieuse l'un d'entre eux suspecté d'être lépreux[219]. Rappelons que c'est justement "autour des notions de communauté sacrée, de pureté, de normalité que s'articulent les jugements de suspicion, de refus ou d'exclusion"[220].

Dans leurs sermons, les prédicateurs rappellent eux aussi que la lèpre est le fruit du péché. Pour eux, les lépreux sont d'abord malades dans leur âme. Hildegard von Bingen va plus loin et explique les différentes formes de la lèpre par la nature des péchés commis. Ainsi l'ivrognerie provoque des tumeurs rougeâtres, la débauche de larges abcès ressemblant à l'écorce des arbres[221]. Le lépreux, puni dans sa chair pour ses péchés, est donc un être impur. L'idée que la lèpre rend impur existe dans la Bible, et tout particulièrement dans l'Ancien Testament au chapitre 13 du Lévitique :

[13.1-3] *S'il se forme sur la peau d'un homme une tumeur, une dartre ou une tache, un cas de lèpre de la peau est à prévoir. On le conduira à Aaron, le prêtre, ou à un de ses fils. Le prêtre examinera le mal sur la peau. Si à l'endroit malade le poil a viré au blanc, si ce mal fait un creux dans l'épiderme, c'est bien un cas de lèpre ; après observation le prêtre déclarera l'homme impur. [...]* [13.29-30] *Si un homme ou une femme porte une plaie à la tête ou au menton, le prêtre examinera cette plaie et, s'il y constate une dépression visible de la peau avec poil jaunâtre et grêle, il déclarera le malade impur. C'est la teigne, c'est-à-dire la lèpre de la tête ou du menton. [...]* [13.45-46] *Le lépreux atteint de ce mal portera ses vêtements déchirés et ses cheveux dénoués ; il se couvrira la moustache et il criera : "Impur ! Impur !" Tant que durera son mal, il sera impur et, étant impur, il demeurera à part : sa demeure sera hors du camp.*

Cette citation prouve que la lèpre du Lévitique n'a rien à voir avec la maladie de Hansen : elle est guérissable, il n'est pas question du risque de contagion, l'accent est mis sur une impureté rituelle. Cette conception de la lèpre se retrouve dans le Nouveau Testament : Jésus ne guérit pas les lépreux, il les purifie[222]. Tout au long du Moyen Âge et encore à l'époque moderne, le lépreux sera perçu comme un être impur. Au 15e siècle, le Magistrat de Strasbourg défend la vente des habits et des objets ayant appartenu à des lépreux, pour que les

218. DE KEYZER, Dépistage, p. 94.

219. AMS 1AST 45/1 f° 34v ou 30v (double pagination), *Kirchenvisitation* de 1545 à Marlenheim.

220. LE GOFF, Les marginaux, p. 21.

221. SCHIPPERGES H. (trad.), HILDEGARD von BINGEN, *Heilkunde. Das Buch von dem Grund und Wesen und der Heilung der Krankheiten*, Wien, 1957, p. 242.

222. Le verbe employé dans la Vulgate est *mundare*, purifier. Vulsearch.sourceforge.net/cgi-bin/vulsearch et vulgateconcordance-AWMACH.ORG. Mt 8^{3} ; 10^{8} ;11^{5} ; Mc 1^{42} ; Lc 5^{12-13} ; 4^{27} ; 7^{22} ; 17^{12}.

personnes saines ne soient pas *entreiniget* (littéralement rendues impures)[223]. La défense faite à un prêtre lépreux de célébrer la messe dans le chœur de l'église de la léproserie de Strasbourg, de s'habiller dans le chœur ou dans la sacristie, révèle la crainte de voir ce lieu désacralisé par la présence d'un clerc impur. Cette impureté cultuelle est déjà présente dans l'Ancien Testament, car seules les personnes "sans tare" pouvaient approcher le lieu de résidence de Dieu[224]. Par contre, le règlement permet au prêtre lépreux de célébrer l'office sur l'autel qui se trouve dans la nef[225]. La lèpre a donc un double visage : elle est d'une part une maladie jugée contagieuse à partir de la 2e moitié du 13e siècle, et d'autre part elle est synonyme d'impureté, une impureté qui est elle-même contagieuse. Cette ambivalence apparaît nettement dans la supplique adressée au Conseil par Jacob Muller, dont la femme est lépreuse. Son mal est tellement avancé qu'elle est difficilement transportable. Muller demande l'autorisation de pouvoir la garder à la maison. Mais pour éviter que ses enfants ne soient infectés et rendus impurs (*inficirt und verunreiniget*)[226], il propose d'isoler sa femme dans une pièce à part. Cette ambivalence pose de nombreux problèmes à l'historien. Pour Belker, l'interprétation de la lèpre à l'époque médiévale est source de contradiction, car cette maladie conjugue d'une part des manquements moraux, des péchés, et d'autre part l'infection, la contagiosité. Il y a là une contradiction qui n'a pas été résolue au Moyen Âge. De nos jours encore, cette ambivalence, source de contradictions, interpelle l'historien[227]. Si l'on interdit aux lépreux de Strasbourg de toucher les aliments au marché[228], un esprit imprégné de conceptions pasteuriennes y verra la preuve que l'on craignait la contagion. Mais comment expliquera-t-il que la même interdiction soit faite au bourreau, à Strasbourg au 16e siècle[229],

223. AMS V 116h f° 56v : *Sullent ouch alle die uff dem hoffe alle ding, die su aldo gebruchet und gehandelt hant, es sigent kleider, husrot, essende ding oder anders, nut ußgenommen, es sige ir oder nit, solche ding nit fur den hoff verkouffen, noch niemans von iren [wegen ?], umb daz schone gesunde lute dovon nit entreiniget werden. Wer daz daruber dette, daz sol den hoff und die pfrunne ein jor verlorn haben.*

224. STIKER H. J., *Corps infirmes et sociétés*, Paris, 1982, p. 36-42, ici p. 36.

225. BRUCKER J., *Straßburger Zunft- und Polizei-Verordnungen des 14. und 15. Jahrhunderts*, Strasbourg, 1889, p. 35 : *weller ussetziger priester uf den hof kommet, wolte der umb Gottes willen alldo messe haben, dem mag man das wol gönnen, doch das er uf dem altare der in der kirchen stot messe het, und nit uf dem altar in dem kore. Er sol sich ouch nit in dem kore noch treszkammer antun noch usziehen.*

226. AMS II 37a/7, 1579 : *das durch ire beywonung meine noch uberige und zum theil unerzogene khinder, neben andern haußgenößen, auch möchten inficirt und verunreinigt werden.*

227. BELKER, Aussätzige, p. 270.

228. AMS V 116h f° 54r : *Also ouch die lùte* [les paysans] *in dise stat zu merckete koment, do sullent sù* [les lépreux] *den selben lùten noch nyeman anders die ding, die sù also zu merckete bringent, es sy brott, win, korn und alle anderen getregede, gense, enten, hüner, tuben und alle ander geflùgele, milich, kese, ancken, ziger, butter, eyger, trùbel, opfel, biren, kirsen und alles obes und ander alle getregede und essende ding, nùt ußgenomen, nit beknötzen, handelen noch anrürren.* Mêmes restrictions en Angleterre, RAWCLIFFE, Leproserias, p. 109.

229. AMS 1MR 28 f° 384, règlement du bourreau (16e siècle) édité par BRUCKER, *Straßburger Zunft- und Polizei- Verordnungen*, p. 398 : *Er* [der nochrichter] *sol sich ouch uff den merckttagen bescheidenlich halten und fromme lüte nit abtringen, ouch nützit von esshaften dingen beknätzen oder anrüren, er habe dann gemarckt und wollen betzalen.*

ainsi qu'aux Juifs et aux prostituées, à Avignon et à Salon-de-Provence au 13e siècle[230] ? Il est clair que cette interdiction ne s'explique pas (uniquement ?) par la peur de la contagion, mais (aussi ?) par la crainte de l'impureté liée à la lèpre, impureté qui est elle aussi perçue comme contagieuse[231]. C'est aussi ce que démontre l'interdiction faite aux chirurgiens-barbiers de Colmar d'employer pour les suspects de lèpre les mêmes instruments que pour leurs autres patients, "afin que les gens sains ne soient pas rendus infâmes par ces instruments"[232].

Le règlement du bourreau de Strasbourg précise qu'il "est aussi tenu de s'écarter quand il croise des gens honorables dans les rues et ruelles, comme il convient"[233]. Dès lors, il est légitime de se demander quelle était l'intention du Magistrat quand il défend aux lépreux de s'avancer dans les rues enneigées de la ville pour chanter et quêter à l'occasion du Nouvel An[234]. Voulait-il éviter la contamination de la maladie ou l'impureté, elle aussi contagieuse, ou plus probablement les deux ? Les exemples précités montrent qu'à la fin du Moyen Âge, l'impureté liée à la lèpre pousse le lépreux vers le monde de la marginalité et qu'elle est devenue une métaphore. Pour "Maurice de Sully (vers 1170), la lèpre signifie les péchés mortels et condamnables, la gale les péchés légers et véniels. Jacques de Vitry, Guibert de Tournai et Humbert de Romans tiennent le même langage dans leurs sermons"[235]. La peur qu'inspire la lèpre est telle qu'elle est ressentie comme contagieuse au sens littéral et moral. De ce fait, tout contact avec un lépreux "s'apparente obligatoirement à une transgression ; pire, à la violation d'un tabou"[236]. Or "rien n'est plus répressif que d'attribuer une signification à une maladie, cette signification se situant invariablement au plan moral"[237].

---

230. ROSSIAUD J., *Amours vénales. La prostitution en Occident XIIe-XVIe siècle*, Paris, 2010, p. 273. Pour l'interdiction faite aux Juifs à Montblanc en Espagne de toucher les aliments voir aussi NIRENBERG D., *Violence et minorités au Moyen Âge*, Paris, 2001, p. 141.

231. ROECK, Außenseiter, p. 107 : « Wie eine ansteckende Krankheit konnte die Stigmatisierung von einem auf den anderen übertragen werden ».

232. *Item zu denjenigen, so krankheits halber und arkwenisch befunden, ire andere zeug brauchen, damit die gesunden mit denselben nit auch verrucht werden* : FLEURENT H., « La lèpre et la léproserie de Colmar pendant le Moyen Âge », *Annuaire de Colmar* 3, 1953, p. 16-28, ici p. 24, cite AMC BB 51, Livre des serments II, p. 216. Je n'ai pas trouvé cette référence. Le serment des personnes inspectant les lépreux est reproduit p. 226 et non p. 216. Il n'évoque pas les instruments des chirurgiens. La cote citée est donc erronée.

233. AMS 1MR 28 f° 384, édité par BRUCKER, *Straßburger Zunft- und Polizei-Verordnungen*, p. 398 : *Der nochrichter soll ouch verbunden sin, wo ime fromme, ersame lüte in den strossen und gassen begegenen, denen sol er harabe in den wegk entwichen und sie lossen ob ime hingän, als sich gebürt.*

234. AMS 1R 108 f° 235v, 1626.

235. BERIOU N. et TOUATI F.O., *Voluntate Dei leprosus. Les lépreux entre conversion et exclusion aux XIIe et XIIIe siècles*, Spoleto, 1991, p. 58-60.

236. SONTAG S., *La maladie comme métaphore*, Paris, 2009 (rééd. de la trad. française de 1989), p. 14.

237. *Ibid.*

En définitive, la lèpre est une maladie complexe, qui se comprend uniquement si l'on se place sur le double plan médical et symbolique. Dans l'Ancien Testament, l'unique remède possible est la purification. D'après le Lévitique, l'impureté du lépreux entraînait une mise à l'écart du groupe social. En cas de guérison, seule une purification, "au rituel très précis et fort complexe, servait de réhabilitation dans la vie ordinaire"[238]. Pour cela, le prêtre aspergeait l'homme à purifier de la lèpre avec du sang d'un oiseau vivant et pur immolé sur un pot d'argile au-dessus d'une eau vive[239]. Cette scène a été représentée par Herrade de Hohenburg dans son célèbre *Hortus deliciarum*. L'influence du Lévitique est encore perceptible dans les pratiques médiévales. D'après un médecin de Salerne, seul le sang d'une jeune fille vierge peut guérir le chevalier Heinrich de son mal. Lorsque la fille de ses hôtes se présente spontanément comme victime expiatoire, la lèpre disparaît et à l'instant, Heinrich est *reine und wol gesunt* (pur et sain)[240]. De même, quand le chroniqueur Koenigshofen évoque le baiser du pape Deusdedit (615-618) au lépreux, il rapporte qu'immédiatement après, ce dernier était pur et sain (*reine und gesunt*)[241].

Ces exemples montrent que dans l'imaginaire médiéval, la lèpre n'est pas seulement le reflet du péché ; elle est également synonyme de mise à l'épreuve salvatrice. Comme Job, une figure bien connue[242], le lépreux est tout à la fois puni par Dieu et élu par lui pour expier ses péchés sur terre[243]. Le lépreux est en quelque sorte un élu qui accomplit son purgatoire sur terre. Cette élection divine fait du lépreux un intermédiaire privilégié entre Dieu et les hommes et explique les nombreuses donations faites aux léproseries au courant du Moyen Âge et au début de l'époque moderne (cf. 3.6 et 4.4.1.2). Pour conclure, il faut retenir l'ambivalence du statut du lépreux, un pécheur à vocation d'intercesseur. Cette ambivalence se retrouve dans l'énumération des causes et les descriptions de la maladie, qui mélangent des critères médicaux et des explications morales, religieuses et théologiques[244]. Paradoxalement, la lèpre est synonyme à la fois de péché, de maladie contagieuse et de mise à l'épreuve salvatrice.

238. STIKER, Corps infirmes, p. 38.

239. Lévitique 14, 2-7.

240. HARTMANN von AUE, Der arme Heinrich, p. 74, vers 1370.

241. KÖNIGSHOVEN, *Chronik*, éd. Carl HEGEL, *Die Chroniken der deutschen Städten*, 9 (Straßburg, 2), 1871, 2, p. 530 : *Deus dedit, der was so heilig und kuste einen ussetzigen menschen, der wart an stette reine und gesunt von dem kusse* (citation dans l'apparat critique et non dans le corps du texte). Pour le baiser au lépreux, voir PEYROUX C., « The Leper's Kiss », dans FARMER S. et ROSENWEIN B. (éd.), *Monks and nuns, saints and outcasts. Religion in medieval society*, Londres , 2000, p. 172-188.

242. BRUNEAU C., *La chronique de Philippe de Vigneulles*, 4, Metz, 1933, p. 173 : [1514] *Es feste de la Penthecouste ensuivant, fut jués à Mets, a piedz dez degrez de Chambre, le mistère de la Pacience Job.*

243. Voir aussi PICHON, Essai sur la lèpre, p. 356.

244. BELKER, Aussätzige, p. 257.

2.5. La lèpre, une maladie à part

La lèpre n'est pas seulement une maladie complexe, qu'il faut décrypter sur divers plans, elle jouit également d'un statut particulier par rapport à toutes les autres affections. En effet, les sources de la fin du Moyen Âge évoquent une kyrielle de maladies que l'homme médiéval souhaitait parfois à son prochain : le mal Saint-Grimm (coliques), le mal Saint-Guy (chorée), la peste, la syphilis, le feu de Saint-Antoine (ergotisme, gangrène)[245], le mal Saint-Valentin (épilepsie), Saint-Hubert (rage), Saint-Quirin (scrofules) et d'autres semblables[246]. Mais le nom de la lèpre n'est jamais prononcé dans ce contexte. On ne souhaite pas la lèpre à son prochain, même si l'on est personnellement atteint par le mal[247]. Le livre des sentences de la léproserie de Strasbourg évoque le cas de plusieurs lépreux, qui dans un accès de colère, agissent ainsi. Ennel, la femme de l'imprimeur Heinrich Knoblotzer, jure par la vengeance [= le feu] de Saint-Antoine (*sant Anthonigen roch*)[248]. L'écuyer Friedrich Büchsner souhaite l'épilepsie à toute sa parentèle et à l'ensemble de la ville de Strasbourg[249]. Un autre lépreux répond aux gardiens qui lui reprochaient d'avoir emmené des lépreux étrangers en ville, ce qui était défendu par le règlement : "que la fièvre quarte et l'épilepsie vous attaquent"[250]. La lèpre, maladie par excellence, apparaît donc comme une maladie taboue, qu'on ne souhaite à personne, pas même à son pire ennemi. Par ailleurs, en Alsace,

245. PFLEGER L., « St. Anton der Einsiedler und das Antoniusfeuer », *Elsassland* 14, 1934, p. 8.

246. AM Rouffach AA 3. Cité par WALTER Th., *Urkundenbuch der Pfarrei Rufach*, Colmar, 1900, p. 32, n° 37 : *Wer fürohin dem andern flüchet, es sy wyb oder mannsgeschlecht, rich oder arm, die bùlren, die blatren, pestilentz, St. Anthonien, Sant Veltins, Sant Hùperth, Sant Kurin oder ander derglichen blag* [...]. Autres exemples : en 1538, un témoin dépose avoir dit deux fois : *Got geb euch sant Veltin* (que Dieu vous envoie [le mal de] saint Valentin) : ADBR G 1353. Lors d'une altercation entre deux hommes dans la forêt, l'un s'en va, l'autre lui lance *so gehe St. Veltin oder der theuffel mit dir* (que saint Valentin ou le diable t'accompagne) : ADHR 19J 87/423,z. En 1475, lors d'un différend entre un étudiant de l'université de Bâle et un garde de la ville, les deux protagonistes se souhaitent mutuellement «que [le feu de] Saint-Antoine t'arde » (*quod S. Antonius deberet ipsum comburere*) : *Repertorium poenitentiariae germanicum* VI/1, p. 504 n° 3540. Voir aussi à ce sujet SCHUBERT E., *Alltag im Mittelalter. Natürliches Lebensumfeld und menschliches Miteinander*, Darmstadt, 2002 (rééd. 2012), p. 186-193, et tout particulièrement, p. 191-192.

247. Il n'en allait pas de même à l'époque carolingienne : MGH DD Karol., I, p. 259 (interpolation, après 829) : *Si quis vero, quod absit, contra hoc nostrae auctoritatis edic[tum] vel concessum insurgere temptaverit, in Dei omnipotentis incurrat maledictionem et artatus atque constrictus igneis cathenis profundi inferni percussione sanctae dei genitricis Mariae et omnium sanctorum horumque episcoporum sit anathe[matiza]tus atque divina ultione perfossus animum exs[piret] vindicationis lepre laniatus.* MGH SS 23, p. 50-51 (Testament d'Irmina, fille de Dagobert II, inséré dans sa Vita) : *Si quis contra meum testamentum venire temptaverit aut aliquid irrumpere voluerit, sit anathema, maranatha, indissolubili vinculo in aeternum damnatus et sit lepra percussus Naaman Siri.*

248. AMS V 116h f° 25 r-v, 1479 : *Ennel, Heinrich Knoblitzers des druckers hußfrowe, [...] hat [...] by sant Anthonigen roch gesworen und Got ùbel gehandelt.*

249. AMS V 116h f° 22r-v, 1472 : *Er [Juncker Friderich Bissener] hett [...] gesprochen, Gott gebe allen minen frùnden und allen den von Stroßburg das fallend ùbel.*

250. AMS V 116h f° 16r, 1466 : *und solt sù die ritt und das fallend ùbel an gon.*

le mot "lépreux" n'apparaît pas comme insulte[251], contrairement au royaume de France où les qualificatifs de *lere, lare, mezellus, mesel ou meseaus* sont fréquemment utilisés dans les sources littéraires et dans les documents judiciaires[252]. Or "qualifier quelqu'un de lépreux sonne comme un ostracisme particulièrement sévère : c'est attaquer à la fois l'honneur de ses parents, sur les mœurs desquels l'injure jette un soupçon infâme, c'est lui supposer les instincts que révèle la caricature du lépreux, à la fin du Moyen Âge : agressivité, débauche, méchanceté, fourberie, c'est enfin lui attribuer une corruption physique ou morale qui le rend dangereux pour la communauté"[253].

Le statut particulier de la lèpre par rapport aux autres maladies apparaît également si l'on étudie la liste des bénédictions prononcées par le clergé en latin ou en allemand pour protéger de divers maux. Ces bénédictions concernent les fièvres, les maladies oculaires, l'épilepsie, la syphilis, de nombreuses maladies de peau – pustules, abcès, ganglions – les maladies spécifiquement féminines et la phtisie[254]. On implorait également Dieu pour qu'il protège la population de la peste : *A fame, bello et peste libera nos Domine*. Rien de tel pour la lèpre !

Par ailleurs, une autre spécificité de la maladie mérite d'être relevée : en Alsace, sur l'ensemble des livres de miracles conservés, seul celui de sainte Attale, rédigé vers 1270-1280, évoque la guérison d'un malade atteint d'une affection semblable à la lèpre[255]. Dans le recueil des *miracula S. Thomae Cantuariensis,* par contre, la lèpre vient au troisième rang avec 40 cas retenus,

251. DEBUS-KEHR M., « Injures », *DHIA* 10, p. 1147-1150. BOEHLER J.M., LERCH D. (éd.), *Moissons d'Histoire (XVe – XIXe siècle). Jean Vogt : un demi-siècle de recherches sur l'histoire de la campagne alsacienne (1952-2005)* (Pub. de la société savante d'Alsace, Recherches et documents 86), Strasbourg, 2015, p. 373-378.

252. GONTHIER N., *« Sanglant Coupaul ! », « Orde Ribaude ! », Les injures au Moyen Âge*, Rennes, 2007, p. 105-106.

253. *Ibid.* p. 106.

254. FRANZ A., *Die kirchlichen Benediktionen im Mittelalter*, 2, Fribourg en Brisgau, 1909, p. 467-513 et plus particulièrement p. 506-513.

255. BARTH M., « Die Legende und Verehrung der hl. Attala, der ersten Äbtissin von St. Stephan in Strassburg », *AEKG* 2, 1927, p. 89-198, ici p. 150-151 : ... *dum morbum suum elephantiam vel quamlibet aliam leprae molestiam arbitrio suo iudicarent* ... Les autres livres de miracles ne font état de rien de tel.

STOFFEL G., *Tomus miraculorum sancti Theobaldi*, Colmar, 1875. BUCHINGER B., *Miracul Buch, darinn bey hundert und etlich achtzig herrliche Wunderzeichen begriffen, die sich bey Unser lieben Frawen walfahrt zu Kienßheim im Elsaß in St. Regulae Kirchen daselbst vorzeiten zugetragen*, Porrentruy, 1662. HEK c. 254 : Barth cite le livre des miracles de Dannemarie, mais ce dernier n'est pas conservé. BMC Ms. 495 : *Liber miraculorum* du couvent d'Unterlinden (Colmar). ADHR 118J dépôt 1 : *Liber Vitae* du pèlerinage de Sewen. ADHR 15J 2053 : Livre des miracles du pèlerinage de saint Blaise à Leimbach. LEVISON W. (éd.), « Vita Odiliae », *MGH, SSRM* VI, p. 24-50. Miracles de la Vierge de la cathédrale, *MGSS* XVII, p. 114-117. Miracles de saint Adelphe à Neuwiller, *MGSS* XV/1, p. 294-296. Voir aussi CLEMENTZ E., « Die Nahwallfahrten im elsässischen Teil der Diözese Basel im Mittelalter », dans HERBERS K. et RÜCKERT P. (éd.), *Pilgerheilige und ihre Memoria* (Jakobus-Studien 19), Tübingen, 2012, p. 109-127.

derrière la cécité (61 cas) et la paralysie (50 cas)[256]. Les lépreux s'adressaient également à saint William d'York pour obtenir la guérison[257]. Au Haut Moyen Âge, saint Martin, saint Romain et d'autres ont également délivré des lépreux de leur mal[258]. En Alsace, le recours à un saint protecteur et guérisseur de la lèpre n'est pas attesté. Par contre, à l'occasion, le diable en personne s'invite dans les dossiers concernant la lèpre. Ainsi, lors de l'inspection d'Ursula, fille de feu Barthel Ruff d'Ammerschwihr, le verdict prononcé le 27 février 1613 est surprenant. La commission d'inspection de Sélestat déclare Ursula saine, mais ensorcelée par de méchantes personnes[259]. En 1629, Martin Beller, de Bergheim, est lui aussi lavé de tout soupçon de lèpre par les barbiers de Sélestat. Il est le mari d'une sorcière de Bergheim qui sera brûlée le 7 mars 1630. Il n'est en effet pas rare qu'un membre de la famille d'une sorcière soit soupçonné de lèpre[260]. L'affaire qui éclate en 1617 à la léproserie de Weyersheim implique Maria, une jeune fille lépreuse, son frère de 8 ou 9 ans, et Friedrich Schweng, un lépreux vivant lui aussi à la léproserie du village. À la mort des parents de Maria, eux aussi pensionnaires de la léproserie, le Magistrat de Weyersheim avait chargé Friedrich et son beau-père de l'éducation des deux enfants. D'après la déposition de Maria, Friedrich l'a souvent poursuivie, et même violée. Pour éviter une grossesse, il lui a fait boire "du vin très amer". Le coupable finit par reconnaître tous les faits, mais nie avoir donné une boisson abortive à sa victime. Le bailli épiscopal fait mettre tous deux en prison. Au cours de l'interrogatoire, Maria avoue avoir commis l'inceste avec son frère, la fornication avec Schweng et être devenue sorcière[261]. L'issue de l'affaire n'est malheureusement pas connue, mais elle révèle les liens qui peuvent exister entre lèpre et sorcellerie à l'époque moderne. Robert Muchembled a montré que "les zones les plus touchées par les persécutions sont le Nord, la Lorraine, l'Est en général, avec une importante dorsale allant de la Lorraine aux Alpes [...]"[262] ; l'Alsace en fait partie. Chronologiquement, les liens entre lèpre et sorcellerie dans la région se situent "au paroxysme des poursuites

---

256. FOREVILLE R., « Les miracula S. Thomae Cantuariensis », dans *Assistance et assistés jusqu'à 1610* (Actes du 97e Congrès national de sociétés savantes), Paris, 1979, p. 443-468, ici p. 460.

257. RAWCLIFFE C., « Curing bodies and healing souls : pilgrimage and the sick in medieval East Anglia », dans MORRIS C. et PETERS R., *Pilgrimage. The English Experience from Becket to Bunyan*, Cambridge, 2002, p. 108-140, ici p. 122. RAWCLIFFE, Learning, p. 238.

258. BERIAC, Histoire des lépreux, p. 106-109. Dom Leclercq cite encore « Saint-Sulpice à Bourges, Saint-Maixent, Saint-Audoën à Rouen, Saint-Eloi à Noyon, Saint-Lambert à Liège, Saint-Léonard à Vendoeuvre » (LECLERCQ H., « Lèpre », *Dictionnaire d'Archéologie chrétienne et de liturgie*, t. VIII-2, 1929, c. 2584).

259. AM Sélestat BB 54f (actes du Magistrat de 1612 à 1621) : *allein sey es von bosen leüthen mit zauberey berüehrt worden.*

260. AM Sélestat BB 54h, 1629 V 12. Je remercie Mme Germaine Braun pour cet exemple et pour la remarque concernant le lien lèpre-sorcellerie qu'elle a pu observer pour Bergheim.

261. ADBR G 1053 : [wir haben] *befunden, daß es nit allein mit ime, verhafften Friderichen, und seinem aignen brüderlein, so neun oder zehen Jahr alt, unzucht und blutschand begangen, sondern daß es auch von dem bösen feindt verfürhet und formaliter zuer hexen worden.*

262. MUCHEMBLED R., *La sorcière au village : XVe – XVIIIe siècle*, Paris, 1979, p. 169.

en Europe occidentale, vers 1570-1630"[263]. Ils révèlent, entre autres, que la perception du lépreux a évolué depuis la fin du Moyen Âge.

Nous avons vu que la lèpre est une maladie dont la perception évolue au fil du temps, même si elle garde une connotation négative jusqu'à nos jours. Quand le Père Damien de Molokaï l'a contractée après avoir partagé le quotidien des lépreux pendant plusieurs années, certains de ses collègues ont été convaincus qu'il avait vécu dans l'immoralité[264]. Au 20e siècle encore, la lèpre est perçue comme une maladie liée au péché dans certaines contrées d'Europe. Manolios, le héros du *Christ recrucifié* de Nikos Kazantzaki, est désigné pour incarner le Christ lors du Jeu de la Passion organisé par le village de Lycovrissi, où il est berger. Travaillé par le désir de la jeune veuve du village, qui doit incarner Marie-Madeleine, il voit son visage se couvrir de pustules purulentes : son désir impur lui vaut d'avoir attrapé la lèpre. Le miracle se produit, une fois ce désir surmonté :

"Manolios passa la main sur son visage ; ses doigts palpèrent, insatiables, en tous sens. Les chairs hideuses avaient fondu comme de la cire ; la face écumeuse était désenflée. Manolios avait repris figure humaine.

– Béni soit Dieu ! murmura Manolios en se signant. Béni soit Dieu, il a pardonné mes péchés ...

– Mon Manolios, s'écria Yannakos en larmes, laisse-moi te baiser la main ... Tu as vaincu la tentation, ton âme s'est purifiée, l'empreinte de Satan s'est effacée de ton visage ... "[265].

En 1997 encore, les lépreux présents dans la dernière léproserie de Lettonie ressentent leur maladie comme une punition divine[266]. Evelyne Leandro, frappée de lèpre en 2012, témoigne avoir cru, elle aussi, avoir été punie pour des fautes qu'elle n'avait jamais commises[267]. Ces exemples montrent combien l'association de la lèpre au péché a traversé les siècles jusque dans notre monde sécularisé.

2.6. Conséquences et exploitation de la peur inspirée par la lèpre

Dans l'ensemble des sources consultées, la peur et l'horreur inspirées par la lèpre apparaissent de façon récurrente à partir du 15e siècle, même dans les sources normatives. Le lépreux, hors de sa léproserie, ne peut se vêtir comme il le souhaite : lorsqu'un lépreux de Strasbourg se rend en ville ou ailleurs, il doit porter un chapeau de feutre gris à larges bords et un manteau de la même couleur ; les lépreuses, enveloppées dans un manteau gris, devront, par-dessus leur voile, porter un capuchon sans pompon. Tout contrevenant est renvoyé de

---

263. *Ibid.*, p. 20.
264. DAWS, Nous autres lépreux, p. 98.
265. KAZANTZAKI N., *Le Christ recrucifié*, Paris, 1955, p. 186.
266. SÜHNEL K., « Das letzte Leprosorium in Lettland », *Die Klapper* 5, 1997, p. 6.
267. LEANDRO, Ausgesetzt, p. 160.

la léproserie pendant un an[268]. La spécificité de la lèpre transparaît également dans ces prescriptions vestimentaires. En effet, d'après les statuts de l'ordre de Saint-Antoine, les malades devaient au contraire laisser apparentes les mutilations dues à l'ergotisme pour induire le peuple à plus de piété et à une plus grande vénération de saint Antoine[269].

La majorité des règlements de léproseries qui nous sont parvenus pour l'Alsace sont conçus selon le même schéma : une partie des articles évoque l'organisation et la vie quotidienne de la communauté de lépreux, l'autre réglemente les relations entre les lépreux et la population saine (cf. 4.1.1 et 4.1.2). Ceux qui, comme les Armagnacs, n'évitaient pas les contacts avec eux, ne pouvaient être que des suppôts de Satan. Non seulement ces derniers n'ont pas hésité à utiliser une lépreuse de Rosheim parlant le français comme interprète et messagère en 1439[270], mais, d'après des chroniques contemporaines des faits, ils violaient même des lépreuses. Ce détail contribue à présenter ces mercenaires de la guerre de Cent Ans comme des hommes sans foi ni loi, qui ne craignaient rien, pas même des contacts sexuels avec une lépreuse[271]. Inversement, la personne atteinte de lèpre jouissait d'une certaine immunité. Pendant la guerre de Kappel, qui opposa les cantons catholiques et réformés en Suisse (1531), les autorités d'Uri dénoncent à Berne une lépreuse itinérante, qui aurait transmis toute sorte d'informations sur les cantons de la Suisse alpine[272]. En 1552, une lépreuse de Montreuil est accusée d'espionnage au profit de l'Espagne[273]. Cette immunité conférée par la maladie a incité des personnes saines à contrefaire la lèpre pour pouvoir agir en toute impunité. Ainsi à Arras en 1466/1467, "quatre ladres à cheval, se disant d'Alençon, sont arrêtés aux portes de la ville et soupçonnés de porter des messages de France destinés aux Liégeois. Emmenés au Grand-Val pour y être fouillés par des ladres, ils s'enfuient, abandonnant leurs chevaux"[274]. En 1576, le bailli de Bernstein arrête deux hommes qui avaient des relations suspectes avec

268. AMS V 116h f° 53v : *wanne su ouch in dise stat oder in daz lant wandelen wollent, so in anders erlobet ist, so sol ein yeglich man und knabe uff sime höbete einen grawen slechten breitten wiltz* (sic) *hut haben und den tragen, und sol einen growen mantel an haben. Wer das brich, der bessert ein jor abe dem hoffe. Des glichen sol ein yegliche frouwe oder tochter einen grawen kulhut one zipfel uff irem höbete haben zu oberste uff* [den] *slegern und den tragen stettes, und einen grawen mantel an haben. Welle das nit dette, die bessert ouch ein jor abe dem hoffe.*

269. MISCHLEWSKI A., « Die Frau im Alltag des Spitals, aufgezeigt am Beispiel des Antoniterordens », *Frau und spätmittelalterlicher Alltag* (Veröffentlichungen des Instituts für spätmittelalterliche Realienkunde Österreichs 9 = Sitzungsberichte der österreichischen Akademie der Wissenschaften, phil.-hist. Kl., 473), Wien, 1986, p. 587-615, ici p. 598.

270. AMS AA 186/70, 1439.

271. TUETEY A., *Les écorcheurs sous Charles VII : épisodes de l'histoire militaire de France d'après des documents inédits*, I, Montbéliard, 1874, I, p. 191 et 292 cite les continuateurs de Koenigshofen dans SCHILTER J., éd., *Die Alteste Teutsche so wol Allgemeine als Elsassische und Straßburgische Chronicke von Jacob von Königshoven,* Strasbourg, 1698.

272. MÜLLER, Lepra in der Schweiz, p. 144.

273. BOURGEOIS, Pas-de-Calais, p. 67.

274. *Ibid.*

des malfaiteurs et qui possédaient de faux certificats de lèpre. Interrogés, ils déclarent qu'un curé de la région de Belfort les leur avait fabriqués et que le forgeron de Stotzheim les avait scellés[275]. À la fin du 17e siècle, une bande de 18 malfaiteurs disposaient de faux certificats de lèpre qui leur permettaient de vivre dans les léproseries du duché de Jülich-Berg. Profitant de la situation excentrée de ces institutions, ils volaient et tuaient les voyageurs de passage[276]. Ces exemples montrent que ce sont surtout des sources tardives, en Alsace comme ailleurs, qui évoquent des gens imitant la lèpre. Il ne faut pas y voir pour autant une augmentation de ce délit au fil du temps, mais plutôt une sensibilité plus grande à l'époque moderne pour toute forme de déviance sociale[277], car la simulation de la lèpre ne garantissait pas seulement une certaine immunité, elle donnait également accès à l'aumône.

La peur inspirée par la lèpre – et par les lépreux – même si elle s'atténue au fil du temps, aura une longévité plus grande que la maladie elle-même. Au 18e siècle encore, alors qu'il n'y a plus de cas de lèpre en Alsace, le mal est toujours redouté. Même au siècle des Lumières, il est "difficile d'extirper la croyance selon laquelle la pomme de terre – un tubercule inconnu – serait malsaine ou toxique et transmettrait la lèpre"[278] ... Le temps de la lèpre dure bien plus longtemps que la lèpre elle-même.

2.7. La lèpre, un mal incurable ?

Dans le domaine des soins dispensés par les léproseries, ce qu'on observe en Alsace rejoint les observations faites par Touati[279] ou Bourgeois[280] pour le Royaume de France et celles de Knefelkamp[281] pour le Saint-Empire : jusqu'à la fin du 15e siècle, les livres de comptes conservés pour les léproseries alsaciennes ne mentionnent jamais de dépenses pour soigner les lépreux ou pour payer l'intervention d'un médecin ou d'un chirurgien. À Haguenau, ce dernier se déplace à deux reprises, en 1496 et 1498, mais c'est pour soigner le maître de la léproserie après une chute, et sa femme, qui avait des problèmes oculaires. Selon toute vraisemblance, le couple n'était pas atteint de lèpre[282]. Cet état de fait ne semble pas étonnant, la lèpre étant réputée incurable. Pourtant, à y regarder de plus près, ce manque apparent de soins doit être relativisé. En effet, de nombreuses léproseries alsaciennes, et pas seulement

275. ADBR 1G 22/2 f° 53r-v, 1576 IX 6.

276. UHRMACHER M., *Leprosorien in Mittelalter und früher Neuzeit* (Geschichtlicher Atlas der Rheinlande, Beiheft VIII/5), Köln, 2000, p. 35.

277. JÜTTE R., « Lepra-Simulanten. De iis qui morbum simulant », dans DINGES M. et SCHLICH Th., *Neue Wege in der Seuchengeschichte*, Stuttgart, 1995, p. 25-42, ici p. 34.

278. BOEHLER J.M., *Une société rurale en milieu rhénan : la paysannerie de la plaine d'Alsace* (1648-1789), Strasbourg, 1994, p. 1700.

279. TOUATI F. O., « Une approche de la maladie et du phénomène hospitalier aux XIIe et XIIIe siècles : La léproserie du Grand-Beaulieu à Chartres », *Histoire des sciences médicales* 14, 1980, p. 419-424, ici p. 421.

280. BOURGEOIS, Pas-de-Calais, p. 61.

281. KNEFELKAMP, Fürsorgewesen der Stadt Freiburg, p.77.

282. CLEMENTZ, Haguenau, p. 64.

les plus importantes, sont équipées de bains. C'est le cas à Obernai[283], mais aussi à Thann[284] et à la Sattelloese près de Schlierbach[285]. La léproserie de Haguenau semble même avoir proposé des salles de bains privées : en 1448, *Herr* Peter von Ingenheim paie une livre pour la jouissance de la salle de bains ayant appartenu au défunt Cune Grimmel[286]. À Strasbourg, le règlement évoque la grande salle de bains (*die grosse batstube*) située à Rotenkirche, la léproserie pour riches, et la petite (*die cleine*) au Schnelling[287]. Les bains sont chauffés toutes les trois semaines à Saverne[288], Colmar[289] et à Obernai, tous les mois à Strasbourg, où il est défendu de se baigner la nuit et après l'Angélus. Si nécessaire, les administrateurs peuvent autoriser des bains plus fréquents, mais dans ce cas, les lépreux d'Obernai devront fournir leur propre bois ou payer 3 d à l'administrateur. À Strasbourg, les bains supplémentaires sont réglementés de la façon suivante : si deux lépreux utilisent la même cuve, chacun devra donner 3 d pour du bois. Celui qui occupe une cuve à lui tout seul paie 4 d, à condition qu'elle soit d'une contenance inférieure à 6 ohm (environ 300 l.). Les deux règlements évoqués semblent distinguer *baden* et *wasser baden,* ce qui signifie peut-être qu'il existait aussi des bains de vapeur[290]. À Obernai et à Strasbourg, les lépreux étrangers présents à la léproserie les jours où l'on chauffe les bains sont autorisés à les fréquenter[291]. Dans le second quart du 16e siècle, le baigneur[292] engagé par la léproserie de Strasbourg perçoit 10 ß pour du suif à la place d'une gratification supprimée en 1523, et pour être d'autant plus serviable et aimable avec les lépreux[293]. Il pratiquait également

283. MULLER, Léproserie d'Obernai, p. 67 : les bains sont refaits en 1613. Une auge en pierre provenant des carrières de Rosheim est acquise en 1617 pour le bain.

284. AM Thann GG 88, 1592 : *It. von dem stubenoffen und von dem offen im battstüblin wüder zu bessern zalt 1 lb. 4 ß.*

285. ADHR 210J 1 p. 258, 1623 : *It. umb dilen zue deß guettleuthenhauß badstuben 15 lb.*

286. AMH AH 91 : *1 lb. von her Peter von Ingenheim umb des egenanten Cune Grymmels seligen badestube.* Il existait également une salle de bains commune, attestée à partir de 1452. Elle nécessite un entretien régulier : voir CLEMENTZ, Haguenau, p. 64.

287. AMS V 116a f° 42r, 2e moitié 15e s., édité par BRUCKER, Straßburger Zunft- und Polizei-Verordnungen, p. 48.

288. AM Saverne 10 p. 48 et AM Saverne 6B f° 2r. Ces deux règlements – identiques – sont d'une écriture l'un du 16e, l'autre du 17e siècle. Mais ils sont beaucoup plus anciens, car ils citent le reclusoir situé à proximité de la léproserie (*das guotleuth hauß vor Zabern bey der closen,* cette expression est barrée dans l'un des règlements). Or, en 1313, la léproserie a été déplacée à cause de sa proximité avec ce reclusoir (ADBR G 1717/3, 1313 VII 1). À Saverne, ceux qui veulent se baigner doivent fournir le bois.

289. AMC GG 213/1.

290. MARTIN A., *Deutsches Badewesen in vergangenen Tagen*, Jena, 1906, p. 172.

291. BNUS Ms. 1577 f° 6r, règlement de la léproserie d'Obernai, fin 15e ou début 16e s., édité par WICKERSHEIMER E., « Le règlement de la léproserie d'Obernai », *Bulletin philologique et historique (jusqu'à 1715) du comité des travaux historiques et scientifiques,* 1920, p. 335-344.

AMS V 116a f° 42r-v, 2e moitié 15e s., éd. par BRUCKER, Straßburger Zunft- und Polizei-Verordnungen, p. 50 et 51. Les règlements de Sélestat (AM Sélestat GG 164) et de Molsheim (AM Molsheim GG 184 ou 262) n'évoquent pas les bains.

292. Au sujet des baigneurs dans les léproseries, voir MARTIN, Badewesen, p. 199.

293. AMS 1AH 206, 1539 : *It. 10 ß geben dem guttenleuth scherer und bader für sein unslitt*

la saignée et posait des ventouses[294]. Le baigneur qui venait à la léproserie de Colmar faisait de même[295]. À la léproserie de Haguenau, le baigneur posait également des ventouses[296]. D'après L'Hermine, "l'usage des ventouses, réservé en France aux maladies pressantes et apoplectiques, est en Allemagne très commun même à titre préventif"[297]. Se pose donc la question : doit-on considérer les bains, la saignée et la pose de ventouses comme une thérapie, ou faut-il tout simplement l'assimiler à une pratique courante au début du 16e siècle relevant de l'hygiène ? Elle est aussi attestée pour l'hôpital antonin réservé aux ergotiques à Memmingen[298]. La saignée[299], les ventouses, de même que les lavements, les remèdes vomitifs ou diurétiques étaient utilisés pour drainer hors du corps les mauvaises humeurs, dont l'excès de bile noire et jaune lié à la maladie. La pharmacopée de l'abbaye de Lorsch (*Lorscher Arzneibuch*), écrite vers 795, préconise déjà de telles pratiques[300], qui sont en fait héritées de l'Antiquité.

Sur le plan symbolique, donner un bain à des lépreux apparaît comme une œuvre pie, qui peut être une voie d'accès à la sainteté. La popularité d'Elisabeth de Marburg repose aussi sur le fait qu'elle n'a pas hésité à baigner des lépreux, comme en témoigne le retable de Johann von der Leyten (1510) dans l'église dédiée à la sainte à Marburg même[301].

En plus des bains pris dans les léproseries, les lépreux n'hésitaient pas à faire des cures thermales. Les eaux sulfureuses ou plombifères étaient réputées réduire les affections cutanées liées à la maladie et favoriser la guérison de la lèpre à son stade initial. Les bains de Plombières avaient cette réputation, comme le rappelle le docteur Pictorius dans son *Badenfahrtbüchlein*[302]. Pour

---

und büchsgelt, so er vor jaren gehapt hat, ouch das er den kinden dester früntlicher sey. AMS 1AH 4605, 1540/1541 : *It. 10 ß geben dem gutleutbader, ist ime ... verordnet fur unslit und anders, so ime abgangen ist, do die kindt noch das almusen samletten* [avant 1523], *damit er den kinden dester vlissener ußwarten soll.*

294. AMS 1AH 4605, 1540/1541 : *It. 16 d. geben dem scherer umb schrepfhörnlin. It. 1 ß umb vier laßzedell.*

295. AMC GG 213/1 (art. 17). *Der bader [soll] zue dreyen wochen am zinnstag zue früerer tagzeit kommen, und am mitwochen die haimschen unnd frembden kinnder baden, inen schrepffen, unnd so ainer oder mer laßen wolte, soll der bader daß am dornnstag thuen. Bleibt er der haußkinder eim zue gfallen hie, soll daß hauß den bader in kosten halten ; plaipt er aber der frembden ein zue gefallen hie, sollen dieselben inen in kosten halten.*

296. AMH AH 92, 1511 et 1517.

297. MAGDELAINE M. (éd.), *Guerre et paix en Alsace au XVIIe siècle : les mémoires du sieur J. de La Salle*, Toulouse, 1981, p. 108.

298. MISCHLEWSKI A., *Grundzüge der Geschichte des Antoniterordens bis zum Ausgang des 15. Jahrhunderts* (Bonner Beiträge zur Kirchengeschichte 8), Köln, Wien, 1976, p. 271-272.

299. BRENNER E., « The Leprous Body in Twelfth- and Thirteenth-Century Rouen : Perceptions and Responses », dans CONKLIN-AKBARI S., ROSS J. (éd.), *The ends of the body*, University of Toronto Press, Toronto, 2013, p. 243- 244.

300. PLATTE A. et BRUNNENGRÄBER R., « Zur Auswahl der Rezepttexte », dans *Das Lorscher Arzneibuch*, 3e éd., Lorsch, 2002, p. 79-154, p. 150.

301. Voir aussi BELKER, Aussätzige, p. 271.

302. PICTORIUS G., *Badenfahrtbüchlin*, Frankfurt, 1560, photo publiée par INGOLD D., « Le docteur Pictorius et les bains de Plombières » dans *Dialogues transvosgiens* 19, 2004, p. 101 :

Félix Platter, le célèbre médecin bâlois, les eaux thermales sont plus efficaces que les bains aux plantes. Elles guérissent un grand nombre de maladies de la peau, elles diminuent la malignité de la lèpre et soulagent les plaies dues à cette dernière[303]. À la fin du Moyen Âge, les lépreux alsaciens connaissent l'efficacité des eaux thermales. C'est pourquoi ils se déplacent régulièrement pour suivre une cure dans les villes d'eaux. Cette pratique a été très courante dans la région. Pour les lépreux du nord de l'Alsace, la destination privilégiée semble avoir été Baden-Baden. Paulus Buchberter, un patricien de Haguenau résidant à la léproserie de la ville, y meurt en 1463[304]. Le même sort frappe Diebold von Nortingen et Wolf Nesteler, deux lépreux de Strasbourg, eux aussi en cure à Baden-Baden[305]. En 1539, la léproserie de Strasbourg donne 10 ß à chacun des huit lépreux de la maison allant se faire soigner à Baden-Baden[306]. En 1541, ils sont onze à profiter de cette thérapie[307]. En 1590, deux lépreux de Strasbourg se rendent outre-Rhin pour une cure[308]. Le séjour dans une ville d'eau peut également être prescrit pour éviter le déclenchement de la maladie. En 1484, une servante du Schnelling, la léproserie pour pauvres de Strasbourg, est condamnée à aller en pèlerinage à Einsiedeln et à faire une cure de deux semaines dans un bain, car elle avait eu des relations sexuelles avec un lépreux de la maison[309]. Dans ce cas, il semblerait que le bain ait été ordonné pour éviter une éventuelle contamination. La servante a donc été soumise à une double purification, aussi bien sur le plan spirituel que physique. Malheureusement, nous ignorons où elle a fait sa cure après son pèlerinage à Einsiedeln. En Suisse, plusieurs stations thermales étaient fréquentées par les lépreux : Baden en Aargau, réputée pour ses eaux sulfureuses, ou, dans le Valais, Brig et Leuk (Loèche), où au 16e siècle une source relativement

... *und sprich dass disem bad* (*Plumers* = Plombières) *das bley seinen namen geben hab, über welchs bley es flisset, und allen, so darinn badend, schwartze farb anstreiche, auch darumb vast heile, wie ich bey Serafione find, alle böse rud und geschwär, anfang der malzey, kreps, fistel, magen, zittermal, ... geheilt wurden.* Les eaux de Plombières avaient également la réputation de guérir les débuts de lèpre et bien d'autres maux comme la gale, les ulcères, le cancer, les fistules, les dartres.

303. Cité par MARTIN, Badewesen, p. 201.

304. AMH AH 91, 1463 : *2 ß Arbegast dem botten, als er gon Baden ginge zu Paulus Buchberter, als er tot was. 3 ß den karrich von Paulus Buchberter herheim zu füren.*

305. AMS 1AH 4605, St Jean 1504/St Jean 1505 : *1 lb. 14 ß 11 d sint mir worden uff samstag noch sant Midharts tag von wegen Diebolt von Nortingen, also er zu Baden starb, und was er by ym hat, nement die von Baden.* AMS V 116k, 1520 : *1 lb. 4 ß 6 d ist mir worden von Wolff Nesteler, der starb zu Baden in der wuchen noch dem meytag.*

306. AMS 1AH 206, 1539 : *4 lb geben den kinden zu irer badenfart, so zu Baden gesein sindt, namlich acht kind, yedem 10 ß.*

307. AMS 1AH 4605, 1540/1541 : *5 lb. 10 ß geben 11 kinden, yedem 10 ß, so gen Baden gefahren seindt.*

308. AMS 1AH 4605 f° 42v, 1589/1590.

309. AMS V 116h f° 27r, 1484 : ... *strackes zu gonde mit ir selbs libe zu Unser lieben Frowen zu den Eynsideln und ein farte dohien zu dünde, und noch der selbig fart XIIII tage zu baden in einem wasserbad.*

distante du bain principal avait été captée pour les lépreux[310]. À Plombières, il existait des bains séparés pour les gens sains et les lépreux[311].

La pratique des bains dans les villes d'eaux était assez fréquente pour être citée dans le règlement de la léproserie d'Obernai. D'après ce dernier, si un lépreux va à Baden-Baden, il garde sa part des aumônes quêtées devant le cimetière en son absence[312]. L'efficacité de ces bains ne fait pas de doute pour les gens de l'époque. En 1539, l'Aumône de Strasbourg donne 1 lb. 1 ß à Barbara, la femme de Hans de Mulhouse, pour retourner à Baden-Baden, car elle est à nouveau atteinte d'éruptions comparables à la lèpre[313]. Aux 16e et 17e siècles, les bains sont réputés guérir le début de la lèpre. Quand un début de lèpre est diagnostiqué chez Michael Baum d'Obernai, on espère le guérir grâce aux bains et à des saignées[314]. En 1659, le conseil de la ville de Nagold s'adresse à Strasbourg pour l'un de ses ressortissants nommé Renner, atteint d'une gale comparable à la lèpre des Grecs (*Lepra Graecorum*). Sa femme est atteinte d'une lèpre incurable. Lui, on espère qu'une cure le soulagera. Il doit se séparer de sa femme et se soumettre à une cure pour éviter la propagation de la maladie. Comme il est de notoriété publique que la ville de Strasbourg offre cette cure gratuitement, le conseil de Nagold sollicite cette faveur pour Renner[315]. En 1599, Georg Sartor, un chapelain dont on craint qu'il ne soit lépreux, annonce qu'il se rendra aux bains au printemps[316]. En 1665, un couple de Rouffach suspecté de lèpre est envoyé devant la commission d'inspection de Fribourg-en-Brisgau. Blasius Avene est déclaré sain, mais sa femme devra suivre une cure d'eau minérale[317] avant de subir une nouvelle

310. MARTIN, Badewesen, p. 200.

311. Archives Départementales de Meurthe-et-Moselle B 2673 f° 2v-3r, 1573 IX 18 : [dans la marge, *les infectés ont bagnés avec les sains*]. *Enquis sy à son sceu et de son consentement se sont baignez esd[icts] baings personnes aulcunes infectés de maladies contagieuses ? A dit que non ; et que toutes et quantes fois qu'il a esté adverty et s'est apperceu que telles gens s'estoient mis esd[icts] baings, il les en a gecté subitement dehors et les a mené en d'autres baings à part ; et encor au mois de may dernier ung quidam portant visaige de lepreux fut gecté hors des baings par luy et mené es baings deputé pour gens de telle qualité, et quant avoir faict deffence et inhibition à celuy qui avoit logé led[ict] quidam, de ne le plus recevoir en sa maison.* Je remercie M. Antoine Follain qui m'a transmis cette référence.

312. BNUS Ms 1577 f° 6r, 15e siècle : *Desglichen so eins gon Baden fur, oder so kranngck were, das es nit zum kirchhoff komen möcht, dem soll ouch sin theil behaltten sin, alles on geferde.*

313. AMS 1AH 8070, Comptes de l'Aumône 1539/1540 : *Item 2 lb. 2 ß Hansen von Mülhusen und Barbarn sinr frowen uff dornstag noch Laurentii zu stùr, umb irer beder kranckheit und blödigkeit willen, uß rhat der ärtzt in das Margraven Bad zu ziehen. Item 1 lb. 1 ß gemelter Barbarn, Hansen von Mülhusens frowen, uff zinstag noch Adolfi zu stùr geben, zum andern mol ins Margrafen Bad zu ziehen, demnach sie uffs vorig bade wider ußgeschlagen, ùberuß ellend und unrein, eim ußsatz glich, worden was.*

314. MULLER, Léproserie d'Obernai, p. 63 : *Aus der urkhundt erscheint, daß bei Michael Baum der aussatz etwas angesetzt, ihme aber mit bädern und aderlaßen wohl vielleicht widerumb kondte geholffen werden.*

315. AMS V 43/45.

316. ADHR 4G 6/1 f° 4.

317. MICHEL G., *Histoire de la maison Saint-Jacques de Rouffach*, 3, Strasbourg, 2012, p. 152-153. … *sein Frau aber den Sauerbrunnen brauchen* …

inspection. Deux mois plus tard, elle est déclarée saine par les experts jurés de Strasbourg. En matière de soins, il convient donc de distinguer entre la lèpre au stade initial, qui est perçue comme guérissable, et une lèpre confirmée, maladie incurable d'après Lanfranc, médecin du 13e siècle, qui relativise néanmoins son propos : "Mais au commencement, par bonne diligence on la peust bien curer ou autmoins on peut palier et occulter par onctions ... purgier mélancolie corrompue ... recouvrer bonne complexion par bon régime"[318]. Occulter la maladie : c'est sans doute ce qu'a tenté de faire Peter Schriber, le greffier du tribunal de Haguenau, qui, dans un premier temps, a refusé le diagnostic des chirurgiens de la ville l'accusant d'être lépreux et cherché refuge à Strasbourg, où il a essayé de remédier à son mal. L'aubergiste qui l'avait hébergé dépose qu'il a vu du son dans une cuvette qu'utilisait Peter Schriber. D'après la femme de l'aubergiste, Peter demandait qu'on lui cherche de la farine d'avoine et du son. Quant à leur domestique, elle témoigne l'avoir vu utiliser trois pommades de couleurs différentes, une blanche, une jaunâtre et une verte[319]. Malheureusement, nous ne disposons pas de renseignements précis sur la composition de ces pommades. Peut-être y avait-il du soufre ou de la moutarde dans celle qui était jaunâtre. Au Haut Moyen Âge déjà, la pharmacopée de Lorsch indique des remèdes astringents pour soigner la peau du lépreux[320]. Une chose néanmoins est sûre : en appliquant ces onguents, Peter Schriber a tenté de soulager et probablement aussi de masquer les manifestations de la lèpre sur sa peau. Dès l'Antiquité, pour "atténuer l'évidence des symptômes, tous les moyens thérapeutiques sont envisagés : cataplasmes, onguents, décoctions, liqueurs, pulvérisation de lotion sur toute la surface du corps ou localisés sur les ulcères, macules, terminaisons des membres ou visage"[321].

En matière de soins, le venin du serpent a exercé une véritable fascination sur nos ancêtres. Fascination d'autant plus compréhensible pour les lépreux que la peau du serpent se renouvelle avec le temps[322]: d'où la croyance en ses vertus salvatrices. On sait aujourd'hui que la chair de ce dernier a une forte teneur en zinc (oligo-élément)[323]. L'utilisation du serpent comme remède souverain contre la lèpre, en usage interne et externe, remonte à Galien et est

---

318. Cité par TOUATI, Pharmacopée, p. 23. Pour Henri de Mondeville aussi, « la cure est possible à l'origine à condition de la percevoir », cité par TOUATI, Traités sur la lèpre, p. 213.

319. AMH AH 87/33, 1447 : *do habe er [der wirt] zu maniger mole, diewil er [Peter Schriber] by im zu herberg was in sinem huse, funden ston grieß kligen in geschùre ... Item Barbel ... hat geseit, also der egenant Peter Schriber by inen zu herberg were, do bete er die selbe Barbel ettwie dick, das sù ire kellerin oder ire kinder im hieß holen habermel und grieß kligen ... Katherin hett geseyt, sù habe gesehen, das er wisse salbe und gelpschlecht salbe gehebt, und sich domit under sinem antlit gesalbet und bestrichen habe ... der selbe Peter [habe] ein hefelin mit grüner salbe in der hant gehebt ...*

320. PLATTE et BRUNNENGRÄBER, Auswahl der Rezepttexte, p. 150.

321. TOUATI, Pharmacopée, p. 24.

322. VIGARELLO G., *Histoire des pratiques de santé. Le sain et le malsain depuis le Moyen Âge*, Paris, 1999, p. 33-34. Voir aussi LEBRUN F., *Se soigner autrefois : médecins, saints et sorciers aux XVIIe et XVIIIe siècles* (La Passion de l'Histoire 1), Paris, 1983, p. 71.

323. TOUATI, Pharmacopée, p. 21.

encore pratiquée à l'époque moderne et même contemporaine[324]. Dans son chapitre consacré à la guérison de la lèpre, Hans von Gersdorff écrit qu'il n'y a pas de meilleur moyen de guérir la lèpre que le serpent. Il propose un remède pour le moins étrange : "prendre un à quatre serpents, les décapiter, les mettre dans un alambic et en faire de l'alcool"[325]. Il explique l'efficacité du traitement par le fait que, quand on lave les plaies avec ce distillat, le corps enfle, et par la suite, lorsqu'il retrouve sa forme normale, les écailles tombent, ce qui entraîne la guérison[326]. Le médecin humaniste Lorenz Fries, qui a séjourné à Colmar au début du 16e siècle, propose, lui, une recette contre la lèpre utilisant des lézards verts, qu'il faut tremper dans l'huile d'olive pendant un jour et une nuit, avant de les y faire cuire. Quand les lézards sont mous, les jeter et utiliser cette huile en usage externe. L'auteur précise qu'elle guérit toutes les macules liées à la lèpre[327]. L'utilisation de lézards et de serpents connaîtra une longévité extraordinaire. Dans les années 1920, le Dr. Vigne rapporte qu'il est de notoriété publique que l'état de santé de certains lépreux s'est amélioré suite aux morsures de serpents venimeux, en particulier du cobra[328]. Cette pratique a perduré, notamment en Inde[329]. Signalons encore l'utilisation du venin d'abeilles pour faire régresser la lèpre[330].

Par ailleurs, diverses plantes sont réputées efficaces dans le traitement de la lèpre : le fumeterre, l'hellébore noire, le lupin, le pourpier, le thym, la bourrache[331]. Déjà les auteurs de l'Antiquité, Pline, Celse, Hippocrate recommandent diverses plantes, dont le plantain, pour soigner les inflammations, les dermatoses de toutes sortes et les ulcères[332]. Comme son

---

324. WITTERN, Lepra, p. 48.

325. GERSDORFF Hans (von), *Feldtbuch der Wundtartzney*, Strasbourg, 1517, et rééd. anastatique f° 79v : *Du magst auch ein schlangen oder fuer nemen und sye enthaubten, und sye legen in ein alembick, und distillier wasser doruß machen.*

326. *Ibid. Und ist zu wissen, so man die brucht, so machen sye den leib uffblaegen, und dornoch so fallent schuppen von dem leib, und setzt sich der leib wider nider, und uff das werden sye gesunt.*

327. FRIES, Spiegel der Artzney, f° 112 v : *Nimm die grunen heydoechßlin unnd wirff sye in baumoel. Laß sy ein nacht und ein tag darinnen ligen, darnach sied es darinn biß sye weich werden. Darnach würff sye hin unnd behalt das oel, welches wunderlich ist in diesem fal, wann es alle mackeln der usetzigkeit hin nimpt.*

328. Dr. VIGNE, « Traitement de la lèpre », dans MARCHOUX, IIIe Conférence, p. 342-343.

329. MARTINET S., « Les traitements de la lèpre dans les manuscrits médicaux de Laon » (Mémoires de la fédération des sociétés d'histoire et d'archéologie de l'Aisne 16), 1970, p. 17-22, ici p. 22.

330. Dr. VIGNE, « Traitement de la lèpre », dans MARCHOUX, IIIe Conférence, p. 342-343 : Les travaux de Mme Phisalix ont montré que le venin des abeilles présente des propriétés analogues à celles des venins de cobra. Deux malades ont été traités de la sorte : l'un a eu 3935 piqûres, l'autre 2599. L'état de santé de tous les deux s'est nettement amélioré.

331. Voir le relevé de l'ensemble des substances végétales, animales et minérales préconisées par différents médecins et hommes de l'art, TOUATI, Traités sur la lèpre, p. 226-231.

332. *Ibid.* TOUATI, Pharmacopée, p. 22. Plusieurs de ces plantes se retrouvent dans l'onguent utilisé par les Antonins pour guérir le feu de Saint-Antoine : CLEMENTZ E., « Vom Balsam der Antoniter », *Antoniter-Forum* 2, 1994, p. 13-21.

nom l'indique, la scabieuse est souveraine contre les *scabies*[333]. Gersdorff l'utilise dans une préparation laxative destinée à purger le lépreux et dans une pommade qu'on applique après le bain[334]. Dans son ouvrage consacré aux plantes et publié en 1539, Hieronymus Bock cite plusieurs recettes d'onguents et d'emplâtres censés guérir la lèpre. Il préconise l'utilisation de différentes plantes comme la marjolaine, le marube, la jusquiame, les graines de moutarde, l'hellébore noire en très faible quantité, des fruits comme les figues, mais aussi l'alun et le vitriol[335]. À Strasbourg, la lépreuse Apollonia se plaint d'une consœur qui lui a volé son pichet contenant de la pulmonaire et un peu de vin. Elle insiste sur le fait que cette préparation lui était indispensable, mais sans préciser pour quelle affection[336]. Tous ces exemples montrent qu'en Alsace, à la fin du Moyen Âge et au début de l'époque moderne et sans doute déjà bien avant, des recettes et des préparations pour guérir la lèpre – au moins dans son stade initial – sont connues et circulent. Néanmoins ces thérapies sont à la charge non pas des léproseries mais de chaque lépreux. Celui-ci, s'il en avait les moyens, n'hésitait pas à se procurer des remèdes pour atténuer les symptômes de la lèpre, tout en caressant l'espoir de les faire disparaître entièrement. L'exemple de Peter Schriber est éclairant à ce sujet. La signification de l'absence de dépenses pour des soins dans les comptes des léproseries alsaciennes est donc à relativiser[337]. Elle ne prouve en aucun cas qu'il n'existait aucun remède pour tenter de guérir les lépreux[338], du moins au stade initial de la maladie. On peut aussi raisonnablement supposer que les remèdes utilisés contre la lèpre étaient variables selon la position sociale du lépreux. Dans son *Lilium medicinae*, Bernard de Gordon en prescrit plus d'une centaine. Pour les pauvres, il utilise des ingrédients locaux ; pour les riches, il n'hésite pas à préconiser des matières importées d'Orient[339]. Au 16e

333. MARTINET, Les traitements de la lèpre, p. 20. BROCARD, Exclusion, p. 79-104, ici p. 101, cite l'emploi de cataplasmes réalisés à partir de farine d'orge, de froment, de pois et de millet comme suppuratifs actifs.

334. GERSDORFF, Feldtbuch, f° 79r-v.

335. BOCK H., *Kreutterbuch*, Straßburg, 1539, rééd. 1964, f° 15r, 39r, 146r-v, 281r, 373r. Voir aussi KOEHL F., *La lèpre en Alsace médiévale*, Thèse de doctorat en médecine, Strasbourg, 1979, 262 p., ici p. 152-154.

336. AMS V 116h f° 43r, 1545 : *... als aber sy Applung das lungkrut ungern verlorn, dan sy dess zu irer lybs notturfft wol bedurfft.*

337. Ailleurs, à la léproserie Saint-Pierre de Bruxelles par exemple, les comptes de l'institution citent l'achat de pommades : GIANTSI N., « La léproserie Saint-Pierre de Bruxelles au Moyen Âge », *Revue de la société française d'histoire des hôpitaux* 152, novembre 2014, p. 24-30, ici p. 25.

338. SCHMIDT Ch., « Notice sur l'Église rouge et la léproserie de Strasbourg », *Bulletin de la société pour la conservation des monuments historiques* 10, 1879, p. 25 : «Le règlement se tait de même sur la manière de traiter la maladie, si tant est qu'on s'en occupât ; il n'est parlé ni d'un médecin spécial attaché à l'établissement, ni de visites régulières qu'auraient faites les médecins de la ville. On se figurait évidemment que les lépreux étaient incurables ; on ne songeait qu'à leur rendre l'existence aussi peu dure que possible».

339. HABRICH, Arzneimitteltherapie, p. 60-61. Cette différence entre riches et pauvres en ce qui concerne les traitements s'observe aussi en temps de peste : BIRABEN J.N., « Les pauvres et la peste », dans MOLLAT M., *Études sur l'histoire de la pauvreté* (Moyen Âge – 16e siècle),

siècle, l'approche de la maladie évolue grâce à Paracelse. Il rejette la théorie des humeurs et proclame que la maladie est guérissable. Pour lutter contre le pourrissement du corps dû à la lèpre, il préconise l'emploi de moyens qui permettent de conserver les corps morts : du sirop d'antimoine, de l'essence de genévrier, de la mélisse, de la poudre de perles, des coraux et de la valériane, qu'il faut prendre au lever du soleil. Paracelse ne se contente donc pas de plantes autochtones pour le traitement de la lèpre, il utilise également une large palette de substances minérales. À celles citées ci-dessus, il faut encore ajouter l'or, l'argent et des composés mercuriels[340]. Une tentative de guérison de la lèpre en 1528 est connue grâce aux actes d'un procès entre Alexander Sytz, médecin bâlois, et l'écuyer Hans zu Rhein, dont le fils et la fille étaient lépreux[341]. Sytz a accepté de soigner les enfants, sans garantie de résultat, pour la période allant du 18 octobre 1527 au 25 juillet 1528. Il a demandé que les enfants soient assez nourris, qu'ils aient chacun une chambre, qu'ils prennent les médicaments prescrits et surtout qu'ils ne rencontrent pas leur mère, probablement lépreuse. Le contrat établi entre les deux parties précise encore que si Hans zu Rhein ne suit pas ces prescriptions, il devra néanmoins payer les honoraires fixés. Le traitement a très probablement été un échec, ce qui explique que Hans zu Rhein ait refusé de payer[342]. Dans cette histoire, l'essentiel est que l'on ait envisagé que la lèpre soit guérissable, contrairement à ce que prétend l'historiographie traditionnelle. Cette approche de la maladie transparaît également dans le titre d'un ouvrage publié en 1582 à Strasbourg par Philippus Schopff : *Kurtzer, aber doch ausführlicher bericht von dem Aussatz, auch dessen ursachen, zeychen, und curation* (Relation brève mais détaillée de la lèpre, de ses causes, symptômes et de son traitement). Et en 1616, le doute n'est plus permis. Le bailli de Schorndorf intercède auprès du Magistrat de Strasbourg pour que la femme de Jacob Pfuder, lépreuse, "soit guérie à Strasbourg"[343].

D'après la littérature médiévale, le lépreux pouvait encore se tourner vers des pratiques relevant plus ou moins de la magie. D'après une croyance très ancienne venue d'Orient, le sang humain, principe même de la vie, est susceptible de guérir la lèpre. Les chances de réussite sont accrues si l'on utilise le sang de nouveaux-nés ou d'une vierge[344]. Pour Hildegard von Bingen, un bain dans le sang menstruel d'une vierge est un remède souverain contre la lèpre[345]. Un cycle de fresques du 13e siècle conservé dans la chapelle

Paris, 1974, p. 505-518, ici p. 510.

340. HABRICH, Arzneimitteltherapie, p. 67

341. Contrairement à ce qu'affirme l'Encyclopédie, t. 9, p. 393-395 : « *la lèpre n'attaquoit jamais les enfans avant l'âge de puberté ou d'adulte* ».

342. HUBER, Aussatz, p. 40-41.

343. AMS 1R 97 f° 183v : ... *bitt hie heilen zu lassen.* Je remercie Jean-Marie Holderbach, qui m'a transmis ce renseignement.

344. Articles « *Aussatz* » et « *Blut* » dans BÄCHTOLD-STÄUBLI H., *Handwörterbuch des deutschen Aberglaubens,* 5, Berlin-Leipzig, 1932-33, c. 728 et 1434-37.

345. Cité par JACOBY A., « Zu dem angeblichen Blutrecht oberelsässischer Grundherren vor der französischen Revolution », *Jahrbuch für Geschichte, Sprache und Literatur Elsass-*

Saint-Sylvestre de la basilique des *Quattro Coronati* à Rome présente la légende de l'empereur Constantin frappé par la lèpre selon Jacques de Voragine[346]. Pour guérir, il doit prendre un bain dans le sang d'êtres innocents. Dans l'une des scènes, des mères implorent l'empereur d'épargner leurs jeunes enfants ; Constantin est sensible à leur demande et c'est par le baptême qu'il retrouvera la santé. Dans *Der arme Heinrich*, Hartmann von Aue met en scène un chevalier, Heinrich, atteint de lèpre. Il déclare avoir utilisé en vain de nombreux remèdes. Un médecin de Salerne lui révèle alors que seul le sang d'une jeune femme nubile et vierge, prête à se sacrifier pour lui, pourra lui apporter la guérison[347]. Kunz Kistener, un poète du milieu du 14e siècle, probablement strasbourgeois, raconte dans ses *Jakobsbrüder* la légende d'un pèlerin de Saint-Jacques de Compostelle atteint de lèpre, qui lui aussi est guéri grâce au sang du fils nouveau-né de son compagnon de route[348]. La capacité du sang innocent à guérir la lèpre est un topos largement répandu au Moyen Âge. Dans la pratique, les malades n'hésitaient pas à employer du sang d'animaux ou d'êtres humains adultes à des fins magiques. Ainsi en 1544, la lépreuse Anna Stock, de Strasbourg, reconnaît avoir recueilli son sang lorsqu'on l'a scarifiée au bain (*schrepfen*). Elle ne l'a pas utilisé en application externe, mais l'a mis dans un pot qu'elle a jeté dans l'Ill à Strasbourg, car, d'après ses dires, on lui avait suggéré de jeter son sang dans une eau courante pour remédier à ses problèmes oculaires[349]. Ces derniers sont fréquemment une conséquence de la lèpre.

Des charlatans ont exploité la terreur suscitée par la lèpre. C'est le cas de Franz Brunn, *philosophus und magus*, qui adresse une supplique au Conseil de Strasbourg en 1570 en prétendant être capable de guérir en très peu de temps et gratuitement des maladies réputées incurables comme la lèpre et la podagre. Le Magistrat ne se laisse pas abuser et lui répond que personne ne peut exercer la médecine sans diplôme ou examen et lui ordonne de s'abstenir de son "art" sous peine de 5 lb. d'amende[350]. La chronique de Philippe de Vigneulles raconte également l'arrivée à Metz en 1492 d'un personnage sulfureux, qui se présente comme un docteur-miracle "appellé sire Sixte, chevalier et docteur en médecine". Entre autres prouesses, il guérit "ceulx qui

Lothringens 25, 1909, p. 107.

346. VORAGINE J. de, *La légende dorée,* Paris, 2004, p. 88-89. Voir aussi BERIAC, Histoire des lépreux, p. 111-113.

347. HARTMANN von AUE, Der arme Heinrich, p. 54, vers 944-48 : *Diz waere der lantliute spot, / swaz ich mich für dise stunde / arzenîen underwunde und mich daz niht vervienge, / wan als ez doch ergienge ;* et p. 18, vers 222-27 : [le médecin dit au chevalier Heinrich :] *dâ von muoz iu diu helfe mîn / durch alle nôt sîn versaget. / ir müeset haben eine maget, / diu vollen hîbaere / und ouch des willen waere, / daz si den tôt durch iuch lite.*

348. MÜLLER U., « Kistener Kunz », *Neue deutsche Biographie*, 11, 1977, p. 688.

349. AMS V 116h, 1544 : *Anna Stöckin ... sagt ... des hafens halb, dar sey ir geblüt gewesen, das hab sy des tags davor im schrepffen empfangen. Sey ir geraten worden, sy soll es inn ein flyessend wasser schutten, das werd ir zu irem blöden ougen dienstlich und nutzlich sin.*

350. AMS 1R 35 f° 156v, 1570 III 13 et f° 178r. Voir aussi AMS V 12/59, 1570 III 12.

entroient en la malladie de leppre". Quelques mois plus tard, l'aventure de ce charlatan dépourvu d'oreilles se termine sur un bûcher en Flandres[351].

Contrairement à ce que l'on pourrait croire, toutes sortes de remèdes existent depuis l'Antiquité pour tenter de guérir la lèpre à ses débuts ou pour soigner ou occulter les lésions liées à la maladie. Touati résume ces différents remèdes : régime, évacuations médicinales, chirurgicales et topiques[352]. L'arsenal chirurgical présente de multiples facettes : "phlébotomie, scarifications, scaraxations, cautérisations, ventouses, sangsues, ligatures, incisions"[353]. À partir du 16e siècle, des substances minérales et chimiques entrent dans les diverses préparations. À partir du début du 20e siècle, l'huile de chaulmoogra, extraite d'un arbre, le kalaw, et utilisée depuis longtemps en Mésopotamie et en Inde, est introduite dans les traitements en Occident[354]. Mais il faudra attendre le milieu du 20e siècle pour voir apparaître une thérapie vraiment efficace (sulfones, sulfamides retard, rifampicine, clofazimine, ethionamide)[355]. Désormais, "par un dosage approprié, le nombre de bacilles de la lèpre d'un corps malade pouvait être réduit à rien. Une lèpre, même lépromateuse, pouvait dès lors être généralement enrayée. Il était enfin devenu possible de parler d'un "remède" à la lèpre"[356]. Epaminondas Remoundakis évoque l'effet miraculeux de ce nouveau traitement qui en 1948 a guéri en six mois 230 malades isolés sur l'île de Spinalonga en Crète[357].

La lèpre et la peste sont indéniablement les deux maladies emblématiques du Moyen Âge et du début de l'époque moderne, qui ont durablement marqué l'imaginaire de cette époque. Pourtant, tout semble les opposer : la lenteur du processus d'incubation de la lèpre, qui peut s'étendre sur plusieurs années, le rythme lent de la maladie, qui condamne les lépreux à vivre longtemps dans des institutions spécialisées ou à errer sur les routes, l'individuation de la lèpre, alors que la peste est ressentie comme un châtiment collectif. On imite la lèpre, soit par appât du gain, soit pour entrer dans la clandestinité, mais pas la peste. Face à la lèpre, les attitudes sont contrastées : si d'aucuns la simulent, d'autres cherchent à la dissimuler. Zacchias (1583-1659), considéré comme

---

351. BRUNEAU, Chronique de Vigneulles, 3, p. 270-272.

352. TOUATI, Pharmacopée, p. 25.

353. *Ibid.*

354. SEMECAS M., *La lèpre en Lorraine à travers les âges*, Thèse de médecine, Strasbourg, 198, p. 55. De nombreux participants à la IIIe Conférence internationale de la lèpre en 1923 ont relevé l'efficacité du traitement à l'huile de chaulmoogra. MITSUDA K., « Efficacité de l'huile de chaulmoogra », dans MARCHOUX, IIIe Conférence, p. 263-271. ROBINEAU M., « Essais de traitement de la lèpre effectués à la léproserie de Yedjang (Cameroun) », *ibid.*, p. 271-280. PARRA R.F. et SANTOS J.E., « Une année de traitement de la lèpre par les éthers éthyliques des acides gras de l'huile de chaulmoogra à Agua de Dios », *ibid.*, p. 293-304. RABELLO Ed., VERNET I., « Note sur le traitement de la lèpre », *ibid.*, p. 305-314, ici p. 305 : « À l'huile de chaulmoogra, à ses composés et dérivés appartient jusqu'au moment actuel la primauté en tant qu'agent thérapeutique de la lèpre, agent sinon définitif, au moins le plus bienfaisant ».

355. Voir 2.1. GERARDIN, Hospices et hôpitaux à Ribeauvillé, p. 58-59. HANSEN W. et FRENEY J., *Des bactéries et des hommes*, Toulouse, 2002, p. 135-137.

356. DAWS, Nous autres lépreux, p. 215-216.

357. BORN, Vies, p. 314-316.

le fondateur de la médecine légale, ne voit dans cette apparente contradiction entre simulation et dissimulation que les deux faces de la même médaille[358].

La peur suscitée par cette maladie explique que très tôt, les villes aient cherché à détecter ceux qui en étaient atteints par le biais des commissions d'inspection.

2.8. L'inspection des lépreux

2.8.1. Déclenchement de la procédure

À l'origine du processus qui mène à l'inspection, il y a la rumeur[359], insidieuse, qui finit par donner naissance à une croyance partagée par tous. Dans un monde où domine l'oralité, la rumeur tient une place centrale[360]. Soutenue et entretenue par la peur, "elle utilise des fantasmes qui servent à désigner des groupes différents de la société, justement ceux qui n'appartiennent pas ou plus à cette société ordinaire, qui fait ainsi œuvre de marginalisation"[361]. Pour la lèpre, ce sont bien la peur de la maladie[362], mais aussi le désir de nuire à autrui, qui peuvent être à l'origine de la rumeur, comme le prouvent deux exemples strasbourgeois de la fin du 14e siècle. En 1399, Wilhelm Seckeler a accroché une cliquette au toit de Grede Moserin, pour faire courir le bruit qu'elle est lépreuse. Quatre ans plus tôt, Bechtold zum Hirzhorn avait envoyé une cliquette à Scherer Tyrilin et déclaré qu'elle était lépreuse. Ces deux hommes mal intentionnés ont été bannis temporairement de la ville[363]. La sentence est certes rude, mais la rumeur initiée par eux risquait d'avoir des conséquences graves pour ces deux femmes. De ce danger, Walburg Has, de Fribourg-en-Brisgau, est consciente. Lorsque la rumeur l'accusant d'être lépreuse commence à courir dans sa ville d'origine, elle prend les devants et se

358. JÜTTE, Lepra-Simulanten, p. 29.

359. En allemand ancien *geschret* ; les textes disent qu'une personne est *beschreit, verschreit* – que l'on peut traduire par « le bruit court à son sujet » ou *belümet* – que l'on peut traduire par « elle a la réputation ». Ces mots ne s'emploient que pour une réputation exécrable et un bruit très négatif : AMH AH 87/26, 1447 ; AM Rouffach AA 9 p. 15 (15e siècle) ; AM Rouffach AA 5 p. 53, 1583 I 22 ; ADBR 1G 872, 1579 I 22 ; AMS 1AH 8616 f° 33v, 1663/1664 ; AMS 1AH 8631 f° 30r, 1670/1671.

360. GAUVARD C., « Rumeur et stéréotypes à la fin du Moyen Âge », dans ROSSI L. (éd.), *La circulation des nouvelles au Moyen Âge* (Publications de la Sorbonne. Série Histoire ancienne et médiévale 29), Paris-Rome, 1994, p. 157-177, ici p. 157.

361. *Ibid.* p. 171.

362. Le texte de la guérison miraculeuse d'un lépreux par sainte Attale à Strasbourg (vers 1270-1280) rapporte que ses voisins estimaient d'une voix qui était déjà plus qu'un murmure qu'il fallait l'expulser de la communauté des bourgeois : *[vicini] ... ipsumque in brevi de communi civium consortio publice eiciendum voce iam non murmurante iudicarent* : BARTH, Verehrung der hl. Attala, p. 150-151.

363. AMS III/1 (*Achtbuch*) f° 10v, 1395 et 12v-13r, 1399, éd. dans SUB VI, p. 821-822 et 827. Le règlement de la léproserie de Strasbourg prévoit aussi de punir les lépreux qui font courir une telle rumeur à propos de personnes saines : *Es sullent ouch alle die uf dem hofe nyemans, der nit ussetzig und uszgeben ist, keinen lymut machen noch dargeben, als obe ein soliche persone ussetzeig und nit schön sin solte ; [...] der oder die solichs tunt, sollent das bessern nochdem die geschiht an ir selbs ist* (BRUCKER, Straßburger Zunft- und Polizei-Verordnungen, p. 55).

présente spontanément à la commission d'inspection de Sélestat, qui la déclare exempte de cette maladie[364]. À Rouffach, il est même arrivé que la rumeur soit lancée et entretenue par les lépreux de la ville. En effet, le 27 mars 1656, Blasius Avene et son épouse déposent plainte devant le Magistrat de Rouffach contre les pensionnaires de la léproserie qui, affirment-ils, font courir toutes sortes de rumeurs à leur sujet, les accusant en particulier d'être atteints de la lèpre. Dans ce cas, la rumeur est d'autant plus difficile à supporter que tous les deux ont été déclarés sains, lui à Fribourg, elle à Strasbourg après avoir suivi un traitement[365].

La rumeur mène donc fréquemment à la commission d'inspection. La dénonciation aussi. Littéralement institutionnalisée, elle est un instrument redoutable au service des autorités, qui en font usage ici comme dans de nombreux autres domaines. Tout bourgeois, ou selon les cas tout fonctionnaire municipal a l'obligation de dénoncer un certain nombre de délits dont il est informé. À Strasbourg, non seulement les administrateurs[366], mais aussi les médecins, les femmes pratiquant la médecine, les chirurgiens, les baigneurs et leurs valets sont tenus, en vertu de leur serment, de dénoncer aux quatre membres de la commission d'inspection toute personne suspectée d'être lépreuse[367]. Il en va de même à Colmar[368] et à Sélestat, où le serment des barbiers et des baigneurs exige la dénonciation des lépreux[369]. Par ailleurs, chaque paroissien de Winkel est tenu, lors des plaids de chrétienté, de dénoncer les lépreux, les excommuniés et ceux qui ne se confessent pas, sous peine d'une amende de trois livres[370]. Cela prouve que la lèpre, qui est la seule affection qu'il faut dénoncer lors du plaid de chrétienté, n'est pas seulement une maladie, mais aussi un péché ou un délit. Par ailleurs, il semble que par le biais des plaids de chrétienté, l'Église ait joué un rôle en Alsace dans le repérage des lépreux. Il en va de même dans d'autres régions, par exemple en Hainaut[371]. La dénonciation est également exigée des médecins et

364. AM Sélestat BB 53a f° 37r-v, 1530 IV 7 : *Nachdem sie von etlichen ire mißgonnern und widerwertigen ußgetragen und beschreiget wurde, als solt sie maltzig und von gemeinen suffern menschen zu sundern sein* ... Sentence : *nit sundersiech oder von gemeinen sufern menschen zu schaiden*. Par contre, elle a des pustules.

365. AM Rouffach BB 46 f° 72. FAUST P-P., BOEGLY F., MICHEL G., *Histoire de la maison Saint-Jacques de Rouffach*, 3, Strasbourg, 2013, p. 152-153.

366. AMS V 116h f° 62r, 15e s. : *Su mogent ouch wol argwennig lutte den besehern rugen.*

367. AMS V 116h f° 63r, 15e s. : *Es sullent ouch alle arzotte und arzotine und artzot scherrer und bader, und ouch alle ire knechte und gesinde, die domytte umbgont, die in unser stat und burgban sitzent, sweren, dise hernach geschribene stuck ewantliche* [sic] *zu habende, wo inne von yeman furkument, der su argwenig beduncket, daz er bresthafft oder bekumert syge mit dem siechtagen der malatcie, daz su den oder die zu stunt und one verzog den vorgenantten vieren besehern, oder die an ire stat sint, rüget* [sic]...

368. BAAS, Mittelalterliches Medizinalwesen, p. 235.

369. GENY J., *Schlettstadter Stadtrechte*, I/2, Heidelberg, 1902, p. 459.

370. ADHR 10H 155/6, 1490. Voir à ce sujet, PFLEGER L., *Die elsässische Pfarrei. Ihre Entstehung und Entwicklung. Ein Beitrag zur kirchlichen Rechts- und Kulturgeschichte*, Strasbourg, 1936, p. 459-472.

371. DE KEYZER, Dépistage, p. 94.

des chirurgiens, lors de leur prestation de serment. Les barbiers et baigneurs doivent, eux aussi en vertu de leur serment, signaler toute personne dont la peau est suspecte[372]. Même les administrateurs de la léproserie sont tenus de signaler les cas suspects aux membres de la commission d'inspection[373].

On est également frappé par l'emploi répété du mot *geheim* – secret – dans les documents d'archives relatifs à cette phase antérieure à la parution devant la commission médicale. À Rouffach, c'est *in der geheyme morgens gegen tag* – secrètement, au lever du jour – que les chirurgiens et les membres du Conseil viennent surprendre le malade[374]. À Obernai, les baigneurs et les chirurgiens s'engagent à signaler secrètement les suspects au *stettmeister*[375]. En 1524, la ville de Munster s'adresse au Magistrat de Colmar pour qu'il envoie secrètement les membres de la commission d'inspection à Munster pour procéder à l'inspection des personnes soupçonnées de lèpre[376]. En 1557, le Magistrat de Riquewihr fait venir les médecins et chirurgiens de Colmar. Il demande que leur démarche reste secrète, pour que la personne suspecte ne soit pas prévenue[377]. Cette dernière phrase prouve à quel point la convocation devant la commission était redoutée et qu'il fallait à tout prix agir sous le sceau du secret pour éviter que les gens ne prennent la fuite ou ne se fassent soigner comme Peter Schriber[378].

En résumé, rumeur, dénonciation et secret sont les caractéristiques de la phase préliminaire à l'inspection des personnes suspectes d'être infectées de lèpre. Rumeur et dénonciation fleurissent sur le terreau de la peur et de la malveillance[379].

---

372. AM Obernai BB 14 n° 21 f° 83 (15e siècle) : *Die scherer und bader [sollent] sweren, uff menglich warzenemen, den ir* [sic] *scheren oder baden, lossen oder schrappfen, oder sust artzeny tunt, und an welichem menschen ir vermercken, daz er zu der malety geschickt sy, sollen ir eim stettmeister in der geheim melden und sagen, ungeverlich, nieman zu lieb noch zu leid, by demselben eyde, und nit zu verswigen.*

373. BRUCKER, Straßburger Zunft- und Polizeiverordnungen, p. 73.

374. AM Rouffach AA 9 p. 15 (15e siècle) : *Wan ein burger alhie zu Rufach der maletzey halben verschreyt wurt und man sicht, das ettwas deshalben sich an ime ereugt, so nimpt man uß der stat ein scherer und vom land auch eynen und verordent man zwen vom rath darzu, sampt dem ratspotten, und also in der geheyme morgens gegen tag, dem krancken unwissent, hebt man ine uß seim bett, und besicht man ine.*

375. Voir p.78-79 n. 372.

376. AMC JJ CC 357 : ... *harumb ... unser ... begern ... die geschwornen meister by ùch darüber gesetzet uff tag und zit, so ùch der erbere Caspar Meyger unser undervogt anzaigen soll, vorgedochten personen, so der malatzy geschüchet, zu versuchen, ob sy der lüt sigendt oder nit, uff unsern kosten in geheym uns gon Münster zu schicken.*

377. AMC GG 213/13, 1557 VII 9.

378. Voir p. 72 n. 319.

379. Pour la Franche-Comté, Nicole Brocard signale que le phénomène de délation semble prendre des proportions singulières les années d'épidémies : BROCARD, Exclusion, p. 79-104, ici p. 87. Pour l'Alsace, un tel recoupement est difficile.

2.8.2. La commission d'inspection ou *Schau*

2.8.2.1. Composition de la commission

Selon les époques et les régions, la composition des commissions d'inspection des lépreux est fort variable. La plus ancienne indication à ce sujet remonte à l'édit de Rothari de 643. D'après ce texte, le droit lombard prévoit que "lorsque le juge (*judex*) ou le peuple savent de façon sûre que quelqu'un est devenu lépreux et qu'il a été expulsé de la ville ou de sa maison, de sorte qu'il habite seul, cette personne n'a pas le droit d'aliéner ses biens à qui que ce soit"[380]. Malheureusement, le texte ne précise pas comment le juge ou le peuple le savent[381]. Au Haut Moyen Âge, ce sont probablement des prêtres qui examinent les malades, car certains possèdent des connaissances en médecine. En Souabe, l'Église contrôle encore l'inspection des lépreux à la fin du 14e siècle. En 1390, l'évêque de Constance en confirme le privilège aux Augustins de Kreuzlingen pour les suspects de son diocèse[382]. Ce sont également les autorités religieuses qui sont responsables de l'inspection des lépreux dans les diocèses de Mayence et de Freising[383]. Dans l'Ouest de la Suisse, la commission d'inspection des lépreux dépend uniquement des évêques de Lausanne et de Genève jusque dans la 2e moitié du 14e siècle[384]. Dans le diocèse de Besançon, dans la 2e moitié du 15e siècle encore, c'est l'official, qui, à la requête du Magistrat, fait procéder à la visite médicale des suspects[385]. Dans de nombreuses autres régions, à partir du 12e siècle, ce sont les lépreux les plus anciens, et donc les plus expérimentés, qui prennent le relais[386]. C'est le cas en Hainaut, où l'examen des suspects est confié aux lépreux des deux sexes à Mons, à Liège et Valenciennes[387], et aussi à la léproserie du Popelin de Sens et à celle du Grand Beaulieu de Chartres[388]. À Melaten, la léproserie de Cologne, les six lépreux, hommes ou femmes, qui ont acquis les prébendes les plus chères procèdent à l'inspection des suspects.

380. Edictus Rothari, MGH LL IV, p. 141 n° 176.

381. L'interprétation de UHRMACHER, *Lepra und Leprosorien im rheinischen Raum*, p. 70, est abusive. Le texte n'évoque pas de commission formée par le juge et le peuple.

382. KINZELBACH A., « *„an jetzt grasierender kranckheit sehr schwer darnider"*. Schau und Kontext in süddeutschen Reichsstädten der frühen Neuzeit », dans WAHRMANN C. C. et alii (éd.), *Seuche und Mensch. Herausforderung in den Jahrhunderten* (Historische Forschungen 95), Berlin, 2012, p. 269-282, ici p. 272.

383. REICKE, Spital, II, p. 261 et 265-266.

384. GILOMEN-SCHENKEL E., « Mittelalterliche Spitäler und Leprosorien im Gebiet der Schweiz », dans *Stadt- und Landmauern : Abgrenzungen - Ausgrenzungen in der Stadt und um die Stadt* (Veröffentlichungen des Instituts für Denkmalpflege der ETG 15/3), Zürich, 1999, p. 117-124, ici p. 121.

385. BROCARD, Exclusion, p. 219-220.

386. KNEFELKAMP, Fürsorgewesen der Stadt Freiburg, p. 57.

387. DE KEYZER, Dépistage, p. 100-101. DE KEYZER W., « Les malades dans les léproseries du Hainaut, de la fin du Moyen Âge à l'époque moderne. L'exemple de Saint-Lazare de Valenciennes », *Mémoires et publications de la société des sciences, des arts et des lettres du Hainaut* 101, 2002, p. 1-23, ici p. 12.

388. JEANSELME, Europe, p. 37.

Cette fonction leur vaut rang et considération[389]. Dans les institutions dans lesquelles les lépreux vivent en communauté avec des gens sains, il peut arriver que ce soient ces derniers qui pratiquent l'expertise. C'est le cas à Bruges, Gand et Louvain[390].

En Alsace, aucune source n'évoque le rôle de l'Église en matière d'inspection, ni la participation des lépreux à un quelconque jury. Quand ces commissions apparaissent, au 14e siècle, elles sont composées de chirurgiens-barbiers et de médecins, qui prêtent serment au Magistrat qui les a nommés. À Strasbourg, avant 1429, l'inspection est confiée depuis un certain temps déjà à deux médecins et deux chirurgiens, qui doivent prêter serment à la ville[391]. À Colmar, au moins un médecin et un chirurgien sont chargés de l'inspection. Parfois, ils sont trois pour poser un diagnostic[392]. À Mulhouse, d'après le livre des serments de 1551, le médecin engagé par la ville fait partie de la commission[393]. À Haguenau, en 1354, la ville institue deux chirurgiens chargés de cet office[394]. Un siècle plus tard, ils seront trois à statuer sur le sort des malheureux qu'ils examinent[395]. À Sélestat, au 16e siècle, trois chirurgiens forment la commission d'inspection[396]. À Rouffach, au 15e siècle, la commission est formée par un chirurgien de la ville et un autre de l'extérieur, de deux membres du Conseil et du messager du Conseil lors d'une inspection-surprise du lépreux à son domicile[397]. Dans des villes alsaciennes de moindre taille, la commission d'inspection apparaît plus tardivement dans les sources, mais sa composition ressemble à celle des autres villes de la région. À Saverne, vers 1520-1530, quatre chirurgiens (*scherer*) assermentés sont chargés de cet office. En 1548, trois d'entre eux portent le patronyme de *Scherer*[398]. À Obernai aussi, trois chirurgiens sont chargés de l'inspection des

389. IRSIGLER F. et LASSOTTA A., *Bettler und Gaukler, Dirnen und Henker. Aussenseiter in einer mittelalterlichen Stadt*, München, 1990, p. 69-86, ici p. 72 et 77.

390. DE KEYZER, Dépistage, p. 101. UYTTEBROUCK A., « Séquestration ou retraite volontaire », dans *Mélanges offerts à G. Jacquemyns*, Bruxelles, 1968, p. 615-632, ici p. 623.

391. AMS V 116h f° 62r, avant 1429 : *Es sullent meister und rat viere erber manne, nemlich zwene artzote und zwene scherer, kiesen und welen.*

392. BAAS K., « Studien zur Geschichte des mittelalterlichen Medizinalwesens in Colmar », *ZGO* 61, 1907, p. 217-246, ici p. 224-225.

393. MIEG P., « La léproserie de Mulhouse », *Bulletin du musée historique de Mulhouse* 55, 1936, p. 77-120, ici p. 86.

394. HANAUER A. et KLELE J. (éd.), *Das alte Statutenbuch der Stadt Hagenau*, Haguenau, 1900, p. 152.

395. AMH AH 87/42 et 43, 1447 II 21.

396. AM Sélestat BB 19, p. 2, 1520 ; il s'agit de Hans von Hanau, Steffan Gutsenner et Hans Heidisen. *Ibid.* BB 53a f° 37r-v, 1530 ; les trois chirurgiens sont Hans von Hanau, Hans Heidisen et Andres Ziegler. D'après le serment prêté par les personnes responsables de l'inspection des lépreux, il pouvait également y avoir un médecin dans la commission : GENY, Stadtrechte, p. 459-460.

397. Voir p. 107 n. 374.

398. AM Saverne 10 f° 146r. En 1520-1530, il s'agit d'Arbogast Hirth, Jacob Wimpf, MurHans et Velten Scherer. En 1548 sont nommés Conrad Urspringer, Barthel Scherer, Peter Scherer et Hans Scherer.

lépreux en 1624[399] ; de même à Molsheim à la même époque[400]. Ces trois villes sont des villes épiscopales, mais à la fin du Moyen Âge, l'évêque ou plus généralement l'Église ne joue (plus ?) aucun rôle en matière de juridiction de la lèpre. Cet état de fait mérite d'être relevé, car Geiler de Kaysersberg, le célèbre prédicateur de la cathédrale de Strasbourg entre 1478 et 1510, fait remarquer qu'"aujourd'hui encore, dans certains diocèses, la coutume veut que ce ne soient que les prêtres qui jugent ces cas"[401]. Les exemples cités montrent que c'est uniquement dans les commissions de Strasbourg, Colmar et Mulhouse qu'un ou deux médecins sont attestés ; Haguenau, par contre, ne délègue cette tâche qu'à des chirurgiens au 14e siècle et dans la première moitié du 15e. À Bâle, la présence dans la commission du médecin engagé par la ville est obligatoire selon une ordonnance de 1396[402]. Dans les très grandes villes d'Empire comme Nuremberg, la commission d'inspection comprenait cinq, six, voire sept médecins à la fin du 16e siècle[403]. La présence de chirurgiens et de médecins dans les commissions d'inspection des villes d'Alsace et d'ailleurs à partir du 14e siècle reflète le développement de ces professions et leur engagement par les Magistrats des villes comme médecins ou chirurgiens municipaux ; elle est aussi l'un des aspects de l'ingérence des villes dans l'organisation de l'assistance, qui relevait traditionnellement des autorités religieuses. Cette perte de pouvoir de l'Église au profit des villes, que l'on désigne parfois par le terme de "communalisation", apparaît de façon très précoce en Alsace en ce qui concerne la commission d'inspection des lépreux. Celle de Haguenau, citée en 1354, est la plus ancienne connue dans toute l'aire germanique. Elle est formée de deux, puis de trois chirurgiens engagés par la ville. D'autres commissions sont nommées dans la 2e moitié du 14e siècle, par exemple à Braunschweig en 1356, à Bâle en 1396[404]. Les membres de ces commissions ont parfois exercé leur office d'inspecteur de la lèpre pendant de nombreuses années : à Haguenau, l'un des chirurgiens a été membre de la commission pendant plus de 50 ans[405], un autre pendant 35 ans[406]. À Strasbourg, le Dr. Sebiz déclare avoir inspecté plus de 490 personnes suspectées de lèpre pendant son mandat[407]. Quant à Felix Platter, il a présidé pendant 43 ans la commission d'inspection des lépreux à Bâle en tant que médecin engagé par la ville[408].

399. MULLER, Léproserie d'Obernai, p. 62.

400. CLEMENTZ, Molsheim, p. 19.

401. *Als noch hütbeytag an etlichen orten und bistumen gewonheit ist, das allein die priester über solliche ding haben zu urteilen,* cité par MULLER, Léproserie d'Obernai, p. 62.

402. BAAS K., *Gesundheitspflege im mittelalterlichen Basel* (Zürcher medizinische Abhandlungen 6), Karlsruhe, 1926, p. 41.

403. RIEDER, « Vier Begutachtungen Aussatzverdächtiger durch das Nürnberger Medizinalkollegium zu Ende des 16. Jahrhunderts », *Archiv für Geschichte der Medizin* 4, 1911, p. 384-386. Voir aussi SUDHOFF, Lepraschaubriefe, p. 376-378.

404. REICKE, Spital, p. 259 n. 1 (pour Haguenau et Braunschweig) et (pour Bâle) p. 266.

405. AMH AH 87/23.

406. AMH AH 87/43.

407. SEBIZIUS M., *Manuale sive speculum medicinae practicum,* Strasbourg, 1661, p. 3010.

408. KOELBING H., « Felix Platters Patienten. Ihre Krankheiten, Lebensverhältnisse und Schicksale im Spiegel der Observationes », dans TRÖHLER U. (éd.), *Felix Platter (1536-*

Dans les régions où aux 14e et 15e siècles l'inspection est effectuée par les lépreux, des chirurgiens et des médecins vont peu à peu intégrer les commissions. C'est le cas de Saint-Omer dès 1431, puis de Béthune et d'Arras, toujours au 15e siècle ; par contre, à Mons, il faudra attendre la 2e moitié du 16e siècle pour voir s'installer une commission mixte[409]. À la léproserie Saint-Josse de Trèves, cette évolution est particulièrement rapide. En 1437, l'inspection est confiée à deux lépreux. Dès 1449, la commission d'inspection est formée par un Carme et un barbier. Un demi-siècle plus tard, en 1508, ce sont un médecin et deux chirurgiens qui procèdent à l'inspection[410].

La participation de malades à un jury d'inspection n'est pas spécifique à la lèpre. Pour ceux qui sont atteints d'ergotisme et qui souhaitent entrer dans un hôpital de l'ordre de Saint-Antoine, le diagnostic est également rendu par des commissions dans lesquelles les malades jouent un rôle important[411]. Par contre, les commissions d'inspection des syphilitiques, qui apparaissent à l'extrême fin du Moyen Âge, semblent avoir été formées dès le départ uniquement de médecins[412]. Cette évolution est intéressante, car elle montre qu'on a passé d'une pratique "archaïque" (le jugement par les pairs) à une pratique "moderne", "scientifique" (l'examen par des experts).

L'apparition des universités en Allemagne ne sera pas sans incidence sur les jurys d'inspection de la lèpre. À Cologne, à partir de 1478, la faculté de médecine peut examiner les suspects. En cas de doute, le verdict de la faculté l'emporte sur celui de la commission traditionnelle composée de lépreux[413]. L'Alsace ne compte pas d'université avant 1621, mais il n'est pas impossible que la création de celle de Bâle en 1460 explique la bonne renommée dont jouissait la commission d'inspection de cette ville : entre 1464 et 1481, au moins 17 personnes suspectes de lèpre résidant en Haute-Alsace se sont déplacées à Bâle[414]. À la faculté de médecine de Tübingen, on pratiquait également l'inspection des lépreux[415], de même qu'à Fribourg, Heidelberg[416],

---

1614) in seiner Zeit (Basler Veröffentlichungen zur Geschichte der Medizin und der Biologie 3), Basel, 1991, p. 63.

409. DE KEYZER, Dépistage, p. 102. WICKERSHEIMER E., « Beiträge zur Geschichte des Aussatzes in Frankreich und in den benachbarten Ländern », *Archiv für Geschichte der Medizin* 4, 1911, p. 144-153, ici p. 144-145, détaille la composition de nombreuses autres commissions.

410. UHRMACHER M., « „Zu gutem Frieden und Eintracht strebend" – Norm und Praxis in Leprosorien des 15. Jahrhunderts im Spiegel ihrer Statuten. Das Beispeiel Trier », dans SCHMIDT S., ASPELMEIER J. (éd.), *Norm und Praxis der Armenfürsorge in Spätmittelalter und früher Neuzeit* (Vierteljahrschrift für Sozial- und Wirtschaftsgeschichte, Beiheft 189), Stuttgart, 2006, p. 147-167, ici p. 156.

411. MISCHLEWSKI, Grundzüge, p. 271. ID., Frau im Alltag, p. 606-607.

412. STEIN C., *Die Behandlung der Franzosenkrankheit in der Frühen Neuzeit am Beispiel Augsburgs,* Stuttgart, 2003, p. 172 et suiv.

413. IRSIGLER, LASSOTTA, Bettler und Gaukler, p. 78. REICKE, Spital, 2, p. 268-269.

414. StAB Ratsbücher C 2.

415. AMS V 43/45, 1659. Catharina, femme de Hans Renner, d'Iselshausen (aujourd'hui commune de Nagold), se présente à la faculté de Tübingen pour examen.

416. Voir p. 113 n. 434, p. 121 n. 454 et p. 138 n. 556.

Vienne et Leipzig[417]. Ainsi, au fil du temps, les commissions d'inspection des lépreux se peuplent d'experts. Qu'il s'agisse de lépreux, de mines, de bâtiments ou de produits vendus au marché, l'expertise naît toujours "d'une situation de doute, au double sens de crainte et d'interrogation. Elle répond à un besoin d'assurance, en particulier quand le risque est à l'origine de l'expertise"[418]. Quel que soit son domaine, elle est toujours "collective et doit aboutir à un consensus exprimant la vérité."[419]

2.8.2.2. Localisation des commissions d'inspection

En Alsace, les commissions d'inspection de lépreux sont attestées sans surprise dans les plus grandes villes, à savoir par ordre décroissant, Strasbourg, ville libre d'Empire, Haguenau et Colmar, qui tout au long du Moyen Âge se disputent la seconde place, Sélestat et Mulhouse, toutes les quatre villes d'Empire [420]. Le cas de Wissembourg, quatrième ville après Haguenau et Colmar, est un peu particulier. En effet, à l'époque médiévale, Wissembourg ne fait pas partie de l'Alsace, et comme, de surcroît, son fonds d'archives est indigent, nous ne disposons pas de renseignements au sujet de la commission d'inspection, qui a très probablement existé[421]. Parmi les cinq autres centres d'inspection connus, trois sont des villes épiscopales : Rouffach, Saverne, Molsheim[422]. Par ailleurs, Obernai, autre ville d'Empire, avait également sa commission d'inspection[423]. Neuwiller-lès-Saverne est la seule ville relevant d'un seigneur laïc, en l'occurence du sire de Lichtenberg, pour laquelle une telle commission est mentionnée (avant 1447)[424]. Si l'on observe la disposition de ces dix villes sur une carte (cf. carte Inspections Sélestat p. 122), on remarque qu'elles forment un réseau relativement cohérent, où presque chaque centre d'inspection est distant du suivant d'une vingtaine de kilomètres. Se pose néanmoins le problème de la chronologie du fonctionnement de ces commissions. Toutes n'ont pas fonctionné en même temps pendant plusieurs

417. REICKE, Spital, II, p. 268.

418. FELLER L. et VERNA C., « Expertises et cultures pratiques », dans *Experts et expertises au Moyen Âge. Consilium quaeritur a perito*, Paris, 2012, p. 27-43, ici p. 29.

419. *Ibid.* p. 37.

420. METZ B., « Essai sur la hiérarchie des villes médiévales d'Alsace (1200-1350), 1ère partie », *RA* 128, 2002, p. 47-100, ici p. 68-73 et 87-92, et 2e partie, *RA* 134, 2008, p. 129-167, ici p. 141-146. Voir aussi ESCHER M., HIRSCHMANN F.G., *Die urbanen Zentren des hohen und späteren Mittelalters. Vergleichende Untersuchungen zu Städten und Städtelandschaften im Westen des Reiches und in Ostfrankreich*, 2 (Ortsartikel), Trier, 2005, p. 126-128, p. 242-245, p. 435-437, p. 549-551, p. 595-601.

421. ESCHER, HIRSCHMANN, *Zentren*, p. 664-666. SCHNEIDER J., *Studien zur Geschichte der Abteistadt Weissenburg i. E. im Mittelalter*, thèse dactylographiée sous la direction de M. Matheus, Mainz, 1999, p. 401-402.

422. METZ, Hiérarchie des villes (2e partie), p. 137-141 et ESCHER, HIRSCHMANN, Zentren, , p. 423-425, p. 533-535, p. 695-696.

423. ESCHER, HIRSCHMANN, Zentren, 2, p. 469-471.

424. AMH AH 87/12, 1447. ESCHER-HIRSCHMANN, Zentren, 2, p. 462-463 ; METZ, Hiérarchie des villes (2e partie), p. 149-151.

siècles[425]. De façon générale, on a l'impression qu'en Alsace, au fil du temps, les commissions situées dans les villes moyennes n'exercent plus leurs fonctions qu'occasionnellement ou plus du tout. L'exemple de Saverne est éclairant à ce sujet. Sa commission est encore citée en 1548, mais en 1576[426] et en 1579[427], la ville envoie des suspects se faire examiner à Strasbourg. En 1588, un courrier adressé par le Magistrat de Saverne à Strasbourg au sujet de Walter Scholl, soupçonné de lèpre, précise que "chez nous l'inspection n'est pas possible"[428]. Les comptes de la commune de Molsheim pour 1663-1666 mentionnent également des dépenses pour trois personnes de la ville emmenées à Strasbourg pour examen[429]. On observe la même évolution à Rouffach[430]. Dans d'autres régions, c'est l'évolution inverse qui s'est produite[431].

Mais les Alsaciens suspectés de lèpre n'hésitaient pas à se rendre à Fribourg-en-Brisgau[432] ou encore à Bâle pour subir l'inspection. Entre 1464 et 1481, 17 d'entre eux, originaires de Haute-Alsace, se sont rendus à Bâle dans ce but (cf. carte p. 118)[433]. D'autres allaient même se présenter devant les commissions de Spire ou de Heidelberg[434]. Par contre, vers le sud de la région, le prochain centre d'inspection se trouve à Besançon : il n'y a pas de commission siégeant à Belfort ou à Montbéliard[435]. En l'état actuel de la recherche, aucun lépreux alsacien inspecté à Besançon n'est connu.

Inversement, il arrivait aussi qu'une commission d'inspection se déplace pour examiner une personne soupçonnée d'être lépreuse dans une ville proche du centre d'inspection. C'est le cas de la commission de Colmar qui, à la demande des Magistrats de Riquewihr et de Munster, se rend dans ces villes pour exercer son office. Les motifs allégués par les villes pour justifier le déplacement de la commission sont divers. Dans l'un des cas, le malade n'est

425. Celle de Neuwiller, par exemple, n'est plus mentionnée après 1447.

426. ADBR 1G 872, 1579 I 22.

427. AMS 1R 47 f° 143r, 1576.

428. [...] *weil aber alhie bei uns die gelegenheit nit ist, das es beschehen kann :* AM Saverne 420 : Notes d'Alphonse Adam dans son exemplaire interfolié de FISCHER D., Das alte Zabern.

429. AM Molsheim GG 270 = GG 199 f° 15v, comptes 1663-1666 : *wegen Hanß Jacob Höhrn und seiner frawen, wie auch wegen Träger Mariels, vermeinten aussatzes halben, nach Strassburg geritten, bey den schauwern zu vernehmen, welchen tag sye hinein zu bringen, ist ... ussgeben 17 ß. ... selbige 3 persohnen hinein führen und schawen lassen, aber vom aussatz rein befunden worden, den schawern für ihr gefordete gebühr bezallt 4 lb. 13 ß.*

430. En 1583, la ville de Rouffach adresse deux de ses ressortissants aux inspecteurs de la lèpre à Fribourg en Brisgau : AM Rouffach AA 5 p. 53 (1583 I 22) et AA 5 p. 9 (1583 XI 19). Je remercie M. Michel pour la transmission de ces documents.

431. KINZELBACH, Schau und Kontext, p. 269-282, ici p. 271-272.

432. AMC GG 213/6, 1536. AM Rouffach AA 5 p. 53, 1583 I 22 et p. 9, 1583 XI 19.

433. StAB Ratsbücher C 2, p. 51, 59, 85, 89, 91, 101, 113, 123, 127, 137, 143, 155, 167. HUBER, Aussatz, p. 20-21. En 1616, le fils de Veit Schlegel, d'Altkirch, se rend aussi à Bâle pour subir l'inspection (AM Altkirch Boîte 9 D 63). Il n'est pas représenté sur la carte intitulée « Origine des lépreux inspectés à Bâle ».

434. Voir p. 111.

435. BROCARD, Soins, p. 219.

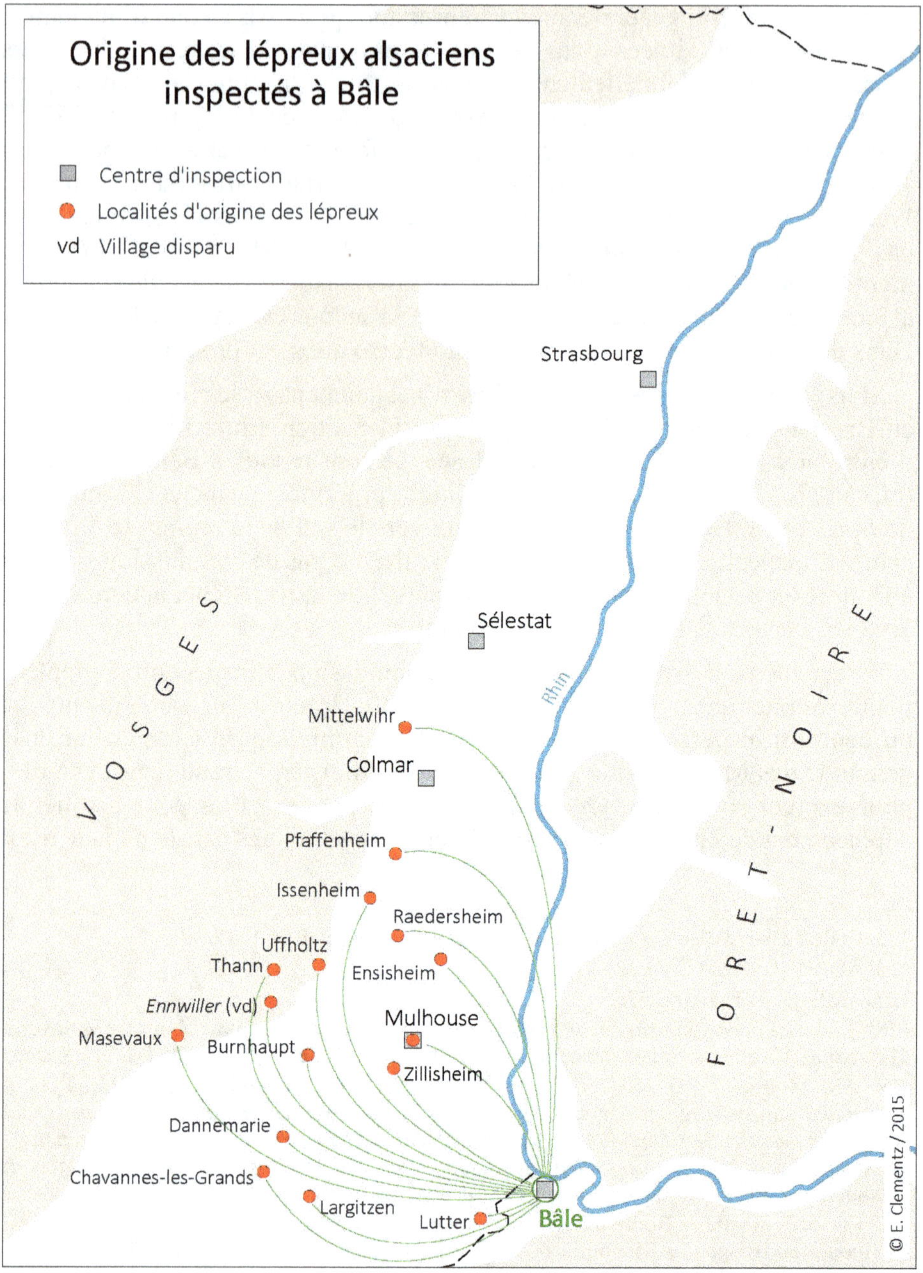

Fig. 1 – Origine des lépreux alsaciens inspectés à Bâle. Source : HUBER O., *Der Ausstaz in Basel*, Bern, 1937, p. 20-21.

pas en état de faire lui-même le déplacement[436]; dans un autre, le suspect est un jeune garçon de Riquewihr[437]; dans un troisième, il faut agir dans le plus grand secret pour que la personne concernée ne soit pas prévenue, que l'inspection ait lieu à Colmar ou à Riquewihr[438]. En 1569, comme il y a à nouveau plusieurs personnes suspectes de lèpre, la Régence de Riquewihr demande au Magistrat de Colmar de lui envoyer sa commission[439]. Quelques années auparavant, le bailli de Marckolsheim réclame à la ville de Colmar l'envoi d'une personne capable pour inspecter un suspect originaire d'Elsenheim, en précisant qu'il souhaite, si possible, les services d'un nommé Störle[440]. En 1568, la ville de Thann, elle aussi, réclame à Mulhouse et à Neuenburg l'envoi d'un chirurgien nommément désigné de chacune de ces villes, en vue de l'inspection de la femme de Hans Diebold Beck. Celui de Mulhouse, maître Jacob, n'est autre que le bourgmestre de la ville[441]. Ces quelques éléments dévoilent en partie les relations entretenues par les villes dans un rayon d'une soixantaine de kilomètres pour assurer l'inspection des habitants soupçonnés de lèpre. Sans surprise, à une exception près (fig. 3 p. 122) on ne franchit ni les Vosges ni la limite linguistique.

En cas de contestation du diagnostic émis par la commission, il peut arriver que la ville fasse appel aux compétences d'un médecin réputé ou d'un chirurgien reconnu pour ses aptitudes à détecter la lèpre. Pour trancher un tel litige entre un bourgeois de Colmar et la commission d'inspection de la ville, le Magistrat fait venir le célèbre médecin bâlois Felix Platter (1536-1614)[442]. Le recours à un expert étranger donne la mesure de la réputation de ce dernier.

2.8.3. Aires de recrutement des centres d'inspection

Les trois cartes indiquant l'aire de recrutement des centres d'inspection de Colmar, Sélestat et Strasbourg appellent un certain nombre de remarques (p. 118, 121-122). Pour Colmar, l'aire d'influence est très faible, puisqu'elle se limite à un rayon d'une vingtaine de kilomètres autour de la ville (Bergheim, Turckheim, Riquewihr, Fréland, Gueberschwihr, Rouffach, Munster, Ribeauvillé, Balgau, Herrlisheim[443]). Le corpus des sources, nettement plus lacunaire que celui de Sélestat, explique peut-être en partie cet état de fait.

436. AMC GG 213/4, 1580 VI 30. Demande du Magistrat de Munster à celui de Colmar : ... *unser burger Claus Mercklin ... leibs halben nicht selbst hinaus reisen kan ...*

437. AMC GG 213/11, 1560 I 22. Demande du Magistrat de Riquewihr à celui de Colmar.

438. AMC GG 213/13, 1557 VII 9. Demande du Magistrat de Riquewihr à celui de Colmar. ... *wann wir den hinein solten schicken oder sy alher kommen und ine besichtigen welten ... Doch das solliches zu geheim pleibe, damit die verargwonet person nit gewarnet werde.*

439. AMC JJ CC 528 (ter) (J 35/2).

440. AMC JJ CC 323, 1556 II 13 : ... *eynen der sachen verstendig (und wo miglich den Störle).*

441. AM Thann BB 11 f° 84, Registre des procès-verbaux de Thann 1566-1571, 1568 VIII 30. Le *scherer meister* de Neuenburg est prénommé Jorg. Je remercie Christine Heider de m'avoir signalé cette source.

442. KOELBING, Platters Patienten, p. 63.

443. AMC GG 213/2, 213/4-16 ; AMC JJ CC 184 et 357 ; AM Munster AA 21, p. 55-56 et AA 22, p. 328-329 et 333-334 ; ADHR E 1631 ; AM Turckheim BB 16 f° 37r.

Pour Strasbourg, la carte présente logiquement un certain nombre de lieux situés dans un rayon d'une trentaine de kilomètres. Elle met également en évidence le rôle suprarégional de la commission à partir de la 2e moitié du 16e siècle. En effet, se sont présentées devant elle des personnes originaires, entre autres, de Würzburg, Dettingen (à l'Est de Tübingen), Krems en Autriche[444]. La carte la plus surprenante est celle de Sélestat, car elle fait apparaître la dimension suprarégionale de la commission d'inspection d'une ville "moyenne" en Alsace au 16e et au début du 17e siècle[445]. Non seulement

---

444. Note pour la carte des inspections réalisées à Strasbourg entre 1557 et non 1553 et 1666. AMS 1R 20 f° 289v, 1557 : Eckendorf (entre Brumath et Hochfelden). AMS 1R 24 f° 164r, 1561 : Bouxwiller. AMS 1AH 8071 f° 34r, comptes de l'Aumône 1564/1565 : Strasbourg (2 cas), Ettlingen, Offenburg, Renchen, Krems, Würzburg, Rosheim, Hassfurth. Noms de lieux non identifiés : Arbs et Ramershoffen. AMS 1R 28 f° 101r, 1565 : Riedheim. AMS 117Z 2044, 1576 : Boersch. AMS 1R 47 f° 143r, 1576 : Saverne. AMS 1R 51 f° 711r, 1578 : Büdingen. AMS 1R 52 f° 360r, 1579 : Molsheim (2 cas). ADBR 1G 872, 1579 : Saverne. AMS 117Z 2045. 1582 : Boersch.

AMS 1AH 8608, 1600 : Altenstadt, Dinkelsbühl, Strasbourg (2 cas), Dettingen (2 cas. Il y a au moins cinq noms de lieu portant ce nom, quatre en Bade-Wurtemberg – D. unter Teck, D. an der Erms, D. an der Iller, D. est aussi l'un des quartiers de Rottenburg am Neckar – et un en Bavière à Karlstein am Main), Runtzenheim, Sigmaringen. Nom de lieu non identifié : Radawasser. AMS 1AH 8609, 1602 : Rosheim, Seltz, Hatten, Strasbourg. AMS V 115/2, 1605 VII 27 : Erlach (2 cas). ADBR G 2761 f° 55, 1626 : Erstein. ADBR 3E 98/1, 1628 III 19 : Domfessel. AMS VI 99/5, 1642 : Wangen. AMS 1AH 8616 f° 33v, 1663-1664 : 13 personnes inspectées à Strasbourg, mais leur origine n'est pas précisée. AM Molsheim GG 270 = GG 199 f° 15v, comptes 1663-1666 : 3 personnes de Molsheim menées à Strasbourg pour l'inspection. LICHTLE F., « Médecins et chirurgiens. Santé et salubrité à l'entrée de la vallée de Kaysersberg », *Annuaire de la Weiss* 2001, p. 31 : Le 18. 07. 1666, Conrad Hildenbrand, lépreux d'Ammerschwihr, se rendit à Strasbourg pour une visite médicale. AMS 1AH 8627 f° 31v, 1668-1669 : inspection de 12 personnes suspectes, dont l'origine n'est pas précisée. AMS 1AH 8631 f° 30r, 1670-1671 : inspection de 5 personnes suspectées d'être lépreuses. AMS 1AH 8635 f° 30r, 1673-1674 : paiement de 9 ß au barbier pour avoir saigné 9 personnes (suspectées de lèpre ?). Les comptes des années 1675 à 1728 (AMS 1AH 8637 à 8694) ne font plus aucune allusion à l'inspection de personnes suspectées d'être lépreuses.

445. AM Sélestat BB 19 p. 2, 1520. AM Sélestat BB 53a f° 37r-v, 1530 IV 7. AM Sélestat BB 54a f° 42, 1565 VII 18. AM Sélestat BB 54b f° 109, 1596 I 21. AM Sélestat BB 54c f° 48, 1600. AM Sélestat BB 54d f° 11 1601 II 17. AM Sélestat BB 54d f° 276. AM Sélestat BB 54e f° 3r, 1607 VIII 28. AM Sélestat BB 54e f° 38v, 1608 VI 25. AM Sélestat BB 54e f° 63r, 1608 XII 20. AM Sélestat BB 54e f° 127r, après 1610 III 16. AM Sélestat BB 54e f° 133r, 1610 VII 11. AM Sélestat BB 54e f. 134v, 1610 VII 17. AM Sélestat BB 54e f° 135v, 1610 VII 30. AM Sélestat BB 54e f°136v, 1610 VII 17. AM Sélestat BB 54e f° 150r, entre 18 janv. et 6 mars 1611. AM Sélestat BB 54e f° 175v, le 27 ou le 28 juin 1611. AM Sélestat BB 54e f° 186v, 1611 VIII 10. AM Sélestat BB 54e f° 220v, 1612 II 4. AM Sélestat BB 54f, 1613 III 27. AM Sélestat BB 54f, 1613 III 19. AM Sélestat BB 54f, 1613 IV 11. AM Sélestat BB 54f, 1613 X 22. AM Sélestat BB 54f, 1614 V 16. AM Sélestat BB 54f, 1614 XI 28. AM Sélestat BB 54f, 1615 VI 23. AM Sélestat BB 54f, 1615 IX 24. AM Sélestat BB 54f, 1616 III 27. AM Sélestat BB 54f, 1616 IX 14. AM Sélestat BB 54f, 1617 VI 7. AM Sélestat BB 54f, 1617 VIII 4. AM Sélestat BB 54f, 1618 V 5. AM Sélestat BB 54f, 1618 VI 13. AM Sélestat BB 54f, 1619 IV 21. AM Sélestat BB 54f, 1621 III 11. AM Sélestat BB 54f, 1621 VI 11. AM Sélestat BB 54f, 1621 VII 12. AM Sélestat BB 54g f° 53r, 1624 IV 15. PISOT O., « Von Aussatz, Pest und Badern im alten Oberehnheim », *Elsassland* 8, 1928, p. 150. MULLER, Léproserie d'Obernai, p. 62. AM Sélestat BB 54g f° 86v, 1625 V 12. AM Sélestat BB 54g f° 93r, 1625 VII 4. AM Sélestat BB 54g f° 102r, 1626 I 25. AM Sélestat BB 54g f° 123v, 1626 VII 9. AM Sélestat BB 54g f° 150v, 1627 IV 23. AM Sélestat BB 54g f° 192v-193r, 1628 V 20. AM Sélestat BB 54g f° 204v, 1628 VII 16. AM Sélestat BB

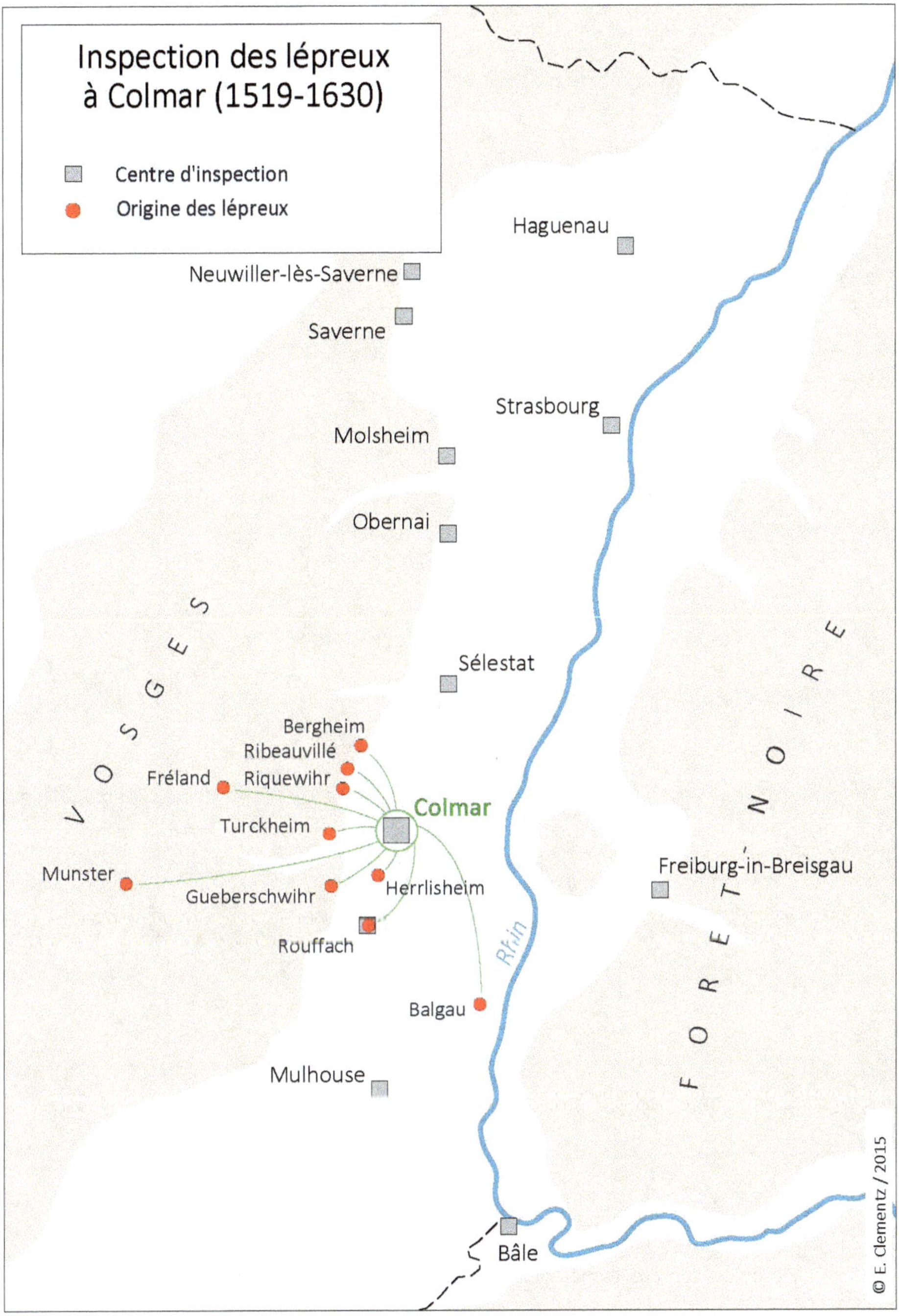

Fig. 2 – Origine des lépreux inspectés à Colmar. Sources : voir p. 115 n. 443.

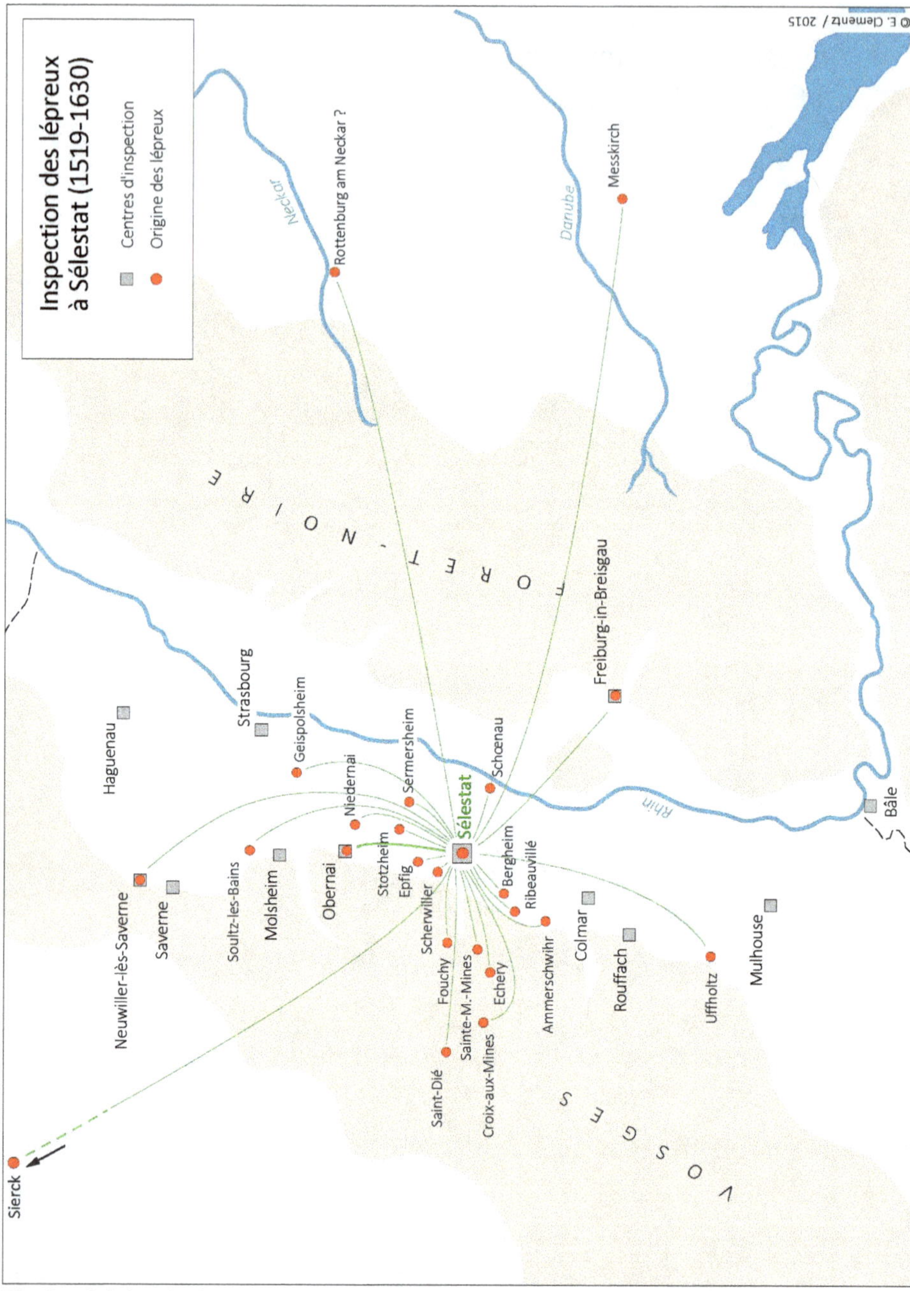

Fig. 3 – Origine des lépreux inspectés à Sélestat. Sources : voir p. 116, 118.

54g f° 205r, 1627 ? IV 14. AM Sélestat BB 54g f° 205r. AM Sélestat BB 54g f° 238v, 1629 IV 3. AM Sélestat BB 54h f° 8v, 1629 XII 5. AM Sélestat BB 54h f° 59r, 1630 IX 5. AM Sélestat BB 54h f° 67r, 1630 XI 13. Après cette date, ce registre, qui est très complet, ne signale plus de cas de lèpre.

JANKRIFT K.P., *Krankheit und Heilkunde im Mittelalter*, Darmstadt, 2003, p. 121, ne cite comme centres de dimension suprarégionale que de grandes villes comme Cologne, Nuremberg, Vienne, Liège, Haarlem, Francfort, Constance et Strasbourg.

certains malades potentiels, originaires de Messkirch, Rottenburg ou Sierck, ont parcouru plus d'une centaine de kilomètres pour subir l'inspection, mais en 1519, Aranbu (ou Harambourg) de Monsécuny, de Saint-Dié, n'hésite pas à franchir les Vosges et donc la limite linguistique pour se présenter devant la commission de Sélestat[446]. La carte montre aussi que de nombreux malades de la région évitent les centres d'inspection les plus proches de leur domicile pour se faire inspecter ailleurs. En 1618, par exemple, une nommée Anna, originaire de Soultz-les-Bains, vient à Sélestat, alors que le centre de Strasbourg aurait été plus proche de son domicile[447]. En 1610, Bastian Isenmerer, d'Uffholtz, ne se fait inspecter ni à Rouffach ni à Colmar, mais à Sélestat. Sur les 63 personnes inspectées à Sélestat, 12 sont originaires d'Obernai[448], une ville dans laquelle une commission d'inspection est attestée. Pourquoi les Obernois suspectés de lèpre sont-ils allés si loin alors qu'un jury siégeait sur place ? L'hypothèse la plus simple serait que la commission d'Obernai n'ait plus fonctionné à cette époque. Ou alors qu'en cas de difficulté à établir le diagnostic, elle se soit adressée à celle de Sélestat pour en obtenir confirmation ou infirmation. Pisot l'interprète comme un second examen subi d'office devant un jury plus compétent[449], ce qui est peu probable, car une telle démarche rendrait le premier examen superflu. Par ailleurs, si Walburg Has, de Fribourg-en-Brisgau, se présente devant le jury de Sélestat et non devant celui de sa ville d'origine, c'est parce que la rumeur qui circule à son sujet à Fribourg l'a déjà condamnée[450]. Il n'est pas impossible non plus que des suspects aient préféré se rendre dans une ville plus éloignée, dont il était de notoriété publique que le verdict était souvent négatif. Sur l'ensemble des certificats conservés à Bâle, un seul est positif[451]. À Strasbourg aussi, il semble qu'il ait été beaucoup plus facile d'obtenir un certificat de bonne santé qu'à Haguenau. Le Magistrat de cette ville déplore la facilité avec laquelle la commission de Strasbourg délivre de telles attestations et cite quinze personnes reconnues lépreuses à Haguenau et saines à Strasbourg. Mais il prend bien soin de préciser qu'avant la fin de l'année, toutes ont dû reconnaître que les chirurgiens de Haguenau avaient raison, et entrer à la léproserie[452]. Enfin, les contestations liées au diagnostic ont souvent poussé ceux qui étaient reconnus lépreux en un endroit à solliciter une nouvelle inspection dans une ville plus importante. C'est ainsi que Strasbourg, Fribourg-en-Brisgau[453] et probablement

446. Voir ADAM P., *Histoire des hospices et hôpitaux de Sélestat*, Sélestat, 1960, p. 63. AMH AH 87/12 (1447) : exemples de lépreux de Bockenheim (auj. Sarre-Union) se rendant à Metz ou à Vic-sur-Seille et à Haguenau pour se faire inspecter.

447. AM Sélestat BB 54f, 1618 VI 13.

448. Voir note de la carte.

449. PISOT, Aussatz, p. 150.

450. AM Sélestat BB 53a f° 37r-v, 1530 IV 7.

451. HUBER, Aussatz, p. 19.

452. AMH AH 87/7 et 8, 1447.

453. AMH AH 87/40, 1446.

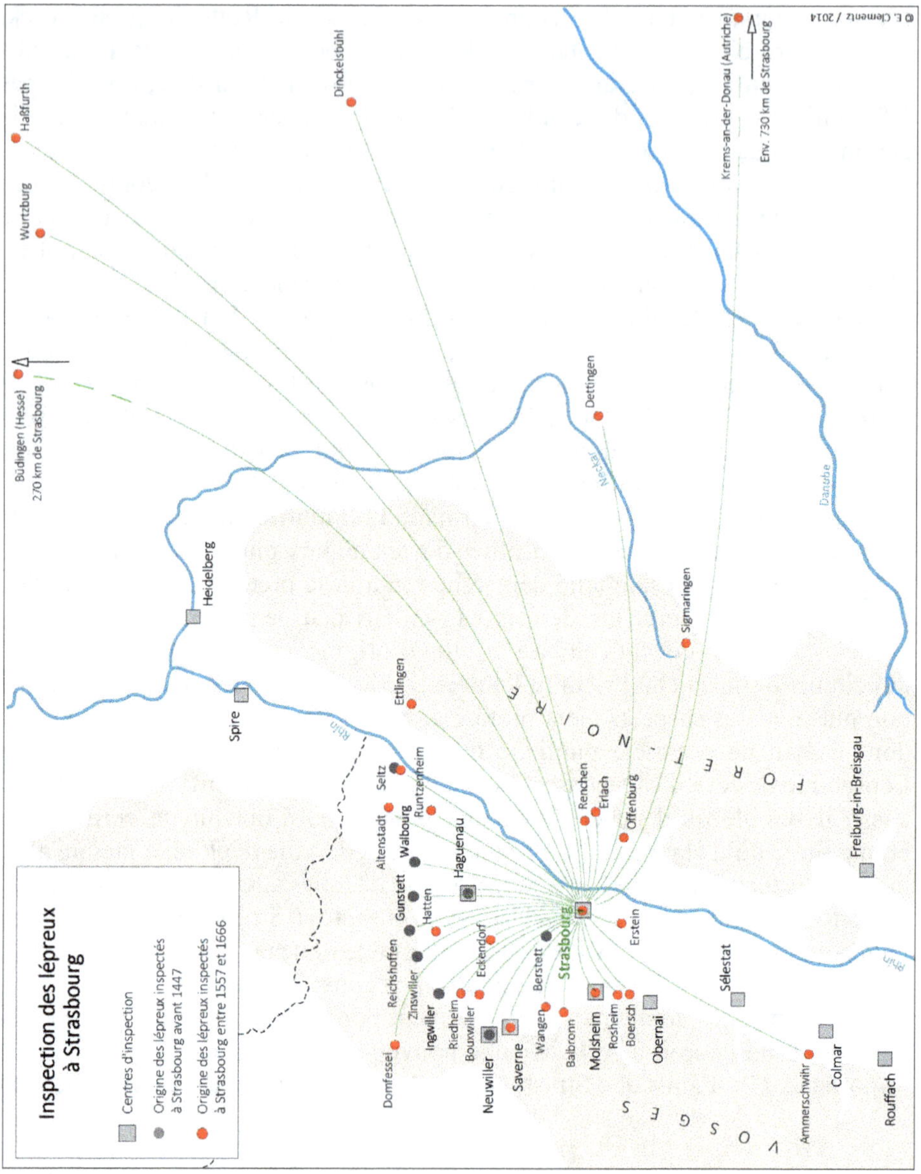

Fig. 4 – Origine des lépreux inspectés à Strasbourg. Sources : p. 116, n. 444.

Bâle, mais aussi Spire et Heidelberg[454] jouent le rôle d'instance d'appel en cas de litige[455] (cf. p. 141-144).

2.8.4. Déroulement de l'inspection

L'inspection des lépreux, qui est une forme d'expertise, "procède d'un déroulement codifié, des modalités de convocation des experts à l'application (ou non) de leurs avis. La convocation des experts relève de l'autorité qui est en charge de la résolution du problème"[456]. En Alsace, ce sont les autorités urbaines qui gèrent les commissions d'inspection.

2.8.4.1. Où et quand a-t-elle lieu ?

Dans ce domaine également, on observe une certaine diversité en fonction des régions considérées. Pour le Pas-de-Calais, Bourgeois évoque les léproseries des villes d'une certaine importance comme lieu d'inspection, ce qui se comprend d'autant mieux que souvent les lépreux faisaient partie du jury[457]. Au Mans, par contre, l'inspection a lieu en ville, dans une maison appartenant à la léproserie[458]. À Nuremberg, la commission se réunit au cimetière de l'église Saint-Sebald[459], à Auxonne dans la maison du curé et en présence de celui-ci[460]. Il arrivait aussi que l'inspection ait lieu chez le suspect, par exemple quand les membres de la commission venaient l'y surprendre – *in der geheyme* – pour éviter qu'il ne prenne la fuite. Telle mésaventure est arrivée à Diebold Huser, de Molsheim, en 1579 : seize personnes, dont trois chirurgiens, sont venues le tirer du lit à deux heures du matin et ont chauffé sa *stub* (pièce à vivre chauffée par un poêle) pour pouvoir procéder à l'inspection[461]. À Strasbourg, elle a lieu en plein air dans le jardin de l'hôpital[462]. À Haguenau, nous n'avons pas d'indication précise sur le lieu de l'inspection, mais, curieusement, c'est

454. AMH AH 87/19 et AH 87/28-30, 1447.

455. D'après la carte dressée par UHRMACHER, *Lepra und Leprosorien im rheinischen Raum*, annexe carte n° 2, aucun lépreux d'Alsace ne s'est rendu dans le grand centre de Cologne pour subir l'inspection, ce qui, vu la distance, peut se comprendre.

456. FELLER et VERNA, Expertises, p. 35.

457. BOURGEOIS, Pas-de-Calais, p. 27.

458. WICKERSHEIMER, Beiträge, p. 147-148.

459. ESCHER-APSNER M., « Kirchhöfe – öffentliche Orte der Fürsorge, Vorsorge und Seelsorge christlicher Gemeinschaften im hohen und späten Mittelalter », dans HIRSCHMANN F. G. et MENTGEN G. (éd.), *Campana pulsante convocati. Festschrift für Prof. Dr. Alfred Haverkamp*, Trier, 2005, p. 159-196, ici p. 183.

460. BROCARD, Soins, p. 221.

461. ADBR 2B 68/7 f° 28v, 1579 VI 20. (Cf. p. 132 n. 488 et p. 135 n. 513).

462. AMS 1AH 112 f° 123r-v et 124r-v, règlement du médecin (1515) : *Wann ouch im verkündet wurt inn den gartten zu kommen, die der malatye halben verdacht sindt zu besichtigen* ... WICKERSHEIMER E., « Le statut du médecin et du personnel sanitaire subalterne de l'hôpital de Strasbourg », *AEA* 6, 1955, p. 64, pense que ce jardin est peut-être une dépendance de l'abbaye de Saint-Étienne, citée au 14e siècle comme *siechgarte*. Ce terme désigne vraisemblablement le jardin de l'infirmerie de Saint-Étienne. Le texte du règlement de l'hôpital dit clairement que, si le médecin est appelé dans le jardin pour procéder à une inspection de lépreux, il devra se rendre au jardin après s'être assuré que les malades sont bien pris en charge. Dans ce contexte, il ne peut s'agir que du jardin de l'hôpital, ou alors le rédacteur du règlement aurait précisé de quel jardin il s'agit.

aussi en plein air que les clauses d'entrée à la léproserie sont lues à Paulus Buchberter et à *juncker* Hermann dans le jardin de ce dernier[463]. À Sélestat, à quatre reprises au moins entre 1614 et 1616, le scribe précise que c'est *auf der mauern* (sic) que Caspar Guetgaffler, d'Obernai, Daniel Schampenier, mineur de Sainte-Marie-aux-Mines, Salome, femme de Peter Schwarzacht, et Hans Claus ont passé devant la commission[464]. L'expression *auf der mauern* ("sur le mur") désigne probablement le mur d'enceinte de la ville. Faut-il y voir un symbole, le suspect se trouvant à la frontière entre le dedans et le dehors, entre l'inclusion et l'exclusion ? Pourquoi ces inspections de lépreux ont-elles lieu en plein air ? Sans aucun doute pour bénéficier d'un éclairage optimal afin d'établir le diagnostic le plus fiable possible[465]. Mais était-ce l'unique raison ? N'oublions pas que c'est au Moyen Âge une ancienne tradition que les actes de justice n'aient pas lieu à huis clos, mais en des lieux accessibles à tout un chacun[466]. En Alsace, de nombreux tribunaux siégeaient sous la *Laube*, une halle ouverte sous laquelle se tenait aussi le marché. De ce fait, on peut supposer que c'est pour des raisons juridiques autant que médicales que l'inspection des lépreux se faisait en un lieu ouvert.

2.8.4.2. Les différents signes de la maladie

De nombreux auteurs ont évoqué les différents signes de la maladie dans leurs travaux[467]. La pharmacopée de l'abbaye de Lorsch (*Lorscher Arzneibuch*), écrite vers 795, en énumère déjà un certain nombre[468]. À Strasbourg, en 1517, Hans von Gersdorff publie le *Feldtbuch der Wundarztney*, un ouvrage de chirurgie maintes fois réédité jusqu'en 1606, dans lequel il évoque aussi la

463. AMH AH 90/21, 1455. Voir aussi CLEMENTZ, Haguenau, p. 61.

464. AM Sélestat BB 54f, 1614 XI 28, 1615 VI 23, 1615 IX 24, 1616 III 27.

465. IRSIGLER, LASSOTTA, Bettler und Gaukler, p. 72 citent le cas de Cologne, où l'inspection ne pouvait avoir lieu qu'une heure et demie après le lever du soleil. Elle était défendue les jours «sombres» (*düster*). À Molsheim, sous le texte relatant l'inspection de deux bourgeois déclarés impurs en novembre 1570, on a ajouté qu'il serait bon d'examiner les gens au mois de mars : AM Molsheim GG 262 = GG 184 f° 2r. Voir aussi CLEMENTZ, Molsheim, ici p. 20-23.

466. MAURER H. M., « Rechtsverhältnisse der hochmittelalterlichen Adelsburg vornehmlich in Südwestdeutschland », dans PATZE H. (éd.), *Die Burgen im deutschen Sprachraum* (Vorträge und Forschungen, 19), II, 1976, p. 87; cf. aussi *ibid.* p. 170.

467. KIRCH J.P., « Die Leprosorien Lothringens, insbesondere die Metzer Leproserie S. Ladre bei Montigny », *Jahrbuch der Gesellschaft für lothringische Geschichte und Altertumskunde* 15 et 16, 1903-1904, 1ère partie, p. 46-109, ici p. 63-64, énumère les 27 signes de la lèpre cités par Gilbert l'Anglais (*Gilbertus anglicus*) dans son *Compendium medicinae* (peu après 1230). PAWELETZ A., *Lepradiagnostik im Mittelalter und Anweisungen zur Lepraschau,* Leipzig, 1915, p. 10-37. MOREAU-NERET A., « L'isolement des lépreux au Moyen Âge et le problème des "lépreux errants" », *Mémoires de la fédération des sociétés d'histoire et d'archéologie de l'Aisne* 16, 1970, p. 22-35, ici p. 28-29. RAWCLIFFE, Leprosy, p. 155-179.

468. PLATTE et BRUNNENGRÄBER, Auswahl der Rezepttexte, p. 150. La pharmacopée de Lorsch cite des taches jaunâtres, ressemblant à des nodules, qui disparaissent même sans traitement, puis réapparaissent, grossissent et noircissent. En cas de blessure à ces endroits, la pourriture s'installe, en même temps que la toux et la diarrhée. Les malades atteints de lèpre sont nerveux, perdent l'odorat, urinent du sang, leurs yeux deviennent rouges, leur voix enrouée. Les extrémités des mains et des pieds tombent, de même que les ongles. Les oreilles, le nez, les lèvres commencent à pourrir. Les intestins s'étirent.

lèpre et les signes cliniques qui en permettent le diagnostic. Il s'agit d'un travail de compilation, dans lequel Gersdorff légitime son savoir en s'inspirant de la *Chirurgia magna* et de la *Chirurgia parva* de Guy de Chauliac, de Lanfranc, Brunschwig, Ortolff von Baierland et des gloses de Roger[469]. Pour l'Alsace, la liste des signes dressée par Hans von Gersdorff, qui se réfère à Galien, Avicenne, Averroès, mais aussi à Gordon et à d'autres, mérite d'être citée, même si sa perception de la maladie reste marquée par la théorie des quatre humeurs[470]. Ce chirurgien célèbre, formé sur les champs de bataille des guerres de Bourgogne, a très probablement fait partie de la commission d'inspection strasbourgeoise. En effet, dans une supplique adressée au Conseil de la ville, un médecin et des chirurgiens demandent "en vertu de leur serment que Hans von Gersdorff, le chirurgien habitant derrière la cathédrale, qui connaît bien la maladie, soit nommé rapidement dans la commission"[471]. Par cette requête, les auteurs de la supplique reconnaissent en Gersdorff un expert dans le diagnostic de la lèpre, une autorité indispensable au sein de leur commission. C'est la réputation de ce dernier, la considération dont il jouit dans son milieu professionnel qui témoignent de sa capacité[472].

D'après l'expérience de Gersdorff, les signes suivants indiquent un cas de lèpre manifeste : la couleur sombre ou rouge foncé de la peau, la rougeur des yeux, la bouche couleur de plomb (?), le palais ridé, le fond de la gorge et le dessous de la langue remplis de grains nauséabonds semblables à du millet, de couleur jaune, blanche ou rouge, des nodosités dures à l'intérieur des lèvres, dans le visage, à proximité des yeux, dans les articulations et sur tout le corps, le cheveu rare et court, la perte des cheveux, des squames semblables au son sur le cuir chevelu, un corps recouvert de gale et de teigne.

Après ces signes indiscutables, Gersdorff en énumère d'autres, comme la peau qui durcit entre le pouce et l'index, sur les mollets, les jambes et les genoux, la peau tendue dans le dos et sur l'arrière des jambes. On est aussi suspect dans les cas suivants : si l'on presse la peau ou si l'on appuie en un endroit, et qu'elle ne se remet en place que lentement ; et si l'on asperge la peau d'huile ou d'eau, et que ces liquides ne pénètrent pas dans la peau, qui reste sèche comme si elle n'avait pas été imbibée. Par ailleurs, les lépreux sont frileux : c'est pourquoi il leur faut de nombreux vêtements, de la fourrure et des chambres bien chauffées. Ils sont également plus rapidement sujets à la transpiration. Mais Gersdorff met en garde contre ces signes, qui peuvent

469. PANSE M., *Hans von Gersdorffs „Feldbuch der Wundarznei". Produktion, Präsentation und Rezeption von Wissen* (Trierer Beiträge zu den historischen Kulturwissenschaften 7), Wiesbaden, 2012, p. 41 et 143-153.

470. GERSDORFF, Feldtbuch, f° 60v. Selon lui, les quatre types de lèpre s'expliquent ainsi : l'*elephantia* dérive de la bile noire, la *leonina* de la bile jaune, la *tyria* du flegme et l'*alopitia* du sang.

471. AMS 1MR 30 f° 90r ou p. 228 (sans date) : *So behaben wir uff unser eid, so wir uch gedon haben, das wir wol versörgt wurden mit Hans von Gersdorff, scherrer hinder dem münster, der sin* [des ussatzes] *wol bericht und darin erfaren ist, und das diß in kürtzem geschee.*

472. DENJEAN C. et FELLER L. (éd.), *Expertise et valeur des choses au Moyen Âge*, I. Le besoin d'expertise, Madrid, 2013, p. 222.

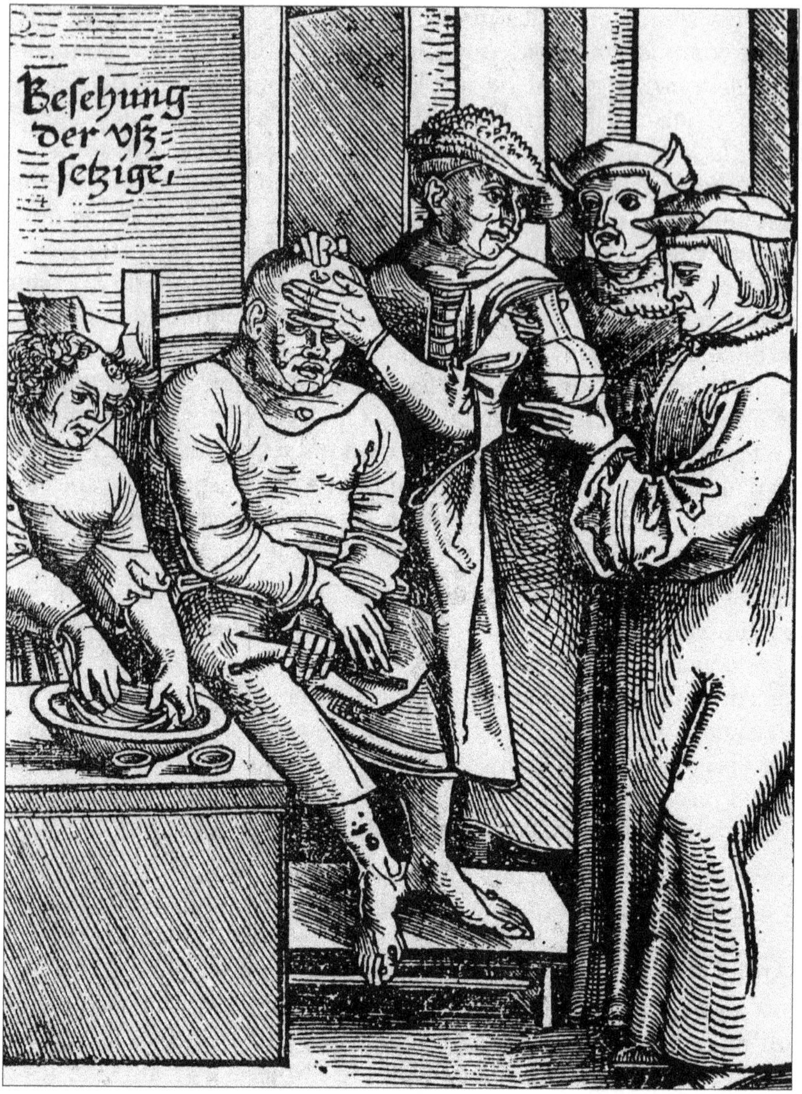

Fig. 5 – "Besehung der ußsetzigen" (Inspection des lépreux). Source : Hans von GERSDORFF, *Feldtbuch der Wundt Artzney*, Strasbourg, 1517 et rééd. anastatique de l'édition princeps, Darmstadt, 1967, f° 77v.

tromper, car les gens maigres qui ont de grands pores transpirent, eux aussi, plus rapidement que les autres et sont également plus frileux. Il énumère ensuite des signes qui évoquent la transformation du corps, tout en rappelant que d'autres affections peuvent provoquer les mêmes symptômes : une voix enrouée et le souffle court, l'insensibilité des mains et des jambes – en particulier les mollets

– quand on les pique avec des aiguilles, des fourmillements dans les membres avec des démangeaisons, surtout au niveau du front, des sourcils, du nez, des joues et sur le dos. La faiblesse du pouls est un autre indice. Par ailleurs, ils dorment peu, d'un sommeil léger, ponctué de cauchemars. Gersdorff évoque aussi l'altération du caractère des lépreux en termes peu amènes : ils sont colériques, insatiables et ne font confiance à personne ; ils sont aussi avares, envieux et toujours prêts à forniquer[473]. On retrouve là les stéréotypes avec leur tendance à la simplification et à la généralisation de traits de caractère négatifs qui sont caractéristiques de la stigmatisation[474]. Le même mécanisme joue pour d'autres maladies. Ainsi, "les aveugles, dans de nombreux textes littéraires de la fin du Moyen Âge, apparaissent comme cupides, excessifs, lubriques, immodérés"[475].

Enfin, Gersdorff a relevé cinq autres signes concernant les matières qui sortent de l'homme. Il s'agit de l'haleine et du corps qui puent comme des boucs, tout particulièrement quand les lépreux sont dans des pièces chauffées. Le deuxième test concerne l'urine : une faible quantité d'un liquide clair, jaunâtre, et parfois gras, comme s'il y avait de l'huile au-dessus, et dans le fond, des grains de sable rouges. Les lépreux présentent également sur la plante des pieds et sur les mains des ulcères ouverts, dont s'écoule un liquide nauséabond. On ne peut les guérir, car ils sont de même nature que le cancer. Ces ulcères grandissent de jour en jour et occasionnent beaucoup de démangeaisons. Pour Gersdorff, ces trois signes sont les plus probants parmi ceux qui concernent les matières qui sortent de l'homme. Les autres, moins sûrs, sont : la constipation, des selles décolorées ou grises, le sang noir, grossier et malodorant. Il peut arriver qu'aucune goutte de sang ne sorte de l'artère que l'on pique, car le petit trou est obturé par l'épaisseur du sang. Gersdorff, qui s'appuie sur des traités plus anciens, indique aussi plusieurs tests à effectuer sur le sang des suspects de lèpre : si l'on recueille du sang de lépreux dans un petit pot, il se sépare en deux : la partie grossière se retrouve au fond, l'autre, aqueuse, surnage. Si l'on fait couler le sang directement de l'artère dans de l'eau froide et pure, il ne se mélange pas avec l'eau et tombe au fond comme de petites sangsues noires. Si l'on fait passer le sang frais dans une toile de lin et qu'on l'écrase avec les doigts, on y trouvera des grains durs comme du millet. Si l'on met du sel sur le sang, il ne se dissout pas. Si l'on verse du bon vinaigre ou une solution alcaline sur le sang, il se met à bouillir[476]. Ces tests, qui peuvent sembler déconcertants, sont destinés à révéler la maladie. Par ailleurs, la hiérarchie établie par ses prédécesseurs et reprise par Gersdorff – d'abord les signes univoques, puis les signes équivoques – indique une connaissance certaine de la maladie et une longue pratique. Les troubles neurologiques et de la sensibilité étaient connus

473. À ce sujet, voir ELL S., « Blood and sexuality in medieval leprosy », *Janus* 71, 1984, p. 153-164, ici p. 158-161.

474. ROECK, Außenseiter, p. 11.

475. RICHARD O., « Le jeu des aveugles et du cochon », *Revue historique* 675, 2015, p. 525-556, ici p. 533.

476. GERSDORFF, Feldtbuch, f° 73r.

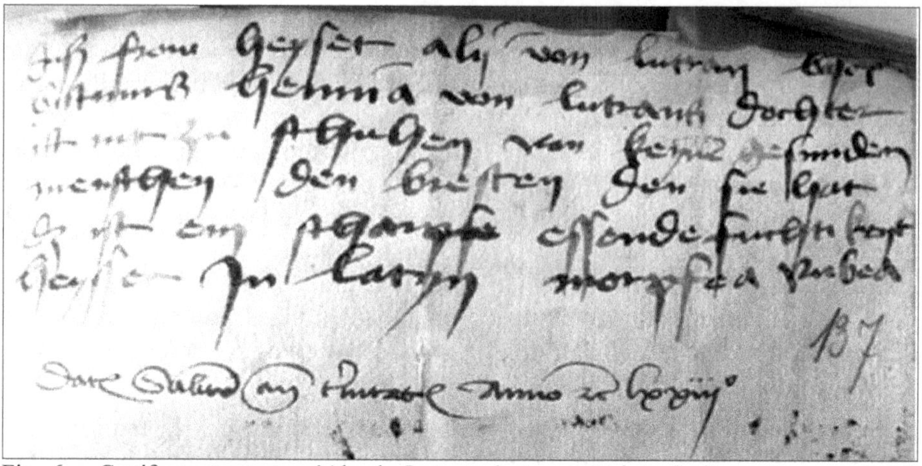

Fig. 6 – Certificat attestant qu'Aly de Lutran n'est pas atteinte de lèpre. Source : StAB Ratsbücher C 2, f° 137, 1473.

pour être déterminants dans le diagnostic de la maladie depuis les 11e et 12e siècles[477]. C'est bien l'insensibilité du jeune Baudouin, futur roi de Jérusalem, lors de blessures contractées alors qu'il jouait avec d'autres enfants qui avait alerté son précepteur[478]. Ambroise Paré évoque le cas d'un homme qui s'est faussement fait passer pour lépreux et qui, démasqué, est condamné au fouet. La foule présente crie au bourreau : "Boute, boute, monsieur l'officier, il n'en sent rien, c'est un ladre"[479]. En 1682 encore, le rapport d'examen établi par le docteur Fatio pour une femme de Sainte-Marie-aux-Mines fait référence à l'insensibilité de la personne auscultée et aux signes évoqués par Gersdorff : "premièrement avons trouvé la couleur de son visage blaffard, le front ridé, le regard fixe et quasi immobile, les yeux rougeastres, les narines eslargies avec quelques petites pustules et ulcères crousteuses, les gencives corrodées et les dents assez descharnées, l'haleine puante. Avons aussi trouvé son cuir partout dur, tendu et inégal avec pustules et dartres ça et là, principalement sur sa teste des furfurs desquels tombent grosses escailles. Davantage elle a esté piquée assez profondément d'une aiguille au jarret de derrière sans l'avoir presque sentie"[480]. Ces marques indiquant la lèpre étaient également connues du commun des mortels. Lorsqu'en 1582 le curé de Gougenheim accuse la femme du boulanger d'être lépreuse, il énumère les symptômes qu'il a repérés : son visage, sa voix – elle parle comme les lépreux – l'horrible et insupportable odeur qui sort de sa bouche, la "gale" sur sa peau[481].

---

477. UHRMACHER, Leprosorien in Mittelalter, p. 14.

478. GULLAUME de TYR, *Chronique*, éd. par HUYGENS R.B. (Corpus christianorum 63A), Turnhout, 1986, p. 961.

479. PARÉ A., *Des monstres et des prodiges*, éd. par CEARD J., Genève, 1971, p. 73.

480. ADHR E 2039, reproduit par GERARDIN D., *Hospices et hôpitaux à Ribeauvillé, des origines à l'annexion allemande (v. 1264-1871),* Thèse de médecine (dir. Georges Schaaf), Strasbourg, 1995, entre p. 62 et 63.

481. ADBR 1G 60/2 f° 54v, 1582 : *So hatt si di gestalt an dem angesich, an der redt oder sprach, wi die gutleütt, den greülichen und unleittlichen gesmacken auß dem mundt, rauden an dem leib.*

Les lépreux, eux aussi, connaissaient évidemment les signes de leur maladie, d'où leur participation à des commissions d'inspection. Les lépreux de Geispolsheim se plaignent de manquer de bois, en insistant sur le fait que leur maladie les rend très sensibles au froid[482].

Grâce à une gravure du *Feldtbuch* de Gersdorff, nous pouvons nous faire une idée du déroulement d'une séance d'inspection. Waechtlin, qui est probablement l'auteur de la gravure, a représenté deux médecins, un chirurgien et un valet, qui procèdent à l'examen d'un suspect dans une pièce, près de la fenêtre. L'un des médecins "mire" l'urine, le valet a recueilli le sang dans un bassin, alors que le chirurgien inspecte la peau et fait un commentaire à l'adresse de ses collègues[483]. Les différents examens auxquels la commission médicale devait procéder sont également évoqués de façon sommaire dans le règlement de la léproserie de Strasbourg[484]. Pour faciliter le travail des

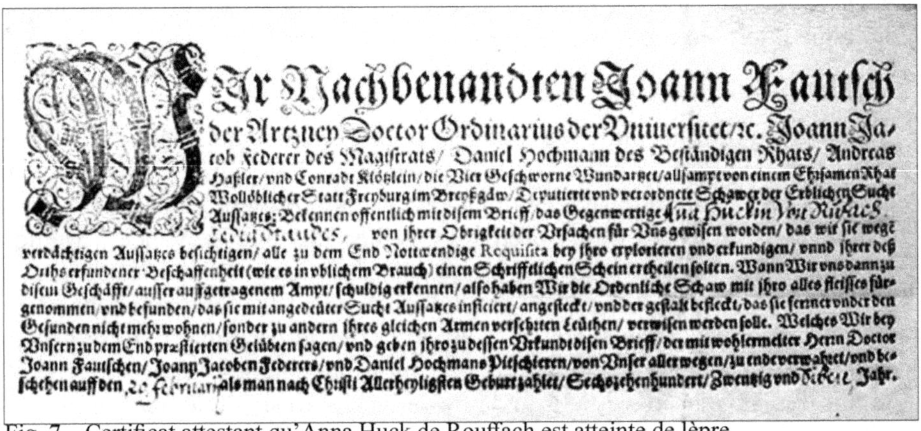
WIr Nachbenandten Joann Fautsch der Artzney Doctor Ordinarius der Vniuersitet/ ꝛc. Joann Jacob Federer des Magistrats/ Daniel Hochmann des Beständigen Rhats/ Andreas Haßler/ vnd Conradt Klötzlein/ die Vier Geschworne Wundartzet/ allsampt von einem Ehrsamen Rhat Wollöblicher Statt Freyburg im Breyßgaw/ Deputierte vnd verordnete Schawer der Erblichen Sucht Aussatzes: Bekennen offentlich mit disem Brieff/ das Gegenwertige Anna Huckin von Rufach [illegible], von ihrer Obrigkeit der Vrsachen für Vns gewisen worden/ das wir sie wegē verdächtigen Aussatzes besichtigen/ alle zu dem End Nottwendige Requisita bey ihro exploriren vnd erkundigen/ vnnd ihrer deß Orths erfundener Beschaffenheit (wie es in vblichem Brauch) einen Schrifftlichen Schein ertheilen solten. Wann Wir vns dann zu disem Geschäfft/ ausser auffgetragenem Ampt/ schuldig erkennen/ also haben Wir die Ordenliche Schaw mit ihro alles fleisses fürgenommen/ vnd befunden/ das sie mit angedeüter Sucht Aussatzes inficiert/ angesteckt/ vnd der gestalt befleckt/ das sie fernner vnder den Gesunden nicht mehr wohnen/ sonder zu andern ihres gleichen Armen verschriten Leüthen/ verwisen werden solle. Welches Wir bey Vnsern zu dem End præstierten Gelübten sagen/ vnd geben ihro zu dessen Vrkundt disen Brieff/ der mit wohlermelter Herrn Doctor Joann Fautschen/ Joann Jacoben Federers/ vnd Daniel Hochmans Pitschieren/ von Vnser aller wegen/ zu endeverwahret/ vnd beschehen auff den [illegible] Februarij als man nach Christi Allerheyligsten Geburt zahlet/ Sechszehenhundert/ Zwentzig vnd [illegible] Jahr.

Fig. 7 – Certificat attestant qu'Anna Huck de Rouffach est atteinte de lèpre.
Source : AM Rouffach GG 70, 1627. (Merci à M. Gérard Michel qui m'a rendue attentive à ce document).

482. AMS 117Z 2097, entre 1592 et 1611 : *Wann uns aber nichts schwerer zu bekommen wirt (?) dann das tägliche brennholtz, so wir nicht manglen können, und unser kranckheit keine kälete erleiden mag, aber Ersteiner walt nicht weit abgelegen, darauß vielen mit holtz gedient und geholffen wirdt, also stehet an Ihre Gnaden unser underthänigstes flehen und bieten, sie wellen sich uber unser armes hauß gnädig erbarmen, und dasselbige mit einer kleiner holtzsteuer aller gnädigst bedencken und versehen.* Comme il est question des dégâts dus à la guerre, cette supplique est très probablement postérieure à 1592. Elle est adressée à Franz von Kriechingen (Créhange), nommé doyen en 1590 et mort en 1611. À son sujet, voir LEVRESSE R. P., « Le chapitre cathédral de Strasbourg », dans *AEA* 34 (NS 18), 1970, p. 35.

483. GERSDORFF, Feldtbuch, f° 77v. Le titre de la gravure résume les symptômes de la lèpre : *Blut, harn, knoll, drüßen, glyder fül / Des otems gestanck, und zeychen vil / Für wor red ich, die zoigen an / Das dißer sey ein maltzig man* (le sang, l'urine, les nodosités, la pourriture des membres, la mauvaise haleine et bien d'autres symptômes montrent que cet homme est lépreux).

484. AMS V 116h f° 62r : *Es sullent meister und rat viere erber manne, nemlich zwene artzote und zwene scherer, kiesen und welen ... die selben viere sullent sweren, argwenige lute, die mit dem syechtagen der malatrie* (sic !) *bekumert ... sint, nemlich zu besehende und zu versuchende mit dem wasser, zu beschouwende mit lossende, mit der anegesicht und mit allen andern dingen, die darzu gehorent, dem richen also dem armen, frouwen und manne und kint, und waz notturfftig ist zu den sachen zu tunde.*

médecins et des chirurgiens, il existait des listes précises de signes à observer pour chaque organe. En Lorraine, pour déclarer quelqu'un lépreux, il fallait avoir repéré dix signes au niveau de la tête et autant au niveau du corps[485]. Pour l'Alsace, de telles listes n'existent plus.

D'après un document conservé à Strasbourg, l'inspection n'était pas publique – chirurgiens et médecins se retranchant derrière leur serment pour refuser la présence d'un tiers[486], alors qu'elle l'était ailleurs, par exemple à Cologne[487] et peut-être aussi à Molsheim[488].

2.8.5. Le verdict

L'énoncé du verdict par la commission médicale[489] peut prendre trois formes différentes : ou le malade est déclaré sain – *rein und schön* – ou alors les autorités médicales ont décelé chez lui la lèpre, auquel cas le verdict sera *unrein und schuldig*, impur et coupable. En cas de doute, le malade est convoqué ultérieurement pour subir un nouvel examen.

2.8.5.1. *Rein und schön*, pur et beau

D'après les formules utilisées dans les archives, le malade est déclaré "pur et beau". L'emploi de l'adjectif "pur" place la maladie sur le plan moral : il rappelle aussi l'impureté rituelle dont sont accusés les lépreux dans l'Ancien Testament. "Cette notion de pureté s'enracine dans une croyance à l'union indissoluble du corps et de l'âme et au rôle d'indicateur matériel du corps, expression de l'âme"[490]. La lèpre est indéniablement le signe du péché. Il ne faudrait pas croire pour autant que le verdict et le certificat délivré en cas de diagnostic négatif se limitent à ces mots laconiques. Très souvent, la commission précise de quelle maladie le suspect est réellement atteint. Il peut s'agir de la syphilis[491], de maladies diverses, difficiles à déterminer avec précision – *ein heiß nagende gesucht* (une maladie "chaude et qui ronge")[492] –,

485. PAWELETZ, Lepradiagnostik, p. 25. KIRCH, Leprosorien Lothringens, p. 62.

486. ADBR 1G 150/11, 1579 I 24 : ... *sy mechten mich gar woll leiden, sie derffen aber bey ieren eiden nymant darbey loßen dan die fir, die daruber geschworen.*

487. IRSIGLER, LASSOTTA, Bettler und Gaukler, p. 72.

488. ADBR 2B 68/7 f° 28 v, 1579 VI 20. (Cf. p. 125 n. 461 et p. 135 n. 513).

489. « Lorsque la commission est formée de lépreux, ces derniers se contentent de palper la tête, les bras et les jambes du présumé lépreux et s'appuient sur ces signes externes pour poser un diagnostic. Les termes *brun mal* et *blanc mal*, dont se servent les ladres examinateurs du Hainaut et les soeurs hospitalières de Gand et de Louvain, font référence au langage populaire, qui diffère totalement de celui utilisé par le monde médical, qui distingue les quatre formes de lèpre » : DE KEYZER, Dépistage, p. 103.

490. LE GOFF, Les marginaux, p. 21.

491. ADBR 1G 872, 1579 I 22.

492. StAB Ratsbücher C 2 p. 91, 1480.

une "humidité sévère et rongeante appelée *morpfea rubea* en latin"[493] ou tout simplement de crasse[494] !

Le document ci-dessus est un exemple de certificat établi par la commission médicale en 1473 pour une femme de Lutran, prénommée Aly[495]. Porté à la chancellerie de Bâle, il permet d'obtenir une charte scellée attestant la bonne santé du porteur, en allemand *Schönbrief*. Par ailleurs, la chancellerie tient aussi un registre dans lequel ces cas étaient recensés[496]. De tels certificats existent pour d'autres centres d'inspection, comme Strasbourg[497].

Au 17e siècle, des centres d'inspection d'une certaine envergure, Fribourg-en-Brisgau par exemple, remettent à leurs patients des formulaires pré-imprimés sur lesquels il suffisait de rajouter le nom, le prénom, le lieu d'origine, le statut (marié ou célibataire), le jour, le mois et le dernier chiffre de l'année. Ce dernier détail permet de supposer que l'inspection des lépreux à Fribourg dans les années 1620 était encore assez fréquente. Dans l'exemplaire ci-dessus, le scribe a complété le formulaire pour Anna Huck, célibataire, originaire de Rouffach, qui a été inspectée par la commission le 20 février 1627.

Lorsqu'une personne était déclarée saine, il arrivait que le jugement émis par la commission soit également proclamé du haut de la chaire, comme cela est attesté pour Würzburg, où l'official demande au curé de Wipfeld de le faire pour Margareta Renner[498]. À Gougenheim, en 1582, le certificat déclarant saine la femme du boulanger, accusée par le curé d'être lépreuse, est lu devant la communauté villageoise réunie spécialement à cet effet[499].

Il faut néanmoins rappeler que nous avons rarement l'occasion de connaître le destin d'une personne suspectée de lèpre et déclarée saine par une commission d'inspection. Le cas de Barthel Krafft incite à une certaine prudence. En effet, dans un premier temps, cet homme de Ribeauvillé est déclaré sain par

493. StAB Ratsbücher C 2 p. 137, 1473 : *Diß frow heyset Aly von Lutran* [à 13 km à l'W d'Altkirch], *Basel Bistums, Henman von Lutranß dochter; ist nit zu schuhen von keynem gesunden menschen; den bresten, den sie hat, das ist ein scharpfe essende fuchtikeit, heysset in latyn morpfea rubea. Datum sabbato ante Trinitatis anno etc. LXXIII. Ibid.* p. 167, 1464 : *Morphea alba gennant der fließend mager. Ibid.* p. 85, 1475 : *gutta rosacea. Ibid.* p. 101, 1478 : *den bresten, den er hat, ist ein hitzig scharpff geblüte.*

494. AM Sélestat BB 54g f° 102r, 1626 I 25 : *Zwar der malzey rein, und aber sonsten ohnsauber befunden.*

495. Voir p. 126.

496. HUBER, Aussatz, p. 17, cite le cas du pléban d'Uffholtz (à 6 km à l'E de Thann), inspecté à Bâle, reconnu sain et pour lequel ces trois documents subsistent. Le certificat médical établi pour Hans Rein, de Boersch, déclaré lépreux à Strasbourg, a été scellé par ceux qui ont procédé à l'inspection : AMS 117Z 2044, 1576 V 30 : *Do haben wir obermelte verordente beschauwer auff sein begeren disen briefflichen schein under unserem anhangenden insiglen mitgetheilt.*

497. AMS KS 98 I f° 58, 1557. Un second billet est inséré après le f° 58.

498. SCHWARZ I., « Zur Geschichte der Lepraschau », *Archiv für Geschichte der Medizin* 4, 1911, p. 383-384.

499. ADBR 1G 178/7 f° 26v : ... *darumb daß gericht letzlich verursacht, mit geklopffter glocken einen freien spruch gehen zu laßen, und die ganze burgerschafft beisamen gehabt ... der schaubrieff öffentlich verlesen.*

la commission de Sélestat au début de l'année 1611[500]. L'année suivante, le Magistrat de Ribeauvillé s'adresse à Strasbourg pour solliciter sa guérison. La ville de Strasbourg ordonne alors de l'inspecter à nouveau et de mettre en œuvre ce qui est possible pour lui venir en aide[501].

2.8.5.2. *Unrein und schuldig*, impur et coupable

Même parmi les gens atteints par la maladie, le diagnostic peut être différencié. À Sélestat, les rapports d'inspection évoquent ceux qui sont impurs – *unrein*[502]– et ceux qui sont complètement impurs – *ganz unrein*[503]. Cette dernière dénomination fait peut-être allusion à un stade plus avancé de la maladie. À Haguenau, on franchit un pas supplémentaire, car le malade est dit non seulement impur, mais aussi coupable[504]. Coupable, il l'est aussi à Fribourg-en-Brisgau[505] et à Colmar[506].

En 1544, le Conseil de la Ville de Strasbourg décide qu'une fois le diagnostic de lèpre posé, les médecins et chirurgiens qui y ont procédé devront en aviser les administrateurs de la léproserie, pour qu'ils puissent, selon leur règlement, faire quitter la ville aux malades[507]. Un tel certificat fait du lépreux un étranger dans la communauté des bien-portants. Désormais, seule la communauté des lépreux peut l'accueillir[508].

2.8.5.3. Cas douteux

Les cas douteux sont évoqués dans le règlement de la léproserie de Strasbourg. S'il arrive que la commission inspecte une personne saine, mais dont on a l'impression qu'elle pourrait avoir la lèpre dans le futur, cette même personne devra être réexaminée quand la commission le décidera[509]. En 1536,

---

500. AM Sélestat BB 54 e f° 150r, entre 18 janv. et 6 mars 1611. Hans Jacob Groß, Adrian Back et Ulrich Rawel ont inspecté *Bartholome Kraft von Rappoltsweyer. Für guth erkandt.*

501. AMS 1R 91 f° 41v, 1612 II 10 : *Bartel Krafft umb heylung* (dans la marge). *Rat zu Rappoltschweyer ... fur Bartel Krefften, so wegen aussatz verdacht gewesen ; doher er sich zu Slettstadt besuchen lassen, auch von der maltzey ledig erkent. So aber allerhandt ungelegenheit sich bey ime weiter erzeugen (sic), bitten das er hie mög geheylet werden. Erkant : man soll in beschauen lassen und sovil (?) möglich heilen lassen [...].* Merci à Jean-Marie Holderbach, qui m'a signalé cette source.

502. Par exemple, AM Sélestat BB 54e f° 135v, 1610 VII 30.

503. Par exemple, AM Sélestat BB 54e f° 220v, 1612 II 4. Nombreux autres exemples dans AM Sélestat BB 54f et 54g.

504. CLEMENTZ, Haguenau, p. 42. Cf. supra p. 87 n. 207.

505. AMC GG 213/6, 1536.

506. AMC BB 51, Eidbuch I, 1474, p. 98 : *Wann ein heymscher schuldig ist [...].*

507. AMS 1R 6 f° 33r, 1544 : *Den malzschauern auch in ir ordnung zu setzen, so sie ieman für maltzig erkanten, das sie es den pflegern der guten leuten anzuzeigen schuldig sein sollen, damit dieselben solche leuten lüt irer ordnung khunden hinuß gepietten.*

508. DROSS F. et KINZELBACH A., « *„Nit mehr alls sein* [sic] *burger, sonder alls ein frembder* „. Fremdheit und Aussatz in frühneuzeitlichen Reichsstädten », *Medizinhistorisches Journal* 46, 2011, p. 1–23, ici p. 5.

509. AMS V 116h f° 62v : *Were es ouch, daz su yemans versuchtent, der dan zu male schön were, und su doch beduchte, daz es uff den siechtag geneyget were, die selbe parsone sullent su donoch anderwerbe versuchen, do su beduncket, daz es zit syge.*

la commission médicale de Fribourg-en-Brisgau déclare que Magdalena Böhm, "n'a pas été reconnue coupable cette fois-ci, car nous n'avons pas trouvé suffisamment de signes indiquant la lèpre chez elle". La sentence prévoit qu'elle sera reconvoquée dans un peu plus d'un an[510]. C'est également le cas de Peter Sigelin, de Rouffach, envoyé une première fois à la commission d'inspection de Fribourg-en-Brisgau par le Magistrat de la ville en 1583, et à nouveau en 1586[511]. En cas de doute, il peut également arriver que la commission demande l'avis de celle d'une ville plus importante. C'est ainsi qu'en 1579, la ville de Molsheim prie celle de Strasbourg de faire examiner par ses maîtres jurés Hansen Diebold et Bernhart Zeiner, jugés suspects de lèpre par les chirurgiens de Molsheim[512]. Dans les cas douteux, les autorités interdisaient au suspect de fréquenter les lieux où beaucoup de gens se rassemblent. C'est le cas pour Diebold Huser, reconnu *unsuffer* (littéralement "malpropre"), à qui la commission interdit de fréquenter l'église et les auberges[513]. Pour le Hainaut, De Keyzer a pu établir que sur les 44 pensionnaires de la léproserie montoise dont l'identité est connue, seize subissent une ou plusieurs contre-expertises. Il cite même le cas d'un ladre qui voit sa lèpre confirmée au bout de cinq examens successifs[514].

Il pouvait également arriver que le doute réapparaisse une fois le malade installé dans la léproserie. C'est le cas de Ketterin, la fille d'un boulanger, admise au Schnelling en 1507. Soupçonnée d'être saine (!), elle est inspectée une deuxième fois et déclarée lépreuse à nouveau. Mais finalement, en 1512, la commission la déclare saine[515]. Elle doit alors quitter la léproserie. De tels destins sont extrêmement rares. Pour le pays de Vaud, Piera Borradori ne cite que deux exemples de lépreux ayant quitté vivants l'institution qui les hébergeait[516]. Paradoxalement, une personne déclarée saine après avoir vécu en léproserie pouvait être contrainte à y rester pour protéger les gens sains[517].

---

510. AMC GG 213/6, 1536 VII 8 : ... *uff diss mol nit schuldig befunden haben, angesehen daß wir die zeychen des ußsatzs nit genuogsamlich an iren haben funden megen ; so erkennen wyr ieren schub ... biß uff Unser Lieben Frauwen geburt tag deß syben und drissigsten jors, daß man sy hie zwischen soll byn lyten wandern, wonen und unangesuocht lossen.*

511. AM Rouffach AA 5, p. 92 et 199. Je remercie M. Michel, qui m'a transmis ces documents.

512. AMS 1R 52 f° 360r, 1579 : *Meister und rhat zu Molsheim schreiben, das sie zween personen [bei sich haben], Hansen Dieboldt und Bernhart Zetner, so der multzey berüchtiget, die sie auch durch ihre balbierer argwönig befunden, ... bitten derwegen, mein hern wöllen ihren geschworenen meistern und schauwern befehlen, uff ein bestimbten tag ... die schaw fürzunemen ...*

513. ADBR 2B 68/7 f° 28v, 1579 VI 20. Cf. p. 125 n. 461 et p. 132 n. 488.

514. DE KEYZER, Dépistage, p. 123. Il rappelle également, *ibid.* p. 103-104, que le diagnostic des lépreux montois est sans nuance : l'examiné est déclaré malade ou sain, c'est-à-dire non lépreux. Ils ne procèdent en effet à aucun ajournement, à la différence des examinateurs brugeois et louvanistes.

515. AMS V 116h f° 30v. Autre exemple : Cune de Gisenheim (village disparu près de Roeschwoog), reconnu lépreux à Haguenau, entre à la léproserie de cette ville. Après un certain temps, il se rend à Spire, où il obtient un certificat de bonne santé. Mais il est revenu à Haguenau et y a fini sa vie à la léproserie (AMH AH 87/30).

516. BORRADORI, Mourir au monde, p. 64.

517. SUDHOFF K., « Was geschah mit den (nach erneuter Schau) als „leprafrei" Erklärten und aus den Leprosorien wieder Entlassenen, von behördlicher und ärztlicher Seite ? », *Archiv für*

L'étude des divers verdicts énoncés par les commissions d'inspection ne nous renseigne pas sur les débats qui ont pu opposer les divers membres de la commission. Il serait particulièrement intéressant de savoir quels sont les avis, dans les commissions mixtes formées de médecins et de chirurgiens, qui ont été suivis lors de l'énoncé du verdict. En effet, "les comptes rendus d'expertise ne suppléent que très rarement à cette forme orale des circulations des savoirs, puisque, le plus couramment, après l'énoncé de la situation qui a exigé l'intervention des experts, seul est restitué l'avis final, dont la formulation procède forcément d'une réécriture. Or cet avis restitue l'application pratique du savoir correspondant à la résolution du problème qui est à l'origine de l'expertise et non les débats qui auraient pu éclairer les formes du savoir"[518].

2.8.6. Difficultés et erreurs de diagnostic

La mention de cas douteux montre d'ailleurs que l'établissement du diagnostic n'était pas toujours chose aisée. Différents symptômes pouvaient brouiller les pistes. Lorsque le chapelain Georg Sartor est accusé d'être lépreux, il répond que les lésions de sa peau (*scabies*) proviennent du grand froid qu'il a subi devant *Cron* en Hongrie[519]. En fait, toutes les maladies de la peau autres que la lèpre[520] pouvaient éveiller des soupçons. C'est le cas d'un malade atteint du feu de Saint-Antoine et soigné à l'hôpital des Antonins d'Issenheim en 1478[521]. Il est transféré à Bâle pour y subir l'inspection de la lèpre. Le jury le déclare "innocent de cette maladie"[522]. À la fin du 15e siècle, l'apparition de la syphilis, dont certains symptômes sont identiques à ceux de la lèpre[523], a compliqué la tâche des commissions, comme en témoigne une supplique adressée par des hommes de l'art à la Ville de Strasbourg. Elle révèle aussi les tensions qui pouvaient exister entre médecins et chirurgiens, tous membres d'une même commission. Les chirurgiens insistent sur le fait que les médecins ne souhaitent pas procéder à l'inspection, et qu'il n'est pas nécessaire d'avoir un médecin de plus dans la commission, mais plutôt un chirurgien qui ait l'expérience de la maladie[524]. La nécessité d'avoir des

Geschichte der Medizin 6, 1913, p. 149-154.

518. FELLER et VERNA, Expertises, p. 36-37.

519. ADHR 4G 6/1, 1599 III 14. Autre exemple : deux personnes d'Obernai inspectées à Sélestat, *so aber von kälte übel erfroren* : AM Sélestat BB 54g f° 123v, 1626 VII 9.

520. Cf. p. 132-133 n. 492-494.

521. Pour l'hôpital d'Issenheim, voir CLEMENTZ E., *Les Antonins d'Issenheim. Essor et dérive d'une vocation hospitalière à la lumière du temporel* (Publications de la société savante d'Alsace, Recherches et documents 62), Strasbourg, 1998, p. 55-107.

522. StAB Ratsbücher C 2 p. 9, 1478 : *Heinrich Höbner von Pollgebrach* [Burgebrach près de Bamberg ?], *ein durfftiger zu sant Antonius zu Yßnen, Baßler bistumb, ... est huius egritudinis innocens.*

523. MILIAN G., « Lèpre et syphilis », dans MARCHOUX, IIIe Conférence, p. 241-242, cite les hyperostoses, les glossites et les lésions artérielles comme symptômes communs à la lèpre et à la syphilis.

524. AMS 1MR 30 f° 90r ou p. 228 : ... *swere handel, die sich jetz am meisten ufferston der blattern halb, das nit eym jeden* [sic], *sunder der mit handelt wol erkennen kan, und diewil dehein doctor das begert zu dun, so ist doch nit notturfft, ein doctor zu haben, vil mer ein*

praticiens compétents dans les commissions est d'autant plus compréhensible que certains malades étaient affectés à la fois de la lèpre et de la syphilis, comme en témoignent cinq cas relevés sur une liste de patients hospitalisés au *Blatterhaus* (hôpital pour syphilitiques) de Strasbourg[525].

Ces difficultés de diagnostic pouvaient mener à des erreurs hautement préjudiciables. Felix Platter, médecin engagé par la ville de Bâle, et à ce titre membre de la commission d'inspection des lépreux pendant 43 ans, constate au cours de sa longue carrière que les médecins et les chirurgiens commettent souvent des erreurs graves, dans les deux sens. Il leur arrive de déclarer lépreuses des personnes atteintes de *Psora*, une éruption que l'on peut guérir, mais également de ne pas détecter des signes certains de lèpre lorsque l'état général du patient est encore bon[526]. Le témoignage de Platter est d'autant plus précieux que son expérience et ses capacités dans ce domaine ne sauraient être mises en doute : de nombreuses villes, dont Colmar, ont fait appel à lui pour les cas litigieux.

Des erreurs de diagnostic sont signalées dans d'autres régions. En Bourbonnais par exemple, la Purge (tribunal d'inspection des lépreux) "reconnaît parfois ses erreurs et avoue avoir confondu la lèpre avec la peste [!], la vérole, la jaunisse ou encore la syphilis[527]".

Ces mêmes erreurs de diagnostic pouvaient avoir de fâcheuses conséquences pour ceux qui les avaient commises. À Francfort, une femme déclarée lépreuse attaque les médecins de la commission d'inspection, car, selon ses dires, elle avait été obligée de se déshabiller entièrement alors qu'elle avait ses règles. Un homme déclaré suspect de lèpre à Francfort obtient un certificat le déclarant sain à Cologne, et demande des dommages et intérêts à la ville de Francfort – sans succès[528].

Se pose aussi l'épineuse question de l'impartialité du jury, et donc de l'erreur volontaire de diagnostic. Pour Lorenz Fries, le célèbre médecin colmarien, le résultat de l'inspection dépend du statut social du suspect. Il regrette "qu'actuellement, en certains endroits, on permette à tant de gens manifestement lépreux de rester parmi les gens sains, ce qui ne peut qu'être

---

wundartzot, dem solch kranckheit offenbarer ist wan eym doctor.

525. AMS 1AH 240, 1577 : *Lorentz Meißner von Zellenwyller, ein rebknecht, so uf eilf monat ime hauß underhalten, vermeint sey außatzes halber gestorben, für ein doppelte chur den 26. Aprilis* [15]*77 1 lb. 8 ß. Ibid.* (1578) : *Burckart Mur, schiffzimmerman ... zwo curen gebrucht ; ward aber entlich der ausatz bey ime befunden, obiit den 8 apprilis ... 1 lb. 8 ß. Ibid.*, 1578 : *Gertraut, Hausen Hansen von Offenburg fraw, starb an groser schwulst, war auch der malzey underworffen. Ibid.*, 1600 : *Ursula, Hanß Meyer von Ochsenfuhrt, wullenwöber, haußfraw. Starb den 12ten Juli und lag ihm hauß 12 wochen. Ist mit der maltzey behaft gewesen. Ibid.* (1600) : *Hanß Durniger von Braunstett, ein baursknecht, starb den 9ten Julii undt lag ihm hauß 19 wochen. Wardt fast außetzig befunden, 14 ß.*

526. KOELBLING, Platters Patienten, p. 63.

527. PICOT J., « L'enjeu lépreux en pays bourbonnais au Moyen Âge », *Bulletin de la société d'émulation du Bourbonnais* 74/1, 2008, p. 10-40, ici p. 17.

528. SUDHOFF K., « Dokumente zur Ausübung der Lepraschau in Frankfurt am Main im 15. Jahrhundert », *Lepra, Bibliotheca internationalis* 13, 1913, p. 141-170, ici p.153 ss.

nocif"[529]. Et d'ajouter : "il est facile de deviner pourquoi cela arrive. L'homme du commun prétend que l'or est souverain pour soigner la lèpre. C'est vrai et faux tout à la fois. C'est vrai, car ceux qui sont riches, on les laisse en paix, et même si leur lèpre est tellement avancée qu'ils sont insensibles aux coupures, au feu ou que leur nez est tombé, ils ne sont pas lépreux. Mais les pauvres, même s'ils n'ont qu'une marque de la taille d'un *creutzer* [petite monnaie] à un doigt de pied, ils sont exclus de la société[530].

Le doute subsiste également pour le greffier Peter Schriber. Était-il vraiment atteint de lèpre ou s'était-il attiré des inimitiés qui l'ont conduit à la léproserie ? Le problème a dû exister par ailleurs, car la ville de Strasbourg a légiféré à ce sujet. Il semble que ce soit pour éviter que les suspects ne corrompent leur jury en promettant de se faire soigner par lui, ou que le jury ne fasse chanter ceux qu'il inspecte, qu'un membre de la commission ayant examiné un suspect de lèpre ne peut plus le soigner par la suite, que ce dernier ait été déclaré sain ou non. Le médecin ou le chirurgien qui contreviendra à cette clause sera jugé comme parjure[531].

En fin de compte, quel crédit faut-il accorder aux diagnostics établis par les commissions ? D'après Platter, ils ne sont guère fiables[532]. Certes, il s'agit là de l'avis d'un expert, mais un expert qui a peut-être tendance à minimiser les capacités de ses collègues. À l'heure actuelle, on considère que les diagnostics émis par les commissions médicales étaient le plus souvent exacts[533]. L'étude des squelettes exhumés dans les cimetières de léproseries en Allemagne et au Danemark a permis de constater que 80% des sujets présentaient des caractères ostéologiques spécifiques de la lèpre[534].

2.8.7. Rémunération des experts

Le passage devant la commission n'est pas gratuit. En Alsace, nous disposons de renseignements pour les plus grandes villes. En général, le tarif passe du simple ou double, voire au triple, si la lèpre est diagnostiquée. S'il s'avère qu'il est atteint de la lèpre, le malade paie lui-même les membres de la commission : à Saverne, il paie 15 ß en 1520-1530, alors qu'une personne reconnue saine ne

529. FRIES, Spiegel der Artzney, f° 112r.

530. *Ibid.*

531. SUB IV, 2, p. 132-133, § 345, rajout non daté (14e ou 1ère moitié 15e s.) au 6e statut municipal de 1322 : *Es sollent hynnanfurder die vier artzat und scherer, die geordnet sint oder werdent, die guten lute zu besehen und zu versuchen, mit ander ir ordenunge sweren, alle, die sie hynnanfurder versuchen, sy werdent schuldig funden oder unschuldig, niemer me zu artzenen fur den bresten affter dem, das soliche personen versucht sint, und ouch mit nieman, der solich personen, die versucht sint, artzat, es sy in der apptecky oder mit der artzenige, teile oder gemeine haben ; welicher das daruber dete, der sol meineidig sin und sol in meister und rat straffen, als umb einen meineide.* Texte repris au 15e siècle, voir BRUCKER, Strassburger Zunft- und Polizeiverordnungen, p. 79.

532. KOELBING, Platters Patienten, p. 63.

533. JANKRIFT K.P., Krankheit, p. 115bis. C'est aussi l'avis de TOUATI, Maladie et société, p. 173.

534. TOUATI, Maladie et société, p. 173 n. 155.

paiera que 5 ß. À Rouffach, la ville prend en charge les frais pour une personne saine, alors qu'un bourgeois lépreux paiera un florin à chaque chirurgien, deux *plappert*[535] à chaque membre du Magistrat et cinq *plappert* aux messagers, en plus des frais pour un repas[536]. À Sélestat, le lépreux verse une livre [de Strasbourg] à la commission[537], mais à Colmar dix sous [de Bâle], soit quatre fois moins[538] ! Mais un étranger qui subit l'inspection à Colmar paiera 3 florins et 2 sous, qu'il soit déclaré "coupable" ou non. Si, en cas de doute, il doit repasser devant la commission, il ne payera rien de plus[539]. Dans les plus grandes villes, à Strasbourg, Bâle, mais aussi à Haguenau et à Molsheim, le tarif de l'inspection dépend de la fortune de celui qui a été inspecté. À Strasbourg, celui qui dispose d'une fortune de plus de dix livres et est reconnu lépreux paiera une livre, à répartir entre les membres de la commission[540]. La situation est la même à Haguenau[541]. Pour celui dont la fortune est inférieure à dix livres, s'il est reconnu lépreux, c'est la ville de Strasbourg qui acquitte un montant de cinq sous pour l'inspection[542]. À Haguenau, pour une personne dont la fortune est inférieure à dix livres, l'inspection coûte cinq sous si la lèpre est diagnostiquée[543]. À Bâle, un bourgeois lépreux paie deux livres sept sous, un étranger trois livres sept sous. Dans cette ville, c'est le médecin qui perçoit la plus grande partie des honoraires bourgeois[544]. Selon les cas, la ville de Bâle assume une partie des frais d'inspection[545]. À Molsheim, les tarifs ont varié

535. Un plappert = six deniers (ici de Bâle).

536. AM Roufach AA9 p. 15, 15e s. : *Und so es sich findt, das er schön ist, so hat die statt den costen an ir selbs ; ist aber der burger gutleutig, so muß er den costen darzu geben, und soll man eym iden scherer geben ein gulden, 1 lb. 5 ß gerechnet, jdem ratsfrund zwen plaphert und allen potten funff plaphart und den ymbs.*

537. GENY, Stadtrechte, p. 459-460. Celui qui est sain ne paye que 10 sous.

538. BAAS, Colmar, p. 217-246, ici p. 224. AMC BB 51 Eidbuch I, 1474, p. 98. Pour le bourgeois de Colmar déclaré lépreux, les dix sous sont pris *uß dem becken* (de l'écuelle – j'ignore de laquelle il s'agit). Si la personne est déclarée saine, la commission reçoit 5 ß, payables par la caisse municipale.

539. AMC BB 51 Eidbuch I (1474), p. 98. *Von einem frömden, er syge schuldig oder nit, 3 guldin und 2 ß, und obe inen derselbe inn jor und tage wider geantwurt wurde, den sollent sie umb denselben gegebenen lon anderwerbe schouwen.* En 1545, le tarif pour l'inspection d'un étranger est de 8 fl. 6 ß, alors que pour les bourgeois de la ville, le tarif n'a pas changé (AMC BB 51 Eidbuch II, 1545-1563, p. 226). En 1570, le tarif pour l'inspection d'un étranger est de 4 fl. 5 ß et d'un florin pour un bourgeois de la ville (AMC BB 51 Eidbuch III, 1570, p. 443).

540. AMS V 116h f° 62v, éd. par BRUCKER, Strassburger Zunft- und Polizeiverordnungen, p. 78.

541. HANAUER, KLELE, Das alte Statutenbuch, p. 121.

542. AMS V 116h f° 62v, édité par BRUCKER, Strassburger Zunft- und Polizeiverordnungen, p. 78-79. La ville paie également 5 sous pour ceux qui sont reconnus sains (Ibid.). Dans le compte de l'année 1393 (AMS V 55/1), la ville de Strasbourg paie 7 lb. en quatre versements pour l'inspection des lépreux. Au tarif de 5 sous par inspection pour ceux qui ont moins de 10 lb. de fortune, on peut déduire que 28 personnes de cette catégorie ont été inspectées à Strasbourg en 1393.

543. HANAUER, KLELE, Statutenbuch, p. 121.

544. HUBER, Aussatz, p. 16, à savoir 2 lb. pour un bourgeois, et 2 lb. 13 ß 4 d pour un étranger.

545. StAB, Finanz G 1, Wochenausgabenbücher N 1, 1402-1407, p. 439 : *1 lb. 7 ß ad probandum unam mulierem q(ue) debuisset fuisse leprosa.* StAB Finanz G 5, Wochenausgabenbücher

au fil du temps : en 1520, chaque chirurgien perçoit 5 ß par suspect inspecté. Trois ans plus tard, le tarif change ; désormais, les émoluments des chirurgiens varient en fonction de la fortune de l'examiné : si elle est inférieure ou égale à dix livres, le prix de l'inspection ne pourra dépasser dix sous ; pour celui dont la fortune dépasse vingt livres, elle coûtera une livre ; pour ceux qui n'ont rien, la consultation est gratuite. Mais une main plus tardive a ajouté au bas du texte que le Conseil a modifié ce point : à l'avenir, le chirurgien percevra 10 ß pour chaque inspection[546]. Ailleurs aussi, la prise en charge financière de l'inspection des lépreux est susceptible d'évoluer au fil du temps[547].

Fréquemment, comme dans le cas de Molsheim, les villes prennent à leur charge les frais d'inspection des personnes déclarées saines. Si celui qui est déclaré lépreux est contraint de les payer lui-même et plus cher, c'est parce qu'il est considéré comme *schuldig* aux yeux de la société. Or, en justice, c'est en principe le coupable qui paie les frais du procès.

Réunir la somme nécessaire pour pouvoir affronter le jury n'est pas toujours une mince affaire, comme en témoigne l'affaire de Mathis Gulegag, soupçonné d'être lépreux. Ce dernier, âgé de 15 ans, est le fils d'un banni de Munchhouse. En 1595, sa famille lui demande de se rendre à Strasbourg en mendiant pour se faire inspecter. Comme les membres de la commission strasbourgeoise ne veulent pas officier gratuitement, la Régence d'Ensisheim s'adresse à la commission de Fribourg. Nouveau refus : l'inspection ne peut être gratuite, elle coûte quatre florins. Dans une supplique adressée à la Régence, Gulegag insiste sur le fait qu'il n'a plus personne qui l'héberge ou qui veuille le recevoir, ce qui "l'oblige à se débrouiller misérablement dans la rue". Finalement, les autorités tiennent compte du fait que le bannissement de son père a entraîné la famille dans la misère et lui accordent un subside de quatre florins[548]. Hans Beck, boulanger à Gougenheim, a déboursé plus du double pour les frais d'inspection de son épouse, qui, selon son estimation, se montent à huit ou dix florins[549]. Autre exemple : en 1613, la ville de Munster dépense 9 lb. pour conduire une femme impotente de Metzeral, soupçonnée d'être lépreuse, à Colmar pour y être inspectée. Le détail des dépenses met en lumière la complexité de la démarche. Il faut payer celui qui à Munster a porté la femme sur la charrette, ceux qui à Colmar la descendent et la portent *in die weibel stube* (poêle du sergent de ville). Le maître de l'hôpital, qui était également du voyage, reçoit 6 ß 3 d pour son salaire et 3 ß 4 d pour la nuit à

1462-1473, p. 498 : *Item 1 lb. 6 ß von dem armen sondersiechen zu versuchen* [1471 VII 13]. *Ibid.* p. 502 : *Item 1 lb. 6 ß von eyner armen sundersiechen frowen zu besehen* [1471 VIII 9]). *Ibid.* p. 529 : *Item 1 lb. 6 ß von eyner armen sundersiechen zu versuchen* [1472 I 31]. Merci à Olivier Richard, qui m'a transmis ces renseignements.

546. AM Molsheim GG 262 = GG 184 f° 1v et 2r. Voir CLEMENTZ, Molsheim, p. 20.

547. Voir aussi BAAS, Colmar, p. 217-246, ici p. 224-225, et BROCARD, Exclusion, p. 79-104, ici p. 88-89.

548. ADHR 1C 8122/1-4 (1595) : ... *muß mich also im ellend und uf der gassen armutselig behelffen* : 1C 8122/3.

549. ADBR 1G 178/7 f° 27v, 1582.

Turckheim. Sa femme reçoit également 3 ß et un voile pour sa peine. La ville de Munster paie également l'hébergement de deux hommes et du cheval, des boissons, le médecin et les quatre chirurgiens qui ont inspecté la femme. Le paiement le plus étonnant est celui du fossoyeur, qui reçoit 19 ß pour creuser la tombe de la suspecte et pour la conduire à la léproserie, ce qui semble indiquer qu'un rituel d'exclusion a existé en Alsace au début du 17e siècle[550].

L'étude de la rémunération des experts siégeant à la commission d'inspection des lépreux révèle que la tarification repose sur divers critères : la fortune de la personne inspectée, son statut de bourgeois ou d'étranger, le résultat du diagnostic. Elle évolue aussi au fil du temps. À Bâle, les émoluments des médecins sont supérieurs à ceux des chirurgiens. Ce traitement différentiel est-il révélateur d'une hiérarchie des savoirs ? Les savoirs codifiés des médecins sont-ils mieux rémunérés que les savoirs pratiques des chirurgiens ? Pour répondre à cette question, l'analyse d'autres cas est nécessaire, dans la mesure des sources disponibles.

2.8.8. L'inspection, un enjeu de pouvoir

Une étude précise des différents acteurs de l'inspection révèle que cette dernière est un enjeu de pouvoir, et tout d'abord dans la rivalité séculaire qui oppose chirurgiens et médecins. Dans le rapport adressé en 1483 par le médecin Johann Widman au Magistrat de Strasbourg pour améliorer la médecine et enrayer les dérives des charlatans, il rappelle que partout où il a été, ce sont les médecins et eux seuls qui prononcent le verdict dans les commissions pour lépreux, les chirurgiens se contentant de pratiquer la saignée et les actes que les médecins leur ordonnent de faire. Il prend également bien soin de préciser que nulle part, on ne leur donne plus de trente deniers[551]. Quelques années plus tard, dans une supplique adressée au Magistrat de Strasbourg, deux membres de la commission demandent un chirurgien de plus, car, d'après eux, ce sont les chirurgiens et non les médecins qui reconnaissent le mieux la maladie[552].

Les archives conservent de nombreux exemples de malades déclarés "impurs et coupables" qui contestent cette sentence[553]. Fréquemment, ils s'adressent à une autre commission, généralement dans une ville plus importante, dans l'espoir d'obtenir un certificat les déclarant sains. Pour la commission siégeant à Haguenau, il existe une liste de quinze personnes qui ont été déclarées saines à Strasbourg avant 1447, après avoir été reconnues "coupables" à Haguenau[554]. D'autres malades déclarés lépreux à Haguenau se sont tournés vers d'autres centres d'inspection. C'est le cas du secrétaire du comte de Sarrewerden,

550. AM Munster CC 78 (1613/1614) : *Item dem todtengräber geben, das er iren das grab gemacht und sie hinauß gefüert, 19 ß.*

551. WINCKELMANN, Fürsorgewesen der Stadt Strassburg, p. 15.

552. AMS 1MR 30 f° 90r = p. 228 : *... das ir uns ein beritten scherer geben, sit das in allen andern stetten und landen gewonheit ist, ein doctor und zwen oder drig scherer, darumb, das si es bas erkennen.*

553. DE KEYZER, Malades dans les léproseries du Hainaut, p. 14.

554. AMH AH 87/7.

Peter Blech, qui obtient à Vic-sur-Seille un certificat le déclarant sain. Mais le Magistrat de Bockenheim (auj. Sarre-Union), prend bien soin de préciser que peu de temps après, il dut reconnaître qu'il était atteint de lèpre et qu'il entra à la léproserie de Bockenheim[555]. Maître Hans Cuntze, de Seltz, lui aussi déclaré lépreux à Haguenau, obtient des certificats de bonne santé à "Heidelberg, Spire et en d'autres lieux[556]". Ces démarches n'étaient pas toujours appréciées par la ville qui avait émis le premier diagnostic, comme en témoigne également l'affaire Peter Schriber, un greffier du tribunal de Haguenau. Déclaré lépreux à Haguenau même, il obtint un certificat de bonne santé à Strasbourg, mais ce document ne suffit pas à sa réhabilitation. L'omnipotence et l'infaillibilité des chirurgiens de Haguenau étaient en jeu. La ville mit de gros moyens en œuvre, sollicitant des témoignages de chirurgiens, du prévôt du Vieil Hôpital de Haguenau et du Magistrat de différentes localités pour donner tort à Peter Schriber[557]. Curieusement, les brouillons des dépositions envoyées par les villes et les villages sollicités par le Magistrat de Haguenau pour prouver l'infaillibilité de ses chirurgiens sont conservés dans le fonds de la léproserie[558]. Cela prouve que la ville de Haguenau a dicté sa version des faits au Magistrat de ces différentes localités. L'enjeu était donc de taille pour Haguenau.

L'indulgence du jury strasbourgeois a également provoqué des remous et des tensions à Colmar. En 1589, le médecin et les trois chirurgiens composant la commission colmarienne protestent contre une expertise strasbourgeoise produite par Claus Kopp. Déclaré lépreux à Colmar à deux reprises, Kopp se rend à Strasbourg, où un premier jugement lui est défavorable. Il réitère sa démarche, toujours à Strasbourg, où il est finalement déclaré sain. Kopp, selon le jury de Colmar, n'a pas tout dit aux médecins de Strasbourg, et notamment qu'il était déjà à la léproserie. Ils le soupçonnent aussi d'avoir voulu influencer leur diagnostic par des médicaments modifiant l'état de son sang. Ils demandent au Magistrat de faire en sorte qu'aucun Colmarien ne puisse sans son autorisation solliciter une expertise ailleurs, puisqu'aussi bien les étrangers ne peuvent être examinés à Colmar qu'avec l'accord de leur propre seigneur[559]. Platter évoque un autre cas litigieux (ou s'agit-il du même Kopp ?) pour lequel la ville de Colmar a fait appel à lui. Un jeune marchand de Colmar, dont la mère et la sœur sont lépreuses, est atteint d'une éruption cutanée au visage. Déclaré lépreux, il doit quitter sa femme et son logis, mais n'entre pas à la léproserie et s'établit dans une nouvelle maison à l'extérieur de la ville. Au bout de trois ans, son mal a disparu. Il demande alors à être réhabilité, mais se heurte à un refus des chirurgiens de Colmar, qui prétendent que son sang est

555. AMH AH 87/12, 1447. Le même document évoque encore le cas de Niclaus Sultzer, déclaré lépreux à Haguenau, puis sain à Metz, et qui finit ses jours à la léproserie de Bockenheim, et celui d'un dénommé Sitze, qui avait été reconnu sain à Vic-sur-Seille et à Neuwiller-lès-Saverne, avant d'être déclaré lépreux à Haguenau et de devoir entrer lui aussi à la léproserie.

556. HANAUER, Lépreux et chirurgiens, p. 298.

557. *Ibid.*, p. 282-302.

558. AMH AH 87/13, 21, 22, 34, 35.

559. AM Colmar GG 213/3, 1589 VII 15.

resté infecté et "grouillant de vers". Après deux nouvelles années d'isolement, il se fait inspecter à Strasbourg, où il est déclaré sain. Mais ce nouveau verdict ne modifie pas l'opinion de la commission colmarienne, qui reste persuadée qu'il porte sur lui quelque chose de mystérieux qui lui permet de dissimuler les traces extérieures de la lèpre. Finalement, pour régler le différend entre Colmar et Strasbourg, le Magistrat de Colmar fait appel aux compétences de Platter. Le jeune marchand est tondu, habillé de neuf, sous surveillance étroite pour qu'il n'ait aucune possibilité de tricher. Le verdict final est en faveur de Strasbourg, car Platter déclare que la personne soupçonnée n'a jamais eu la lèpre[560]. Au-delà de ces exemples, qui illustrent le fait que l'inspection des lépreux est bien un enjeu de pouvoir entre les villes, le vocabulaire utilisé dans les documents nous interpelle. En ce qui concerne Ketterin, la commission a rendu la sentence – *erkant* – la déclarant lépreuse[561]. Ailleurs, les lépreux sont déclarés "impurs et coupables" – *unrein und schuldig*. L'inspection n'est donc pas seulement une affaire médicale, mais aussi judiciaire. C'est probablement pour cela que les membres du Magistrat de Rouffach reçoivent une certaine somme d'argent et qu'ils ont droit à un repas lorsque quelqu'un est déclaré lépreux[562]. Quand une exécution capitale a lieu à Sélestat, la ville verse également une gratification à son *schultheiss* et à son *burgermeister*[563]. Par ailleurs, le document remis par la chancellerie à celui qui vient d'être inspecté est un acte juridique, qui fait foi. Dans l'affaire de Gougenheim, où le curé accuse la femme du boulanger d'être lépreuse ou syphilitique, ce qui fait perdre sa clientèle à son mari, des témoins accusent le curé de mettre en doute le certificat de la commission médicale[564], reconnaissant implicitement sa valeur de sentence. En 1504, Werner Hess est mis à l'amende par les administrateurs de la léproserie de Strasbourg pour avoir refusé de mettre sa femme à la léproserie, ainsi que l'huissier du Conseil le lui avait ordonné à deux reprises. Il n'obtempérera qu'à la troisième injonction[565].

Une étude détaillée des documents concernant l'inspection des lépreux en Alsace permet donc de mettre en évidence l'aspect non seulement médical, mais aussi judiciaire de cette procédure. Cet aspect est beaucoup plus marqué encore en Auvergne, où les travaux de Johann Picot sur le tribunal de la Purge à Montferrand, qui est une institution royale depuis la fin du 13e ou le début du 14e siècle, montrent que toute personne suspectée d'être lépreuse est arrêtée, menée dans la prison royale, avant d'être examinée, puis jugée. Fait notoire, la

560. KOELBLING, Felix Platters Patienten, p. 63.

561. AMS V 116h f° 30v : *hant sù ... erkant maltzyg zu sin.* Cf. p. 135.

562. AM Rouffach AA 9 p. 15, 15e siècle : *Ist aber der burger gutleutig, so muß er den costen darzu geben, und soll man ... geben ... dem ratsfrund zwen plaphert und allen potten funff plaphart und den ymbs.*

563. GENY, Stadtrechte, p. 811. Extrait des comptes de la ville de Sélestat 1518. *4 ß schultheiss und burgermeister, als man einen herdrenckt.*

564. ADBR 1G 178/7 (ancienne cote 1G 178d, 2 EE) f° 25v et sqq.

565. AMS 1AH 4605 (Saint-Jean 1504 – Saint-Jean 1505) : *It. 30 ß zu besserung von dem egenannten Wernher Heß, als im zum dritten mall Diebolt der rotzbot gebott die frowen wegen* [sic pour *weg*] *zu thun, hielt er nit, wen zum letzen, erkant die pfleger.*

commission ne se compose pas seulement d'experts médicaux, mais aussi de gens de justice. L'audience se déroule d'ailleurs en présence de l'"accusé" et de ses représentants (procureur et avocat), de témoins (parents), du procureur royal et de tous les agents de la Purge[566]. À partir du milieu du 15e siècle, les Bourbon utilisent la lèpre pour mieux contrôler leur territoire, allant jusqu'à créer une Purge ducale concurrente de la Purge royale de Montferrand. Ce tribunal jugeant les lépreux, voulu par Anne de France, permet d'agrandir l'influence des Bourbon en direction de l'Auvergne[567].

Pour l'Alsace, l'étude de l'inspection des lépreux a permis de mettre en évidence la faible implication de l'Église et le rôle prépondérant des villes dans ce domaine. Ce sont les autorités urbaines qui instituent les commissions d'inspection, nomment leurs membres, fixent les tarifs et délivrent les certificats. Contrairement à ce qui a pu être observé dans d'autres régions, aucun lépreux ne semble avoir fait partie d'une quelconque commission alsacienne à la fin du Moyen Âge. L'inspection des lépreux dans notre région se place donc sous un double signe : celui de la communalisation et de la médicalisation précoces. Est apparu également le caractère non seulement médical, mais aussi judiciaire de l'inspection. Touati remarque à raison "que le recours à ces experts professionnels contribue à étendre l'autorité dévolue au corps médical par son intrusion dans un champ qui dépasse largement la relation singulière du soignant au patient. Il sacrifie la dimension thérapeutique préalablement présente envers ces malades, et même toute spéculation de causalité, à la seule efficience du diagnostic, conférant ainsi à l'intervention du médecin la valeur d'un jugement sans appel et aux médecins les pouvoirs du juge"[568]. Une fois le verdict tombé, la personne suspecte est considérée comme lépreuse. L'inspection est donc un acte formel qui mène à la stigmatisation.

566. PICOT J., « «Bona diagnosis, bona curatio». Lèpre, justice et société en Auvergne à la fin du Moyen Âge », dans DINET M.C. et BEAUVALET S. (dir.), *Lieux et pratiques de santé du Moyen Âge à la Première Guerre mondiale,* Amiens, 2013, p. 19-32, ici p. 24. Voir aussi PICOT J., « «La Purge» : une expertise juridico-médicale de la lèpre en Auvergne au Moyen Âge », *Revue historique* 662, 2012/2, p. 292-321.

567. PICOT, L'enjeu, p. 20-25.

568 TOUATI F.O., *Judicium leprae. Acteurs et pratiques de l'expertise de lèpre du Moyen Âge à la Modernité,* à paraître. Merci à l'auteur pour la communication du résumé de son article à paraître.

3. Les lépreux

3.1. Statut juridique

3.1.1. Droit civil

L'édit de Rothari, roi des Lombards entre 636 et 652, est le plus ancien texte législatif évoquant le statut du lépreux. Proclamé en 643, il stipule qu'à partir du jour où le lépreux a été expulsé de sa maison, il est considéré comme mort. Il n'a donc pas le droit d'aliéner ses biens à qui que ce soit[1]. Non seulement il ne peut plus disposer de ses biens, mais il perd également la faculté d'hériter et celle d'ester en justice. Cette loi restera valable pendant des siècles, mais elle se fait moins rigoureuse au fil du temps. D'après le *Sachsenspiegel* (vers 1230), le lépreux peut continuer à disposer des biens acquis avant la maladie et les transmettre. L'incapacité du lépreux à hériter s'accompagne aussi d'une moindre capacité juridique. Il ne peut se présenter au tribunal, ne peut être tuteur ou curateur ni garant. En Allemagne du Sud, le statut du lépreux semble plus souple. Le *Schwabenspiegel* (vers 1275) n'évoque pas l'incapacité d'hériter pour une personne atteinte de lèpre[2]. Progressivement, tout au long du Moyen Âge, la pratique dans ce domaine va évoluer. Qu'en est-il en Alsace et dans les régions proches ?

L'idée que le lépreux est mort au monde apparaît à de nombreuses reprises dans les sources. Quand un paysan des seigneuries de Waldkirch et de Sankt Blasien devient lépreux, le droit mortuaire (*Fall*) est dû aussitôt, on n'attend pas sa mort physique pour le lever[3]. Dans les Franches-Montagnes, la famille du lépreux paie les *obits* lors de son entrée à la léproserie[4]. À Domfessel, le pasteur a noté dans le registre des sépultures la communion qu'il a donnée à

1. Edictus Rothari, MGH LL IV, p. 41 § 176 : *Si quis leprosus effectus fuerit, et cognitum fuerit judici vel populo certa rei veritas, et expulsus foris a civitate aut casam suam, ita ut solus inhabitet, non sit ei licentia res suas alienare aut thingare cuilibet personae. Quia in eadem diae, quando a domo expulsus est, tamquam mortuus habetur. Tamen dum advixerit de rebus quas reliquerit, pro mercedis intuitu nutriatur.*

2. REICKE, Spital, II, p. 238-239.

3. SCHAAB M., *Beiträge zur Wirtschafts- und Sozialgeschichte des Schwarzwalds*, 2003, p. 101-102.

4. REBETEZ J.C., « Les lépreux », dans REBETEZ J.C. (éd.), *Pro Deo. L'ancien évêché de Bâle du 4e au 16e siècle,* Porrentruy, 2006, p. 242-248, ici p. 244.

Demut, femme de Marx Schmidt, avant qu'elle n'entre à la léproserie[5]. Le partage des biens entre époux, dont l'un des conjoints est atteint de lèpre, se fait comme s'il était mort. Par exemple, Margreth, femme de Henslin Buchler, gourmet (*winsticher*) et bourgeois de Bâle, accompagnée de maître Hans Volrat, son tuteur, se présente devant le *Schultheiß* de la ville en 1496. Comme son mari est lépreux, elle doit procéder au partage et lui faire parvenir les 2/3 de leurs biens mobiliers et immobiliers selon le droit bâlois[6]. Désormais Margreth est considérée comme veuve. C'est pourquoi son tuteur l'accompagne au tribunal. Quelques années plus tard, lors de son entrée à Rotenkirche, Else Klein, épouse de l'imprimeur strasbourgeois Mathias Hupfuf[7], lépreuse, déclare que son mari et elle ont partagé leurs acquêts mobiliers et que son mari lui a remis son tiers, valant 52 fl. En fait, cet argent revient aux héritiers d'Else Klein, à savoir à son frère Johann Klein, d'Oppershofen[8], et à sa soeur Agnes, à charge pour eux d'en reverser le quart à Else, veuve de feu leur frère Rudolf Klein, et à ses quatre enfants[9]. Dans ce cas, la famille d'Else a hérité d'elle comme si elle était effectivement morte. Aux 16e et 17e siècles encore, le statut juridique du lépreux est parfois assimilé à celui d'un mort. En 1651, la supplique d'Anna Maria Schlachtmann, dont le mari est lépreux, est rejetée par le Conseil de la ville de Strasbourg. D'après lui, le mari ne peut être admis à Rotenkirche, car il n'est pas bourgeois de la ville, que par ailleurs, il n'a pas les moyens d'acheter la prébende et qu'elle, en tant que veuve, s'est mal comportée[10]. L'assimilation du lépreux à un mort présente des avantages indéniables pour ceux qui souhaitent récupérer un héritage (cf. infra) ou se séparer du conjoint lépreux. En 1547, Blasius Wild, de Gengenbach, demande le divorce au tribunal matrimonial protestant (*Ehegericht*) de la ville de Strasbourg, car sa femme Martha est lépreuse.

5. ADBR 3 E 98/1, Domfessel, BMS 1603-1744, 1628 III 19 : *Dominica Jubilate ist Marx Schmidts hausfraw, Demut, alhie offentlich in der kirchen allein mit dem hochwürdigen Abendmal von mir communicirt worden, weil sie beyde eheleute ettliche tage zuvor in Straßburg bey den verordneten herrn Doctorn undt wundartzen uff der beschawung gewesen, und sie Demut vor unrein undt außsetzig erkant, und deßhalben in das siechhaus under die gutleüte verwisen worden.*

6. StAB Siechenhaus St. Jakob Urk. n° 65, 1496 : *wie dann Gott der allmechtig ùber den gemelten iren eeman gebotten, also daz er hinuß zu sant Jacob an die Birs zu den sondersiechen erkannt, ouch daselbst hinuß komen were ... nach der statt Basel recht, teylen, und im sinen zweyteil in liegenden und varenden guttern verfolgen lassen selt.* Mais elle a fait un arrangement avec les administrateurs. Elle jouit de la totalité de leurs biens meubles et immeubles de son vivant, mais à sa mort, la totalité des biens du couple (les 2/3 du mari et le 1/3 de la femme) reviendrait à Sankt Jakob. D'ici là, elle ne doit rien aliéner de ce bien, ne pas engager la maison *by Hindereptingen gelegen* ; elle doit payer le cens foncier de 9 d rappen qu'elle doit. Sankt Jacob doit assurer ses funérailles. Le tribunal confirme.

7. RITTER F., *Histoire de l'imprimerie alsacienne aux XVe et XVIe siècles*, Strasbourg, 1955, p. 145-157.

8. Au N de Friedberg (Wetterau, Hesse).

9. AMS KS 9 f° 140r, 1509 V 21.

10. AMS V 40/40, 1651 : ... *daß sie das burgerrecht verzogen, ihr haußwirth aber niemalen burger gewesen, auch die pfründt zu erkouffen kein mittel hat, ... daß auch sie, die supplicantin, in dem wittibstandt sich nicht gar rühmlich verhalten.*

L'argumentaire de Wild – ou de son avocat – est habile : il rappelle qu'en droit le lépreux est mort au monde[11], et qu'il ne fait sa demande que dans la mesure où elle est conforme au droit divin. Les termes utilisés, *als ver es nach dem gottlichen gesatz sein möcht*, sont empruntés au vocabulaire luthérien[12]. L'habileté de Wild a été efficace : son mariage avec Martha Schieber est annulé et le tribunal matrimonial protestant de Strasbourg l'autorise à se remarier. Il serait néanmoins faux de considérer que les exemples cités, que l'on pourrait multiplier[13], constituent la seule norme en ce qui concerne le statut juridique des lépreux. Ils ne sont pas toujours considérés comme morts, car la législation les concernant n'est figée ni dans l'espace ni dans le temps. Elle évolue en faveur du malade, comme en témoigne le cas de Heinrich Jeckler, lépreux, qui vit à la léproserie de Rouffach en 1450. À la mort de sa sœur, Agnes Koler, de Guebwiller, il est son plus proche héritier[14], mais d'autres prétendants, des cousins et deux autres personnes dont le degré de parenté n'est pas précisé, réclament l'héritage d'Agnes[15]. L'argumentation mise en œuvre par les trois parties devant le conseil de la ville de Guebwiller, où habitait Agnes, mérite d'être détaillée. Pour les uns, Jeckler ne peut hériter, car il est impur. Pour les autres, il est comme mort, car il a été séparé du monde au cours d'une cérémonie au cours de laquelle on a sonné les cloches et on l'a conduit hors de la ville[16]. Ettran, qui agit au nom de Jeckler, balaie ces arguments en mettant en avant le fait qu'Heinrich n'est pas encore mort, qu'il est même bien vivant, car il mange et boit bel et bien[17]. Il rappelle que ce serait scandaleux qu'un lépreux soit dépouillé de son héritage et de ses droits. S'il n'avait pas donné tous ses biens à la léproserie en y entrant, ceux qu'il se serait réservé, seraient revenus à sa famille à sa mort[18]. Le Conseil de la ville de Guebwiller a dû être passablement embarrassé par cette affaire, car il prend un mois de réflexion au cours duquel il demande l'avis de personnes compétentes, aussi bien

---

11. AMS AH-C 15, 207/3, 1547 III 1 : *als ein abgestorbne person.*

12. CLEMENTZ E., « Catholiques, protestants et assistance en Alsace au XVIe siècle », dans VINCENT C. et MAURER C. (dir.), *La coexistence confessionnelle en France et dans les mondes germaniques du Moyen Âge à nos jours,* Paris, 2015, p. 59-75, ici p. 69-70.

13. En 1566, la fille d'un dénommé Englin de Thann est considérée comme morte, car elle est lépreuse (AM Thann FF 10, fragment d'un registre contenant les procès-verbaux des séances du Magistrat (1566-1568) : *Diebolt Engle in namen seiner dochter. Dweil des Englins dochter irer kranckheit halb für ein abgestorben mensch ze achten ...*). Merci à Christine Heider qui m'a transmis ce renseignement.

14. AM Rouffach GG 70. Charte 445, 1450 : *ir rehter natürlicher erbe.*

15. *Ibid.* : *Clewin Ochsenbube und Hans Avenheim, och Hans Bulloch und Hans Wintwe* ont demandé *das der schaffner sie in das erb setz zu irem rehten, das habe er och getan.*

16. *Ibid.* : *sie meinten nit, das Heinrich Jeckler erben solt, sidmalen er unrein und von der welt getan were ... dann Heinrich Jeckler als ein tott man were und sin solte, dann er von der welt ussgeschieden, ussgefürt und im gelüttet were.*

17. *Ibid.* : *Heinrich Jeckler sye och noch nit tod, er lebe, und esse und trungk wol.*

18. *Ibid.* : *das were ein ùbel ding, so ein mensch also von Gotz gewalt siech wurde, das er dann darumb siner sippschafft, erbschafft und sins rehten beroubt solt sin.* [...] *hette er ùtzit ùbrigs vorbehebt, das er nit in das huse geben hett, wenn er dann abgieng und gestùrbe, so erbten ine sine nehsten frùnde.*

laïques qu'ecclésiastiques[19]. En fin de compte, Heinrich Jeckler, le lépreux, hérite de sa sœur, « comme c'est le cas à Colmar, Sélestat et Mulhouse[20] ». À Strasbourg aussi, les lépreux sont autorisés à percevoir des héritages[21]. Ils en ont la jouissance viagère et peuvent même les transmettre à leurs héritiers[22], contre paiement d'une somme forfaitaire[23]. L'exemple de Jeckler montre que, même si le lépreux est souvent considéré comme mort, et ce jusqu'à l'époque moderne, le droit évolue peu à peu dans ce domaine. Ainsi en 1484, Eucharius Betscholt, lépreux à Rotenkirche, est autorisé par deux chartes de son frère Blasius Dolde (sic) et de sa sœur Columba Betscholt, épouse de Jakob Mieg (*Müge*), bourgeois de Strasbourg, à disposer de tous ses biens « comme s'il n'était pas lépreux »[24]. À la même date, Jacob von Rathsamhausen, fils de Philipp, lépreux de Saint-Gilles de Haguenau, transmet librement ses biens, car il donne au couvent de Saint-Marc et Saint-Jean de Strasbourg, où sa soeur Susanne est prieure, sa part de rentes dévolues à lui et ses frères par la succession de feu Johann von Rathsamhausen[25]. En 1539, Elisabeth Hurstlin, dont le mari est lépreux, se présente seule devant l'officialité. Elle prête 100 florins à Jacob Hertz sans être assistée d'un curateur[26], alors qu'en théorie elle devrait être considérée comme veuve. En 1597, Else Blauferber, lépreuse de Molsheim, déclare avoir hérité environ 80 florins de son frère[27]. L'évolution de la jurisprudence peut conduire à des situations paradoxales. En 1472, Friedrich Büchsner, lépreux de Rotenkirche, scelle de son propre sceau une charte passée devant l'officialité. Veltin Knobloch, son curateur, présent lors de la passation de l'acte, appose son sceau à côté de celui du lépreux qu'il est censé représenter[28] ! Cet exemple traduit la complexité du statut du lépreux, qui tout

19. *Ibid.* : *Also nach clag, antwurt, rede und widerrede und noch allen ergangen sachen, noment wir uns zu bedengken einen monat und habent darumb erber wiser lüten geistlicher und weltlicher, ouch der gelerten raute darinn gephlegen, und sprechent darumb ..., sintmalen Heinrich Jeckler, der arm veltsiech, Angnesen Kolerin seligen ... liplicher bruder gewesen, das er dann billich und von reht ir erbe sye und sin solle.*

20. *Ibid. ... dann es were zu Slettstatt, Colmar, Mülhusen und an andern enden reht, das solich lute erben.*

21. SUB IV, 2, p. 132 (Stadtrecht 6, après 1322) : *Es sollen ... alle usssetzigen ... , sü komment uf den hof oder nit, es syent frowen oder mannes namen, die unsser burger oder undersessen sint, erbes empfenglichen sin, das inen zufellet, noch dem sie in solichen siechtagen kommen sint.*

22. AMS 1AH 7427 f° 97v, 15e siècle : *Diser artickel stot uff der pfaltzen in der stette buch. Wer do ussetzig ist, es sige burger oder burgerin, oder der stette undersossen, was erbes in do noch zufellet, das erbe und gut sol men in lossen foulgen [...] sol ers die nütze niessen sinen lebtagen [...] Und wen es gestirbet, so sullent sin erben das selbe gut ouch von im erben, das es lot.*

23. AMS 1AH 7427 f° 101r, 1444 : *Nusse Hessel von Geistplizheim, ein pfrunner uf dem hoffe zu der Rotenkirchen, der het geben dem kappelon her Johannes Sessenheim 10 lb. am zinstag vor dem balmetag 1444. [...] wen er gestùrbet, so sol men sinen erben lossen folgen, was er uf dem hof het, das sin gewesen ist.*

24. AMS 1AH 4691, 1484 III 31 et IX 17 : *ac si infirmitate lepre non esset gravatus.*

25. AMS 1AH 12139 (copie de 1741 sous 1AH 12147), 1484 V 5.

26. AMS KS 37 f° 137v-138r. Merci à M. Schlaefli pour cette référence.

27. ADBR 1G 65/65, 1597 : *Nuhn hab ich , ..., dis jar 97 ein bruoder, so zu Heidelberg ein koch gewesen, geerbt, und von dem selben etwa uff die 80 fl. wert an gelt und gelts wert bekommen.*

28. AMS 1AH 4778, 1472 IX 17, IX 5 et 21.

en étant considéré comme incapable d'agir en son propre nom – ce qui explique la présence du curateur – agit comme un vivant en scellant de son propre sceau.

En ce qui concerne l'incapacité du lépreux à comparaître devant un tribunal, il convient également de nuancer. À deux reprises au moins, en 1302 et en 1311, Gute de Geispolsheim, béguine et lépreuse depuis 1301[29], est présente devant l'officialité lors de l'achat en son nom d'un champ[30] et d'une rente d'un quartaut de seigle pour 3 lb. et 4 onces[31]. En 1302, Gerina, une lépreuse résidant près de Brumath (*apud opidum*) comparaît également devant cette juridiction pour fonder un anniversaire à Rotenkirche[32]. En 1501, Peter Krümblin, un lépreux de Soultz, comparaît devant le Conseil de la ville avec son fils Werlin. Il emprunte 15 lb. de Bâle à la léproserie de Soultz, probablement pour payer sa prébende[33]. La possibilité de comparaître personnellement au tribunal a donc existé en Alsace, et plus largement dans l'aire germanique[34]. En France aussi, on voit les lépreux « vendre, acquérir, comparaître en personne devant les notaires des officialités »[35]. « Des places sont même réservées dans la maladrerie du Roule pour les lépreux qui viennent de temps à autre traiter leurs affaires à Paris » ![36]

Que peut-on en conclure en ce qui concerne les droits civils des lépreux en Alsace et dans les régions proches ? Une fois de plus, il convient d'éviter toute généralisation[37] qui risquerait de trahir la réalité, et de prendre en compte les évolutions qui ont eu lieu au fil du temps. Certains lépreux jouissent indéniablement de moins de droits qu'une personne saine, d'autres au contraire semblent mener une vie presque normale, sans contraintes dues à leur maladie. Gute, la béguine lépreuse qui vit à la léproserie de Strasbourg au début du 14e siècle, achète plusieurs rentes, fait des donations et prend des dispositions pour ses biens après sa mort[38]. La liberté d'action de cette femme, de surcroît lépreuse, qui agit sans curateur, est étonnante et invite à la prudence pour définir le statut civil du lépreux au début du 14e siècle[39]. Autre surprise dans

29. AMS 1AH 903, 1301 X 12 : *Guta begina de Geispolsheim, leprosa domus predicte.*

30. AMS 1AH–C 911/7, 1302 XII 10 : Lentfrid de Meistratzheim vend pour 10 ß 3 d à *Gute begine in cluse de Rotenkirche presenti* un champ à Niedernai, libre de cens et de taille. Elle le lui leur rend en tenure perpétuelle pour une rente d'un quartaut de seigle.

31. AMS 1 AH 914/2, 1311 : Gerina d'Osthoffen vend à Gute de Geispolsheim, *inhabitanti domus leprosorum apud Rotenkirche presenti.*

32. AMS AH–C 911/6, 1302 VI 18 : *Magister et collegium miserabilum personarum leprosorum domus in Rotenkirchen ... confessi sunt in presencia Gerine, leprose persone residentis apud opidum Brumat.*

33. AM Rouffach GG 73. Charte 615, 1501 : *Wir schultheiß und ratt zu Sulz bekennen, das für uns kommen ist Peter Krümblin der sundersiech und Werlin sin sun.*

34. REICKE, Spital, II, p. 250.

35. IMBERT, Hôpitaux en droit canonique, p. 186.

36. *Ibid.*

37. FROHN W., « Siechenhäuser und Verkehrsstraßen im Rheinland », *Rheinische Vierteljahresblätter* 2, 1932, p. 143-164, ici p. 146-147.

38. AMS 1AH 903/1, 1300 IV 20 ; 903/2, 1301 X 12 ; 911/8, 1305 ; 911/15, 1311 II 2 ; 1AH 914/2, 1311 III 27.

39. CLEMENTZ E., « Die Beginen im Elsaß – ein Überblick », dans VOIGT J., SORACE

ce domaine : à Strasbourg, les lépreux sont considérés comme bourgeois de la ville[40]. Or les lépreux ne peuvent pas participer à la cérémonie de prestation de serment ni à la défense de la cité. Leur droit de bourgeoisie semble donc plus proche de celui des Juifs que de celui des bourgeois chrétiens et sains[41]. De même, après 1322, la ville de Strasbourg confirme aux lépreux la faculté d'hériter, mais ne leur accorde pas la libre disposition de ces biens[42]. Cette question des droits des lépreux et de leur éventuelle restriction est l'un des éléments centraux pour tenter d'apporter une réponse à la question de leur marginalité. À ce sujet, le vocabulaire utilisé dans les sources pour désigner les lépreux vivant en léproserie est précieux, car ils sont souvent qualifiés d'« enfants » (*kind*)[43]. Or au Moyen Âge, « l'idée d'enfance était liée à l'idée de dépendance »[44]. Le lépreux entrant dans une maladrerie devient donc un enfant au sens médiéval du terme, c'est-à-dire quelqu'un qui n'a pas la libre disposition de lui-même, ni de ses biens, quelqu'un qui ne mange pas son propre pain.

Il ne faut pas perdre de vue non plus les différences régionales dans ce domaine, ni l'évolution de ce statut au fil du temps : « en Bourgogne, en Dauphiné, dans le Velay, les lépreux conservaient la totalité de leurs droits civils. À Aix, les lépreux signent eux-mêmes les actes passés devant notaire, font des testaments, signent des contrats, recouvrent quittance, vendent des biens, font des donations[45]». D'une façon générale, la condition juridique des lépreux semble avoir été plus favorable en Provence que dans le Nord de la France. Un tel gradient semble exister aussi entre l'Allemagne du Sud et celle du Nord.

En résumé, si certains lépreux ont indéniablement moins de droits civils, d'autres semblent jouir d'une situation relativement favorable.

M. A., SCHMIDT B. (dir.) *Das Beginenwesen in Mittelalter und Früher Neuzeit* (Studien zur christlichen Religions- und Kulturgeschichte), Fribourg / Stuttgart, 2015, p. 89-115, ici p. 91 et 111.

40. SUB VII p. 532 n° 1835, 1378 : *... mit Elleharte dem jungen, der der guten lüte des huses zu Rotenkirchen, [...] unserre burgere, pfleger ist.*

41. TÜRKE B., « Anmerkungen zum Bürgerbegriff im Mittelalter. Das Beispiel christlicher und jüdischer Bürger der Reichsstadt Nördlingen im 15. Jahrhundert », dans GESTRICH A., RAPHAEL L., *Inklusion/Exklusion. Studien zu Fremdheit und Armut von der Antike bis zur Gegenwart*, Frankfurt am Main, 2004, rééd. 2008, p. 135-154.

42. SUB IV, 2, p. 132 (Stadtrecht 6, après 1322) : voir p. 109 n. 21... *und wer under solichem erbe barschafft, das sol man furderliche anlegen an eigen, zinse oder gulte ; und sollent solich erbe niessen die wile su lebent, obe sie wellent, also das sie solich ererbte gut, ..., nit macht noch gewalt haben zu verussern ..., wie das genant ist, abe zu komen, es sy hinweg zu geben oder zu verkouffen, es geschehe dan mit ir nechsten erben wissen und willen, die ye zu ziten sint.*

43. Dans les règlements de Colmar, Saverne et de Sélestat, dans les comptes de la léproserie de Sélestat et de celle de Strasbourg, de même que dans le livre des sentences de Rotenkirche (par exemple, AMS V 116h f° 32-33v) et dans un acte de donation en faveur de la léproserie d'Ingwiller (ADBR 2G61/CHARTES163, 1565 IV 8). ADAM, Léproserie Saint-Léonard, p. 130-131, interprète le mot *kind* trouvé dans les comptes au sens littéral du terme.

44. ARIES Ph., *L'enfant et la vie familiale sous l'Ancien Régime*, Paris, 1975, rééd. 2014, p. 44.

45. ROVINSKY, Isolement des lépreux, p. 86.

3.1.2. Le mariage à l'épreuve de la lèpre

Très tôt, l'Église s'est trouvée confrontée au dilemme suivant : les liens du mariage peuvent-ils être rompus lorsque l'un des partenaires contracte la lèpre ? En 533, le concile d'Orléans interdit la dissolution des mariages en cas de maladie, sans autre précision[46]. À l'époque carolingienne, le concile de Compiègne en 757 autorise la séparation en cas de lèpre à condition que le conjoint malade donne son accord[47]. Pour Landau, cette clause marque peut-être la volonté du concile réformateur franc de limiter la pratique assez courante du rejet du conjoint atteint de lèpre[48]. La correspondance entre le pape Grégoire II et Boniface montre que le souverain pontife donne son accord au remariage d'un homme dont l'épouse est malade, s'il ne refuse pas « pour autant son soutien à celle que la maladie entrave et qu'aucune faute détestable n'exclut »[49]. Cette volonté de séparer le lépreux malade de son conjoint sain apparaît également de façon très nette dans l'un des capitulaires de Charlemagne[50]. Au 8e siècle, les autorités civiles et religieuses adoptent donc une position commune en ce qui concerne le couple dont l'un des conjoints (ou uniquement l'homme ?) est atteint de lèpre. Mais les dispositions prises à l'époque carolingienne ne dureront pas : la législation canonique qui se met en place à partir du 12e siècle s'oriente vers l'indissolubilité des liens du mariage. « À l'époque grégorienne, l'évolution qui fait du rite du mariage un véritable sacrement conduit à un durcissement de la position de l'Église, de plus en plus réticente à dissoudre ce que Dieu est censé avoir uni. En 1179, Alexandre III incite les époux dont l'un est atteint de lèpre à se prêter mutuellement assistance et recommande au conjoint sain de se consacrer d'abord au service du conjoint malade. Si le conjoint lépreux doit se retirer des lieux habités en raison de la gravité de son état, le mariage n'en est pas dissous pour autant »[51]. De surcroît, le partenaire sain était tenu de suivre son conjoint, ce qui ne signifie pas pour autant qu'il devait s'installer avec lui à la léproserie, mais il lui devait le *carnale debitum* et une certaine proximité spatiale[52]. Il faut attendre la Réforme pour voir apparaître un assouplissement de la législation

46. MANSI VIII, col. 837, canon XI : *Contracta matrimonia accedente infirmitate nulla voluntatis contrarietate solvantur*. TOUATI, Maladie et société, p. 236.

47. MGH Capit. I, p. 39 n° 15 § 19 : *Si quis leprosus mulierem habeat sanam, si vult ei donare comiatum ut accipiat virum, ipsa femina, si vult, accipiat. Similiter et vir*. LECLERCQ H., *Dictionnaire d'Archéologie chrétienne et de liturgie*, t. VIII/2, 1929, c. 2585.

48. LANDAU P., « Die Leprakranken im mittelalterlichen kanonischen Recht », dans *Staat, Kirche, Wissenschaft in einer pluralistischen Gesellschaft. Festschrift zum 65. Geburtstag von Paul Mikat*, Berlin, 1989, p. 565-578, ici p. 566-567.

49. WERCKMEISTER J. (éd.), *Le Mariage. Décret de Gratien, causes 27 à 36*, Paris, 2011, p. 471.

50. LANDAU, Leprakranken im kanonischen Recht, p. 567.

51. LE BLEVEC D., « Les lépreux peuvent-ils vivre en société ? Réflexions sur l'exclusion sociale dans les villes du Midi à la fin du Moyen Âge » dans LE BLEVEC D., CAROZZI C. et TAVIANI-CAROZZI H. (dir.), *Vivre en société au Moyen Âge. Occident chrétien 6e – 15e siècle*, Aix-en-Provence, 2008, p. 281-291, ici p. 283.

52. LANDAU, Leprakranken im kanonischen Recht, p. 560-572 et UHRMACHER, Norm und Praxis (qui s'inspire de Landau), p. 151.

ou plus exactement de nouvelles opportunités en matière de droit matrimonial lorsque l'un des conjoints est lépreux. Par contre, le droit canonique n'interdit pas le mariage des lépreux[53]. Que disent les sources alsaciennes à ce sujet ?

Le règlement de la léproserie de Strasbourg est sans équivoque : si un lépreux en épouse un autre, tous deux sont renvoyés et perdent leur prébende[54]. L'autorité civile se montre beaucoup plus restrictive que le droit canonique, qui n'interdit pas le mariage des lépreux, et il est significatif qu'à Strasbourg, la consommation d'un mariage entre deux lépreux, soit appelée *die werke der unkùscheit* (fornication)[55]. Mais la ville n'arrive pas à éradiquer les rapprochements entre femmes et hommes vivant dans une même institution. Le registre des sentences conservé pour Rotenkirche permet de mesurer la distance existant entre le règlement et la réalité. Plusieurs cas de mariages « illégaux » sont mentionnés et tous se soldent par un renvoi de la léproserie[56]. En 1465, Margrede von Dingsheim a épousé Senger Henselin de Baden, lui aussi lépreux. Comme elle a enfreint le règlement, elle perd sa prébende. Elle peut néanmoins récupérer ses habits et son ménage, car le couple n'a pas encore couché ensemble[57]. L'affaire Ennel Kibs – Reimbold Wolff met en lumière comment de tels rapports pouvaient naître. Reimbold prétend qu'Ennel lui avait promis le mariage à quatre reprises et qu'il avait passé plusieurs nuits avec elle. Ennel dément formellement. Elle ne reconnaît qu'un fait : une nuit, Reimbold est venu la voir dans sa chambre pour la demander en mariage. Sa servante, qui dormait au-dessus de la chambre de sa maîtresse, a entendu l'échange de propos et est intervenue. Sur quoi Reimbold a menacé la servante de son épée. Finalement, il est renvoyé pour toujours de la léproserie et banni

53. NAZ R., *Dictionnaire de droit canonique*, V, Paris, 1953, c. 261-297. UHRMACHER, Norm und Praxis, p. 158. WERCKMEISTER, Mariage, p. 480-481.

54. BRUCKER, Zunft- und Polizei-Verordnungen, p. 44 : *Wer es ouch, das der siechen uf dem hofe eins das ander zu der e neme, welle das tunt, die hant beide den hof und pfrune verlorn.*

55. *Ibid.*

56. AMS V 116h f° 2v, 1440 : *Als Peter Jöche der scherer und Margrede, worent bede am Snelling, und sù ein ander zu der e noment [...] do hettent sù bede den hoff verloren. Ibid.* f° 23v, 1473 : *Nicklaus und Barbel, Hans von Lors dochter, des baderknehts, beide am Snelling zu den gutten lùten, sullent zu der e gegriffen haben. [...] sù bede han den hoff verloren. Ibid.* f° 29v, 1493 : *Barbel Holtzen, Dieboltz dochter von Holtzheim, die am Snelling ist und die selbige pfründe in kurtzem kouft hat, [...] so hatte sù ires eigenen willen geseyt, sù hab einem siechen man, genant Pfister Hans, sig in Richstetten wald do heim, die e gelobet, dewil sù noch gewessen sig in dem gutte lùt huß zu Oderschen, und ob sù uff den hoff komen sige, daß wel sù im ouch halten [...] sù hat den hoff verloren. Ibid.* f° 30r, 1511 : *Also den pflegern fùrkommen ist, das Appolonige, Jocop Juncker Kesses dochter, ein pfründener (sic) uff dem hoffe, genomen hat zu der e, Jocop, einen maltzen wonhafftig zu Anwiller, ein fremder, [...], dar umb so hat sù den hoff und pfründe eweklich verlorn.*

57. AMS V 116h f° 15r-v, 1465 : *Margrede von Dingesheim, ein pfründenern uff dem hoff zu der Rotenkirchen, hat genommen zu der e einen frömden siechen genant Senger Henselin von Baden, ouch ein gutleutman. Do doch solichs verbotten ist by verlierung des hoffes und der pfründen ewiklich, [...] und doch die werck der unkùschheit noch nit geschehen sint, [...] und hant ir doch nit dester miner lossen volgen iren hußrott und ire cleider, die sù uff den hoff hett brocht.*

du ban de la ville, car il a accusé injustement Ennel[58]. La fermeté des autorités civiles à l'égard du mariage des lépreux vivant dans une institution reflète la volonté de cette dernière d'y maintenir l'ordre, d'éviter la contamination et d'éventuelles naissances et de garantir le statut quasi-religieux des léproseries (cf. 3.5). L'Alsace n'est nullement une exception dans ce domaine : à la léproserie Saint-Jost de Trèves, le mariage est défendu aux lépreux de l'institution[59]. À la léproserie Saint-Lazare de Valenciennes également, « le lépreux doit se séparer de son conjoint à son entrée à la léproserie et quiconque se marie après son admission est chassé de l'établissement et privé de vivres pendant une année »[60]. D'autres ont néanmoins plus de chance : à Mons, « le mariage clandestin de certains lépreux embarrasse le Magistrat, d'autant plus que les statuts de 1202, qui s'adressaient à des ladres liés par le vœu de chasteté, n'envisagent pas cette possibilité. En 1461, les échevins décident d'ajouter à l'ordonnance épiscopale une disposition stipulant que tout malade qui se marie sans l'assentiment du maître sera expulsé définitivement de la léproserie »[61]. Le sort des malades montois est donc plus favorable que celui des ladres de Valenciennes. À Saint-Lazare de Falaise, seuls les mariages entre sains et malades sont prohibés[62]. La législation semble également plus souple dans le sud de la France, par exemple à Aix, où le mariage entre deux lépreux ne pose aucun problème[63]. L'attitude des autorités varie non seulement en fonction de l'espace considéré, elle se fait également moins rigide au fil du temps. En 1544, Hans Gryn, un lépreux de Rouffach, « est accusé d'avoir épousé une femme saine, *eine gesonde fraw,* sans en avoir au préalable informé le Magistrat, qui prononcera son exclusion de la léproserie, et de la ville, ... une mesure qui restera apparemment sans effet, puisque peu après, le Magistrat passe un accord avec lui au sujet du partage des biens de sa première épouse décédée à la léproserie, et dont un tiers devrait revenir à la ville. Le Conseil lui propose d'acheter une prébende pour sa nouvelle épouse, qui en contrepartie devra s'engager à exercer la fonction de *Meisterin* à la léproserie

58. AMS V 116h f° 19 et 20r, 1468 : *Do hett er [Reimbolt]... geseit, das im die egenante Ennel habe die e wol zum vierden mol verheissen, daruff so sige er wol by den vier oder fünff nehten by ir gelegen [...]. Do hett sù geseit, das sù im die e nie verheissen hab, und ouch das sù alle ir leptagen nie mit im zu schaffen gehebet hab. [...] ußgenommen gestand sù, das er uff ein naht sù zu ir in die kamer komen, und sù umb die e gebetten ... in der rede habe es ir maget uff der bienen gehört, und wer gerne in die kamer gewessen, do habe Reimbolt die kamer uff geton und ein bloß swert in siner hant gehebet ... und habe die kellerin getrungen zu swigen.*

59. UHRMACHER, Lepra und Leprosorien, p. 135.

60. DE KEYZER, Malades dans les léproseries du Hainaut, p. 11.

61. DE KEYZER W., « Lépreux et léproseries dans le comté de Hainaut au Moyen Âge », dans CAUCHIES J.M. et DUVOSQUEL J.M. (éd.), *Recueil d'Études d'Histoire Hainuyère* (Analectes d'Histoire du Hainaut 1), Mons, 1983, p. 521-544, ici p. 544.

62. JEANNE D., « Le groupe des lépreux à Saint-Lazare de Falaise », dans TABUTEAU B. (éd.), *Lépreux et sociabilité du Moyen Âge aux Temps modernes* (Cahiers du GRHIS 11), 2000, p. 39-61, ici p. 48.

63. ROVINSKI J., « L'isolement du lépreux au Moyen Âge », *Razo. Cahiers du centre d'études médiévales de Nice* 4, 1984, p. 75-94, ici p. 86-87.

aussi longtemps qu'elle vivra[64]. Le 16 novembre 1587, Anastase Eckhart, un lépreux de Bergheim établi à Soultz, épouse une veuve de Saint-Amarin[65]. Au 17e siècle, les mariages de personnes atteintes de lèpre se multiplient. En 1627, le Magistrat d'Eguisheim concède la léproserie à Marx Weis, lépreux originaire de Rimsingen, qui veut épouser la lépreuse Magdalena Greller, d'Engen, qui y habite déjà[66]. En 1664, à la léproserie d'Ammerschwihr, un lépreux suisse prend pour femme l'une de ses compatriotes[67]. Les registres paroissiaux de Soultz citent plusieurs mariages où l'un au moins des conjoints est lépreux entre 1642 et 1673. Certains de ces lépreux sont originaires du Brisgau, de Souabe, de Braunschweig ou encore de Suisse[68]. Comment peut-on expliquer cette évolution ?

La Réforme a relancé le débat sur le divorce lorsque l'un des partenaires est atteint de lèpre et sur le remariage du conjoint sain. Cette question a constitué un sujet de réflexion et de dissensions pour les réformateurs strasbourgeois dès 1526. À cette date, Wolfgang Capito écrit à Zwingli à Zürich pour avoir son avis à ce sujet. Pour Capito, « c'est Dieu [lui-même] qui dissout le mariage des lépreux et fait séparer par le pouvoir civil ceux qu'il avait unis. La même chose vaut pour les maladies incurables qui rendent définitivement impossible l'usage du mariage » [c.à.d. les rapports sexuels entre époux]. Mais il reconnaît qu'à Strasbourg, « les avis sur le mariage des lépreux divergent. Certains disent qu'il est indissoluble, d'après Mathieu XIX, 6 » [« Ce que Dieu a uni ... »][69]. De même, un traité de Bucer sur le mariage et le divorce, daté de fin 1533, explique au chapitre « Du divorce des lépreux » que, comme c'est Dieu lui-même qui, en frappant une personne de lèpre, l'a séparée de son conjoint, celui-ci est autorisé à se remarier s'il n'y a pas d'espoir de guérison[70]. En

64. FAUST P-P., BOEGLY F., MICHEL G., *Histoire de la maison Saint-Jacques de Rouffach*, 3, Strasbourg, 2013, p. 145-182, ici p. 161.

65. GASSER A., « L'assistance publique à Soultz », *RA* 57, 1906, p. 93-105, ici p. 97.

66. SCHERLEN A., *Egisheim : Dorf und Stadt. Vorgeschichte und Geschichte,* Colmar, 1929, p. 82, sans sources.

67. LICHTLE F., « Médecins et chirurgiens. Santé et salubrité à l'entrée de la vallée de Kaysersberg », *Annuaire de la Weiss,* 2001, p. 31.

68. GASSER, Assistance à Soultz, p. 97-98.

69. ZWINGLI H., *Sämtliche Werke*, 8 *(Briefwechsel,* 2, 1523-1526), éd. par EGLI E., FINSLER G., KÖHLER W. (Corpus Reformatorum 95), Leipzig, 1914, p. 517-518, n° 447.

70. AMS 1AST 167, p. 158 : *Und würt man bekennen müssen, das wer also uff diese ordnung Gottes gesonderet würdt, das den selbigen Got und nit die menschen gesonderet haben, des will dann ist, das ein solcher wol an leyplicher noturfft nit versäumt werde, aber doch der massen, das gesunde und der gemeyn nùtzliche leut by und an yme nit verunreyniget, und zum dienst der anderen untauglich gemacht werden. Ibid.* p. 161 : *das Gott dem selbigen man das weib, oder das weib dem man, durch soliche malacey, da kein hoffnung der besserung ist, entziehet und benimmt, das in solchem fall dem gesunden man, oder weib, ein ander heyrath zu vergunnen seye.* Le traité en question est édité, d'après 1AST 167 et une autre copie, par BUCKWALTER S., SCHULTZ H., WILHELMI T. (éd.), *Martin Bucers deutsche Schriften*, 10, *Schriften zu Ehe und Eherecht*, Gütersloh, 2001, p. 163-404, le chapitre sur le divorce des lépreux p. 357-69, ici p. 360-61 et 363. Ce volume évoque trois demandes de divorce pour cause de lèpre, deux vers 1526 et un vers 1532 : p. 30-43 et p. 129-137.

revanche, Brunfels considère que la lèpre n'est pas un motif valable de divorce[71]. Cette diversité des points de vue et la création en 1529 du tribunal matrimonial (*Ehegericht*), qui autorise le divorce en cas d'adultère ou d'abandon du conjoint, offrent de nouvelles perspectives aux couples souhaitant contracter une nouvelle union. Dans le processus de confessionnalisation qui est en cours, Blasius Wild[72] a su utiliser ces désaccords et le flou juridique qui en résulte – aucune des ordonnances sur le mariage n'évoque le cas d'un conjoint lépreux[73] – tout en mettant le maximum d'atouts dans son jeu : il a acheté une prébende à vie à sa femme malade à la léproserie et l'a assurée de son soutien tout au long de son existence. Il s'agit là d'une condition au remariage que Bucer mentionne à plusieurs reprises[74]. Blasius Wild n'est pas le seul à avoir obtenu l'autorisation de contracter une nouvelle union alors que son conjoint était lépreux. En 1559, Jacob Schick, bourgeois de Thann, déclare avoir épousé il y a quelques années Anna Baumgarten, dont le mari, serrurier et bourgeois de Strasbourg, était devenu lépreux[75]. La fenêtre d'opportunité ouverte avec l'apparition du protestantisme semble néanmoins s'être refermée relativement rapidement. En 1559, le maraîcher Diebold Ohl, qui est probablement identique à l'anabaptiste du même nom[76], s'adresse au Conseil de la ville de Strasbourg pour obtenir, lui aussi, l'autorisation de se remarier, car sa femme est à la léproserie de Rotenkirche depuis cinq ans[77]. Le Conseil refuse, en arguant du fait que cela a été refusé aux autres dans le même cas. Il compatit néanmoins et lui conseille de prier Dieu, qui peut-être résoudra bientôt son problème[78]. Les rebondissements de l'affaire Wild ont sans doute contribué à rendre le Magistrat, et peut-être aussi l'*Ehegericht*, prudents dans ce domaine. En effet, en 1548, l'année suivant son entrée à la léproserie, Martha Schieber, la femme de Blasius Wild, est déclarée saine par la commission d'inspection formée par des médecins de Strasbourg. Elle s'adresse alors à l'officialité, l'institution catholique concurrente de l'*Ehegericht* protestant, pour que le remariage de son mari soit annulé. Elle obtient gain de cause, se remet en ménage avec son

71. WENDEL F., *Le mariage à Strasbourg à l'époque de la Réforme (1520-1692)* (Collection d'études sur l'histoire du droit et des institutions de l'Alsace 4), Strasbourg, 1928, p. 152-155.

72. Cf. p. 146-147.

73. Ni celle du 19 février 1530, ni celle de 1565, ni celle de 1589 : DÖRNER G. (éd.), *Die evangelischen Kirchenordnungen des XVI. Jahrhunderts*, 20, Elsass 1, Teilband Straßburg, Tübingen, 2011, p. 218-221, 478-479 et 531-534.

74. WENDEL, Le mariage, p. 155.

75. AM Thann BB 8, 7e fasc., 1559 XII 23 : *Uns hat unser burger Jacob Schickh der püchsenschmidt berichttet, als vor wenig jaren Symon Rott der jung, schlosser unnd burger zue Strassburg, guttleutig worden, das er sich demnach mit desselben hausfrauwen Anna Boumgarten ehelichen verheuratet.* Je remercie Mme Christine Heider qui m'a transmis ce renseignement.

76. Diebolt Ohl est cité à de nombreuses reprises entre 1537 et 1550 dans LIENHARD M., NELSON F. S., ROTT H. G. (éd.), *Quellen zur Geschichte der Täufer*, Elsaß, III. & IV. Teil (Quellen und Forschungen zur Reformationsgeschichte 53-54; Quellen zur Geschichte der Täufer 15-16), Gütersloh, 1988.

77. AMS 1AH 203/2, liste des lépreux ayant juré de respecter le règlement : *Applung, Oll Diebolds deß garttners eefrauw* (1554 XI 21).

78. AMS 1R 22 f° 38v, 1559.

mari, mais est déclarée lépreuse une seconde fois en 1554[79] ! Pourtant, dans le cours de l'époque moderne, le divorce en cas de lèpre est progressivement accepté[80]. Ces exemples montrent que l'indissolubilité des liens du mariage prônée par l'Église depuis le 12e siècle ou encore la défense de convoler en justes noces lorsque l'un des conjoints ou les deux sont lépreux ne sont plus respectées avec la même rigueur à l'époque moderne.

3.1.3. Statut des prêtres lépreux

Le droit canon a également été confronté au problème du prêtre lépreux. Ce dernier peut-il conserver son bénéfice ? L'opinion dominante, à la suite d'Alexandre III, y est favorable, à condition qu'il engage un remplaçant, qui assurera la *cura animarum* et percevra la portion congrue [81]. Les fidèles pourront ainsi recevoir les sacrements sans contact avec un prêtre lépreux. Les religieux de Cîteaux, eux, renvoyaient d'office les novices atteints par la maladie[82].

Pour l'Alsace, les archives livrent très peu d'informations à ce sujet. Seul le règlement de la léproserie de Strasbourg énumère toutes les interdictions qu'un prêtre lépreux doit respecter s'il veut dire la messe dans la chapelle de la léproserie. Il pourra célébrer l'office sur l'autel qui est dans la nef de l'église, mais il lui est strictement interdit d'utiliser celui du chœur. De même, il lui est défendu de pénétrer dans le chœur ou dans la sacristie pour s'habiller ou se déshabiller et il devra utiliser les habits liturgiques et le calice affectés à cet autel[83]. C'est parce qu'un prêtre lépreux est considéré comme impur qu'il ne pourra accéder au chœur de l'église, qui est le lieu saint par excellence.

3.2. Les lépreux : qui sont-ils ?

3.2.1. Différentes catégories de lépreux : les lépreux hors léproserie institutionnelle

3.2.1.1. Les lépreux hébergés dans une hutte

Le destin du lépreux est très variable selon son origine sociale, la densité des réseaux qui l'entourent – réseau familial, professionnel, religieux, politique – sans oublier le rôle joué par son origine géographique : en Alsace, le lépreux des villes bénéficie d'une institution spécialisée prête à l'accueillir. Le lépreux des champs, lui, doit souvent se contenter d'une simple hutte en bois érigée à proximité du village qui sera brûlée à son décès. Ainsi les villages proches de Strasbourg, dont Lingolsheim, Eckbolsheim, Oberhausbergen,

---

79. CLEMENTZ, Catholiques, protestants, p. 68-74.

80. DRW cite MUTACH S., *Substantzlicher Underricht von Gerichts- und Rechts-Sachen*, Bern, 1709, p. 20 : *Die dritte ursach der Ehe Scheidung ist der aussatz, da dem reinen die scheidung zugelassen, damit es nicht dieser unheilsammen sucht theilhafftig werde.*

81. LANDAU, Leprakranken im kanonischen Recht, p. 574-575 ; IMBERT, Hôpitaux en droit canonique, p. 186.

82. *Ibid.*

83. BRUCKER, Zunft- und Polizei-Verordnungen, p. 35-36.

Mittelhausbegen, Niederhausbergen et Schiltigheim, doivent bâtir la maison qui accueillera le lépreux à l'opposé de la ville de Strasbourg et la brûler à sa mort, comme c'est la coutume[84]. On peut supposer que c'est par de telles huttes que plusieurs léproseries ont pris naissance. C'est ainsi qu'à Andlau en 1369, une localisation de biens évoque la maison du lépreux (*bi des malatzen hus*)[85]. Ces huttes correspondent aussi à la phase de démarrage des léproseries.

3.2.1.2. Les lépreux qui restent chez eux

La deuxième catégorie de lépreux comprend ceux qui obtiennent l'autorisation, sous certaines conditions, de ne pas entrer à la léproserie et de rester chez eux. Sans surprise, de telles exceptions n'ont été accordées au départ qu'à des gens bien placés dans la société. Parmi eux, on relève Jakob Han, un ancien élève de Wimpfeling, membre du cercle humaniste de Strasbourg. Han est chanoine de Saint-Etienne et vicaire général de l'évêché de Strasbourg quand il est atteint de lèpre en 1510[86]. Felix Armbruster, lui, a exercé plusieurs fonctions politiques à Strasbourg, notamment en tant que membre du Grand Conseil, du Conseil des XV puis des XIII[87]. Il résigne cette dernière fonction le 10 août 1552 en raison de sa maladie[88]. À Colmar, dans la seconde moitié du 16e siècle, un jeune marchand, atteint d'éruptions cutanées au visage, est déclaré lépreux par les chirurgiens. Le diagnostic a probablement été influencé par sa mère et sa sœur, toutes deux atteintes de cette maladie. Il est contraint de quitter sa femme et son foyer, mais n'entre pas à la léproserie : il est autorisé à vivre plusieurs années dans une maison à l'extérieur de la ville[89], avant d'être déclaré sain par le médecin bâlois Felix Platter[90]. Claus Haselacher, un riche marchand de Spire, a probablement bénéficié du même privilège dès 1468[91]. À Bâle, en 1527, les deux enfants de l'écuyer Hans zu Rhein, tous deux lépreux, suivent un traitement chez eux à la maison[92]. À partir de la 2e moitié du 16e siècle, les suppliques demandant l'autorisation de garder à la maison un membre de la famille atteint de lèpre émanent de simples bourgeois. Elles ne sont pas toujours agréées par les autorités. Simon Heuss, ancien secrétaire de la ville de Marckolsheim, adresse une supplique à son seigneur, l'évêque de Strasbourg, pour pouvoir continuer

84. *Ibid.* p. 38-39. Voir p. 21 n. 53.

85. Cf. p. j. 1.

86. PFLEGER, Bestallungsurkunde, p. 417, et SCHMIDT, Histoire littéraire, p. 47-50.

87. BRADY, Ruling class, p. 313. Il a aussi été élu *ammeister* pour 1549, mais n'a pas pu exercer la fonction.

88. AMS 1R 15 f° 275v, 1552 VIII 10 : *Felix Armbruster suppliciert schrifftlich, dwil ine unser Hergott mit leibsblodigkeit und kranckheit angriffen, dass er seinen ratsitz nit mehr versehen kann, so bitt er, man wolle ine desselben erlassen und ein andern an sein stat welen [...].* Sur sa carrière, voir BRADY, Ruling Class, p. 313.

89. KOELBING, Felix Platters Patienten, p. 63.

90. HUBER, Aussatz, p. 24.

91. AMC FF 345/1, p. 7 (1468) : Aveux de Conrad Gollemar, d'Annweiler : *Item das er selbe dritte inn eins maltzen huß zu Spir gebrochen, der hieß Claus Haselacher, wer ein richer kouffman gesin.*

92. HUBER, Aussatz, p. 40-41.

à résider dans sa maison, mais n'obtient pas gain de cause[93]. Quant à Anna Beck, déclarée lépreuse en 1582 à Strasbourg, elle refuse d'entrer dans une léproserie, car elle est âgée et souhaite pouvoir finir ses jours à Boersch. En 1588, elle vit toujours chez elle[94]. On ignore l'issue de l'affaire, mais cet exemple, qui n'est pas isolé[95], met en question la thèse traditionnelle selon laquelle les léproseries auraient favorisé la disparition de la maladie en isolant les malades. À l'occasion, les autorités sont également disposées à autoriser un maintien à domicile provisoire du malade, si l'état de santé de ce dernier est trop critique. En 1579, le Magistrat accorde à la femme de Jacob Muller, dont la lèpre est tellement avancée qu'elle n'est plus transportable, de rester chez elle en attendant de voir comment la situation évolue[96].

Les cas précités ont un point commun : tous font part aux autorités des dispositions qu'ils ont prises ou qu'ils prendront pour éviter le contact avec les membres de leur famille ou d'autres gens sains. Jakob Han s'engage à ne pas sortir de sa maison, qui est près de Saint-Étienne, au bout de la ville, loin des quartiers populeux, et à ne voir personne[97]. Adroitement, il rappelle aux autorités qu'on tolère en ville de nombreux syphilitiques, pourtant eux aussi contagieux[98]. Felix Armbruster propose au Magistrat d'aller s'établir dans le bastion de Sainte-Claire-au-Marais, en dehors de l'enceinte principale, où il n'importunera personne[99]. Il se dit également prêt à se séparer de sa fille pour éviter tout risque de contamination[100]. Simon Heuss, qui dans un premier temps souhaitait rester chez lui à Marckolsheim, achète une maison à l'écart, loin du monde[101]. Anna Beck mentionne explicitement dans sa supplique au Grand Chapitre qu'à l'avenir, elle évitera tout contact avec d'autres[102]. Quant à Jacob Muller, il demande au Magistrat de pouvoir garder sa femme lépreuse à la maison, dans une pièce à part. Il dit qu'il éloignera ses enfants et donnera à son épouse une vieille servante et ajoute qu'il pense qu'elle n'en

93. ADBR 1G 22/2 f° 1 (1576 II 17) et f° 73r : ... *so wissen wir hierin seinem begeren nit zu wilfahren noch andren zu irm nachtheil und ime vilicht zu kleinen vorstandt zu bewilligen, sondern wirt er nunmehr solche sein ufferlegt kranckheit mit gedult und wie andere tragen mussen und seine gelegenheit etwan anderß who zu suchen wissen.*

94. AMS 117Z 2045. Nous ne connaissons pas l'issue de l'affaire. RAWCLIFFE, Leprosy, p. 269-270.

95. Nombreux exemples de lépreux vivant parmi les personnes saines en Normandie au 14e siècle : JEANNE, Société rurale, p. 91-106.

96. AMS 1R 52 f° 50v, 1579 II 4.

97. SCHMIDT, Histoire littéraire, p. 50, et AMS 1AST 43/67.

98. AMS 1AST 43/67 : *So werdent vil arme elende blotrige lüt geduldet, das auch erbet ...*

99. AMS 1R 16 f° 182v-183r, 1553 V 27 : *Und hab Martin Kroßweylers hauß uffm pollwerck an sant Claren werd furgeschlagen zu seiner wonung, da verhofft er nyemant beschwerlich sein.*

100. AMS 1R 16 f° 169v : *und ob man vermeine, sin dohter mohte von ime befleckt werden, sey er unbeschwert, dass man sye fragt : woll sye sonst jergen hien, woll er, dass man ir darzu helfen.*

101. ADBR 1G 22/2 f° 72 r-v, 1576 XII 8 : ... *Simon Heus möge sein leben inn dem heußlin, so er khaufft, das doch abweg und von den leüthen ist, enden.*

102. AMS 117Z 2045 : ... *mich keiner gemeinschafft oder gesellschafft mehr annehmen, sonder dieselben, wa ich sie hör oder sÿe, flihen.*

a plus pour longtemps[103]. Le Magistrat donne son accord provisoire pour un maintien à la maison[104]. Ces divers exemples montrent à quel point la peur de la contamination était ancrée dans les mentalités.

Pour obtenir l'accord des autorités, il était souvent indispensable de faire jouer son réseau de relations. Après avoir essuyé un premier refus du Magistrat de Strasbourg, Jakob Han obtient l'autorisation de rester chez lui grâce à l'intervention de l'évêque et de l'empereur Maximilien[105]. Felix Armbruster, lui aussi, a probablement bénéficié de l'intervention de personnes influentes, peut-être des membres des différents Conseils de la ville auxquels il avait appartenu. Dans un premier temps, la sentence rendue par le Conseil le 27 mai 1553 est sans équivoque : Felix doit entrer à la léproserie où sa fille, établie chez sa tante, pourra lui rendre visite[106]. Or Felix n'est jamais entré à Rotenkirche : il n'apparaît pas sur la liste des lépreux ayant prêté serment lors de leur entrée[107], et nous savons par les écrits de Katharina Schütz-Zell qu'elle lui rendait visite dans une petite maison située quai des Bateliers, non loin du débouché de la rue de Zürich, à l'intérieur de l'enceinte du 13e siècle[108]. Le cas de Felix Armbruster incite donc à la prudence, car la sentence du Magistrat n'a pas été exécutée : les lépreux maintenus à domicile sont peut-être plus nombreux que ce que les sources ne laissent supposer. C'est probablement le cas de Johannes Wetzel von Marsilien, chanoine de Saint-Thomas, qui meurt lépreux en 1538 et qui n'apparaît pas dans les sources concernant la léproserie[109]. Néanmoins, pour le moment, nous ne connaissons aucun exemple précis de lépreux soigné chez lui au courant du 15e siècle en Alsace. Un passage de la supplique de Jakob Han au Conseil en janvier 1510 laisse entrevoir que cela a probablement existé. Il rappelle à bon escient que

---

103. AMS II 37a/7.

104. AMS 1R 52 f° 50 v, 1579 II 4. Erkannt : *dieweil er sich erbeüt, sie in ein sonder gemach allein zu thun, ... ein alt frow zu ihr zu ordnen, desgleichen seine söhne von ihnen zu thun und es mit ihr auch also verschaffen, das sie es verhoffentlich nit lang treiben werd, so sollen meine herren geduld mit ihr haben und noch ein zeit lang zusehen, so lang es mein herren gefellig.*

105. PFLEGER, Bestallungsurkunde, p. 417.

106. AMS 1R 16 f° 182v-183r : *Erkannt ime* [Felix Armbruster] *lassen sagen, so vill die dochter belangt, mocht[en] mein herren leiden, das sy by seiner schwester were, doch das ir nit gewhert sein sollt, etwan zu ime zu gon. Des plutz oder huß halben, kond man ime nit zu lassen, sonder soll er sich gutwillig darzu begeben und in das hauß zur Rotenkirchen, wie die ordnung ist, ziehen.* Ce passage a été mal interprété par Mc KEE, Katharina Schütz-Zell, I, p. 213, qui prétend que sa fille ne souhaitait pas avoir de contacts avec lui, probablement à cause de la peur de la contagion. Car dans la même supplique, Armbruster dit très clairement que jusqu'à présent, sa fille n'a pas voulu le quitter et demande qu'elle soit autorisée à lui rendre visite : ... *er* [Felix Armbruster] *mag wol leiden, das sein tochter bey seiner schwester sey, sy hab bißher selbs von ime nit gewollt. Doch pitt er, ir nit wheren, underweillen zu ime zu gon, wie ein kindt.*

107. AMS 1AH 203/2 (1545-1585).

108. ADAM J., « Eine unbeachtete Schrift der Katharina Zell aus Strassburg », *ZGO* 70, 1916, p. 451-455, ici p. 454-455. Mc KEE, Katharina Schütz-Zell, I, p. 213 affirme à tort qu'il s'était établi à l'extérieur de la ville.

109. SCHMIDT, Chapitre de Saint-Thomas, p. 279. Sa date de décès est citée dans les obituaires AMS 1AST 185 et 186. Voir aussi à son sujet AMS 1AST 19/1 f° 26r et 19/2 f° 43v et 53v.

"par le passé, il est arrivé à plusieurs reprises que des personnes atteintes de cette maladie soient tolérées dans leur maison[110]". De plus, il ne faut pas omettre les cas qu'on a volontairement dissimulés au Magistrat. Felix Platter avoue avoir soigné pendant un an et demi un lépreux resté dans sa maison, que l'idée d'entrer en léproserie terrifiait. Il avait promis à Platter de ne jamais quitter son domicile[111]. Un cas similaire a peut-être existé dans la paroisse Saint-Thomas de Strasbourg, car lors de fouilles effectuées dans son cimetière, on a découvert le squelette d'un lépreux[112].

Le cas de Jorg Lorstatt, de Kertzfeld, est plutôt atypique. Il entre à la léproserie de Strasbourg en 1531 et acquiert une prébende de pauvre. Le séjour ne lui plaît guère et il cherche par tous les moyens à quitter Rotenkirche. Finalement, il prétend que son enfant est également atteint de lèpre et qu'il n'a pas les moyens de lui payer une prébende. Il sollicite et obtient l'autorisation de quitter la léproserie de Strasbourg, de s'établir dans une maison à la campagne avec son enfant et de mendier pour survivre, mais sa supercherie est très rapidement découverte[113].

Même s'il nous est difficile d'évaluer le nombre de lépreux ayant fini leurs jours chez eux ou dans une maison privée située hors des murs de la ville[114], il s'agit d'une catégorie de lépreux jouissant d'un statut particulier. Souvent, leur position sociale et leurs relations leur font obtenir un traitement de faveur[115]. Ils restent dans un environnement familier, peuvent compter au quotidien sur le soutien de leur famille ou de valets affectés à leur service. Certes, le monde du travail leur est fermé, les offices religieux dans le cadre de la paroisse ne leur sont plus accessibles, mais ils ne connaissent pas le drame humain que constitue la mise à l'écart dans une léproserie, ni l'obligation de vivre en communauté avec des inconnus. Sur le vaste échiquier de la marginalité qui va de l'intégration à l'exclusion, leur place est plus proche de l'intégration que de l'exclusion.

---

110. AMS 1AST 43/67 : *So ist es vor me geschen, daß also beschwerte in iren husern geduldt worden.*

111. HUBER, Aussatz, p. 23 et KOELBING, Felix Platters Patienten, p. 64.

112. POIRÉ B., *Les cimetières strasbourgeois*, Mémoire de Master, Université de Strasbourg, 2011, p. 42. Voir aussi RAWCLIFFE, Leprosy, p. 262.

113. AMS V 116h f° 39r, 1531 : *Zu letst, herdocht er den funt, er hette ein kint, das wer ouch güttluttig, wer im zu vil noch sinem vermugen, ouch ein pfrùnd zu couffen by im, und ließ abermals die pfleger bitten, im ettwas haruß zu geben, so wolt er uff dem land in ein huß comen, das kind zu im nemen und sich behelffen mit betlen und sunß wie er möcht ; do verwiligetten minen* (sic !) *herren.*

114. De tels cas sont également connus pour la Suisse et le royaume de France, voir les destins individuels évoqués par MÜLLER, Lepra in der Schweiz, p. 175-190 et JEANSELME, Europe, p. 70-71. Philippe de Vigneulles en mentionne également. BRUNEAU, Chronique, IV, p. 168 : *Item [en 1514] ung laidre demourant en une maisonnette sur le grant chemin entre la ville de Waipei et Laiduchamps. [...] Cellui bon mallaide avoit grant nommée qu'il avoit de l'airgent; ... l'on disoit qu'il estoit riche et qu'il prestoit à monte* [à intérêt].

115. Il en allait de même pour les pestiférés : BIRABEN J.N., « Les pauvres et la peste », dans MOLLAT M. (dir.), *Études sur l'histoire de la pauvreté*, Paris, 1974, p. 505-518, ici p. 508-510. RAWCLIFFE, Isolating, p. 236-237.

Le statut des lépreux errants étudiés ci-dessous était nettement moins favorable. Entre les deux, que peut-on dire des lépreux vivant en léproserie ?

3.2.2. Différentes catégories de lépreux : les lépreux vivant en léproserie

3.2.2.1. Conditions d'admission et prix d'entrée

Parmi les règlements qui nous sont parvenus, celui de Strasbourg insiste sur le fait que seuls peuvent être admis comme prébendiers à Rotenkirche ceux qui sont bourgeois de la ville depuis au moins dix ans. Les manants (*schultheissenbùrger*) ne peuvent acquérir de prébende. Par contre, ils pourront entrer à la léproserie du Schnelling s'ils ont vécu cinq ans d'affilée à Strasbourg. Les habitants de la ville qui n'ont pas le droit de bourgeoisie devront y avoir résidé dix ans de suite pour pouvoir entrer au Schnelling[116]. Le règlement met également en garde contre ceux qui acquièrent le droit de bourgeoisie parce qu'ils sont atteints de lèpre. Ce faisant, ils espèrent pouvoir bénéficier de l'accueil à la léproserie. Si le stratagème est découvert, ils sont renvoyés et perdent leurs biens[117]. Dans la pratique, la ville admet aussi des lépreux qui ne sont pas originaires de Strasbourg à titre dérogatoire[118] ou sur la recommandation d'un personnage influent (cf. ci-dessous), probablement selon les disponibilités de la maison et la fortune du demandeur. À ce sujet, le règlement de Strasbourg est sans équivoque : si une personne qui n'a pas droit à une prébende à Strasbourg est assez riche pour payer ce que les administrateurs estiment profitable à l'institution, le demandeur pourra être admis[119]. À Sélestat, en 1432, la réglementation en vigueur est nettement moins souple : aucun lépreux étranger ne pourra être admis, quelle que soit la somme d'argent qu'il propose[120].

En effet, l'entrée en léproserie a un coût pour le lépreux et sa famille. Pour assurer l'entretien du malade, ce dernier doit apporter un trousseau, payer sa prébende et offrir un repas aux autres membres de la léproserie lors de son admission. À Guebwiller, le prix de la prébende varie en fonction de la

116. BRUCKER, Zunft- und Polizei-Verordnungen, p. 31. AMS V 116h f° 44r-v.

117. *Ibid.* p. 36.

118. Par exemple, Claus Gossolt, d'Achenheim, bourgeois forain de Strasbourg, a été admis à la léproserie, mais pas son fils, Hügel Gossolt : *dann es were Claus Gossolt* [von Achenheim] *sime vater seligen ouch gescheen, der ouch unßer ußburger wer gewesen, und dem were ein pfrùnde gegeben worden* (AMS 1AH 199, avant 1415).

119. BRUCKER, Zunft- und Polizei-Verordnungen, p. 40 : *Were ouch die werent, frowen oder manne oder kint, die nit reht zu dem hofe hettent und riche werent und die pfrunde koufen woltent, wanne man dann umb ein pfrunde als vil geben wolte das die pflegere, die dann zu ziten sint, beduhte das es dem hofe weger were geton dann gelossen, by iren eiden, so mügent sü wol eime solichen die pfrune zu koufen geben.*

120. GENY, Stadtrechte I, 1, Heidelberg, 1902, p. 338, 1432 III 19. Verordnungen aus Statutenbuch B, n° 13 : *Item meister, rat und zunft sint mitteinander ùberkomen und hant mit einhelligem urteil herkant für sich und ire nachkomen eweclich zu halten, das man keinen froemden veltsiechen noch ussetzigen man oder frowen in unser hus sant Lienhart nemen noch enpfohen sol umb deheinerley sach noch gelt, das er darumb geben mag.*

fortune du lépreux. S'il est pauvre, il paiera au maximum 10 lb. de Bâle[121], 25 lb. s'il est riche. Pour la catégorie intermédiaire, le Magistrat évaluera le montant à verser à l'institution[122]. À Strasbourg, au 15e siècle, la valeur de la prébende dépend également de la fortune du futur pensionnaire et de sa situation familiale. Lorsque la valeur des biens du lépreux est estimée à 200 lb. et plus, il devra payer 40 lb. pour la prébende. Le prix de cette dernière est dégressif : elle ne s'élève qu'à 30 lb. si le lépreux dispose d'une fortune valant entre 100 et 200 lb. et s'il n'a pas d'enfants. S'il en a, il paiera 15 lb. Entre 50 et 100 lb., le lépreux doit 20 lb. s'il n'a pas d'enfants et 10 lb. s'il en a. Le règlement prévoit encore les cas de ceux qui ont une fortune estimée de 20 à 50 lb. et de 15 à 20 lb. Quant à ceux qui ont des biens pour moins de 20 lb. de valeur, il ne paiera rien d'autre que le service (*dienst*)[123]. À l'occasion, une partie des frais d'entrée en léproserie pouvait être réglée en nature. En 1578, Ursula Marx, de Goxwiller, doit 200 florins pour son entrée à Rotenkirche. Elle paye une partie de la prébende en promettant de livrer le vin récolté sur ses biens à l'automne[124].

À Haguenau, en 1354, le tarif d'entrée est également variable : si le lépreux dispose d'une fortune d'au moins 14 lb., il paiera 14 lb. lors de son entrée et un « service » aux lépreux. Pour un montant moindre, il suffira de verser 30 ß à la léproserie et un repas aux lépreux[125]. S'il ne possède pas ces 30 ß, il devra mendier pour les réunir[126]. Ces conditions ne sont pas restées immuables au fil du temps. En 1497, le tanneur Claus Sommer paie 74 florins, soit plus de 37 lb., alors que l'homme d'armes Peter a déboursé 20 lb. pour son admission[127]. Il arrive même que la somme demandée par la léproserie soit inférieure au minimum de 30 ß requis par le règlement : la fille de Hans Ruppe ne verse que 10 ß en 1490[128] et Wolf Roeschwoog ne paye que 2 florins (soit 21 sous) en 1524[129]. Un siècle et demi plus tard, les prescriptions fixées en 1354 ne sont donc plus appliquées à la lettre. Il en va de même à Strasbourg où le prix de la prébende varie entre 110 et 300 florins dans la seconde moitié

---

121. La livre de Bâle vaut environ la moitié de la livre de Strasbourg.

122. AM Guebwiller BB 6 f° 308 r-v. 1543 VI 9 : *nemlich ein arme person uffs wenigs umb 10 lb. und ab ein rychs uffs hochst umb 25 lb. stebler, so aber ein person mittels vermögen were, da sol allwegen nach erkantnuß eins ersamen rads gehandelt werden.*

123. BRUCKER, Zunft- und Polizei-Verordnungen, p. 33.

124. AMS V 116e f° 248v et 249r-v, 1578 VIII 16 : *Namlich soll aller wein, der uff bemelter Ursulen gütern im nechst zukünftigen herpst yngemacht würt, den herrn pflegern und schaffner oder irem anwalt und gewalthaber zu Goxwiller vor der trotten geliffert werden. Welchen wein sie ouch uff den gemeynen schlag zu Barr, ane bezalung und abschlag gerürter 200 guldin nemen und empfahen sollen, und das überig bis künfftig wyhenachten in barem gelt.*

125. HANAUER, KLELE, Statutenbuch, n° 37, p. 122.

126. AMH AH 90/17, 15e siècle : *Item es ist zu wissen, das ein jegelich siech, der in der stat gewonnet het, het er nit von im selbs, so sol er heissen, und geben dem huse XXX ß d übe[r] alle vorgeschriben stücke, die ein siech geben sol und als ander vor ime geton hant.*

127. AMH AH 91, 1450 et 1497. Autres exemples : le détaillant Peter Müller a versé 18 lb. en 1475 et le tisserand Mathis 13 lb. (AMH AH 91, 1475 et 1443).

128. AMH AH 91, 1490.

129. AMH AH 92, 1524.

du 16e siècle, c'est-à-dire entre environ 55 et 150 lb[130]. Le paiement de la prébende était imposé à tous les lépreux de la ville de Strasbourg, même à ceux qui ne s'installaient pas à la léproserie[131]. À Guebwiller aussi, ceux qui choisissent d'entrer ailleurs en léproserie devaient payer huit ou vingt florins par an, selon leur degré de fortune[132] alors que ceux de Molsheim payaient 5 lb. pour pouvoir s'établir dans l'institution de leur choix[133]. Une telle mesure rend théoriquement difficile l'établissement dans une léproserie située ailleurs que dans le lieu de résidence. Pourtant, l'étude de l'origine géographique des malades des léproseries de Strasbourg, Haguenau ou même Eckbolsheim (cf. cartes ci-dessous) permet d'en relativiser les conséquences. Une fois de plus, la pratique dément la norme.

Tous les règlements, à l'exception de celui de Colmar (qui est incomplet), évoquent de façon détaillée le trousseau nécessaire pour pouvoir entrer à la léproserie. Le plus modeste est celui de Haguenau, où l'on se contente d'une nappe neuve d'une longueur de huit aunes, d'une serviette qu'on accrochera derrière la porte, de deux draps neufs, d'une cruche d'une contenance d'un pot (environ 1,6 l) et d'une autre d'un demi-pot[134]. Les autres règlements demandent l'apport d'un lit et de sa garniture, matelas, couverture, oreillers et courtepointe[135] et sont plus exigeants en ce qui concerne la vaisselle. À Sélestat et à Obernai par exemple, chaque lépreux doit apporter 25 écuelles et une douzaine de plats, en plus d'une gourde personnelle d'une contenance d'un pot pour le vin, d'une cruche d'un demi-pot, d'un gobelet, d'une salière, d'une poêle et d'un chaudron[136]. À Strasbourg, le lépreux entrant à Rotenkirche doit même fournir, en plus du lit et de la vaisselle, une table et

130. AMS V 116e f° 10v, 11r-v, 1561 V 12 et f° 41v-42 et 43r, 1567 IV 16.

131. BRUCKER, Zunft- und Polizei-Verordnungen, p. 32.

132. AM Guebwiller BB 6 f° 308 r-v, 1543 VI 9 : *Welche person aber in disem hauß nit ynkauffen und sich sonsten an andern orten verpfründen wolt, das soll eim jeden zugelossen sein, doch dergestalt, das der selben person jerliche dem hauß alhie sein gerechtigkeit zuvor ußrichte und bezale, nemlich ein armß 8 und ein rychs 20 gulden.*

133. AM Molsheim GG 262 – GG 184 (n° provisoire) : *Item welcher mensch [...] in das huß erkannt würdt, will es die ordnung nit halten, soll es geben dem huß fünff pfundt pfennig und mag kommen warhin es will.*

134. AMH AH 90/17, 1440 : *Item ein nuwe dischelachen VIII elen lang. Item ein hantwehel hinder die dùre. Item zwey nuwe lilachen. Item ein messige kan. Item ein halb messige kan.*

135. AM Saverne 6 B, copie 17e siècle : *Zum ersten soll sie mitbringen eyn bett, ein deckhbetth mit aller zugehörden, namlich ein pfulben, zwey kissen, ein serg undt sechs leinlachen.* Pour les autres, voir p. j. 5. Il semblerait qu'au fil du temps, le trousseau du lépreux de Haguenau se soit également étoffé. En 1542, il est également tenu d'apporter un lit (AMH AH 86/46).

136. AM Sélestat GG 164, copie de 1629 : *Item ein jedes siech mensch soll ein sondere fleschen, darin ein maaß wein gath, haben. Item es soll haben ein halb mässig und ein klein trinck kändtlein, darzu ein saltzfaß. Item es soll haben [...] ein pfann und ein kessel. Item es soll ein vierling schisselein und ein halben vierling deller haben.* BNUS Ms. 1577 f° 1r, fin 15e ou début 16e s. : *Welich personen [...] in das guthuß ufgenomen wurt [...], das soll [...] mit im bringen [...] ein messig bleche flesche, ein halbmessig zinnen kann, ein drinckkennlin, ein zinne saltzfaß, [...] ein yserin oder meschen pfann und ein klein hert kesselin, auch ein halben vierling schùsselen und ein halben vierling theller.* La similitude de ces deux règlements est frappante en ce qui concerne le matériel à fournir.

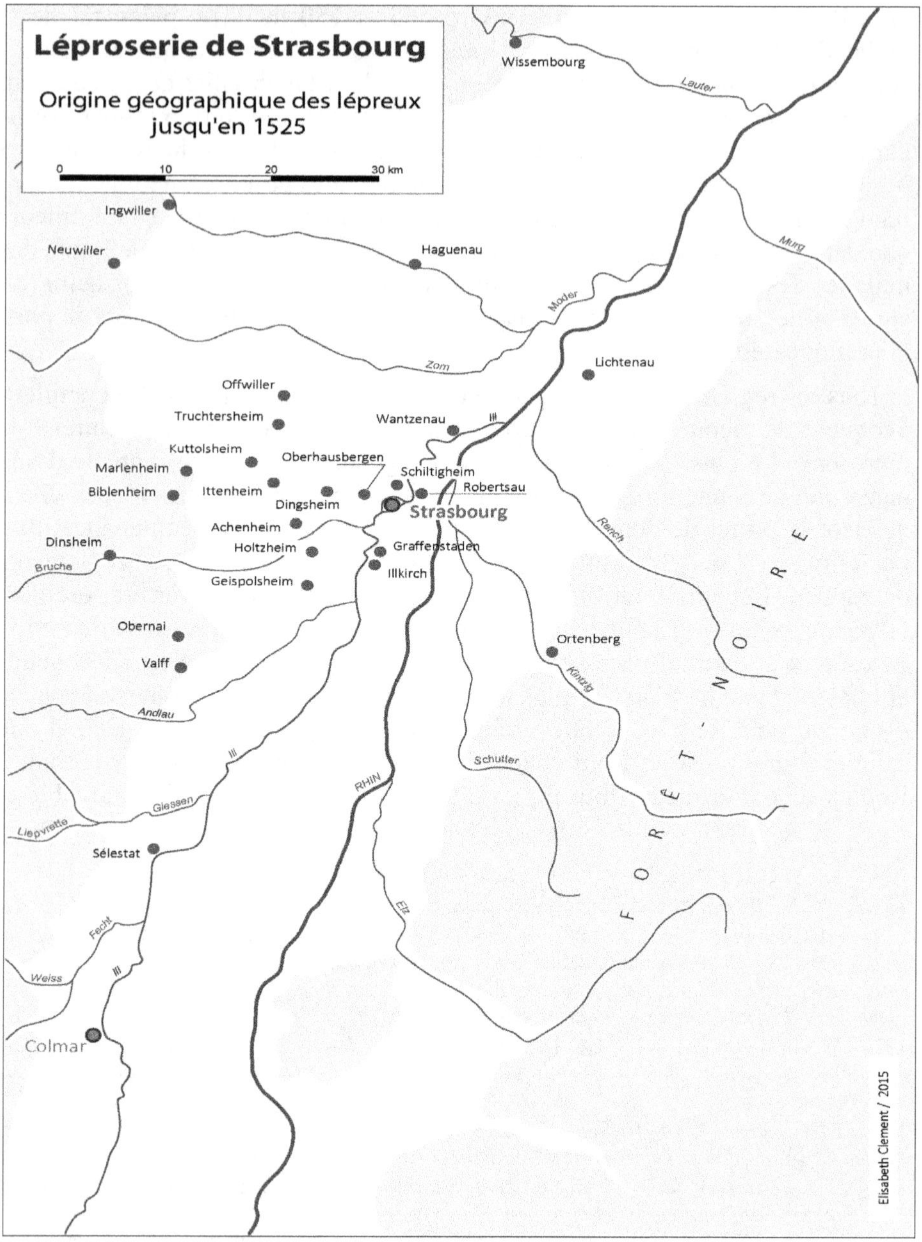

Fig. 8 – Origine géographique des malades de la léproserie de Strasbourg avant 1525 (Sources : II, p. j. 2).

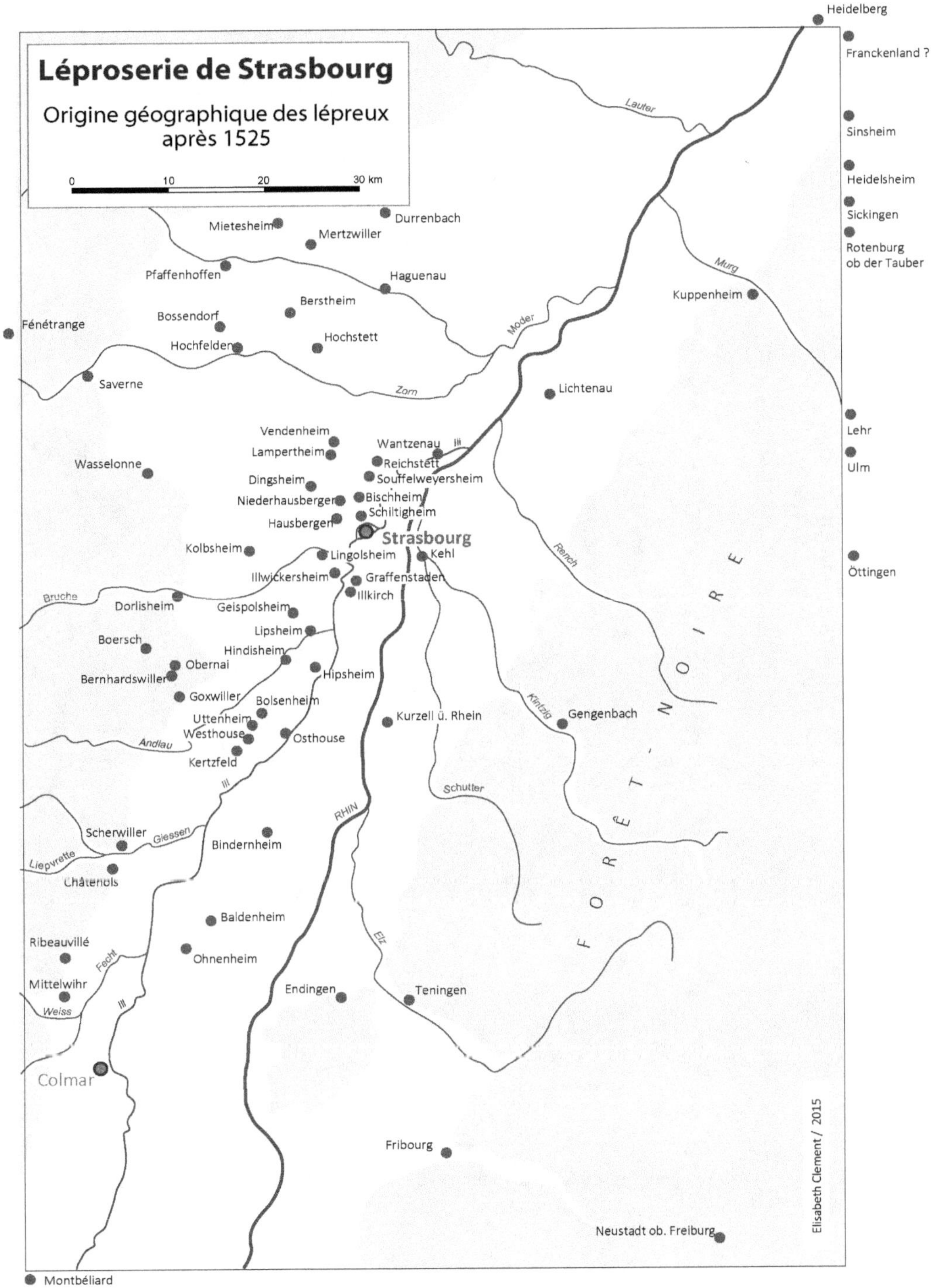

Fig. 9 – Origine géographique des malades de la léproserie de Strasbourg après 1525. (Sources : II, p. j. 2).

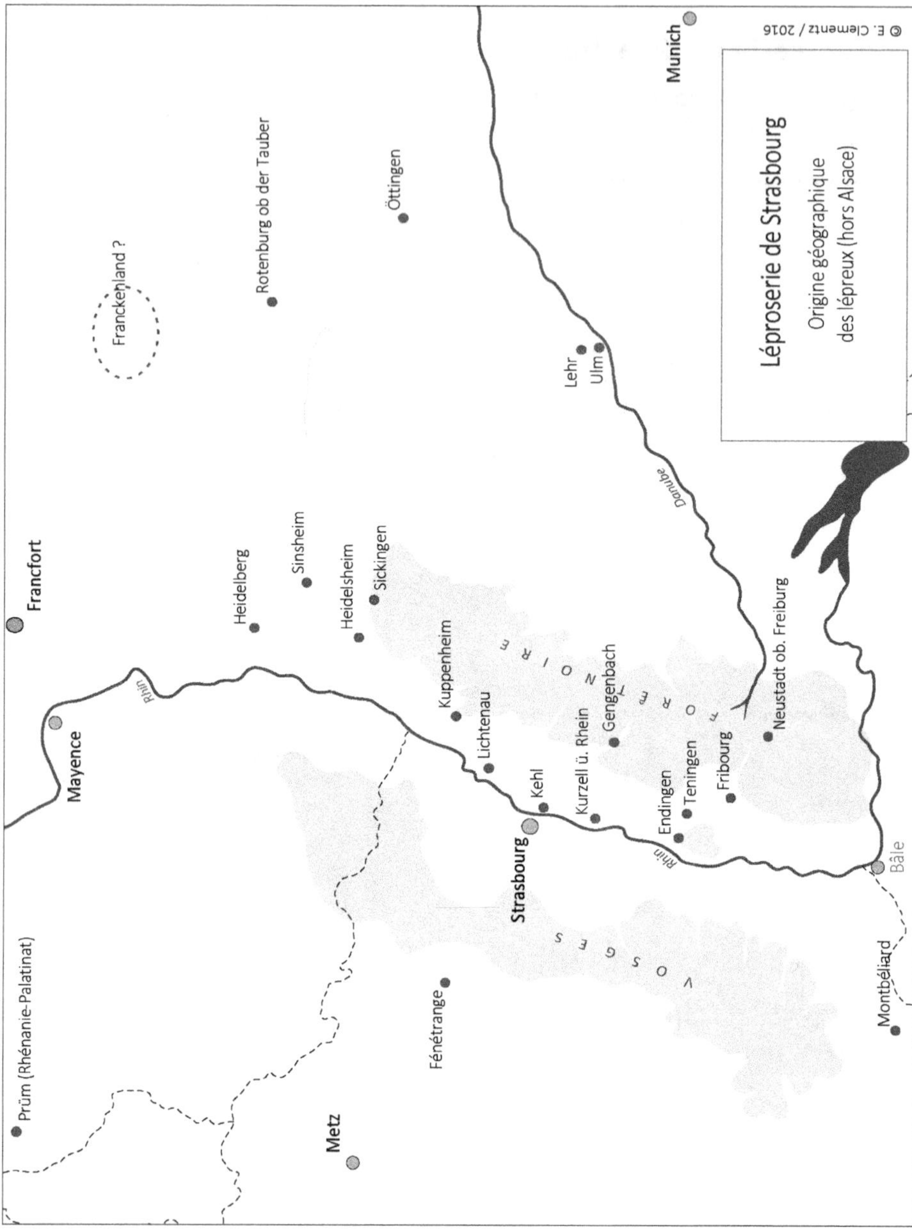

Fig. 10 – Origine géographique des malades de la léproserie de Strasbourg hors Alsace. (Sources : II, p. j. 2).

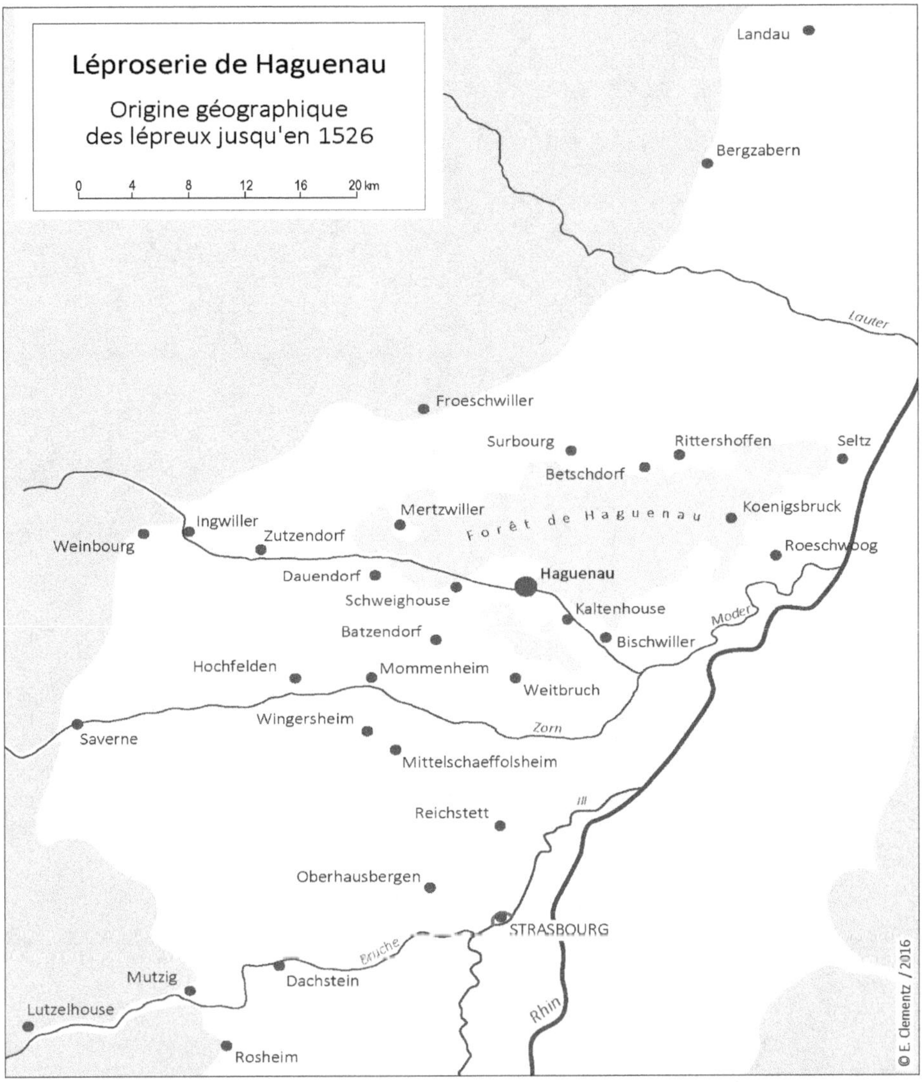

Fig. 11 – Origine géographique des malades de la léproserie de Haguenau. (Sources : II, p. j. 2)..

une petite armoire[137]. Pour entrer au Schnelling, la léproserie pour pauvres, la liste du matériel à fournir est un peu plus réduite. Si le malade ne dispose pas des ressources nécessaires pour l'acheter, il est autorisé à avoir recours à la quête[138]. Dans les léproseries de villes moins importantes dont le règlement ne nous est pas parvenu, l'apport d'un trousseau lors de l'entrée en léproserie est également attesté dans les sources. C'est le cas à Rouffach où il fallait

137. BRUCKER, Zunft- und Polizei-Verordnungen, p. 32.
138. *Ibid.* p. 37.

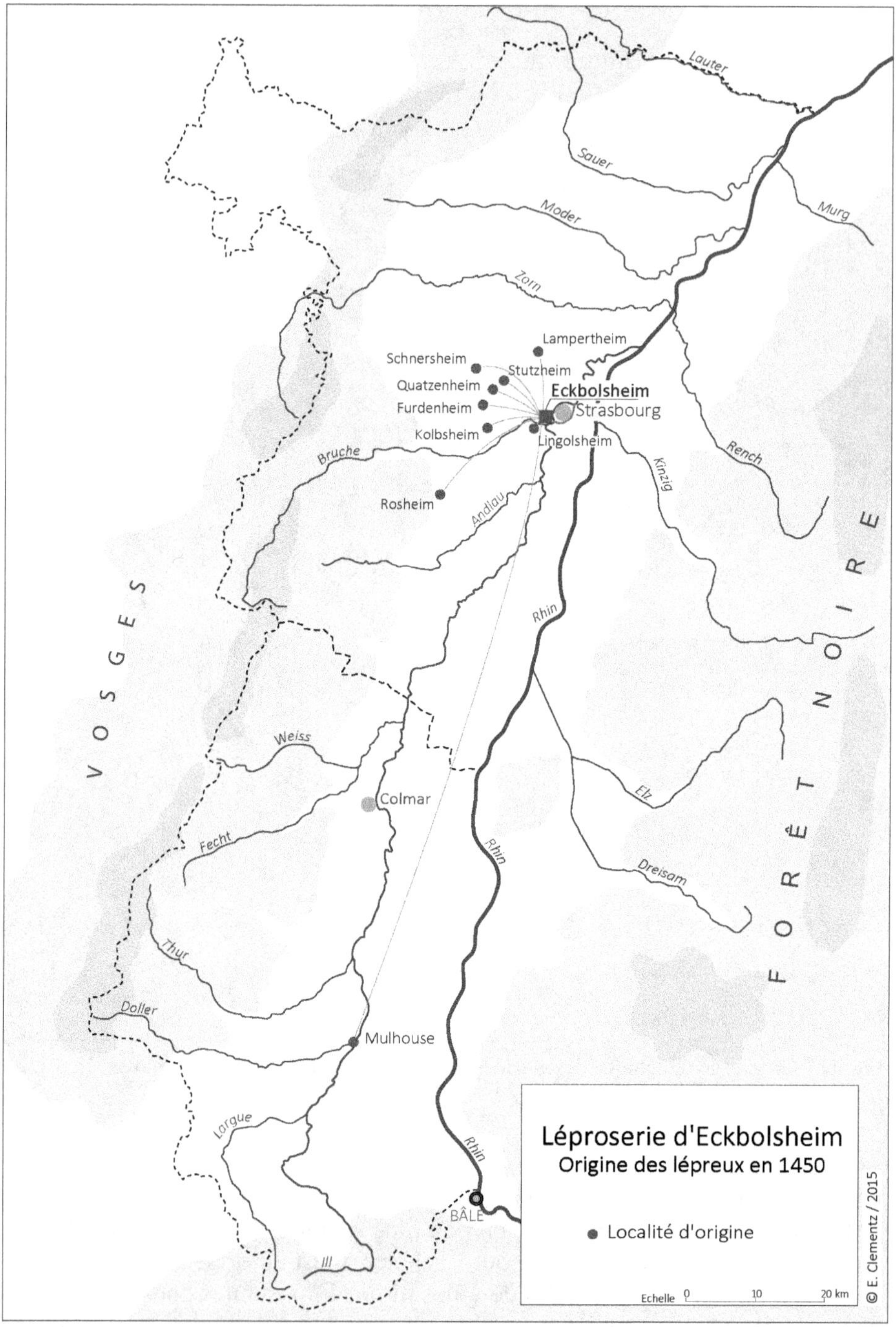

Fig. 12 – Origine géographique des malades de la léproserie d'Eckbolsheim. (Source : AMS V 116h f° 5v.).

fournir un lit garni, une cruche, etc., en plus des 10 lb. de droit d'entrée[139]. Il en va de même à Sainte-Croix-en-Plaine[140], à Guebwiller[141] et à Erstein[142]. Au décès du lépreux, le trousseau et le ménage restent acquis à l'institution[143]. Lorsque la valeur de ces derniers était importante, un arrangement restait possible à Strasbourg, moyennant le paiement d'une certaine somme d'argent. C'est ainsi qu'en 1444 Nusse Hessel, de Geispolsheim, paie 10 lb. pour qu'à sa mort, ses biens puissent être transmis à ses héritiers[144]. À Haguenau, par contre, les clauses lues au lépreux lors de l'entrée précisent que « selon un usage ancien, tout ce qu'un lépreux apporte à la léproserie lors de son entrée et tout ce qu'il acquiert pendant son séjour appartient à la léproserie lors de son décès. Les administrateurs sont chargés d'informer les lépreux, leur famille et leurs héritiers avant de les accueillir à la léproserie »[145]. Pour finir, au 16e siècle, l'achat du trousseau est fréquemment remplacé par une somme forfaitaire[146].

---

139. AM Rouffach AA 3 f° 12r, 15e siècle : *Wellicher burger ze Rufach belùmdet wirt von der maletzy wegen, wirt der versuchet und schuldig funden, der sol geben in das huß 10 lb. oder 1 lb. gelts, und ein bett und was darzu gehöret, 1 kannen und des glich.*

140. ADHR 25J 91 f° 65r. En 1582, Barbara Spenlin a payé 40 florins pour entrer à la léproserie de Sainte-Croix-en-Plaine. De même pour Margaretha Schütz en 1587. La ville fournit à cette dernière *ein außbereite bethstat, ein kant und ein kerlin.*

141. AM Guebwiller BB 6 f° 308 r-v, 1543 VI 9 : *nemlich ein arme person uffs wenigs umb 10 lb. und ab ein rychs uffs hochst umb 25 lb. stebler, so aber ein person mittels vermögen were, da sol allwegen nach erkantnuß eins ersamen rads gehandelt werden, und welcher also zu pfründen angenommen wird, sol der oder dieselbige über sollich pfründtgelts auch sein haußrätlin mit ihm ins haus pringen.*

142. AN S 4907-4908/4, 1557 : Accord entre Erstein et Matzenheim au sujet de la léproserie commune à Matzenheim. Celui d'Erstein qui voudra être admis à la léproserie devra apporter *3 lb., ein federbettlin und kùsslin.*

143. AM Molsheim GG 262 ou GG 184 (n° provisoire), 1516. Le haut du document est déchiré. *Item, zum ersten, wellicher mensch begriff[en] mit dem siechtagen der mallatzei, man oder [frow], und in das huß khommen soll, der soll ha[n ?] [...] bett, ein bettstatt, vier lylachen und da[...] [...] gehört, ein messige khann, ein halb messige [...], ein misch kennel, ein pfanne und wann [...] mensch gestyrbt, so soll das bey dem huß bly[ben].* AM Guebwiller BB 6 f° 308 r-v, 1543 VI 9 : *welcher also zu pfründen angenommen wird, sol der oder dieselbige über sollich pfründtgelts auch sein haußrätlin mit ihm ins haus pringen, welcher dann nach seinem absterben im hauß plyben soll.* AN S 4907-4908/4, 1557. Accord entre Erstein et Matzenheim au sujet de la léproserie commune à Matzenheim. Tout habitant d'Erstein qui voudra être admis à la léproserie devra apporter *3 lb., ein federbettlin und kùsslin.* En cas de décès, le reste des 3 lb. (s'il y en a un) et le lit resteront *den armen dürfftigen im huß.* BNUS Ms. 1577 f° 1v, fin 15e ou début 16e s. : *Wann die person mit tod abgöt, so soll alles, das es in das huß procht hat, mit kleidern, gelt oder geltzwert, was es noch tod verlot, und in das huß kommen ist, dem huß verfallen sin und blyben.*

144. AMS 1AH 7427 f° 101r, 1444, voir p. 144 n. 23. À ce sujet, il existe un règlement pour les personnes qui ne sont pas originaires de Strasbourg (*frömede parschone*) et qui entrent à Rotenkirche : *was eis uf dem hoffe gebruchet het, es syge husrot oder cleider, oder sylberin geschirre, [...], wenne eis gestirbet, so sol es alles des hoffes syn ; wil aber eis, so mag es fersichern 10 lb. pfennige, und wenne die geben werdent, so söllent syne erben alles das nemen, das es hunder yme uf dem hoffe lot, das sin gewesen ist* (AMS 1AH 7426, 1442).

145. AMH AH 90/21. CLEMENTZ, Haguenau, p. 61-62.

146. AMS 1AH 206, St Jean 1523/St Jean 1524. Margred Werlerin donne 2 lb. 10 ß pour le *dienst* et 6 florins *für den hausrat* lors de son entrée à la léproserie.

Pour sceller son entrée à la léproserie et son agrégation à sa nouvelle communauté de vie, le lépreux payait également un repas à ses compagnons (cf. ci-dessous). À Haguenau, il versait en outre six deniers à chaque lépreux de la maison, 18 deniers au valet du cuisinier et autant à la servante. Il était également tenu de donner cinq sous au pléban des lépreux[147].

L'achat de la prébende et du trousseau obligeait souvent la famille à recourir à l'emprunt auprès de la léproserie qui accueillait le malade. À Haguenau, au milieu du 15e siècle, TrabeHans emprunte au moins la moitié du prix de sa prébende, et Peter Schriber 21 lb. à la léproserie lors de son admission pour payer son droit d'entrée[148]. Cette pratique est également avérée à de nombreuses reprises à Strasbourg[149]. En 1576, par exemple, Hans Reyn, de Boersch, emprunte à Rotenkirche 200 florins qui correspondent au prix de sa prébende[150]. À Neuwiller également, Claus von Elingen a recours à un prêt consenti par la léproserie pour payer son droit d'entrée[151]. Cette dure réalité a incité Heinrich Eberhart, prévôt de Surbourg, à fonder une prébende perpétuelle à la léproserie de Haguenau pour un membre de sa famille, avec la clause suivante : si aucun membre de ma famille n'est lépreux, il faudra présenter un bourgeois lépreux de Huttendorf, village dont Eberhart était probablement originaire. S'il n'y en a pas, la place sera attribuée à un bourgeois de Wittersheim ou de Haguenau[152].

En conclusion, le paiement de la prébende, qui représente une somme non négligeable pour la plupart des bourses, est à la fois une source de revenus pour la léproserie mais aussi une garantie contre les vagabonds[153] (cf. ci-dessous).

3.2.2.2. Origine géographique des malades

La donation faite par Heinrich Eberhart montre que la léproserie d'une ville importante comme Haguenau n'est pas exclusivement réservée aux bourgeois de la ville. La carte de l'origine géographique des malades (p. 163) qui y étaient reçus met en lumière l'aire d'attraction de la léproserie. Elle s'étend de Landau

147. AMH AH 90/17.

148. *Ibid. TrabeHans und sin frow gont 6 ß gelts, stont 6 lb. Peter Röder der schriber und Katherinen, KotterHans dohter, sin frowe, gent 1 lb. 3 ß uff sancte Suffien tag, stont 21 lb. abelosunge.*

149. Rudolf Schmitt, de Kehl, emprunte 100 florins à la léproserie lors de son entrée (AMS V 116e f° 10v, 11r-v, 1561 V 12) et les parents de Reyns Claus 80 florins sur les 200 florins que coûte la prébende (AMS V 116e f°207r-v et 208r, 1574 III 1). En 1507, le tonnelier Johann Franck et son fils Jacob reconnaissent devoir 12 lb. à la léproserie: 10 lb. pour la prébende de Barbara, épouse de Johann, lépreuse, et 2 lb. pour le mobilier qui lui a été fourni. À la place de cette somme, ils assignent à la léproserie une rente rachetable de 12 ß sur leur maison à Strasbourg (AMS CH 7749, 1507 VIII 17).

150. AMS V 116e f° 223r-v, 1576 VIII 8.

151. ADBR 2G 322A/34, 1579 .

152. AMH AH 86/46, 1542 : ... *Und wo, uff mein, des donators seytten oder lynien, nach abgang des vorbemelten meins freunds abermals keiner mit sollicher kranckheit beladen, vorhanden wer, so soll ich oder mein freuntschafft einen bresthafften auß der burgerschafft Huttendorf, und so keiner vorhanden, auß der gemeind Witerßheim oder aus der burgerschafft Hagnaw, wie sichs jederzeit zutragen wurt, gemelten pflegern luffern oder presentieren.*

153. LE BLEVEC, Lépreux peuvent-ils vivre en société ?, p. 289.

au Nord (à 70 km de Haguenau) à Rosheim au Sud (à 60 km de Haguenau) et de Weinbourg (à 30 km à l'Ouest de Haguenau) au Rhin. Aucune localité de la rive droite du Rhin n'est citée. Des villages proches comme Dauendorf, Schweighouse, Kaltenhouse, Bischwiller, Weitbruch et Batzendorf relèvent d'une centralité directe. Les agglomérations situées au Nord-Est de la forêt de Haguenau – Surbourg, Rittershoffen, Betschdorf, Koenigsbruck, Roeschwoog et Seltz – entrent dans l'orbite de la léproserie de Haguenau par défaut. En effet, dans leur voisinage, seule la ville de Seltz était dotée d'une telle institution. Par contre, la présence à Haguenau de lépreux originaires de villes ou de bourgs dotés d'une léproserie pose question. Pourquoi des lépreux de Saverne, Hochfelden, Ingwiller, Rosheim et Strasbourg n'ont-ils pas intégré la léproserie de leur lieu de résidence ? Pourquoi les lépreux des villages proches de ces centres, par exemple Weinbourg et Zutzendorf, proches d'Ingwiller, ont-ils préféré se rendre à Haguenau ? La question est particulièrement aiguë pour la ville de Strasbourg, qui par effet de centralité aurait dû attirer les lépreux d'Oberhausbergen et ceux de la ville elle-même. Plusieurs explications sont possibles. Certaines léproseries, prévues pour de petits effectifs, pouvaient être dans l'incapacité, à une date donnée, d'accueillir un lépreux supplémentaire. D'autres pouvaient être temporairement ou définitivement à l'abandon. Des lépreux ont pu migrer d'une maison à une autre pour diverses raisons, par exemple parce qu'ils avaient été renvoyés. C'est le cas de Friedrich Büchsner, expulsé de Rotenkirche en 1472, qui meurt à la léproserie de Haguenau trois ans plus tard[154]. Contrairement à ce que suggèrent certains règlements, un lépreux n'entrait pas forcément à la léproserie de sa ville d'origine ou la plus proche de son lieu de résidence. De nombreux autres facteurs ont pu jouer en faveur d'un choix autre, en particulier les prestations offertes par la léproserie.

Pour l'étude de l'origine des lépreux de Strasbourg, il semble pertinent d'observer l'évolution du recrutement avant et après 1525. En effet, à partir de cette date, la ville adhère progressivement à la Réforme et procède à la réorganisation de sa politique d'assistance[155]. Avant 1525, la carte appelle les mêmes remarques que celles formulées pour le recrutement de la léproserie de Haguenau avant 1526. À Strasbourg aussi, les lépreux sont originaires de la rive gauche du Rhin, à l'exception de Diebold von Nortingen (Nürtingen[156] ?) qui meurt à Baden en 1504[157], et d'Agnes von Lichtenau, citée en 1522[158]. Le recrutement se fait dans un rayon d'une cinquantaine de kilomètres autour de Strasbourg (sauf vers l'Est). Par contre, après 1525, une trentaine de lépreux sont originaires de la rive droite du Rhin et ont parfois parcouru plusieurs centaines de km pour entrer à la léproserie de Strasbourg. Comment peut-on expliquer cette évolution ? La régression progressive de la maladie a peut-être favorisé l'accueil de personnes habitant relativement loin de Strasbourg.

154. CLEMENTZ, Haguenau, p. 52-54.
155. WINCKELMANN, Fürsorgewesen, II, p. 97-108.
156. Au S d'Esslingen am Neckar.
157. AMS 1AH 4605.
158. AMS VI 272/1.

L'extension de l'aire de recrutement des lépreux s'inscrit aussi dans un processus plus large, favorisé par la politique très ouverte de la ville à l'égard des étrangers malades. Aux 16e et 17e siècles, des malades atteints de syphilis provenant de régions éloignées comme la Pologne, le Nord de l'Allemagne, l'Italie ou encore de l'Ouest du royaume de France viennent se faire soigner au *Blatterhaus* (hôpital pour syphilitiques) de Strasbourg[159]. À l'occasion, quand leurs moyens sont modestes, il arrive même que la ville prenne en charge les frais occasionnés par les soins divers.

3.2.2.3. Origine sociale des malades

Grâce au corpus de 168 lépreux répertoriés pour Saint-Gilles de Haguenau et aux 305 lépreux connus pour les léproseries de Strasbourg, il est possible d'étudier la prosopographie de ces institutions. À Haguenau, on relève une grande variété de métiers dont un ou plusieurs membres sont affectés par la lèpre. Dans le domaine des soins, sont cités un barbier de Hochfelden[160], la fille du baigneur Hans Rupe[161], un apothicaire[162] et le fils d'un chirurgien-barbier[163]. La femme d'un forgeron[164], celle d'un armurier[165] et un homme d'armes[166] ont également fréquenté la léproserie. Par ailleurs, la variété des métiers représentés parmi les lépreux de Haguenau est digne d'un inventaire à la Prévert : tisserand[167], charpentier[168], potier[169], tanneur[170], détaillant[171], boulanger[172], sergent[173] (*bùttel*), le fils d'une cirière[174] et celui d'un porcher[175]. La fortune de ces artisans est très variable, car le prix d'achat de leur prébende varie entre 30 ß (= 1,5 lb.) et 74 fl., soit plus de 37 lb[176]. À part deux maraîchers[177], on est frappé par l'absence de paysans parmi les lépreux de Haguenau. Cela tient-il au fait que nous disposons de peu de renseignements sur les professions exercées par les malades originaires des villages voisins ?

159. LEUCK J., *Le Blatterhaus de Strasbourg. Son histoire, son fonctionnement et ses malades de la fin du XVe siècle jusqu'en 1686* (Publications de la société savante d'Alsace. Recherche et documents 87), Strasbourg, 2017, p. 52-59.

160. AMH AH 90/21, 1459.

161. AMH AH 91, 1490.

162. AMH AH 91, 1495 : *15 ß gelost ab 6 linlachen, woren des Apteckers.*

163. AMH AH 91, 1501.

164. AMH AH 91, 1444.

165. AMH AH 91, 1468.

166. AMH AH 91, 1450 : *20 lb. Peter dem reisigen kneht im hofe als er nuß kam.*

167. AMH AH 91, 1443 et 1465.

168. AMH AH 91, 1468.

169. AMH AH 91, 1501.

170. AMH AH 91, 1497.

171. AMH AH 91, 1475.

172. AMH AH 91, 1440 et 1448.

173. AMH AH 91, 1490.

174. AMH AH 91, 1477.

175. AMH AH 91, 1490.

176. CLEMENTZ, Haguenau, p. 55-56.

177. AMH AH 91, 1476 et AH 92, 1524.

Ce n'est pas sûr, car à Haguenau même, comme dans toute ville à l'époque médiévale, la proportion de la population vivant du travail de la terre n'est pas négligeable. Or elle n'apparaît pas dans l'échantillon analysé.

La lèpre n'a épargné ni les échevins ni les couches dirigeantes de la ville. D'illustres familles haguenoviennes sont ainsi représentées parmi les malades de l'institution : les Brechter, par exemple, dont deux membres finiront leurs jours à Saint-Gilles. Nicolaus Brechter entre à la léproserie en 1475, suivi trois ans plus tard par Hans Brechter[178]. Tous deux ont payé une somme importante, respectivement de 30 et 25 lb., pour l'achat de leur prébende. Paulus Buchberter, d'une autre famille patricienne de Haguenau, est admis à la léproserie en 1455 et meurt en 1463. Sa succession laisse deviner la fortune de la famille : deux gobelets d'argent lui ayant appartenu sont vendus pour 3 lb. 6 ß, et la vente de son mobilier – il possédait notamment un bureau (*schribetisch*) – rapporte plus de 7 lb.

En 1457, les clauses d'admission à la léproserie sont lues à Claus Armbruster. En 1480, un homonyme est cité comme *stettmeister*[179]. Claus est donc probablement un membre de cette famille de l'échevinat haguenauvien.

En 1444, un dénommé TrabeHans entre à la léproserie moyennant le versement de 12 lb[180]. Quelques années plus tôt, en 1436, ce même TrabeHans est cité sur la liste des *Richen Constofler*[181]. Lui aussi fait donc partie de la classe aisée.

Les membres de la noblesse n'ont pas échappé à la fatalité que représente la lèpre. Leurs noms apparaissent dans différents documents : *junker* Bartholomeus Schriber[182], Hans Fesseler, écuyer de Saverne[183], *junker* Hermann[184] et Friedrich Büchsner, qui entre à Saint-Gilles après avoir été expulsé de la léproserie de Strasbourg[185]. Le dernier noble connu pour avoir séjourné à la léproserie de Haguenau est *junker* Jacob. Il meurt en 1486, laissant des biens d'une valeur de plus de 21 lb[186].

Si la lèpre a frappé indistinctement toutes les couches sociales, elle n'a pas fait non plus de distinction entre les laïcs et les clercs. Parmi les 168 lépreux répertoriés, 9 sont moines, chanoines, prêtres, un autre est le fils d'un

178. En 1459, un membre de la famille Brechter, Cunrat, occupait le poste de *Marschalk* (maréchal) : HANAUER/KLELE, Statutenbuch, n° 202, p. 210. En 1452, Peter Brechter est *Stettmeister* : *ibid.* n° 181, p. 199.

179. HANAUER/KLELE, Statutenbuch, n° 235, p. 236. Deux familles du patriciat strasbourgeois portent le même nom : KINDLER von KNOBLOCH, *Das goldene Buch von Straßburg*, Strasbourg, 1886, p. 19 et 460.

180. AMH AH 91, 1444.

181. AMH HH 17/5.

182. AMH AH 91, 1426. Famille inconnue par ailleurs. Il paye 10 lb. pour son droit d'entrée.

183. AMH AH 86/23. Sur la famille Faeßler cf. KINDLER, Goldenes Buch, p. 79-80.

184. AMH AH 90/21.

185. Cf. p. 171 n. 154.

186. AMH AH 91, 1486.

prêtre, secrétaire de l'évêque de Strasbourg[187] ; trois lépreuses sont béguines et deux autres religieuses[188]. Ces religieux sont issus d'abbayes et de collégiales proches de Haguenau. En 1444, une sœur converse de l'abbaye cistercienne de Koenigsbruck entre à la léproserie[189]. L'année suivante, l'abbé de Walbourg paye 14 lb. pour un de ses moines atteint de lèpre[190]. Un bénédictin de l'abbaye de Seltz achète une prébende chez les lépreux en 1477[191] et en 1490 c'est au tour d'un chanoine séculier de Surbourg[192].

L'étude des lépreux de Haguenau montre que les professions les plus diverses (sauf celle d'agriculteur ?) et les couches moyenne et aisée de la société sont représentées à Saint-Gilles[193]. Qu'en est-il à Strasbourg ?

Sur les 305 malades répertoriés, la profession du lépreux, ou celle du père, du mari ou du fils, n'est mentionnée que dans 55 cas, soit 18% environ du corpus. Comme à Haguenau, on relève une liste variée de métiers : cordonnier, marchand, menuisier, barbier, compagnon baigneur, tisserand, sellier, boucher, boulanger, tonnelier, tailleur, tailleur de pierres, charpentier, tanneur, maçon, *vichtriber* (conducteur de bétail), aubergiste, orfèvre et gourmet. Deux épouses d'imprimeurs ont également séjourné à la léproserie de Strasbourg : Ennel, femme de l'imprimeur Heinrich Knoblotzer[194] et Else Klein, mariée à Mathias Hupfuf[195]. La présence de ces deux femmes rappelle que l'imprimerie est une activité florissante à Strasbourg dans la seconde moitié du 15e et au début du 16e siècle. Contrairement à Haguenau, les paysans ou laboureurs sont cités à deux reprises, les pêcheurs deux fois, les bateliers également, alors que les jardiniers, la corporation la plus nombreuse de la ville, apparaissent six fois. Les tailleurs sont la profession la mieux représentée avec sept occurrences. On relève également des professions « administratives » : en 1417, le lépreux Friedrich Schilling est désigné comme ancien receveur d'Ortenberg[196]. Avant 1576, la femme d'Andres Lienhart, qui exerce à Boersch la fonction de *heimburg* (responsable de la caisse communale), achète pour 200 florins une prébende à Rotenkirche[197] où elle sera rejointe par Sophie, la fille d'un économe[198]. Sans surprise, Rotenkirche, la léproserie pour gens riches, a aussi accueilli des nobles, chevaliers et écuyers, ou leurs enfants. Citons

187. AMH AH 91, 1497 : *60 guldin gab mir der ersame her Johannes Offwiller, myns herren von Strasburg secretarie, und bezalt damit Johannes Offwiler sime sune die pfrund ...*
188. AMH AH 91, 1442, 1444, 1449 et AH 92, 1523.
189. AMH AH 91, 1444.
190. AMH AH 91, 1445.
191. AMH AH 91, 1477.
192. AMH AH 91, 1490.
193. UHRMACHER, Norm und Praxis, p. 158.
194. AMS V 116h f° 25r.
195. AMS KS 9 f° 140r, 1509 V 21 : *heu morbo lepre infecta.*
196. AMS 1AH 7057, 1417 III 9.
197. AMS 117 Z 2044.
198. AMS V 116e f° 254r-255r, 1579 II 16.

Hannemann, chevalier, fils de Johann von Wickersheim[199], les écuyers Hans Sturm[200], Friedrich Büchsner[201], Melchior Huffel[202], le noble Lütelman von Bolsenheim[203] et Eucharius Betscholt[204], membre d'une famille qui est sur le point d'entrer dans la noblesse à la fin du 15e siècle.

Le clergé est également représenté parmi les malades. Les archives livrent le nom de cinq prêtres ayant séjourné à la léproserie, dont l'un est Lorenz Muntzinger, chapelain à Rotenkirche, qui contracte la maladie au plus tard en 1517[205]. Du côté des conventuels, Berthold Löselin, moine à Neuwiller, finit ses jours à la léproserie de Strasbourg[206]. Curieusement les archives ne livrent aucun nom de religieux issu de l'un des 21 couvents que compte la ville à la fin du Moyen Âge, alors que le règlement prévoit cette éventualité[207]. Peut-on en déduire pour autant que ces derniers ont été hébergés et soignés dans l'institution où ils avaient prononcé leurs vœux ? S'agit-il d'un hasard lié à la conservation des sources ? Nous ne disposons d'aucun élément pour répondre à ces questions. Pour finir, deux béguines ont également été pensionnaires à la léproserie[208].

Comme Strasbourg dispose d'une léproserie pour gens riches et d'une autre pour ceux qui ont peu de moyens, l'ensemble de la palette socio-économique de la population urbaine est représentée parmi les lépreux qui apparaissent dans les sources. Cette constatation confirme les observations faites pour d'autres régions[209].

---

199. SUB VII p. 881 n° 2983, 1400 VIII 27.

200. AMS V 116h f° 21r, 1471.

201. AMS V 116h f° 22r-v, 1472 et AMS CH 6326, 1475.

202. AMS 1AH 1802, 1474.

203. AMS 1AH 203/2, 1545 II 25.

204. AMS 1AH 4691, 1484 III 31 et IX 17. À cette liste, il faut peut-être ajouter la fille de Juncker Kress (ou Kiess) : AMS V 116h f° 30r, 1511.

205. AMS V 116h f° 32r. Les quatre autres sont : Henrich Rotbacke (AMS CH 2686, 1397 VI 25), *Herr* Augustin (AMS V 116h f° 7r, 1450), *Herr* Paulus qui réside au Snelling, léproserie pour les pauvres (AMS V 116h f° 26v, 1479) et Johann Richener (ou Richer) (ADBR G 1614/5, 1490).

206. ADBR G 5675 f° 152, 1403. Acte incomplet : l'abbaye de Neuwiller doit à la léproserie « zu Rotenkirchen » *28 lib. in 4 annis neglectis, quam pensionem, videlicet singulis annis 7 lib., tenebatur praestare infirmis dictae domus, propter quondam fratrem Bertholdum Löselin, conventualem dicti monasterii, leprosum in dicta domo commorantem usque ad obitum.*

207. AMS V 116h f° 46v : *Wurde ouch ein geistliche persone, daz in eime closter in diser stat oder burgban were, also siech und wer innen ... nit gefüglich ein solichs by innen in irem closter zu haben, also recht ist ; wil danne daz closter es lieber uff dem hoffe haben und halten, one des hoffes und der siechen costen und schaden, und zehen pfunt geben zu dem dienste, so sol men es uff den hoff entpfohen, also daz von alter komen ist.* À Haguenau non plus, aucun membre des couvents des trois ordres mendiants établis dans la ville ou des Prémontrés n'est cité parmi les lépreux.

208. Il s'agit de Gute de Geispolsheim (AMS 1AH 903/2, 1301 X 12) et de *swester* Margrede de Sélestat (AMS 1AH 4800,1443).

209. JEANSELME, Europe, p. 6-7.

3.2.2.4. Présence de prébendiers sains ?

Aux 12e et 13e siècles, des hommes et des femmes, portés par l'idéal religieux de l'époque, renoncent au monde et se mettent au service des pauvres et des malades, aussi bien dans les hôpitaux que dans les léproseries[210]. C'est donc par idéal religieux et dans un esprit d'assistance aux plus pauvres que ces personnes saines font le choix d'entrer dans l'une de ces institutions. À partir du 14e siècle, on trouve des prébendiers sains dans l'enceinte même des léproseries, par exemple à Fribourg-en-Brisgau[211]. Leurs motivations sont fort différentes : pour eux, il s'agit le plus souvent de s'assurer le gîte et le couvert pour leurs vieux jours. La présence de prébendiers sains dans les léproseries est communément attestée aussi bien en France qu'en Allemagne et en Angleterre[212]. En Alsace, par contre, l'hébergement de prébendiers sains n'a pu être constaté pour l'époque médiévale. Certes, l'analyse des sources est parfois délicate[213], car le terme de « prébendier » (*pfründner*) est aussi employé pour les lépreux ayant acheté une prébende à Rotenkirche. Cette question est d'autant plus difficile à trancher qu'il peut arriver que des prébendiers entretenus par une léproserie habitent ailleurs. C'est le cas d'un couple de Cologne qui, en 1428, perçoit une rente viagère de la léproserie de Melaten, mais vit en ville[214]. À Colmar, au 16e siècle, il n'est pas impossible qu'il y ait eu des prébendiers sains à la léproserie, car le règlement évoque deux tables dans la *stube*, l'une pour les lépreux de la maison, l'autre pour la cuisinière et « ceux qui sont sains »[215]. L'expression est vague et ne permet pas de certitude. L'imprécision de certaines formulations peut également laisser planer un doute : « si une personne étrangère veut finir ses jours à la cour [de la léproserie] »[216]. On ignore si cette éventualité concerne une personne atteinte de lèpre ou si elle peut aussi désigner quelqu'un de sain. De même, le règlement défend à toute personne, qu'elle soit saine ou lépreuse, de jurer ou de jouer pour de l'argent[217]. Là aussi, les personnes saines désignent probablement le personnel valide de la maison, mais le doute subsiste. Un texte de 1512, par contre, dit clairement que si Katherine, qui vit au Schnelling depuis 1507, est

---

210. TOUATI, Maladie et société, p. 329-331.

211. KNEFELKAMP, Fürsorgewesen der Stadt Freiburg, p. 70.

212. BELKER, Aussätzige, p. 268. JANKRIFT K.P., « Normbruch und Funktionswandel. Aspekte des Pfrundmissbrauchs in mittelalterlich-frühneuzeitlichen Hospitälern und Leprosorien », dans SCHMIDT S., *Norm und Praxis der Armenfürsorge in Spätmittelalter und früher Neuzeit* (Vierteljahrschrift für Sozial- und Wirtschaftsgeschichte, Beihefte 189), Stuttgart, 2006, p. 137-145, ici p. 144. JANKRIFT K. P., « Vieillir parmi les morts « vivants ». La léproserie, hospice pour habitants non lépreux ? », dans *Lépreux et sociabilité du Moyen Âge aux Temps modernes* (Cahiers du GRHIS 11), 2000, p. 31-38, ici p. 37. RAWCLIFFE, Leprosy, p. 298.

213. Observation identique faite par JANKRIFT, Vieillir, p. 35.

214. IRSIGLER, LASSOTA, Bettler und Gaukler, p. 78.

215. AMC GG 213/1, 1556 : *Zum sechsten, sollen auch alle haußkinder beyainander ir wonung in irer stuben haben, darin sollen zwen tisch zum essen gericht werden, do dann an dem einen die siechen haußkinder besunder, an dem anderen die gesunden, sampt der kechen sitzen.*

216. BRUCKER, Zunft- und Polizei-Verordnungen, p. 41 : *Wolte ouch ein frömde persone sin leben uf dem hofe slissen ...*

217. *Ibid.* p. 44.

reconnue saine par une nouvelle commission d'inspection, il ne lui sera pas permis de continuer d'y vivre[218]. En ce qui concerne les conjoints sains, le règlement de Strasbourg est également sans équivoque : il leur est défendu de s'installer à la léproserie. Seule une à deux visites par semaine sont autorisées au courant de la journée. C'est uniquement si le lépreux est souffrant que son conjoint peut passer la nuit à la léproserie pour l'assister dans sa maladie[219]. Par ailleurs, si l'on excepte celui de Colmar, l'étude des divers règlements montre qu'à la date de leur rédaction, les léproseries n'hébergeaient pas de prébendiers sains. En effet, le règlement de l'hôpital pour syphilitiques de Strasbourg, qui, lui, en accueillait, insiste sur la nette séparation entre ces deux catégories de personnes. Ainsi le rez-de-chaussée est réservé aux malades, alors que les prébendiers sains sont logés au premier étage. Chaque catégorie a sa propre cuisine, son propre poêle, un puits à part et un jardin distinct. Le règlement interdit aux uns de se rendre dans la chambre des autres[220]. Comme les règlements des léproseries d'Alsace ne font aucune allusion à de telles interdictions et séparations entre lépreux et sains[221], il est fort probable qu'elles n'aient jamais hébergé de prébendiers sains à l'époque médiévale[222].

À l'époque moderne, la position de la léproserie de Strasbourg en ce qui concerne l'accueil de certaines personnes saines se fait plus souple. En effet, en 1548, Martha Schieber, l'épouse de Blasius Wild, qui vivait à la léproserie au moins depuis janvier 1547, est déclarée saine. Comme entre-temps Blasius s'est remarié, il a acheté une prébende entière à Martha, qui « souhaitait » rester à la léproserie[223]. En 1583, le doute n'est plus permis : à cette date, Lienhard Jacob entre à Rotenkirche avec sa femme Anne. Le texte précise que cette dernière n'est pas atteinte de lèpre, mais aveugle depuis 12 ans[224].

En conclusion, les léproseries alsaciennes hébergent des malades de conditions sociales diverses, des nobles, des artisans, mais les paysans ne sont

218. AMS V 116h f° 30v : *Noch solichem sù etwie dicke geschuldigt* [!!] *ist, sù sige schen und nit maltzyt, darumb solich (sic) sù nit uff dem hoffe wonen.*

219. BRUCKER, Zunft- und Polizei-Verordnungen, p. 50.

220. LEUCK, Blatterhaus, p. 71. AMS 1AH 240 f° 5r, 1553 : *Zum zwölfften soll keyn siechen den schönen sonder* [aus] *ihren brunnen im hauß schöpffen, alda trincken oder weschen ; ouch nicht in die schön küchen, garten oder sonst die steg hinuff in dem oberen hauß deraffter hin und wider ohn erlaubnüß des schaffners gohn.*

221. Les seules défenses évoquées dans le règlement de Strasbourg concernent le personnel sain de la léproserie et le chapelain. BRUCKER, Zunft- und Polizei-Verordnungen, p. 48.

222. Par contre, Martha Goldberg, tout en émettant des réserves, estime qu'il y a probablement eu des prébendiers sains à Rotenkirche (GOLDBERG, Armen- und Krankenwesen des mittelalterlichen Straßburg », *Jahrbuch für Geschichte, Sprache und Literatur Elsass-Lothringens* 25, 1909, p. 241-308 et 26, 1910, p. 8-68, ici p. 269).

223. AMS AH 207, 1548 : *Demnach aber gemeldte Martha volgends an der schau alhie zu Straßburg nun schön erkant worden, hab er uff ir sonderlich und fleissig beger derhalben sie daruber noch weitter uff bemeldten sondersiechen hof mit der ganzen pfruond ir leben lang versehen.*

224. AMS AH 203/2 : *Lienhardt Jacob von Pfaffenhoffen, so unreyn und mit der malazey behafftet, und Anna sein hausfraw, so mit dem ußatz gleichwol nit befleckht, aber 12 jar ires gesichts beraubt, seindt beede uff den hoff zu der Rothenkirchen angenommen worden.*

pas ou peu représentés. Elles accueillent aussi bien des clercs que des laïcs, des enfants que des adultes. À l'époque médiévale, ces institutions semblent avoir été exclusivement réservées aux lépreux. Contrairement à d'autres régions, la présence de prébendiers sains n'est pas attestée dans les sources, sauf peut-être à Colmar.

3.3. Entrée en léproserie

3.3.1. Rituel d'entrée

Le rituel de séparation des lépreux a fait l'objet de nombreuses descriptions et prises de position, parfois contradictoires[225]. Bériou et Touati résument l'état des connaissances actuelles : « Aucun rite de "séparation" n'est attesté avant le 15e siècle. Cette cérémonie, dont on n'a retenu que les accents macabres, propres à exciter tous les délires imaginatifs, puisque le lépreux y aurait "subi un simulacre d'inhumation", "coïnciderait alors avec un enfermement plus radical". L'observation d'un tel processus requiert une particulière attention aux évolutions chronologiques envisageables ainsi qu'aux nuances géographiques[226] ». Les auteurs de ce texte rendent attentifs aux variations dans l'espace et le temps du rituel de séparation des lépreux. S'il est connu pour les diocèses de Metz, Toul et Verdun[227], à Arlay et Genève[228], où un simulacre d'inhumation a lieu au cimetière, et dans de nombreuses villes françaises (Dijon, Angers, Sens, Troyes, Amiens, Châlons), il n'est pas mentionné en Provence, ni dans les Asturies[229], ni en Allemagne centrale (*Innendeutschland*)[230], ni à Fribourg-en-Brisgau[231]. Par ailleurs, Bériac insiste sur le fait que « la période où l'on pratiqua les *ordines* de séparation des lépreux est à la fois tardive et brève » et se demande si elle n'est pas l'une des nombreuses traductions « du goût d'une époque pour l'évocation de la mort »[232]. Un tel rituel a-t-il existé en Alsace ?

Aucune mention d'un quelconque rite religieux lors de l'entrée en léproserie n'est apparue dans les sources pour le diocèse de Strasbourg. Reicke remarque

225. ROVINSKI, Isolement, p. 82. BERIAC, Histoire des lépreux, p. 215-222. Voir aussi BORRADORI, Mourir au monde, p. 214-219.

226. BERIOU et TOUATI, Voluntate Dei leprosus, p. 18. L'HERMITE-LECLERCQ P., « Le reclus dans la ville au Bas Moyen Âge », *Journal des Savants*, 1988/1, p. 220-262, ici p. 230, p. 235-236, p. 237, p. 249 et p. 251. KIRCH J.P., « Die Leprosorien Lothringens », *Jahrbuch der Gesellschaft für lothringische Geschichte und Altertumskunde*, 1903, p. 66-76. UHRMACHER, Leprosorien in Mittelalter, p. 14. SCHMIDT, Notice sur l'Église rouge, p. 23.

227. KIRCH, Leprosorien, p. 66-76.

228. BROCARD, Exclusion, p. 91-92. BORRADORI, Mourir au monde, p. 42.

229. ROVINSKI, Isolement, p. 82.

230. REICKE, Spital, II, p. 279.

231. KNEFELKAMP, Fürsorgewesen der Stadt Freiburg, p. 76.

232. BERIAC, Histoire des lépreux, p. 221-222. ID. « «Mourir au monde». Les ordines de séparation des lépreux en France aux XVe et XVIe siècles », *Journal of Medieval History* 11, 1985, p. 245-268, en particulier p. 262-264. Pour l'Angleterre, voir RAWCLIFFE, Isolating, p. 232-233.

très justement que si un tel rite avait existé, il serait mentionné dans le règlement très détaillé de la léproserie de Rotenkirche[233]. En revanche, dans le diocèse de Bâle (auquel appartient la Haute-Alsace), un certain nombre d'indices plaide en faveur de son existence[234]. D'après Hans Bulloch et Hans Wintwe, qui essaient de récupérer l'héritage provenant de la sœur de Heinrich Jeckler, lépreux de Rouffach, ce dernier doit être considéré comme un homme mort, car il a été séparé du monde et on l'a emmené en procession [à la léproserie] au son des cloches[235]. Il en va encore de même à Turckheim au début du 17e siècle[236]. L'identité des participants à la procession n'est pas précisée, mais il s'agit probablement de la famille, des amis et des paroissiens. Mais, contrairement aux observations faites par Catherine Vincent pour la Normandie, les statuts de confréries alsaciennes[237] ne mentionnent jamais « le convoi solennel à la maladrerie pour le frère devenu lépreux »[238]. À Rouffach comme à Turckheim, le rituel invoqué semble aussi faire allusion à une cérémonie religieuse. Nous en ignorons malheureusement les détails. Les comptes de Munster pour l'année 1613-1614 énumèrent les dépenses occasionnées à la ville par le transport et l'inspection à Colmar d'une femme soupçonnée d'être lépreuse. L'un des postes mentionne 19 ß donnés au fossoyeur pour creuser sa tombe et la conduire à la léproserie[239]. Quelle interprétation donner à ce rituel ? Souvent interprété comme un rite de séparation ou d'exclusion, Bériou et Touati se demandent si « cette forme liturgique ne cristallise pas tardivement l'aboutissement d'une gestuelle symbolique du dépouillement de ce monde jusqu'au renoncement de la corporalité, rituel très comparable aux pratiques monastiques » (cf. p. 216-217).[240] Pour Françoise Bériac, « on ne saurait postuler l'existence d'un rituel de séparation, surtout à connotation funéraire, sur la simple indication d'une procession d'accompagnement du malade à la léproserie. Il n'en reste pas moins vrai que ces processions représentent une étape qui conduit facilement à une parodie de funérailles »[241]. Autre interprétation possible : dans le schéma

233. REICKE, Spital, II, p. 279.

234. En 2006, j'avais écrit que de telles pratiques ne sont pas attestées en l'état actuel des recherches : CLEMENTZ, Haguenau, p. 61.

235. AM Rouffach GG 70, Charte 445, 1450 : *sy getruwten, sy solten von Hennin Conen von Slettstatt irs grossvaters seligen wegen rehte erben sin, dann Heinrich Jeckler als ein tott man were und sin solte, dann er von der welt ussgescheiden, ussgeführt und im gelüttet were.*

236. AM Turckheim BB 16 f° 45r, 1611 VI 26 : *Erkhandt, das man heut noch der kürchen die Thanz Maria in das guetleuthauß belaitten soll* [belaitten = begleiten].

237. WINCKELMANN, Fürsorgewesen, II, p. 78-83. Voir aussi AM Ensisheim GG 113, AMS 1AH 65 et 68.

238. VINCENT C., « La confrérie comme structure d'intégration : l'exemple de la Normandie », dans *Le mouvement confraternel au Moyen Âge* (Collection de l'Ecole française de Rome 97), Rome, 1987, p. 111-131, ici p. 114.

239. AM Munster CC 78, 1613/1614 : *Item dem todtengräber geben, das er iren das grab gemacht und sie hinaus gefüert, 19 ß.*

240. BERIOU et TOUATI, Voluntate Dei leprosus, p. 18.

241. BERIAC F., « À propos de la fin de la lèpre : XIIIe – XVe siècles », dans PARAVICINI BAGLIANI A. et SANTI F., *The regulation of Evil. Social and Cultural Attitudes to Epidemics in the Late Middle Ages*, Turnhout, 1998, p. 159-173, ici p. 168.

tripartite des rites de passage analysés par Arnold van Gennep[242], il correspond à la première phase, qui mène à la séparation du groupe. Il est complété par un rite d'agrégation à la nouvelle communauté, qui se traduit par un bon repas offert à ses confrères et par la prestation de serment (cf. p. 209-212). Le processus diffère néanmoins de la théorie de van Gennep dans la mesure où la phase centrale, dite de mise en marge, n'existe pas : le lépreux passe de la communauté des sains à celle des malades sans étape intermédiaire connue de nous.

Du côté protestant, il a peut-être également existé un rite de séparation au cours duquel le malade, seul au temple, reçoit la communion des mains du pasteur avant d'entrer chez les lépreux comme en témoigne une notice du registre des sépultures de Domfessel[243].

Les quelques indices de l'existence d'un rite de séparation dont on ne peut entièrement exclure la connotation funéraire permettent de relativiser la théorie selon laquelle « on ne solennise pas les adieux des lépreux dans les régions rhénanes et alémaniques[244]».

3.3.2. Prise de connaissance du règlement

À Haguenau et Strasbourg, l'entrée en léproserie s'accompagne d'une cérémonie profane. Lorsqu'en 1455, *junker* Hermann et Paulus Buchberter entrent à Saint-Gilles, les conditions d'entrée leur sont lues en présence du prêtre de la léproserie et de l'administrateur. La scène se passe dans le jardin de *junker* Hermann. Elle se répète deux ans plus tard pour deux autres lépreux, Claus Armbruster et Jerge Priester. En 1459, c'est un chirurgien de Hochfelden qui entre à la léproserie. Cette fois-ci, la cérémonie d'entrée se passe en présence de sa femme, de l'économe Heinz Wipruch et de Hirtz zum Pflüge[245]. Il est probable qu'on ait également porté à leur connaissance les divers points du règlement de la maison lors de cette cérémonie. À Münster en Westphalie, ce même règlement était lu aux lépreux chaque année à Pâques et à Noël[246], à Colmar lors de l'entrée à la léproserie[247], à Strasbourg lors de la prestation de serment[248]. D'autres institutions optaient pour l'affichage permanent

242. SINDZINGRE N., « Rites de passage », dans Universalis éducation, disponible sur http://www.universalis-edu.com.acces-distant.bnu.fr/encyclopedie/rites-de-passage consulté le 4 août 2016.

243. ADBR 3 E 98/1, Domfessel, BMS 1603-1744, 1628 III 19. Cf. p. 146 n. 5.

244. BERIAC, Mourir au monde, p. 260. L'auteur ajoute néanmoins « sous réserve de recherches plus poussées ».

245. AMH AH 90/21.

246. CRABUS M., *Kinderhaus im Mittelalter. Das Leprosorium der Stadt Münster* (Quellen und Forschungen zur Geschichte der Stadt Münster, NF 25), Münster, 2013, p. 159.

247. AMC GG 213/1, 1556 : *Es soll auch dann zue mal, wann daß kranckh kind also empfangen würdt, dise ordnung ime verstendiglich und freundtlich in zuhören der anderen* [sic] *im hauß offentlich vorgelesen und fürgehalten werden.*

248. AMS AH 203/2, 1579 : *Ist Sophien Millerin inn der weyber stuben, und inn beysein derselben, des hoffs ordnung vorgelesen worden.*

de leur règlement. En Alsace, cette pratique est attestée pour Obernai[249] et Strasbourg où le résumé des points essentiels du règlement était ainsi porté à la connaissance des malades[250]. Après 1442, le tableau du règlement est accroché dans le poêle des hommes[251]. Comme les sources évoquent le tableau des prébendiers (*die pfrùner toffel*)[252], on peut raisonnablement supposer qu'il en ait aussi existé un pour les occupants du Schnelling. Il est intéressant de relever que le mot *toffel* (tableau) devient synonyme de règlement. En effet, lorsque le chapelain distribue les prébendes (au sens de distribution quotidienne ou hebdomadaire), il doit demander au préalable si tous les lépreux ont respecté « le tableau »[253]. L'affichage du règlement au milieu du 15e siècle soulève la question du degré d'alphabétisation de la population strasbourgeoise et des environs. Actuellement, on estime que 10 à 30 % des citadins allemands savaient lire et écrire à la fin du Moyen Âge[254]. Aurait-on vraiment affiché un règlement pour moins d'un tiers des malades vivant à la léproserie ? Ne faudrait-il pas revoir cette estimation à la hausse ?

3.3.3. La prestation de serment

Au Moyen Âge, le serment est largement utilisé pour fonder des rapports de droit. « Il associe une déclaration verbale, le geste et parfois des textes qu'il s'agit de garantir. Celui qui jure pose la main sur un objet sacré, livre des Évangiles, reliques ou simple scène de crucifixion. Le serment à main levée, qui pointe le pouce, l'index et le majeur vers le ciel, forme une autre variante du rituel, de plus en plus répandue au bas Moyen Âge. La prestation juratoire, qu'elle prenne le ciel à témoin ou repose sur les reliques, confère au serment un caractère sacré »[255]. Lors de l'entrée en léproserie, le malade devait prêter serment, selon une formule classique, d'être fidèle à la léproserie, d'en promouvoir le bien et de lui éviter tout dommage, dans la mesure du possible[256]. Ce faisant, il s'engageait à respecter le règlement de l'institution qui

249. MULLER, Léproserie d'Obernai, p. 66.

250.AMS V 116h f°57r : *Also su ouch eine tofelen uff dem hoffe hant, do der merer teile alle* [sic] *namhafftige* [sic] *stucke uss disem buche uff das kurtzeste angeschriben stont, die dann uff dem hoffe gebotten und verbotten sint zu halten.*

251. AMS 1AH 7426 f° 84r, 1442 : *Item die selbe toffel ist in der manns stube* (cette phrase est d'une autre main).

252. *Ibid.* : *It. sù sölent ouch alle die artickel halten, die yn der pfrùner toffel geschriben stont.*

253. *Ibid.* f° 85v. : *It. wenne der kappelon die pfrùne teilen sol, oder ein anders an syne statt, so sol er foran frogen, sù alle by irme eide, obe sù die toffel alle gehalten habent.* En 1532 encore, lors du règlement d'un litige, l'économe rappelle que les lépreux ont à leur disposition un tableau avec le règlement : *sie haben dofflen uff dem hof, do die ordnung in geschriben stond, die sie halten sollen und geschworen hant* (AMS V 116h f° 40r).

254. RICHARD O., « Villes et écoles dans le Rhin supérieur à la fin du Moyen Âge », *Annuaire historique de Mulhouse* 22, 2011, p. 101-113, ici p. 107 cite MERTENS D., « Alltag an Schulen und Universitäten am Oberrhein um 1500 », dans LORENZ S., ZOTZ T. (dir.), *Spätmittelalter am Oberrhein. Alltag, Handwerk und Handel 1350-1525,* catalogue de l'exposition du Badisches Landesmuseum Karlsruhe, 29.09.2001-03.02.2002, Stuttgart, 2001, p. 473-480, ici p. 473.

255. BUCHHOLZER L., « Eid », *DHIA* 6, p. 629-633, ici p. 629.

256. AMS V 116h f° 56r, 15e siècle : *es sullent ouch alle siechen, die uss kumet, sye sigent*

l'accueillait. Pour Rotenkirche, la liste des lépreux ayant prêté serment entre 1545 et 1585 est conservée[257]. Elle permet d'appréhender les différents acteurs de la cérémonie et son déroulement. À Strasbourg, dans les années 1579-1585, c'est un des administrateurs de la maison qui recevait le serment[258]. En 40 ans, 78 séances de prestation de serment ont été organisées à la léproserie de Strasbourg, soit en moyenne deux par an. Les divers rédacteurs de la liste ont précisé à 67 reprises le lieu où cet événement était organisé. Dans plus de 2/3 des cas (49 occurrences), il se déroule dans les locaux réservés aux hommes[259]. Les bâtiments réservés aux femmes n'ont été utilisés que 16 fois à cette fin[260]. À deux reprises, la prestation de serment s'est déroulée en plein air, dans la cour, au-dessus de la pierre[261]. Il n'a pas été possible de déterminer à quoi pouvait servir cette pierre, qui se trouvait « sous la treille »[262]. Pour 50 mentions, les personnes assistant à la prestation de serment sont précisées. Dans 36 cas, tous les lépreux étaient assemblés pour l'accueil du nouvel impétrant, alors qu'à 7 reprises, seules les femmes lépreuses étaient présentes[263]. Le jour de la prestation de serment, elles étaient seules à faire cette démarche, ce qui explique peut-être le choix de procéder à la cérémonie dans les locaux réservés aux femmes et la présence exclusive de ces dernières. Mais ce n'est pas toujours le cas : le 2 mai 1548, Apollonia de Bischheim prête serment toute seule dans le poêle réservé aux femmes, en présence de l'ensemble des malades de la léproserie[264]. Dans sept cas, seuls les hommes étaient présents. Là aussi, la cérémonie se déroule dans les locaux réservés aux hommes[265]. La prestation de serment semble être le seul moment où les femmes pénétraient dans les locaux réservés aux hommes et inversement. Peut-être a-t-on cherché

---

burger oder nit, sweren, dem hoffe getruwe zu sinde und des hoffes nutz zu furdern und sinen schaden zu warnen und wenden, so verre eines kan und mag, ungeverlich.

257. AMS 1AH 203/2.

258. AMS 1AH 203/2 f° 16r : *hat Herr Mathis von Gottesheim, pfleger, ihnen den aydt vorgestabt.*

259. *Ibid.* : dans la pièce fraîche des hommes en été (*der man sommerhuß,* 31 occurences), dans le poêle des hommes (*manstuben,* 15 occurences), ou simplement dans la maison des hommes (*manhuß,* 3 occurrences). – Le mot *sommerhuß* semble désigner souvent une pièce à vivre non chauffée, pendant estival de la *stube,* mais parfois aussi un bâtiment à part, p. ex. un pavillon de jardin. En fait, le contour exact de la notion de *sommerhuß* est encore à préciser. Si la majeure partie des séances du printemps et de l'été ont eu lieu dans le *sommerhuß,* on relève quand même l'une ou l'autre exception, comme par exemple celles du 12 février et du 20 novembre 1556 qui se déroulent *in der man sommerhuß* (AMS 1AH 203/2 f° 9r).

260. *Ibid.* : dans la pièce fraîche des femmes en été (*der wyber sommerhuß,* une occurence), dans le poêle des femmes (*wyberstuben,* 11 occurences), ou simplement dans la maison des femmes (*wyberhuß,* 4 occurences).

261. *Ibid.* f° 8r et 12r.

262. *Ibid.* f° 8r : *by dem stein under rebhalden.*

263. *Ibid.* Il s'agit de *Margareth von Zabern* et d'*Agatha, Benedict Messerschmidts witwe* (f° 8r), de *Merg, Meringers Veltin zu Kolbsheims [sic] tochter* (f° 8v), d'*Applung, Oll Dieboldts des garttners eefrauw* (f° 9r), de *Maria Brettin von Straßburg* (f° 10r), d'*Appolonia Schniderin* (f° 12v) et de *Sophie Millerin* (f° 15r).

264. *Ibid.* f° 7v.

265. *Ibid.* f° 9r, 10 r, 12v, 15r-v et 16r.

à éviter des incidents en convoquant uniquement des femmes ou uniquement des hommes dans les locaux qui leur étaient réservés. À la fin de la période considérée, le valet (*knecht*) de la léproserie est parfois présent, de même que l'administrateur. Le règlement demande aux enfants et aux adolescents une promesse sur l'honneur[266]. Dans la pratique, dans la 2e moitié du 16e siècle, ils semblent avoir été exemptés de cette démarche jusqu'à ce qu'ils aient atteint l'âge de 18 ans[267]. Il pouvait aussi arriver qu'un lépreux ne prête pas serment pendant de nombreux mois, car on l'avait oublié ! C'est le cas de Rudolf Schmitt de Kehl : il passe contrat avec Rotenkirche le 5 mai 1561[268] et prête serment deux ans plus tard, le 12 juillet 1563[269] alors qu'une telle séance avait été programmée le 14 mai 1561 et une autre le 11 novembre 1562[270]. Quant à ceux qui étaient très malades lors de leur arrivée, ils n'ont pas toujours eu le temps de prêter serment : Apollonia Speiserin meurt un mois après son entrée sans avoir eu l'occasion d'effectuer cette démarche[271].

En plus de sa valeur juridique, la prestation de serment, qui réunit une partie ou la totalité des lépreux vivant à la léproserie, fait aussi partie du rite d'agrégation à la communauté des malades.

3.3.4. Réactions du lépreux lors de l'entrée en léproserie

Lors de l'étude de l'inspection, certaines attitudes des lépreux ont pu être mises en évidence : la fuite pour éviter de passer devant la commission tant redoutée, ce qui incite les autorités à agir secrètement et de nuit, ou encore le déni, qui se traduit par la tentative d'obtenir ailleurs un certificat de bonne santé invalidant le diagnostic établi par les hommes de l'art de la ville[272]. La chronique de Philippe de Vigneulles évoque aussi le désespoir suscité par la lèpre[273] alors que Jean Bodel prend congé de ses amis en leur adressant un poème[274]. Les sources à notre disposition permettent-elles de saisir les

---

266. BRUCKER, Zunft- und Polizei-Verordnungen, p. 52 : *Desglichen sollen die töhter und knaben, die unter ahtzehen ioren alt sint, geloben by truwen an eides stat ; wanne sù aber ahtzehen iore alt werdent, so süllent sü ouch sweren als die andern.*

267. AMS 1AH 203/2 f° 7r, 1545 XII 31 : *Und ist Gertrud Schertzheimin siner jugent halb des schwerens dis mols erlossen. Ibid.* f° 15v, 1580 : *Georg Grampen dem jungen von Keyl, dem angenommenen pfrundner uf dem hoff, ist des hoffs ordnung vorgehalten ; aber dieweil er noch ettwas jung ist, er des schwerens noch zur zeit erlassen, aber deren nachzukommen erinnert und vermahnet worden.*

268. AMS V 116e f° 10v, 11r-v.

269. AMS 1AH 203/2 : *Ist vergessen worden, wie wol er vor langem uf den hoff komen gwess.*

270. *Ibid.* f° 10v et 11r.

271. *Ibid.* f° 16r : *Appolonia Speiserin von Geyspolsheim, den 25. novembris anno [15]82 uf den hoff khommen und 28. decembris eiusdem anni daselbst mit todt abgangen, hat nit geschworen.*

272. Chapitre I, 5.

273. BRUNEAU, Chronique de Vigneulles, 4, p. 292 : [1519] *En celle meisme sepmaigne, y olt une josne femme à Sainct Privé, qui estoit laidresse, et, par jalloisie qu'elle avoit de son marit, elle se désespérait, et se pandit et estranglait.*

274. RUELLE P. (éd.), *Les Congés d'Arras (Jean Bodel, Baude Fastoul, Adam de la Halle)*, Paris, 1965.

sentiments et les réactions des lépreux lors de leur entrée en léproserie ? Le règlement de Colmar essaie de prévenir l'abattement et la révolte qui pouvaient saisir le nouvel arrivé. Ce dernier était accueilli par le chapelain ou par l'économe qui devait le consoler et l'inciter à la patience, à mener une vie pieuse et pacifique et à ne pas récriminer contre Dieu, mais à le remercier pour cette épreuve[275]. C'est ce que fait Felix Armbruster, un lépreux de Strasbourg, comme en témoigne sa correspondante Katharina Schütz-Zell : « Vous m'avez dit que vous remerciez Dieu pour cela [la lèpre] et que vous reconnaissez qu'il ne vous a pas fait tort ni à vous ni aux autres, que vous vous incliniez humblement devant lui en disant : Seigneur, je sais que tu as fait cela par amour paternel pour ta gloire et le salut de mon âme et pour me rappeler mes péchés et ton grand amour »[276]. Mais cette patiente acceptation du sort n'est pas partagée par tous ceux qui sont touchés par la lèpre. Fait rare dans l'histoire des lépreux, nous disposons d'un ego-document qui révèle dans quelle disposition d'esprit un lépreux pouvait se trouver lors de son entrée dans l'institution qui l'accueillait désormais. En effet, grâce au procès de Peter Schriber, greffier de la ville de Haguenau, la révolte qui agite le nouvel arrivant est perceptible. Il estime que son entrée à Saint-Gilles le « prive de sa femme, de ses enfants, de ses biens, de son métier et de son honneur »[277]. Autrement dit, il a tout perdu et particulièrement son honneur. Or, selon Groebner, la réduction ou la perte de l'honneur, au sens de capital social[278], est un élément central de la marginalité. Pour Hergemöller aussi, les marginaux sont des groupes de personnes hétérogènes, qui par des attributions collectives négatives perdent une partie ou la totalité de leur honneur, ce qui se traduit par une limitation de leur liberté de mouvement et d'action[279]. Cette définition est particulièrement pertinente pour les lépreux entrant dans une léproserie. Peter Schriber, et sans doute nombre

275. AMC GG 213/1, 1556 : *Und alsdann zue seinem eingang, soll er von dem caplan des hauses, oder wa man inen nit haben moht, von dem schaffner freundtlich getrostet und vermandt werden, zue der geduldtigkhait, ein gottseliges, erliches, fridsames, ordenliches wesen zu fueren, wider Gott nit zue murmlen, sunder vyl mer ime umb sein vatterliche haimsuechung herzlich zue danckhen.*

276. Mc KEE E. A., *Katharina Schütz-Zell, 2, The writings, a critical edition*, Köln, 1999, p. 313. Lettre au noble Felix Armbruster. *Dieweil denn (mein lieber Junckher Fölix) ir und ich in vil gesprechs mit einander komen seindt, [...] Gott ... euch ... mit ainer solchen kranckheit welche jedermann von eüch abschreckte, verlassen und einsam gemacht, ir aber zu mir gesagt und bekannt haben : das ihr Gott darumb dancken und mir bekennen, das er euch noch niemand unrecht thut, ewere knew dess hertzen vor im bigen, euch demütigen und sagen : Herr ich waiß, das du dises auß väterlicher lieb zu deinen ehrn unnd meiner seelen hail, mich meiner sünden und deiner grossen lieb und guthe zu erinnern gethan hast....*

277. AMH AH 87/1, 1447 I 4 : ... *dodurch mich nu die obgenannten meister und rate von der gemeinschafft der lüte, guten limotz, eren, gutes, eigen, erbes, wibe und kinde vertrungen und vertriben habent.*

278. GROEBNER V., *Ungestalten. Die visuelle Kultur der Gewalt im Mittelalter*, München, 2003, p. 87 distingue différents sens du mot honneur : 1) l'honneur en tant que bien que l'on peut acquérir ou marchander 2) L'honneur en tant que code ou système symbolique et 3) l'honneur comme capital social (cf. ci-dessus, 1.5).

279. HERGEMÖLLER, Randgruppen, p. 3.

de ses compagnons d'infortune[280], avaient donc conscience de la rupture non seulement des liens sociaux et professionnels, mais aussi de la détérioration de leur image, liée à la perte de l'honneur ou du moins à la réduction de celui-ci. En effet, le règlement de Saverne suggère que le lépreux dispose encore d'un certain capital dans ce domaine, puisque toute personne portant atteinte à l'honneur d'un lépreux doit payer 5 ß d'amende[281]. L'infraction est considérée comme grave, car elle est punie de la même amende que les coups, soit dix fois plus que d'autres entorses au règlement (enlever ses chaussures ou se déshabiller dans le poêle, péter ou roter dans la pièce commune, y manger de l'oignon ou de l'ail en hiver, y faire sécher ses bandages, laver ses mains dans un chaudron servant à faire la cuisine)[282]. La perte de l'honneur des lépreux apparaît à plusieurs reprises dans les sources. Rappelons l'expression *die versmochten armen siechen*[283] (ceux qui sont méprisés, déshonorés) pour désigner les lépreux. Par ailleurs, au début du 16e siècle, ceux de Bâle refusent d'accueillir un lépreux également atteint de syphilis en arguant du fait qu'ils subissent suffisamment d'outrages sans cela[284]. À la même époque, Geiler prêche qu'il est beaucoup moins honteux et plus supportable d'être lépreux que syphilitique[285]. Même ceux qui avaient le privilège de finir leur vie à leur domicile n'ont pas échappé à cette perte de l'honneur. D'après le chroniqueur Martin Stauffenberger, le vicaire épiscopal Han est mort de honte après avoir été déclaré lépreux[286]. Le lépreux ayant le privilège de vivre en léproserie ou chez lui est donc un être au capital social diminué, car il a perdu une partie ou la totalité de son honneur. Qu'en est-il de sa famille ? Les sources sont discrètes à ce sujet, mais une remarque du registre paroissial de Saint-Thomas révèle l'opprobre qui rejaillissait sur l'ensemble de la parenté d'un lépreux. En 1555, Agnes de Reutlingen, baigneuse, accouche d'une fille illégitime, conçue en l'absence de son mari. Le père de l'enfant est compagnon baigneur.

---

280. Felix Armbruster, écuyer, estime lui aussi que Dieu l'a frappé, rabaissé et, comme un fil, l'a coupé de la noblesse, de ses fonctions, pouvoir, de ses amis, de sa femme et de toutes les joies et sociabilités de ce monde : Mc KEE, Katharina Schütz-Zell, p. 313. Lettre au noble Felix Armbruster : *Dieweil ... ir und ich in vil gesprechs mit einander komen seindt, ... wie er* [Gott] *eüch so schwerlich haimgesucht, genidert und abgeschnitten hat, gleich wie ein faden, von adel, ampt, regiment, freunden, weib unnd allen freuden und gesellschafften diser welt [...].*

281. AM Saverne 10 : *Item wann ein person die ander schilt der eren, bricht funff schilling pfenig.*

282. *Ibid. Item welche person die schuwe in der stuben ußzieht oder sich entblösset, bricht sehs pfenig. Item welche person ein furtz oder reibs in der stuben loßt, pricht auch sehs pfennig. Item welche person die hende us der bollen oder us dem kessel wescht, do man us kocht, bessert sehs pfennig. Item welche person in der stuben ir tucher trucknet, ziblen oder knobeloch dorin esse zu winther zit, bessert sehs pfennig. Item welche person die ander slecht, pricht funff schilling.* Seule exception : si quelqu'un blesse une personne jusqu'à effusion du sang, il paiera une amende de 10 sous : *Item welche person die ander plutrustig* [sic] *macht, bessert zehen schilling.*

283. AM Saverne Hop. Ch. 3, 1474, (cf. p. 64-65).

284. StAB, Sankt Jakob Siechenhaus H5 (entre 1503 et 1523) : ... *dann sy an irer kranckheit on das gnug verschmechung lyden mussen.*

285. PFLEGER, Auftreten der Syphilis, p. 166 : ... *ut longe minus turpe sit et tolerabilius esse leprosum quam tali scabie infectum, solo hoc dempto, quod hec curabilis, lepra autem non.*

286. REUSS R. (éd.), *Annales de Stauffenberger*, BMHA 18, 1897, p. 295-314, ici p. 314.

Dans le libellé de l'acte, le pasteur précise que le frère de la coupable (ou du mari ?) est à la léproserie[287]. Mieux : en 1582, le boulanger de Gougenheim se plaint du curé qui attente à son honneur en traitant sa femme de lépreuse ou de syphilitique. À cause de ces rumeurs, il a perdu l'office de boulanger communal[288]. Il semblerait donc que l'honneur de l'ensemble de la famille soit affecté par la lèpre de l'un seul de ses membres. C'est encore le cas au 20e siècle. Epaminondas Remoundakis, qui a passé vingt ans sur l'île de Spinalonga en Crète où l'on enfermait ces malades, note dans ses mémoires : « j'ai connu des centaines de filles de malades qui venaient visiter leurs parents. Je les ai vues se transformer au fil des ans, de roses printanières qu'elles avaient été, en vieilles filles fanées. Qui aurait épousé la fille, la sœur et parfois même la cousine d'un lépreux[289] ? »

3.3.5. Conséquences pour la famille du lépreux

Nous avons vu que l'entrée en léproserie du mari pouvait signifier que l'épouse avait désormais le statut de veuve, avec tout ce que cela implique : partage des biens, nomination d'un tuteur pour elle et ses enfants, qui n'ont pas encore atteint la majorité. Le paiement de la prébende obligeait souvent l'épouse ou éventuellement l'époux à emprunter de l'argent. En 1505, le marchand Hans Moll a recours à la léproserie de Strasbourg pour emprunter la moitié des 80 lb. dues pour payer la prébende de sa femme[290]. Katherin, la femme de Peter Schriber, greffier de la ville de Haguenau, a, elle aussi, été contrainte à souscrire une rente constituée auprès de la léproserie Saint-Gilles pour pouvoir payer le droit d'entrée de son époux[291]. Or ce couple ne manquait pas de moyens. Mais la maladie avait entraîné des frais nombreux : déplacements et logement pour obtenir des certificats de bonne santé, procès que Peter Schriber estime à 500 florins[292]. On peut se demander si les difficultés financières rencontrées par l'imprimeur Knoblotzer au début des années

287. AMS RP Saint-Thomas 1551-1570 , 1555 : *Barbara von Waßlen, ... obstetrix, adtulit filiam ad baptismum, cuius mater vocatur Agnes von Rüttlingen, ein bad riberin, cuius maritus adpellatur Michel Karpffenmùl, et fratrem habet in leprosorio, nomine Jacob, et in cuius mariti absentia concepit hanc filiolam ex adulterio BaderHansen, baderknecht.* Je remercie le Dr. Wolf, qui m'a transmis ce texte.

288. ADBR 1G 178/7 : *wie er* [der Pfarrer] *inen* [Marx Beck] *mit seinem ... unwahrhafften beschreien solcher krankheiten zu schmach, vercleinerung und unglimpf, auch umb das becken ambt, costen und schaden, pracht habe.*

289. BORN, Vies, p. 259-260.

290. AMS 1AH 4605 : *Item 2,5 lb. der dinst sint mir worden von Cristin von Pfortzen, Hans Mollen deß kremerß hußfrawe in Kremergaß, die uff den hoff ist komen uff mittwoch vor sant Urbans tag 1505. It. 40 lb. hat er mir geben von synem gutt. [...] Item 40 lb. hab ich geben umb 2 lb. geltz, sint koufft uff Hans Moll, dem kremer in Kremergaß, und Cristin von Pfortzen, siner hußfrawen, und gefelt der erst zinß uff sant Urbans tag 1506.*

291. Elle rembourse le prix de la prébende en 1447 : *Item 14 lb. von Peter Schriber, als er nuß in das hus kam. Item 20 lb. von Katherinen, CotterHans dohter, domitte loste sù 1 lb. geltz abe. Item 1 lb. gap sù darzu zu zinse. Item 2,5 ß d gap sù ouch darzu nach marzal* (AMH AH 91).

292. AMH AH 87/1, 1447 : *Ich nu zu grossem sweren verderplichen kumber, verlust, kosten und schaden kommen bin, den ich achten* [sic] *und ist hoher dann V^C rinscher guldin.*

1480 n'étaient pas liées à la maladie de sa femme[293]. À cause de la lèpre, le chanoine Jakob Han ne peut plus exercer sa lucrative activité d'avocat. Il craint aussi qu'on ne lui retire sa prébende à Saint-Étienne. Ces manques à gagner représentent environ 300 florins par an[294].

Sur le plan professionnel, l'irruption de la maladie chez le chef de famille signifiait fréquemment la cessation de l'activité économique qui permettait à la famille de vivre. En 1525, Clara, l'épouse du tanneur Bernhard Amelung, qui est atteint de lèpre, baille pour trois ans à Georg Schertzheim l'atelier de tannerie[295] sous sa maison située *am Pflantzhofe* à Strasbourg, à côté de l'autre maison de Clara, pour deux florins par an. À l'échéance du bail, le preneur devra faire sceller à ses frais le chaudron de tanneur[296]. Autre exemple : Fiacrius Müller était meunier à Souffelweyersheim. Comme il est atteint de lèpre, ses enfants, assistés de leur tuteur, sont contraints de vendre le moulin de leur père[297]. La simple rumeur pouvait faire perdre le travail au conjoint d'une personne injustement accusée de lèpre. Marx Beck, qui avait sans doute pris à bail le four communal de Gougenheim, est congédié, car sa femme a été (faussement) accusée par le curé du lieu d'être lépreuse[298]. Il ne s'agit pas là d'un cas unique. Philippe de Vigneulles rapporte l'histoire « d'un boucher de Verdun, dont la femme est devenue lépreuse, et qui pour cette raison se voit interdire l'exercice de sa profession. Il la prend en haine et, une nuit, il la tue de plusieurs coups de dague »[299].

Parfois, les sources nous permettent également de saisir les sentiments que la nouvelle situation pouvait provoquer au sein du couple et de la famille. En 1467, le lépreux Hans Baldwin est mis à l'amende, car sa femme et son enfant ont passé plusieurs nuits à la léproserie, ce qui est formellement défendu par le règlement[300]. Jakob Lotter[301] et Heinrich Brotbecker[302] ont été punis pour

---

293. RITTER, Histoire de l'imprimerie, p. 55-56.

294. AMS 1AST 43/67, 1510 : *Das ampt des vicariats hab ich ubergeben, ... göt mir eyn merglich nutzung ab. Mitt advocieren, schriben, raten und reden, hab ich jorß eyn merglichs verdient ; mag ich nyme thun, wurt also ersytzen. So besorg ich, wo ich nit hie were, ich werd gezwungen, myn pfrund zu sant Steffan zu wechßlen. Uß den dryen item acht ich, das ich inn gar noh dry hundert gulden gelts geschedigt werd.*

295. AMS KS 14 f° 300v, 1525 V 6 : *unam fabricam, vulgariter dictam ein werghuß*

296. *Ibid.* : *in sin kosten den gerwer kessel wider insetzen lassen.*

297. AMS KS 50 f° 271r, 1548.

298. ADBR 1G 178/7 (ancienne cote : 1G 178d, 2EE) : *Wan sie auch gehn Gugenheim kheme und des brodts, so er gebachen, nießen würde, dorffte der gemeindt weiter gefahr darauß entstehen, derowegen sie gedachten becken beurlaubt und einen andern angenhommen.*

299. Cité par DEMAROLLE P., *La chronique de Philippe de Vigneulles et la mémoire de Metz*, Caen, 1993, p. 52.

300. AMS V 116h f°17r-v : *daß Hans Balwin, ein bruder des hoffes, sin elich hußfrow fünf nacht underloupt uff dem hoff het gehebet ligen, das doch wider des hoffes ordenung ist. .... daß der selbe Hans Balwin sin elich kint drug nachten ouch uff dem hoff het gehebt ligen.*

301. *Ibid.* f° 18r : *Also den pflegern fürkomen ist, wie das Jocop Lotter, ein bruder des hoff (sic), sin elich frouw II nacht uff dem hoff het gehebt ligen, das doch wider des hoffes ordenung ist.*

302. *Ibid.* f° 18v : *Also den pflegern fürkomen ist, wie das Heinrich Brottbecker, der meister am Snelling, sin elich hußfrouw by im hett gehebet drüg nacht uff dem hoff ligen unerloubt.*

les mêmes raisons. Comment interpréter ces transgressions ? Ne faut-il pas tout simplement y voir un reflet de la tendresse qui unissait le couple ou la famille, doublé peut-être du désir d'assister le conjoint malade ? Inversement, certains lépreux n'hésitaient pas à enfreindre le règlement pour rentrer chez eux. En 1521, un malade est mis à l'amende pour être retourné chez lui à plusieurs reprises[303]. En 1529, Sixt Zieher et Margred Stösser quittent sans autorisation la léproserie de Strasbourg et retournent dans leur foyer respectif à Obernai et Bernardswiller à une trentaine de kilomètres[304]. Caspar Kog, de Herbsheim, ne semble guère traumatisé par son entrée à la léproserie de Matzenheim, qu'il quitte régulièrement pour retourner chez sa femme et ses enfants. À l'occasion, il s'habille « proprement », ce qui signifie probablement qu'il enlève ses habits de lépreux, et se rend à Strasbourg avec son épouse, où il passe la nuit. Il fréquente également le marché de Sélestat, et on craint qu'il ne passe la nuit dans des auberges où l'on ignore sa maladie, qu'il pourrait transmettre à des personnes saines. Récemment, il s'est aussi rendu à Rhinau pour acheter une charrue[305]. Mais pour d'autres, l'entrée en léproserie se traduisait à l'occasion par de véritables drames. Un matin tôt, l'écuyer Hans Sturm quitte la léproserie de Strasbourg sans l'accord des administrateurs. Il se rend en ville, entre par effraction dans la maison de sa femme et tente de lui couper le nez et de la blesser. Elle lui échappe de justesse en sautant par la fenêtre[306]. Au-delà de l'anecdote, ce texte interpelle l'historien, car le geste du mari – couper le nez de sa femme – n'est pas anodin. Valentin Groebner a montré que la *denasatio* est une pratique particulièrement déshonorante et qui a souvent une connotation sexuelle. Dans les dictons populaires de l'époque, le nez coupé est le symbole de l'honneur perdu[307]. En tentant de lui couper le

303. AMS VI 272/1, 1521/1522 : *4 ß 6 d von Wendling von Schilcken, umb das er gon Schilcken ist gangen unerloubt me dan ein mol.*

304. AMS V 116h f° 38r : *Item also den pflegern fūr ist comen, wie Zieher Six von Oberehenheim und Margred Stösserin von Bertzwiller unherloupt sint hienweg gangen, jedes an sin ort [...].*

305. ADBR 1G 186/1a f° 16v, 1578 : *[...] wie wol er, gemelter supplicant, vor der zeit durch bevelch der oberkeit uß der gemeindt und dem dorff alhie in das leprosenhauß gehn Matzenheim gethon worden ; das er doch, solches ungeachtet, seithero schier den mehrern theil, so heimlich, so offentlich, alhie im dorff bey seinem weib unnd khündern wohnet, sich ettwan zun zeiten seüberlich anthuot, und mit seinem weib bitz gehn Straßburg, da er dann uber nacht ußpleiben müeßen, und gehn Schlettstatt zu marckt gefahren. Ist wol zu erachten, das er ettwa in gemeinen herrbergen einkhert und ubernacht pleipt, da man villeicht sein kranckheit nicht weiß, unnd ettwan ane orten sich haltet, da andere gesunde leüt solche abscheüliche kranckheit von ime ererben möchten. Wie er dann kurtz verschinener zeit gehn Reynauw gefahren, da selbst pflüeg beim wagner zu kauffen.*

306. AMS V 116h f° 21r, 1471 VI 15 : *Also den pflegern fürbrocht ist, wie das juncker Hans Sturm underloubet, on wissen und willen der obgenanten pfleger und schaffner, heimlich an einem morgen früge in die stat gangen ist, und in siner frouwen huß gebrochen und siner frouwen understanden die nasse abezusniden, und sù an dem libe zu lestern, und sù gejagett, das sù zu einem laden absprang und mit nott enttran.* Autre exemple d'une telle pratique : en 1462, le jardinier Juden Ulrich a été banni au-delà des Alpes pour avoir coupé le nez de son amie (AMS III 1/3/2, 1462 IX 2).

307. GROEBNER V., *Ungestalten. Die visuelle Kultur der Gewalt im Mittelalter*, München-Wien, 2003, p. 71-86. *Id.*, « Das Gesicht wahren : abgeschnittene Nasen, abgeschnittene

nez, Hans Sturm voulait-il se venger de son épouse infidèle ? Le texte à notre disposition ne le dit pas explicitement, mais il témoigne de la haine qui anime le conjoint séjournant à la léproserie. L'entrée en léproserie pouvait susciter une palette de sentiments fort différents selon les cas.

3.4. Vie quotidienne à la léproserie

3.4.1. Règlements

En Alsace, les règlements qui nous sont parvenus sont au nombre de sept. Il s'agit de ceux des villes de Molsheim, Obernai[308], Saverne[309], Sélestat, Colmar et Strasbourg, auxquels il faut rajouter celui de la léproserie intercommunale d'Odratzheim. Pour cinq autres villes – Erstein, Guebwiller, Haguenau, Ingwiller, Sainte-Croix-en-Plaine – nous connaissons uniquement le montant du droit d'entrée et les éléments du trousseau que les lépreux devaient apporter avec eux. Pour Haguenau, l'existence d'un véritable règlement ne fait aucun doute, car dans les années 1440, les comptes mentionnent des amendes infligées à ceux qui avaient proféré des jurons, une défense que l'on retrouve dans les règlements d'autres léproseries alsaciennes[310].

Quelles sont les caractéristiques de ces textes ? Ils ont été rédigés ou copiés à la fin du Moyen Âge[311] et à l'époque moderne, entre le 15e et le 17e siècle, alors que dans le royaume de France ou en Rhénanie, des originaux de règlements de léproseries datant des 12e, 13e et 14e siècles ne sont pas rares[312]. Il est néanmoins fort probable que les textes qui nous sont parvenus pour l'Alsace soient plus anciens. Le règlement d'Obernai, qui d'après l'écriture date de la fin du 15e ou du début du 16e siècle, est manifestement une copie, car le

---

Ehre in der spätmittelalterlichen Stadt », dans SCHREINER K. et SCHWERHOFF G. (éd.), *Verletzte Ehre. Ehrkonflikte in Gesellschaften des Mittelalters und der Frühen Neuzeit* (Norm und Struktur. Studien zum sozialen Wandel in mittelalterlicher und früher Neuzeit 5), Köln, 1995, p. 361-380.

308. Pour Obernai, il en existe trois. L'un date de la fin du 15e siècle ou du début du 16e siècle et est conservé à la BNUS Ms. 1577. Un manuscrit à peu près contemporain et un autre de 1616 sont conservés à Obernai sous la cote GG 78. Le texte conservé à la BNUS est lui même une copie d'un texte plus ancien, où il manque l'un ou l'autre passage. Dans la copie du 17e siècle, le scribe a modernisé l'orthographe (*sufer* devient *sauber*).

309. Pour Saverne, deux règlements sont conservés : l'un de 1566 (ADBR G 1718/5), l'autre du 17e siècle (AM Saverne 6 B).

310. AMH AH 91, rubrique *swergelt*.

311. Le règlement de Sélestat est une copie datée de 1629 : AM Sélestat GG 164, *Ordnung der guttleuthen zue Sanct Leonhart alhie Anno 1629 new abgeschriben*.

312. LE GRAND L., *Statuts d'Hôtels-Dieu et de léproseries*, Paris, 1901, p. 184 (Statuts de la léproserie de Meaux, fin 12e siècle) ; p. 191 (Statuts de la léproserie de Châteaudun, 1205) ; p. 194 (Statuts de la léproserie de Noyon, fin 12e – milieu 13e siècle) ; p. 199 (Statuts de la léproserie de Lille, 1239) ; p. 203 (Statuts de la léproserie de Lisieux, 1256) ; p. 206 (Statuts de la léproserie de Brives-Charensac, 1259) ; p. 214 (Statuts de la léproserie de Chartres, 1264) ; p. 224 (Statuts de la léproserie d'Amiens, 1305) etc. UHRMACHER, Lepra und Leprosorien, p. 121 cite les statuts de la léproserie de Soest de 1277.

scribe a omis de retranscrire une partie du document[313]. Celui de Strasbourg est de loin le plus complet et le plus détaillé. Rédigé avant 1429[314], il compte une vingtaine de pages. Les règlements des *pfleger* et du *schaffner* ont été remaniés en 1461[315].

Les textes des statuts alsaciens contiennent des dispositions relatives à la vie en communauté, aux contacts des lépreux avec l'extérieur, à l'accueil des lépreux étrangers[316] et au rôle du personnel de la maison et des administrateurs[317]. Ces règlements apparaissent aussi comme une réaction à des situations qui posent problème. C'est ainsi qu'à Colmar, le règlement défend désormais aux lépreux de confier leurs courses en ville à quelqu'un d'autre qu'à la cuisinière ou au maître (*hausvater*) de la léproserie pour éviter les dissensions observées à ce sujet par le passé[318]. Le point 17 évoque des manquements récents comme l'intervention du baigneur, que d'aucuns font venir aussi souvent qu'ils en ont envie, alors que le règlement n'autorise sa venue qu'une fois toutes les trois semaines[319]. Les textes réglementaires sont donc aussi le reflet d'évolutions en cours ou de la volonté de revenir à des situations antérieures. En ce sens, ils nous permettent d'appréhender le quotidien de la vie en léproserie à la fin du Moyen Âge et au début de l'époque moderne. Cette vie communautaire et les difficultés qui pouvaient en résulter se devinent à la lecture des diverses rubriques concernant la discipline indispensable à la bonne marche de l'institution, le respect dû aux autres membres de la communauté, la réglementation stricte des rapports que pouvaient entretenir les hommes et les femmes et les relations avec le monde extérieur.

3.4.1.1. La vie en communauté d'après les règlements

L'organisation pratique de la vie quotidienne apparaît à la lecture de ces règlements. À Strasbourg, quand les lépreux sortent de la maison, les hommes doivent porter un chapeau de feutre gris et un manteau de la même couleur ;

---

313. BNUS Ms. 1577 f° 5r, fin 15e ou début 16e s. : le passage « *es fiel dann inn ein so schwere kranckheit das frömbd, das es nit wandlen mochte* » n'a aucun lien logique avec ce qui précède et est incohérent en lui-même (*das frömd* n'a aucun sens ici).

314. AMS V 116h f° 44r-63r. Au f° 46v, il évoque la léproserie du Schnelling située *uff der Brusch.* Comme le transfert de cette léproserie sur le site de Rotenkirche a eu lieu en 1429, le document est plus ancien.

315. BRUCKER, Zunft- und Polizei-Verordnungen, p. 74-78.

316. Voir ci-dessous 3.7.2. Il en est de même pour les léproseries de Saint-Gall, voir SUTTER, St. Galler Siechenhaus, p. 62-76.

317. Voir ci-dessous 4.3.2.

318. AMC GG 213/1, 1556 : *Zum anderen, so ime ettwas uß der statt von nöten ist, oder er ettwas hinein zue empieten hat, solle es durch den haußvatter oder kechin ußgericht werden, und kein pottschafft anderen leuthen uff dem weg anhenckhen, wie dann hievor beschehen, und zue zeiten daruß vyl uneinigkhait ervolgt ist.*

319. *Ibid.* : *Zum sybenzehenden, als sich ein unordnung bißhar mit dem bader gehalten, das ettliche, so offt sy gewolt, denselben hartzue komen bescheiden [...] derhalben zue abschaffung sollicher unordnung soll, altem geprauch und harkommen nach, der bader zue dreyen wochen am zinstag zue früere tagzeit kommen.*

les femmes, elles, doivent porter un capuchon gris sans pompon au-dessus de leur voile et un manteau gris[320]. Pour les habits des lépreux de Haguenau, on utilisait du drap gris et blanc. Ces étoffes servaient à confectionner le manteau, les chausses, le capuchon et les gants. Le lépreux portait également un habit de dessus de couleur grise[321]. À Kaysersberg, les lépreux sont vêtus de blanc[322]. Cette tenue est le signe extérieur de l'appartenance du lépreux à la nouvelle communauté. À Saverne, le règlement précise de façon explicite que celui qui cherche à dissimuler son état en ne portant pas le manteau sera puni[323]. Les couleurs des vêtements autorisées par les divers règlements rappellent la simplicité des vêtements religieux[324], réalisés dans des teintes ternes et bon marché. Pour Jütte, la tenue vestimentaire fait partie du processus de marginalisation des lépreux, car leurs habits, et surtout la cliquette[325], les rendaient aisément reconnaissables[326]. D'après l'historiographie traditionnelle, la cliquette permettait de prévenir les personnes en bonne santé de la présence d'un lépreux. En réalité, au 13e siècle, elle est une invitation à donner l'aumône au malade[327]. Au 17e siècle, elle sert toujours à cela, mais, en même temps, son utilisation semble aussi liée à la peur de la contagion. C'est du moins l'interprétation qu'en fait Lazare de la Salle quand il décrit les lépreux d'Altkirch : « Ils n'osent non plus parler pour demander l'aumône ; ils ont à la main un instrument composé de trois petits morceaux de planches, attachés ensemble à charnières et qui tiennent à un manche de bois ; ils remuent ces cliquettes au lieu de parler, parce qu'on craint jusqu'à leur haleine »[328]. Curieusement, le règlement très détaillé de Strasbourg – aussi en ce qui concerne la tenue vestimentaire – ne mentionne pas la cliquette, ni d'ailleurs les autres règlements qui nous sont parvenus. Le symbole est néanmoins connu dans la région puisqu'à la fin du 14e siècle, l'envoi d'une cliquette à une

320. BRUCKER, Zunft- und Polizei-Verordnungen, p. 48 : *Wanne sù ouch in dise stat oder in das lant wandeln wellent, so in anders erloubet ist, so sol ein iegelich man und knabe uf sime houpte einen growen, slehten, breiten filtzhut haben und den tragen, und sol einen growen mantel anhaben. ... Desglichen sol ein iegeliche frouwe oder tohter einen growen kulhut one zipfel uf irem houpte haben, zu öberste uf den sleigern, und den tragen stetes, und einen growen mantel anhaben.*

321. CLEMENTZ, Haguenau, p. 67.

322. AM Kaysersberg BB9 f°38v, 1507 : *Armenlut tuch um Gotz willen ussgeben : den guten luten 7 elen wis.*

323. AM Saverne 6 B, copie 17e siècle : *Item die guotleuth personen, die sich bei unbekandten leuten irer kranckheyt verleugnen, undt ire mantel, wie inen gebürt, nit antriegen, [...] die selben sollen nach gelegenheit solcher mißhandlung vor schultheißen und rath ernstlichen gestraft werden.*

324. TOUATI, Maladie et société, p. 413-416. RAWCLIFFE, Leprosy, p. 265.

325. FRISCH O., *Das Leprosenhaus in Bad Wurzach* (Veröffentlichungen des Stadtarchivs Bad Wurzach 3), Bad Wurzach,1987, p. 61. UHRMACHER, Lepra und Leprosorien, p. 68-70.

326. JÜTTE R., « Stigma-Symbole. Kleidung als identitätsstiftendes Merkmal bei spätmittelalterlichen und frühneuzeitlichen Randgruppen (Juden, Dirnen, Aussätzige, Bettler) », *Saeculum* 44, 1993, p. 65-89, ici p. 75.

327. TOUATI, Maladie et société, p. 417-420.

328. MAGDELAINE, Mémoires, p. 166-167.

personne saine est puni de bannissement[329] et que cette même cliquette figure sur le sceau de la léproserie de Haguenau au 15e siècle. Dans d'autres régions, les lépreux portaient des signes distinctifs précis. À Voley en Dauphiné, un morceau de drap rouge sur leur manche complétait leur tenue ; dans la région de Chartres, le port d'un linge blanc sur la tête était obligatoire[330]. Comparés aux vêtements et signes distinctifs imposés aux prostituées (voile et habits de couleur jaune ou à rayures), aux Juifs (rouelle, chapeau) et aux bourreaux (main tenant une épée brodée sur la manche, vêtements mi-partie ou rayés[331]), les habits imposés aux lépreux avaient plutôt une fonction discriminante que diffamante[332]. En Alsace surtout, la tenue des lépreux, semblable à celle des religieux, était certes reconnaissable, mais pas stigmatisante. Signalons encore que l'habillement aussi bien des religieux que des lépreux a peu évolué au fil du temps[333].

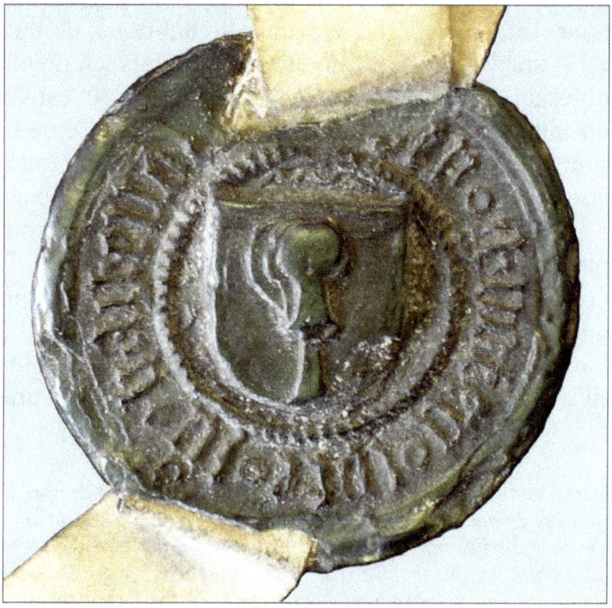

Fig. 13 – Sceau de la léproserie de Haguenau (Source : AMH AH 88/51).

Le règlement fixe également l'heure des repas et du coucher. À Strasbourg, chaque malade doit aller au lit entre 21 et 22 h[334]. À Colmar, les lépreux se réunissent dans la *stube* pour manger à 9 h en hiver pour la collation du

329. Voir p. 78 n. 363.

330. ROBERT U., *Les signes d'infâmie au Moyen Âge*, Paris, 1891, p. 149 et 152-153.

331. PASTOUREAU M., *L'étoffe du diable. Une histoire des rayures et des tissus rayés*, Paris, 1991, p. 10.

332. JÜTTE, Stigma-Symbole, p. 77.

333. *Ibid.*

334. AMS V 116h f° 54v.

matin, à 10 h en été et à 17 h pour le repas du soir[335]. L'utilisation de cette pièce commune (*stube*) est évoquée à plusieurs reprises dans les mesures prophylactiques contenues dans les règlements. À Strasbourg et à Saverne, il est défendu aux lépreux d'y enlever leurs chausses et leurs souliers[336]. À Obernai[337] et Saverne, le séchage des bandages n'est pas toléré en ce lieu, ni d'ailleurs certaines odeurs. La consommation d'ail et d'oignons n'y est pas autorisée en hiver et il est défendu de lâcher des pets ou de roter dans la *stube* sous peine d'une amende[338]. On accorde une attention particulière à la préparation des repas. Il est souvent défendu de faire bouillir des linges le matin et le soir, pendant que l'on prépare à manger, pour éviter que les aliments ne soient rendus impropres à la consommation[339]. Des mesures d'hygiène sont également évoquées. À Obernai, le règlement impose de ne pas vider son pot ailleurs qu'aux toilettes[340] alors qu'à Strasbourg les lépreux peuvent jeter l'urine devant la maison ou dans le jardin entre la Saint-Michel et Pâques. Pendant l'été, ils sont tenus d'utiliser les toilettes à cet effet, car les personnes saines passent à proximité[341]. Les règles prophylactiques contenues dans les statuts des léproseries alsaciennes sont semblables à celles étudiées par Jeanselme pour le royaume de France et l'Angleterre[342].

Ces textes incitent aussi au respect mutuel et cherchent à prévenir tout acte de violence entre pensionnaires. Les attitudes les plus fréquemment citées entraînant une sanction dans les divers règlements sont les jurons, les

335. AMC GG 213/1, 1556 : *Nachdem auch von altem har der morgenymbiß sommers umb neun und wintherszeiten umb zehen uren, so dann der nacht ymbiß durch das ganz jar abends umb fünf uren zuegericht und angetragen worden.*

336. AMS V 116h f° 54v : *Su sullent ouch nit hossen noch schuhe ußziehen noch antun in ire gemeine* [sic] *stuben ; wer das brichet, der bessert ein schillinge pfennige, so dick das beschleht.* AM Saverne 10 : *Item welche person die schuwe in der stuben ußzieht oder sich entblösset, bricht sehs pfenig.* À Sélestat, la défense porte uniquement sur les chaussures : AM Sélestat GG 164 : *Item es soll niemandt keine schuoch in der stuben abziehen.*

337. BNUS Ms. 1577 f° 5r, fin 15e ou début 16e s. : *Es soll ouch ir keins [...] ouch kein fuß- noch andre tücher nit in die stub hencken.*

338. AM Saverne 10 : *Item welche person in der stuben ir tucher trucknet, ziblen oder knobeloch dorin esse zu wintherzit, bessert sehs pfennig. Item welche person ein furtz oder reibs in der stuben loßt, pricht auch sehs pfennig.* AM Sélestat GG 164 : *Item es soll niemandt kein raipsen oder furtz in der stuben lassen.*

339. À Strasbourg, BRUCKER, Zunft- und Polizei-Verordnungen, p. 52 : *Es sol ouch ir keins, es sy siech oder gesund, keine tücher brügen oder sieden am morgen und am obende, so man kochet, umb das die spise davon nit entreiniget werde.* À Sélestat, AM Sélestat GG 164, 1629 : *Item es soll niemand keine füeß- noch andere düecher, dieweil man kochet, sieden.* À Obernai, BNUS Ms. 1577 f° 5r, fin 15e ou début 16e s. : *Es soll ouch ir keins schuh salben noch fußtücher syeden, diewyl man kochet.*

340. *Ibid.* : *Item es soll ouch ein yeglichs den hoff sùfer haltten, sin gefyer und noturfft nit anders thun dann in dem sprochhuß.*

341. BRUCKER, Zunft- und Polizei-Verordnungen, p. 51 : *Desglichen süllent ouch alle, die das vor kranckheit halp getun mügent, nit schütten iren harn usz iren kammern vornan noch hindenan für ir husz noch in den garten, von ostern bitz sante Michelstag, dann die gesunden do wandeln.*

342. JEANSELME, Europe, p. 85-90.

grossièretés[343], le fait de traiter quelqu'un de menteur ou encore le vol. À Colmar, la pratique du *zutrinken*[344] et l'ivresse sont prohibés[345]. Pour éviter les troubles, les jeux font l'objet d'une réglementation stricte. Toujours à Colmar, les lépreux peuvent jouer entre eux, à condition que la mise ne soit pas supérieure à un *heller*, soit un demi-denier[346]. À Strasbourg, par contre, les jeux sont strictement défendus, du moins au Moyen Âge[347]. Malgré ces diverses interdictions, les pensionnaires en venaient parfois aux mains. Les bagarres sont également punies en fonction de leur degré de gravité[348]. À Saverne, on distingue les coups portés sans ou avec effusion de sang. Dans le premier cas, le coupable paie 5 ß, dans le second le double[349]. Le règlement de Strasbourg fait la même distinction, mais est beaucoup plus sévère, car, en cas d'effusion de sang, il prévoit le renvoi pour deux ou trois ans de celui qui a porté les coups. Il évoque encore le cas d'une blessure reconnue comme telle par les administrateurs et le barbier (*scherer*) et la mort suite à des coups, qui entraîne la perte de la prébende et de tout ce qui appartient au coupable à la léproserie[350].

Parmi les sept règlements étudiés[351], quatre évoquent explicitement les rapports entre les femmes et les hommes. Ils insistent sur l'interdiction, pour un malade atteint de lèpre, d'avoir des relations sexuelles avec un partenaire sain ou lépreux ou une prostituée[352]. Celui de Strasbourg est particulièrement

343. BRUCKER, Zunft- und Polizei-Verordnungen, p. 45. À Strasbourg, les paroles et les chants obscènes sont défendus sous peine d'une amende d'un schilling.

344. La pratique du *zutrinken* consiste à boire à la santé de quelqu'un en vidant son verre d'un trait. Cela implique que celui à la santé de qui on a bu, rende la pareille. Si plusieurs personnes boivent à la santé de quelqu'un, ce dernier devra boire à la santé de chacun.

345. AMC GG 213/1, 1556 : *Zum dreyzehenden sollen sy nit schweren, sy söllen auch nit zuetruncken, noch truncken werden.*

346. *Ibid.* : *Zum vierzehenden sollen sy gar kein groß spyl, und vorab mit den fremden gar kein spil thuen, aber under inen selbs mogen sy umb ein heller kurtzweylen, und nit teurer.*

347. AMS V 116h f° 51r, 15e siècle : *Es sullent ouch alle die uff dem hoffe, sye sigent siech oder gesunt, keinerleye spil uff dem hoffe noch ussewendig umb den hoff tun, weder umb gelt noch geltes wert, lùtzel noch vil, und sullent ouch das nyemans gestatten zu tunde, er sy fremede oder heimesche.* À l'époque moderne, la situation semble avoir évolué, car le jeu de la marelle est pratiqué à la léproserie : *Item ein alts grien inn grien geschlagen dischdeppich mit dem neuntenstein* (AMS V 116 k p. 70, 1606).

348. BNUS Ms. 1577 f° 4r, fin 15e ou début 16e s. : *Wa ouch zwei mit einander zanngken und ernstlich kryegen, den soll der meister fridden gebietten, weliche des ungehorsam weren, und nit fridden hielten, bessert dasselb 4 d in die bùsse.*

349. AM Saverne 6 B, 17e siècle : *Item welche person die ander schlecht, bricht fünff schilling pfennig. Item welche person die ander bluotru[n]stig macht, verbessert zehen schilling pfennig.*

350. AMS V 116h f° 52r : *Welles ouch das ander blutrunsig* [sic] *machet, do die pfleger und ein scherer erkennet das es ein blutrunß ist, do sol das selbe, das solliches geton hett, den hoff und pfrunne zwey jor verlorn haben und donoch ein jor an des gnade, dem der schade gescheen ist. … Sluge ouch ire eins das ander zu tode … entwichent aber das selbe, das den schaden geton hett, so sol es doch den hoff und die pfrune ewanclichen verlorn haben … und was su uff dem hoffe hant, das sol alles dem hoffe bliben.* BRUCKER, Zunft- und Polizei-Verordnungen, p. 46.

351. Nous disposons de sept règlements complets (p. j. 5). Pour Ingwiller et Haguenau, seules les clauses d'entrée sont connues.

352. AM Saverne 6 B, copie 17e siècle : *Item wo zwo personen, die nit eheleüth seindt,*

détaillé et prolixe à ce sujet : le simple fait de prendre une femme par le cou, de l'embrasser ou de lui toucher les seins entraîne un renvoi d'une demi-année. Les femmes doivent éviter de pareils gestes à l'égard des hommes[353]. La comparaison des divers règlements montre que ceux d'Obernai et de Sélestat sont relativement cléments, dans la mesure où ils prévoient une peine d'une ou deux livres de cire à payer à la chapelle ou à la confrérie de la léproserie et un renvoi de six mois[354]. À Saverne et à Strasbourg, par contre, le lépreux est mis définitivement à la porte et ses biens restent à la léproserie. À Strasbourg, les administrateurs sont même chargés de signaler les noms des personnes saines qui ont eu des relations sexuelles avec les lépreux pour que d'autres ne soient pas contaminés et pour que ces mêmes personnes soient punies[355]. Des mesures identiques se retrouvent dans les statuts des léproseries françaises et anglaises[356].

Même si les textes organisant la vie des léproseries évoluent en fonction des problèmes rencontrés, ils n'en restent pas moins une source purement réglementaire, qui ne nous renseigne guère sur la manière dont ils étaient vécus au quotidien. Les multiples interdictions contenues dans les règlements étaient-elles respectées dans la pratique ? Le plus souvent, l'historien ne dispose pas de documents qui répondent à cette question. Pour Strasbourg néanmoins, le livre des sentences (1440-1545) permet de confronter la théorie à la pratique. Certes, les rapports des divers incidents qui ont émaillé la vie de la léproserie n'ont pas été rédigés par les lépreux eux-mêmes, mais par l'économe. Ils sont néanmoins révélateurs des infractions commises et des tensions qui pouvaient exister au sein de la communauté formée par les malades.

---

unkeüscheyt treiben, die sollen auß dem hauß undt nimer mer darin komen, und daß darin laßen was sie haben. AM Sélestat GG 164, 1629 : *Item es soll niemand unkeüsch sein, oder mit werckhen vollbringen, er sey heimisch oder frembd ; dann wo solliches vor einem kündtlich und offenbar würde, der bessert in Unsere Frouwen bruderschafft zwey pfundt wachs, und soll darzu ein halb jahr von dem hauß sein.* Pour Obernai, BNUS Ms 1577, p. 340 : *Item es soll ouch keins unkuscheyt mit dem annderen volbringen, es sig frömbd oder heimisch. Weliches das brichet, bessert yegelichs 1 lb. wahß in sannt Elizabethen cappel und ein halb jor uß dem huß.*

353. BRUCKER, Zunft- und Polizei-Verordnungen, p. 44-45 : *Es sol ouch kein siechman keine gesunde persone, es sy frowe oder tohter, umbvohen, heilsen noch küssen oder an die brüste griffen ; glicher wise sol kein frowe noch tohter keinem manne noch knaben tun ; wer das darüber dete, das sol den hof und pfrune ein halp jor verlorn haben.*

354. AM Sélestat GG 164, 1629.

355. BRUCKER, Zunft- und Polizei-Verordnungen, p. 44-45 : *Es söllent ouch alle siechen uf dem hofe nit unküscheit mit bulerige triben, weder uf dem hofe noch anderswo, es sy under inen selbst oder mit andern frowen noch mit farenden töhtern ; desselben glichen süllent die frowen und töhtere ouch nit tun ; und wer das brichet, das het den hof und die pfrüne verloren, und was es do het, das sol dem hofe bliben. [...] Wer es ouch, das yemans under den siechen mit eime gesunden, schönen menschen in bulschaftwise zu schaffen hette, [...], und umb das ander gesunde menschen von solichem nit entreiniget werdent, so süllent die pflegere meister und rat fürbringen oder sagen, wer soliche schöne personen sint, die dann solichs geton hant, umb das sie ouch gestrofet werdent. Sü süllent ouch mit keinerley kuppelige umbgon, weder uf dem hofe noch anderswo ; wer das brichet, das het den hof und pfrun verlorn.*

356. JEANSELME, Europe, p. 90. RAWCLIFFE, Leprosy, p. 336.

Les incidents répertoriés dans le livre des sentences font écho aux multiples interdictions des règlements. Ainsi Hans Fuß n'a pas hésité à jurer par les poumons de Dieu (*box lunge*)[357], alors que Lienhart Offner a décliné de manière irrespectueuse les différentes parties du corps de Dieu[358] et lancé de nombreux « sacrebleu »[359]. Nous avons vu que les malades n'hésitaient pas non plus à jurer par le mal de Saint-Valentin (*by sante Veltins blogen*)[360] ou par la vengeance de Saint-Antoine[361]. Les insultes entre pensionnaires ne sont pas rares. Kettrin Nahtschetten traite Fögeler Angnese de femme méprisable (*snöde frouwe*), prétend que la servante est une voleuse et répond aux administrateurs qui veulent la faire taire qu'elle n'a pas d'abcès à la langue[362]. Un prêtre prénommé Paul et vivant au Schnelling répond au maître qui lui enjoignait de se taire qu'il le ferait au nom de sa mère, la pute, et qu'il ne le ferait pas, car lui-même, le maître, est parjure[363]. Le vol[364] et les jeux ont également entravé le bon fonctionnement de l'institution. Malgré l'interdiction du règlement[365], Schultheissen Hans a donné de l'argent aux lépreux étrangers pour qu'ils puissent jouer aux quilles à la léproserie au tarif d'un denier pour trois lancers[366]. À l'occasion, le jeu pouvait aussi dégénérer en dispute. À cause d'un tel différend, Bastian von Lampertheim frappe Wolff von Prum au visage, le saisit aux cheveux et le tire par-dessus la table[367]. L'ivrognerie est également signalée parmi les comportements déviants des lépreux. Comme Lienhard Offner s'est enivré le jour de la lessive, il a cherché querelle à deux de ses compagnons[368]. Ce malade avait déjà défrayé la chronique en proférant

357. AMS V 116h f° 5r, 1450 : *[...] das er frewelichen gesworen hett uff die selbe zit für sich hin box lunge* (*box* est une déformation de *Gotts*).

358. Il s'agit de la forme de blasphème la plus courante, voir SCHWERHOFF G., « «Blasphemare, deshonestare et maledicere Deum». Über die Verletzung der göttlichen Ehre im Spätmittelalter », dans SCHREINER K. et SCHWERHOFF G. (éd.), *Verletzte Ehre. Ehrkonflikte in Gesellschaften des Mittelalters und der Frühen Neuzeit* (Norm und Struktur. Studien zum sozialen Wandel in Mittelalter und Früher Neuzeit 5), Köln, 1995, p. 252-278, ici p. 271.

359. AMS V 116h f° 42r, 1537 : *Gott gelestert, marter und liden geschworen, unzeliche sacrament geschworen.*

360. *Ibid.* f° 28r.

361. *Ibid.* f° 25 r-v, 1479 : *Ennel, Heinrich Knoblitzers des druckers hußfrowe, [...] hat [...] by sant Anthonigen roch gesworen und Got ùbel gehandelt.*

362. *Ibid.* f° 4v, 1450 : *die selbe Kettrin sù geschuldiget habe, dass sù ein diebin sin solle. Ibid.* : *ir sige kein bloter uff der zungen worden.*

363. *Ibid.* f° 26v, 1479 : *Also Jerge der meister am Snelling geclaget het vor den pflegern von Herrn Pauwelus dem priester, ouch am Snelling, das er dem genanten Herrn Pauwelus zu allen mollen gebieten zu swigen, so antwurt er im, er swige im, siner muter der huren, und er welle im nit swigen, er sige meineidig.*

364. *Ibid.* f° 43r-v, 1545.

365. À la léproserie de Falaise, le jeu de paume était autorisé : JEANNE, Groupe des lépreux, p. 52.

366. AMS V 116h f° 13v-14r, 1464 : *[Er] het zwen stroßburger grossen den frömden siechen ußgeben, drume zu kegeln uff dem hoffe, drùge wurff umb 1 d.*

367. *Ibid.* f° 42r, 1537 : *Ouch so spielen sy und des spils halber uneis worden, also das Bastion von Lampertheim obgennantem Wolffen von Prum, einem kyrsener, ouch pfrundener, ins antzlitt geschlagen, mit den her ùber den tisch gezogen und getrockt hat.*

368. *Ibid.* f° 42r, 1537 ou 1538 : *Uff den 24. July, das was der gmeyn buchtag, hat sich Lienhart*

des jurons. Il récidive dans une tenue peu conforme aux normes en vigueur. En effet, il a planté des plumes à son chapeau, mis son habit à l'envers et s'est installé ainsi devant la porte de la léproserie. Quand le maître et d'autres lépreux l'ont vu, il a craché sur eux en affirmant qu'il se moquait d'eux et de l'économe. Et lorsque le maître a voulu retenir la moitié de sa prébende (ici au sens de repas), il a jeté l'autre moitié[369]. De tels éclats pouvaient porter préjudice à l'institution. En 1479, des prêtres étrangers sont en visite à la léproserie de Strasbourg, où ils envisagent d'acheter une prébende quand ils sont témoins d'une dispute et d'un échange d'insultes entre deux lépreux. En voyant cette scène, ils changent d'avis[370]. Ces quelques exemples mettent en lumière l'intérêt du livre des sentences, qui permet de saisir sur le vif certains aspects de la vie quotidienne dans une léproserie, le tout dans une langue haute en couleur que la traduction française a du mal à restituer. Ils permettent également de mesurer la distance pouvant exister entre les prescriptions du règlement et la réalité vécue.

Les cas d'infraction les plus souvent évoqués dans ce registre concernent les relations entre les hommes et les femmes, réelles ou supposées[371]. En effet, en 1532, la rumeur désigne quatre personnes coupables de fornication à la léproserie. Après enquête, il s'avère qu'il s'agit de racontars (*clapperde ding*) suscités par l'envie[372]. Parmi les quinze autres affaires signalées, on relève aussi bien des couples de lépreux que des couples formés par un lépreux et une femme saine ou encore une prostituée. À cinq reprises au moins, la servante (*kellerin*) de la maison est mise en cause[373]. En 1531, trois servantes sont renvoyées en même temps pour avoir eu des relations avec des lépreux de la maison[374]. Le plus souvent, la sentence est sans appel. Un dénommé

Offner ... voll wins gedruncken und mit besen uffristigen worten angefangen, mit Wolff usser Ruprechtsow, des glichen mit Martin Estenberg, beyde pfrundner uff dem hoff, ingelagt.

369. *Ibid.* f° 42v, 1538 : *Uff dornstag nach sant Gallen tag hat Lienhart Offner, uber das er vormols ubernacht, wie vorstett, im stock gelegen, abermols ubel geschworen, und federn uff sinem huet gesteck* [sic], *sin rock letz angethon, vor der hoff thuer gesessen, und so im der meister oder andere kinder sollchs gewert haben, spett er ir darzu, und sagt, er ker sich nichts an sy oder den schaffner. Und als ich im treugers wiß hab wellen die halb pfrund inhalten, hat er die ander halb pfrund hieweg geschut.*

370. *Ibid.* f° 26r : *Als den pfleger* [sic] *fürkomen ist, wie das Jerge der meister am Snelling und meister Herman der scherer, ouch am Snelling, ettwie dick mittenander gekrieget, so etliche frömde personnen von priestern uff dem hoff gewessen sint, und understunden uff den hoff zu kouffen, und also sù ir beder hader hordent und sohent, wurden sù wendig, das sù ouch öffenlich rettent, habent sù die pfleger gestroffet.* Le texte emploie bien le pluriel en évoquant les prêtres en visite à la léproserie. Néanmoins le fait que plusieurs prêtres étrangers souhaitent entrer à la léproserie en même temps pose problème. Dans ce contexte, « *etliche* » serait-il un abus de langage ?

371. *Ibid.* f° 3r, 4r, 6v, 7r, 8r, 12r-v, 19r, 24v, 27r, 38v et 42r.

372. *Ibid.* f° 40r, 1532 : *Item es cam den pflegern fur, wie do Holt Wolf uß Wantznow mit Lisbett, Egels dochter under Wagner, und Bardel ir bader mitt der Bertzwillerin in unkùscheit gehandlet haben, das sie alle fier Jeronimus Wiest dem schaffner clagten [...] Do fand es sich, noch allen reden, das sollich red allein us nid und ungunst entstanden, clapperde ding [...].*

373. *Ibid.* f° 3r, 27r, 38v.

374. *Ibid.* f° 38v, 1531 : *Als den pflegern fürkommen ist, wie das Maximinus Drusch von*

Öberlin l'a appris à ses dépens : lui aussi est banni de la léproserie après avoir couché avec une femme saine, sa demande de grâce ayant été rejetée[375]. À l'occasion, c'est le maître de la maison, Hans Nugart, qui a enfreint le règlement en couchant avec une femme saine. Il est renvoyé définitivement et perd tout ce qu'il a à la léproserie[376]. La même mésaventure est arrivée à Cristine, qui détenait l'office de *meisterin* en 1461, car elle aussi avait entretenu une relation avec un lépreux pendant plus d'un an[377]. L'interrogatoire subi par la communauté vivant à la léproserie et Claus Bur, qui fréquentait Eilse Kulmorgen, permet de saisir le climat de délation qui régnait à Rotenkirche. En effet, la servante de la maison témoigne qu'elle les a vus ensemble dans le jardin et que Claus lui a dit : « si tu continues à regarder, je te giflerai »[378]. D'autres déposent avoir vu et entendu Eilse entrer dans sa chambre à lui et rapportent que Claus a menacé de transpercer de sa dague les lépreux qu'il trouverait devant la porte de sa chambre en train d'écouter ou d'observer[379]. Rappelons que la délation était encouragée par le règlement, qui prévoyait une amende pour celui qui a vu commettre une infraction et qui ne l'a pas dénoncée[380]. Malgré toutes les interdictions et toutes les précautions prises pour éviter le contact entre les hommes et les femmes – maisons séparées, des lieux différents dans la cour selon le sexe[381] – la loi de la nature reprend le dessus. En 1537 encore, les autorités constatent que deux lépreux reviennent souvent de la maison des femmes entre minuit et deux ou trois heures du matin[382]. La

Wangen mit Barbel Metzigerin, ein magt uff dem hoff, bulschafft driben hat ; desglichen Jocop Rùssenmacher von Illkirch mitt Plonig, ein magt uff dem hoff ; desglichen ScheffnerHans von Groffenstaden mit Rickel, ouch ein magt uff dem hoff, und Mentzer Wolff von Illkirch mitt einer gemeinen metzen, haben die pfleger herkantt, das sie alle fier in die gefenknis zu den gutten lùtten sollen 14 dag geleit werden ... und die megd sollen den hoff verschweren jor und dag.

375. *Ibid.* f° 24v, 1475 : *Also den pflegern fùrkomen ist, wie das Öberlin, ein bruder am Snelling, unkùsch werck vollebroht het mit einer schönen frouwen [...] Do ist ers gestanden und genode begert ; uff das, so hant die pfleger mit urteil erkant, das der genant Öberlin sol sweren einen eytt zu Gott und den heiligen uß dem burckban zu gonde, und niemerme darin zu komen ...*

376. *Ibid.* f° 8r, 1450 : *Als den pflegern fùrkumen ist, wie das Hans Nugart, der meister uff dem hoffe, mit Nesen Lupfsteinen, Körber Hans zu Wasenecke husfrouwen, zu schaffen gehöbet hett, in bulschafft wise, [...] umb ... das ander schöne lùtte dovon nit in bresten komen möhtent, so habent sù mit urteil erkant, das Hans Nugart den hoff und die pfrune und was er aldo hett ewancliche* [sic] *verlorn sol haben.*

377. *Ibid.* f° 12r, 1461 : *Als den pflegern fùrkomen ist, wie das Bernharts Hans und Cristine, die meisterin, beide am Snellinge, in bulschafft wise mittenander gehoubet, und ouch liplich unkùsche werg getriben, [...]und das gewert habe by jor und tag [...] so sollent sie beide den hoff verloren han, und ouch was sie uff den hoff broht hant, sol dem hoffe bliben.*

378. *Ibid.* f° 12v, 1463 : *Die kellerin seit, das sù sie im garten bigenander gesehen hab ; und er sprach, wen su ir me nochluget, so wolt er sie uff das mul slahen.*

379. *Ibid. ... die kuntschafft geseit hat, das das wor sige, und zusamen gangen sigent, sie in sin kamer gesehen, und gehört habent, drin und darus gon [..] Darzu hat er getrowen den kinden, wen er findet vor siner kamer uff in horchen oder zu lùgen, es wer frouwe oder man, in dem wolt er ein degen weschen.*

380. BRUCKER, Zunft- und Polizei-Verordnungen, p. 55-56.

381. *Ibid.*, p. 47 : *Die manne süllent vor dem tor sitzen oder ston, und die frowen vor der kirchen, als das von alter herkommen ist.*

382. AMS V 116h f° 42r, 1537 : *Uff den andren tag januarii anno 37 ist ... mynen herren den*

mesure appliquée quelques années plus tard pour éviter ces rencontres nocturnes est pour le moins radicale. Désormais, les lépreux, hommes et femmes, seront enfermés de l'extérieur dans leur chambre par le valet de la léproserie[383] !

L'*Urteilbuch* révèle également quelles sentences étaient appliquées en cas de non-respect du règlement. Les amendes en argent sont relativement rares[384], de même que la privation de repas[385]. Certains lépreux désobéissants sont mis en prison (Cf. p. 285-286), mais la sanction la plus couramment employée est le renvoi provisoire ou définitif de la léproserie. Fréquemment, l'économe, en accord avec les administrateurs, exige un serment de non-vengeance ou caution juratoire (*urfehde*) pour mettre l'institution à l'abri d'éventuelles représailles de la part de celui qui sort de prison. Cette précaution n'est pas toujours suffisante. En 1471, l'écuyer Hans Surm récidive. Après avoir été mis en prison pour avoir voulu couper le nez de sa femme et prononcé un serment de non-vengeance, il retourne à Rotenkirche et menace les autres lépreux verbalement et avec une dague[386]. Cette fois, les administrateurs font instrumenter la caution juratoire à l'officialité. Sturm jure de ne pas s'en prendre à la léproserie ni à la ville de Strasbourg, ni à ceux qui relèvent d'elles, de quitter le ban de Strasbourg, et de ne plus y revenir sans l'accord des administrateurs. S'il a un litige avec des bourgeois de Strasbourg ou avec la Ville, il ne le portera que devant le Conseil. En contrepartie, la léproserie lui fait remise de 30 lb. qu'il lui devait au titre de sa prébende, et lui restitue les meubles qu'il y a apportés. Les frères Friedrich et Stephan Sturm, écuyers, donnent leur accord et promettent également de ne pas s'en prendre à la léproserie[387]. L'année suivante, la léproserie prend les mêmes précautions à l'égard d'un autre noble, Friedrich Büchsner, qui a, lui aussi, défrayé la chronique, et dont la caution juratoire est également instrumentée par l'officialité[388]. Ces deux exemples mettent en lumière les réactions caractérielles de certains nobles que leur entrée en léproserie oblige à se plier à un règlement, et qui se mettent dans le cas de subir des emprisonnements humiliants. Ils montrent également que la léproserie essaie d'assurer ses arrières en faisant établir un acte notarié.

pflegern furgehalten, wie Bastion von Dingsheim und Bastion von Lampertheim, ... uff dem hoff zu vil molen umb mitternacht, und untz uff zwey und dry uren gegen tag, von der wyber huß heim gon, uber das es inen verbotten vormols.

383. AMS 1AH 203/4, 1552 : Ordenung des knechts uff dem hoff der guten leuten zur Rotenkirchen, n° 21 : *Es sollen fürther die mann und weyber jedes inn ihre besondere cammer gelegt, und von außen also verschlossen und versorgt werden, das khein parthei zu der andern khommen, und kheiner manspersonen inn der weyber, noch frawen inn der mann cammern über nacht zu sein gestatten, noch zu gehen.*

384. AMS V 116h f° 5r, 14r, 18r-v, 26r.

385. *Ibid.* f° 3r, 4r, 13v, 17r.

386. AMS V 116h f° 21r, 1471 : *Und darnoch, also er wider uff den hoff kommen ist, ist er also uff den hoff gangen und vil drogwort getriben, und zu den andern briedern das merenteil gesprochen, und in getrowen, und einen langen degen an sich gehencket, er wel etlichen durch sin backen stecken.*

387. AMS 1AH 4777, 1471 VII 1 et X 30.

388. AMS 1AH 4778, 1472 IX 17, IX 5 et 21.

Le livre des sentences de Strasbourg est une source inestimable pour l'historien, car elle permet d'appréhender la vie quotidienne et de saisir l'ambiance, parfois tendue, voire violente, qui pouvait y régner. Il convient néanmoins de relativiser pour éviter une image faussée des rapports entre malades. La quarantaine de manquements au règlement notés dans ce livre, qui certes n'est pas complet, s'étalent sur plus d'un siècle, soit une affaire tous les deux ans et demi en moyenne. Par ailleurs, si l'on en juge par les ordonnances qui nous sont parvenues pour d'autres régions, ces infractions n'ont rien d'original : elles sont récurrentes dans ce type d'institution[389].

3.4.1.2. Les relations avec le monde extérieur

Les règlements évoquent également les contacts du lépreux avec le monde extérieur. À Strasbourg, les visites du conjoint et des enfants étaient autorisées sous certaines conditions[390]. À Colmar, les rencontres entre les lépreux et leur famille ou leurs amis devaient avoir lieu devant l'église, sous l'auvent[391]. La présence de personnes saines aux abords immédiats ou dans l'enceinte même de la léproserie est attestée à plusieurs reprises à Strasbourg. En 1490, un notaire vient à Rotenkirche pour Johannes Richener, prêtre lépreux, qui fait appel d'une sentence rendue par l'officialité de Mayence[392]. Les jardiniers et d'autres personnes saines viennent chercher de l'eau au puits qui se trouve devant l'église de la léproserie et à celui qui est situé à proximité du Schnelling. Pour cette raison, il est interdit aux lépreux de puiser eux-mêmes de l'eau à ces endroits ; ils doivent confier cette tâche au personnel sain de la maison[393]. Les mesures de prophylaxie évoquées dans le règlement cherchent aussi à protéger les personnes saines qui fréquentent ce lieu. S'il est défendu aux lépreux de jeter l'urine, l'eau du bain de pieds, des bandages sales, des compresses devant leur maison, leur cuisine ou leur cave, c'est pour que les gens sains qui passent par là ne soient pas infectés[394]. Strasbourg défend aux lépreux d'aller dans les étuves qui sont également fréquentées par des personnes saines, dans une église autre que celle de la léproserie ou de pénétrer dans la maison du chapelain[395].

---

389. DE KEYZER, Malades dans les léproseries du Hainaut, p. 9.

390. Voir p. 134 n. 219.

391. AMC GG 213/1, 1556 : *under dem schopff vor der kirchen.*

392. ADBR G 1614/5, 1490 II 23 : *Acta fuerunt hec in curia domus leprosorum circa ecclesiam nuncupatam zu der Rotenkirche.*

393. BRUCKER, Zunft- und Polizei-Verordnungen, p. 48 : *Sù süllent ouch nit über die zwene bürnen gon, der eine vor der kirchen, der andere vor dem Snellinge huse, dann die gartener und aller mengelich wasser davon holent ; doch so mügent ir gesinde, die schöne sint, wol darüber gon und inen wasser davon holen.*

394. *Ibid.* p. 51 : *Die siechen süllent ouch kein fuszwasser, wuste tucher, binden noch plaster oder deszglichen schütten für ire hüser, summerhüser, kuchen oder keilre, noch an kein ander ende, umb das gesunde menschen, die do wandeln, davon nit entreiniget werden.*

395. BRUCKER, Zunft- und Polizei-Verordnungen, p. 50 : *Es sol ouch kein sieche in keine batstube gon, weder in diser stat noch anderswo, do gesunde menschen ingont. Ibid.* p. 38 : *Sù süllent ouch in keine kirche noch capelle gon, weder in diser stat noch anderswo ; dann sù süllent in ire kirche gon uf dem hofe und anderswo derselben glichen. Ibid.* p. 48 : *Es sol ouch*

Par ailleurs, les jardiniers et les journaliers n'hésitaient pas à s'approvisionner en vin détaxé à la léproserie, ce que le Magistrat défend explicitement en 1437[396]. En 1547, l'interdiction est renouvelée, car les autorités ont constaté que la léproserie accueille quotidiennement du monde, à qui l'on sert du vin qui ne paye pas l'*ungelt*[397]. Les revenus liés à la vente du vin étaient partagés entre les lépreux[398]. Certains employés de la ville viennent régulièrement à la léproserie, comme en témoigne le compte de 1539, qui mentionne un repas de poisson servi aux messagers, aux valets du Conseil ainsi qu'aux gardiens des portes. Selon la coutume, les trois péagers ont eux aussi droit à une collation servie à la léproserie[399]. Les trois administrateurs, eux, se rendent traditionnellement à Rotenkirche le jeudi saint[400]. À Haguenau, en 1524, les femmes des administrateurs assistent à la fête de la Dédicace de l'église de la léproserie[401]. Les écoliers sont régulièrement présents dans les différentes léproseries, car ils font office de chantres pendant les célébrations liturgiques[402]. Par ailleurs, à Strasbourg, la chapelle avait une porte donnant sur la rue. Elle était fréquentée par des personnes qui n'étaient pas atteintes par la lèpre, car le règlement mentionne les offrandes déposées sur l'autel pendant la messe « par les lépreux et par d'autres chrétiens[403] ». Mieux : en 1500, Erhart Kochersberg, économe à Rotenkirche, obtient une indulgence pour cinq jours de fête dans l'année, indulgence qui sera proclamée régulièrement

---

keins in des capelons husze, hofe und garten gon.

396. AMS 1AH 7427 f° 92v, 1437 : *Item, lieben bruedern und ir alle uff dem hoffe zu der Rotenkirchen, ir süllent wissen, das die sübende uf dem pfennigdurne sint bigenander gewesen , die unser herren meister und rat gesetzt hant über alle zölle und ungelt, die habent erkant mit rechter urteil, das ir alle uff dem hoffe, es sigent ir oder uwer gesinde, oder wer do by üch wonet, nieman ußgenomen, hinnenfürder keinen win me gebent für uwern hoff zu der Rotenkirchen, weder by tag oder by nacht, es sige degener oder gartener, und dunt üch solliches gebieten by 5 pfunden, und sullent den sagen, die also win by üch geholet hant ; und wissent, wo ir den lüten me win gebent, kumet das den sübende für, so muß uwer jegeliches 5 pfunt bessern, und wellent üch das nit me kunt dun. Dis verbieten geschah an dunderstag for sant Dumans dag vor winahten 1437.*

397. AMS 1MR 29 f°542-544, 1547 : *[...] in dem gutleuthuse teglich vil gastungen und gesellschafften gehalten, und mengklichem weyn zum zapffen verschenckt ... würt, das nit allein des ungelts halb, sondern by sollichen armen abgesonderten personen umb ergernyß, unruw und anderer ursachen willen, sonders untzbar nit geduldet solt worden sin.* L'*Ungelt* est la taxe payée sur le débit du vin au détail ; Strasbourg vient de l'augmenter.

398. AMS 1AH 7426 f° 87v, 15e siècle : *Item sol man wissen, also sine* (sic pour sie) *win uf dem hoff schencken, was daran gewunen wrt* (sic), *das deillen sine* (sic) *under einander.*

399. AMS 1AH 206, 1539 : *Item 1 lb. 14 ß 6 d umb 200 selmlingen, ein viertel selmen und sunst visch uff den grünen dornstag, kamen rathbotten, herren knecht und thurenhüetter hinus. Ibid. : Item 3 ß 6 d verzerten die drey zoller, als man sie uff den hof geladen hat, ist ein alter bruch.*

400. AMS 1AH 203/11 : *Uff den grien dornstag wurts mit den guten leuten also gehalten : gönde die pfleger so muglich alle dry hinuß [...].*

401. AMH AH 92, 1524 : *Item ½ gulden geben fur ½ omen wine ... uff die kirchwihung, als der pfleger frowen duß worent.*

402. Par exemple, AMH AH 92, 1511 : *Item 8 d vier schuleren, die die meß singen.*

403. BRUCKER, Zunft- und Polizei-Verordnungen, p. 69 : *Item alle die opfer, die die egenanten siechen und ussetzigen oder ander cristenlüte uf den altar der egenanten capellen geopfert, inwendig messen, die man in der capellen haben wurt.*

dans toutes les paroisses de la ville[404]. À Marmoutier, en 1530, la chapelle de la léproserie est dotée d'indulgences pour 19 fêtes de saints, auxquelles il faut ajouter toutes les fêtes de la Vierge, celles des apôtres, des évangélistes, Noël, la Circoncision, l'Épiphanie, le vendredi saint, Pâques, l'Ascension, la Pentecôte, la Trinité, la Fête-Dieu, l'Invention et l'Exaltation de la Sainte-Croix, la Toussaint et le jour des morts, soit plus d'une cinquantaine de jours par an[405]. On peut raisonnablement supposer que ces indulgences attiraient du monde. Par ailleurs, il n'est pas exclu que la chapelle de la léproserie de Strasbourg ait elle-même été un lieu de pèlerinage (cf. p. 227). La léproserie apparaît donc comme un lieu ouvert à la famille et aux amis des lépreux, au personnel de la ville, un lieu fréquenté également par ceux qui souhaitent acheter du vin détaxé, assister aux offices de la chapelle ou éventuellement à la fête de la Dédicace de l'église. En ce qui concerne les contacts que la léproserie pouvait entretenir avec son environnement proche, la réalité est loin de l'image d'un monde clos, que les gens sains évitaient de fréquenter.

Contrairement à une autre idée fort répandue dans l'historiographie traditionnelle, le lépreux n'était pas non plus enfermé à vie dans l'institution qui l'accueillait. Les règlements évoquent les sorties autorisées pour quêter[406], le trajet à suivre dans la ville de Strasbourg pour demander l'aumône et les horaires à respecter, de même que les jours où cette activité est tolérée. À éviter sont les jours de grande affluence comme la Fête-Dieu et la prestation de serment (le premier jeudi de l'année), et tous les mardis et jeudis de l'année, sauf s'il s'agit d'un jour de fête. Les lépreux du Schnelling ne doivent pas aller quêter en ville à plus de huit. L'hiver, leur tournée s'achèvera à 13 h, l'été à midi. Le trajet à suivre est fixé par le règlement et limité à la rive droite de l'Ill : ils entreront en ville par la porte des Carmes, remonteront le quai derrière Saint-Nicolas, par les ruelles du Dragon (*Hornecken*) et Sainte-Elisabeth et quitteront Strasbourg par la porte Sainte-Élisabeth[407]. Comme le montre le plan ci-dessous p. 204, le centre-ville leur est certes défendu, mais ils sont bel et bien présents en ville cinq matinées par semaine. Ils sont même

404. AMS V 116b f° 142r-143v, 1500 V 25 éd. par WITTMER, Obituaire, p. 126-127 : [...] *nemlich diese feste, das erste Unser Frowen tag, als sie uber das geburge ginge, das ander Unser Frowen tag der eren, das dritte der grien donerstag, das vierde des heiligen crùtz tag im meyen, das funffte sant Sophien tag, also kirchwyhung do ist. Die selbige fünf feste, und iedas in sonderheit, sol ein caplan, der zu ziten ist, uff iedan sontag vor dem feste verkunden zun guten lüten in der kirchen, darzu ouch bestellen in der statt Strasburg in ieder pfarren, das sollichs ouch verkundet werde.* Voir aussi BRENNER, Leprous Body, p. 248.

405. BARTH M., « Elsässische Kirchenorte und ihre Patrozinien », *AEA* NS 10, 1959, p. 119.

406. Voir p. j. 4.

407. BRUCKER, Zunft- und Polizei-Verordnungen, p. 37-38 : *An unsers herren frönlichnamstage und am swertage süllent sù ouch nit in die stat gone ; sù süllent ouch durch das iore am zinstage und am dünrestage nit in die stat gon, es were danne uf ein solichen tag ein hochzitlicher tag. Dieselben lüte am Snellinge, der süllent nit über ehtwe in die stat gon das almusen heischen, und süllent den winter ... vor eime usz der stat sin, und den summer ... vor mittage usz der stat sin. Und ist dis der gang, den es gon sol und nit anders : item es sol und mag gon zu Unser Frowen bruder tor herin, und hinder sant Nyclause hin den staden uf, und durch Hornekkengessel und sant Elisabetten gasse uf, und zu sant Elisabetten tor wider usz, das ist sin gang.*

autorisés à fréquenter les divers marchés, à condition de ne toucher à rien ; seuls le marché aux poissons et la Grande Boucherie leur sont interdits[408]. Plus surprenante encore est leur présence chez les chanoines de Saint-Pierre-le-Jeune, où un repas leur est servi le mercredi saint[409], alors que jusqu'en 1481 une foire avait lieu devant l'église ce jour-là[410]. Le jour de la Sainte-Madeleine, qui drainait probablement une foule nombreuse, cinq lépreux du Schnelling et autant de lépreux étrangers sont autorisés à tendre leur sébile à proximité de l'église des Pénitentes[411]. Dans plusieurs villes alsaciennes, les lépreux disposent également d'une maisonnette dans l'enclos du cimetière qui leur permet d'attendre la fin de l'office religieux pour solliciter la générosité des fidèles à la porte de l'église. À Molsheim, Saverne et Benfeld[412], de tels abris pour les lépreux sont attestés dans le cimetière paroissial. À Haguenau, il y en a deux : l'un au cimetière Saint-Georges, l'autre au cimetière Saint-Nicolas[413]. À Obernai, la quête des lépreux a lieu devant le cimetière[414].

Or, à l'époque médiévale et au début de l'époque moderne, le cimetière est un lieu de vie et de sociabilité : il accueille foires et marchés. « À certaines

---

408. BRUCKER, Zunft- und Polizei-Verordnungen, p. 37 et 49 : *Es sol ouch ir keins uf den vischemerckt gon noch under die metzige. [...] Als ouch die lute in dise stat zu merckete komment, da süllent sù denselben luten, noch nieman anders, die ding die sù also zu merckete bringent, ..., nit beknotzen, handeln noch anrüren.*

409. BRUCKER, Zunft- und Polizei-Verordnungen, p. 38 : *doch mügen sü [die frömden ussetzigen] wol sin by dem ymbis und den helfen essen, den man den ussetzigen menschen git an der krum mitwuche zum Jungen sant Peter.*

410. STEIN E. L., *Geschichte des Kollegiatstifts Jung-Sankt Peter zu Straßburg, von seiner Gründung bis zum Ausbruch der Reformation*, Freiburg in Breisgau, 1920, p. 95.

411. BRUCKER, Zunft- und Polizei-Verordnungen, p. 39 : *Wanne man sitzet by den Ruwern uf sante Marien Magdalenen tag, so süllent nit über fünfe von dem Snellinge huse do sitzen, und fünfe von den frömden.*

412. ADBR G 1817, registre de 1628/1629, p. 30 : *It. Jacob Ginter dem schlosser, das heußel uffm kirchhoff, darin die gutleuth stehen, zu beschlagen, und für ein malschloss darzu 15 ß 8 d.* Cette maisonnette (*heußel*) est probablement identique au *gutleuthkeller* cité en 1576 (AM Molsheim GG 94/29, 1576 : *vom keller uffm kirchhoff, der gutleuthkeller genannt*).

ADBR G 1720, compte de 1601 (à Saverne) : *Meister Marxen Steinmetzen, von dem guten lùten heußel bei der pfarrkürchen zu machen, 8 ß. Ibid.*, compte de 1602 : *It. von dem kleinen heùßlin bey der Oberkürchen zu defflen 1 lb. 10 ß*

DISCHERT E., *Die Festung Benfeld*, Benfeld, 1935, p. 150.

413. AMH GG 249/35, 1457/1458 : *It. 3 d von eim ysen zu machen und zu negeln den gatteren nebent der guten luten husel.* Il semblerait que cette maison ait été détruite, car en 1542 on déplore que les lépreux n'aient ni maison ni écurie au cimetière, où ils puissent se mettre à l'abri l'hiver quand ils sollicitent l'aumône : *Demnach bis anher die armen veldtsiechen [...], als die wuchentlich uff den montag das heylig almusen zu Hagnaw samlen, für ire personen und pferd nit behausung und stallung, und sunderlich der harten winterzeit ganz unversehen biß anher gewesen, also das sie, in frost und kelten, zu abniessung des gesamleten heylgen almusen auß mangel einer herberge uß der statt ziehen und dasselb zu ungelegenen zeiten geniessen müssen.* Pour remédier à cela, Heinrich Eberhard, prévôt de Surbourg, fait une donation pour la construction d'une maisonnette avec un poêle et d'une écurie (*ein behausung mit einer stuben und stallung*) : AMH AH 86/46, 1542. Pour la maisonnette au cimetière de Saint-Nicolas : *It 6 d von dem dirlen zu hencken an dem husel uff kirchofe zum alten spittal* (AMH AH 91, 1443). *It. 8 d dem bruder von dem husel zum alten spittal im kirchhofe zu machen* (AMH AH 91, 1446).

414. BNUS Ms 1577.

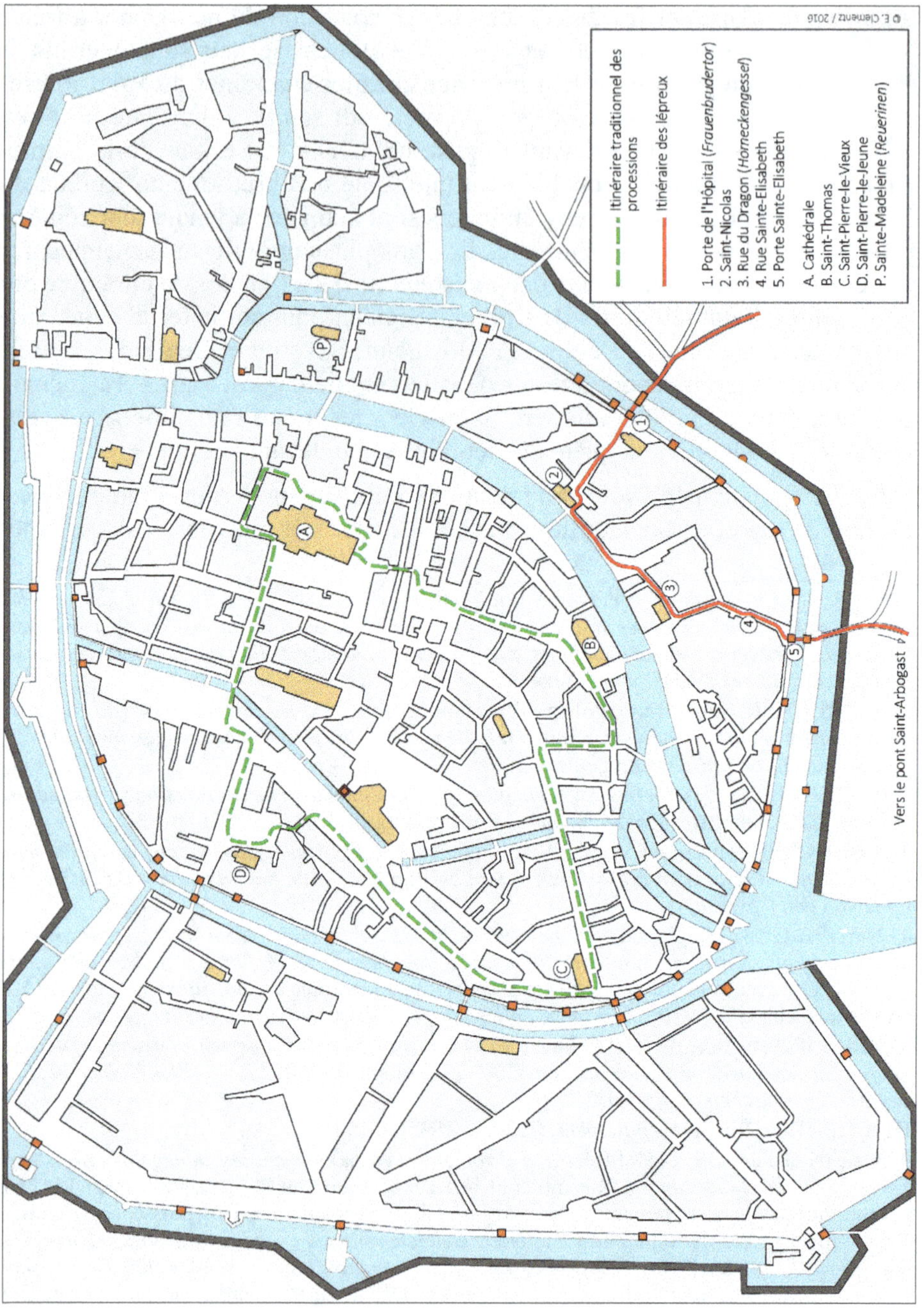

Fig. 14 – Itinéraires de quête des lépreux à Strasbourg (en rouge) et des processions (en vert). Sources : HEUSINGER S. von, "Die Handwerksbruderschaften in Straßburg", dans SCHMITT S. et KLAPP S. (éd.), *Städtische Gesellschaft und Kirche im Spätmittelalter* (Geschichtliche Landeskunde Band 62), 2008, p. 133 et BRUCKER J., *Strassburger Zunft- und Polizei-Verordnungen des 14. und 15. Jahrhunderts,* Strasbourg, 1889, p. 37-39. Alors que l'itinéraire des processions relie les principales églises anciennes de la Grande Île, les lépreux, pour leur tournée de quête, restent cantonnés au quartier d'Outre-Bruche et ne pénètrent pas dans l'espace central de la ville – une image de leur position dans la société ?

dates, on y prêche ; à d'autres, on y rend la justice, on y élit le maire et les échevins ; parfois des reclus s'y murent dans leur retraite ; enfin on y représente des mystères, on s'y livre à des divertissements de tout genre : agapes, danses et jeux »[415]. Le cimetière est aussi un lieu de rassemblement, un lieu public, où convergent pauvres, malades et mendiants pour solliciter l'aumône[416]. Comme le montrent les exemples précités, en Alsace, les lépreux vivants ne sont nullement exclus des cimetières paroissiaux. Un abri y est prévu pour eux. La présence des lépreux dans ce lieu central de la ville remet en question la théorie selon laquelle ces malades vivaient reclus entre les murs de la léproserie, sans contacts avec les gens sains. En 1542, la donation du prévôt Heinrich Eberhard prévoit même l'achat d'une maison dans la ville de Haguenau pour que les lépreux puissent se chauffer lors de leur tournée de quête[417], car les maisonnettes aux cimetières semblent hors d'usage.

Pour la nouvelle année, les lépreux pratiquaient une forme de quête répandue au Moyen Âge, entre autres chez les écoliers : ils allaient chanter dans les rues de la ville ou aux alentours. Ceux de Sélestat allaient exercer leurs talents à Dambach, Scherwiller, Châtenois, Ebersheim et Ebersmünster, soit dans un rayon d'une dizaine de kilomètres[418]. Cette pratique est attestée du Nord au Sud de l'Alsace, non seulement dans les règlements de léproserie mais aussi dans de nombreux comptes[419]. Curieusement, elle est abolie à Strasbourg lors de la réorganisation de l'assistance en 1523, mais elle est régulièrement

415. DUPARC P., « Le cimetière, séjour des vivants », *Bulletin philologique et historique (jusqu'à 1610) du comité des travaux historiques et scientifiques*, 1964, p. 483-504, ici p. 483 et 485.

416. ESCHER-APSNER, Kirchhöfe, p. 159-196. CLEMENTZ E., « Le cimetière Saint-Georges de Haguenau, séjour des morts, lieu de vie », dans CLEMENTZ E., MULLER C., WEIBEL R. (éd.), *Haguenau, 900 ans d'histoire*, Strasbourg, 2015, p. 39-60 et BOISSAVIT-CAMUS B., ZADORA-RIO E., « L'organisation spatiale des cimetières paroissiaux », dans GALINIE H. et ZADORA-RIO E. (éd.), *Archéologie du cimetière chrétien*, Tours, 1996, p. 49-53, ici p. 52-53.

417. AMH AH 86/46, 1542 : *das sollichem mangel zu begegnen, bede pfleger des gutleuthauses ... sollen ... ein behausung mit einer stuben und stallung erbauwen ..., auch jederzeit beholtzung, hauw und stro ... einkauffen.*

418. AM Sélestat GG 164, à la suite du règlement copié en 1629, et de la même écriture : *Zuo wissen sey von Meister und Rath der statt Schlettstatt, das zue jeder zeit den armen gutleutten ist genndt* [= gegönnt] *worden, das guot jahr zue singen.* [...] *Zum dritten sollen* [sie] *dem haußvatter gehorsam leisten, und ihme daß vorsingen inn den dörffern, namblich Dambach, Scherweiler, Kestenholtz, Ebersheim und Minster zu gestatten schuldig sein* (sic).

419. ADBR G 1729 f° 5 v, 1631 (Saverne) : *Item den 2. Januarii den frembden guttleuthen, so daß gutt jahr allhie gesungen, vor leichter 1 ß.* AM Molsheim CC57, 1577 (compte de la ville) : *den gutten leuthen, alß sie uff den newen jars tage gesungen, zum guotten jar 2 ß.* Je remercie M. Schlaefli pour ce renseignement. ADBR 8 E 245/1, 1574 (compte de Kogenheim) : *6 d den guotten leüthen geben zum guotten jar.* ADBR 19 J 473, 1600 (Andlau) : *Item acht sundersiechen, so mir umb das gut jahr gesungen, geben 2 ß 8 d.* ADHR 36H 18 f° 94v, 1572 (compte des Antonins d'Issenheim) : *Item am neuwen jahr den guettleütten geben umb Gotz willen 2 ß.* ADHR E dépôt 61 GG 34, 1610 (Cernay) : *Den guetleuthen diß 1610 jars das guet jar zu singen.* AM Thann GG 88, 1593 : *Item den guttleutten geben auff den heiligen winacht dag, als man sie nit hat wellen losen das guott jor in der statt singen, auf bevelch des oberpflegers, thuet 1 lb. 10 ß.*

attestée dans les protocoles du Conseil de la seconde moitié du 16e et tout au long du 17e siècle[420]. En 1558, les lépreux étrangers (*die sondersiechen uff dem land*) demandent eux aussi l'autorisation de quêter à Strasbourg selon leur habitude[421]. Ces exemples montrent qu'à l'occasion le lépreux quitte en toute légalité la léproserie où il vit pour demander l'aumône. Les règlements évoquent encore d'autres motifs de sortie. À Obernai, les lépreux peuvent également aller en cure à Baden-Baden[422], une pratique qui est confirmée par de nombreuses autres sources[423]. À Obernai et Sélestat, les malades sont autorisés à aller en pèlerinage[424]. On sait par ailleurs que les lépreux de l'évêché de Strasbourg ont formé une confrérie religieuse à Monswiller, pèlerinage marial, où ils se réunissent chaque année, non pas le jour même de la Nativité de la Vierge, fête qui attire une grande foule, mais le premier jour ouvré qui la suit (cf. p. 216-219)[425]. Quoi qu'il en soit, les lépreux affluent bel et bien vers un lieu de pèlerinage qui ne leur est pas exclusivement réservé. Dans ces conditions, il est difficile de suivre l'historiographie traditionnelle lorsqu'elle évoque la réclusion perpétuelle pour les lépreux, leur statut de « morts-vivants » ou encore leur isolement total du monde extérieur. Les lépreux conservent des cercles de sociabilité, aussi bien dans l'enceinte de la léproserie qu'à l'extérieur. Leur mobilité est même étonnante. Elle relance le débat sur le rôle joué par les léproseries et leurs règlements dans l'éradication de la maladie. Pour Jeanselme et Fleurent, le doute n'est pas permis : « la régression de la lèpre en Occident a été pour une grande part la conséquence certaine, directe et immédiate de la prophylaxie instituée »[426]. Adam estime qu' « on savait qu'il était possible de combattre l'extension, la contagion de la maladie en excluant systématiquement les lépreux de la société et en les isolant dans des asiles spéciaux, placés loin des lieux habités, les léproseries, où les malades seraient entretenus par la ville ou le village. C'était une mesure

420. Quelques exemples : AMS 1R 32 f° 552r, 1568 XII 20. AMS 1R 36 f° 975r, 1570 XII 23. AMS 1R 47 f° 775v, 1576. AMS 1R 51 f° 740v, 1578 XII 20. AMS 1R 65 f° 633r, 1588 XII 16. AMS 1R 66 f° 709r, 1589. AMS 1R 76 f° 594r, 1597. AMS 1R 108 f° 235v, 1626. AMS 1R 109 f° 225v, 1627. AMS 1R 149 f° 239v, 1666. AMS 1R 150 f° 177r, 1667 XII 16. AMS 1R 161 p. 368-369, 23 XII 1678. AMS 1R 165 p. 208, 21 XII 1682.

421. AMS 1R 21 f° 630r, 17 XII 1558. Leur demande est rejetée, car ils se sont mal comportés l'année passée, voir p. 181 n. 601.

422. BNUS Ms. 1577 f° 6r, fin 15e ou début 16e s. : *Desglychen so eins gon Baden fur, ..., dem soll ouch sin theil behaltten sin.*

423. Cf. p. 100-102.

424. BNUS Ms. 1577 f° 5v-6r, fin 15e ou début 16e s. : *Item welichs ouch uß unserem huß ein fart zu den helgen thun wolt* ... AM Sélestat GG 164, 1629 : *Item wan ein arm kind wandern will, es seye zu den heiligen oder an andere ort wallfahrten verrichten* ...

425. AM Saverne Hop. Ch. 7, 1508 : *Kunt [si], das die armen ußgescheiden guttlùt wonhafftig in den gebietten und amptern unseres herrn bischoff zu Strossburg ... hant ... gestyfftet ein lobliche bruderschafft in Montzwiller, do die Mutter Gottes grosse gnod und wunderzeichen wircket. ... die bruderschafft wird fünf mal im jahr begangen ... auch uff den negsten wercktag nach Unser Frauen tag der geburt in gemeiner versammlung aller bruder und schwester zu Montzwiller.*

426. JEANSELME, Europe, p. 126. Voir aussi à ce sujet FLEURENT, Colmar, p. 27.

cruelle, mais nécessaire »[427]. Pour Reicke aussi, les léproseries ont pleinement rempli leur rôle de rempart contre l'extension de la maladie[428]. De telles prises de position ignorent les lépreux errants sur les routes, nombreux, et pour lesquels la probabilité d'entrer en contact avec des personnes saines était encore plus grande. La certitude affichée par ces différents auteurs mérite donc d'être relativisée.

Pour l'Alsace, les règlements mettent en lumière les nombreuses occasions où les lépreux vivant dans une léproserie côtoyaient les gens sains. L'historiographie récente a fait la même constatation dans d'autres régions : la stricte isolation des lépreux est un mythe.

3.4.2. Le travail des lépreux

Nous avons vu que la marginalité se définit par la perte ou la réduction de l'honneur et, pour ceux qui n'exercent pas un métier non honorable, par la non-participation aux processus de production. À ce sujet, Rovinski constate « qu'il est tout-à-fait rare de trouver dans les textes une mention concernant un labeur rentable que cependant ces malades longtemps valides auraient pu accomplir »[429]. Pour Knefelkamp, par contre, les lépreux de Fribourg-en-Brisgau qui étaient encore capables de travailler vaquaient à diverses occupations dans les champs, au jardin ou encore dans la maison. Quant aux artisans, ils pouvaient exercer leur profession. C'est également le cas à Lübeck. À Calais, les lépreux surveillaient un phare à l'entrée du port[430], à Bâle, ils encaissaient le péage lié au pont sur la Birs depuis 1328[431]. À Saint-Gall, les lépreux filaient[432]. Qu'en est-il en Alsace ?

Le règlement de Strasbourg est sans équivoque : il défend aux lépreux d'exercer un métier, de vendre leur production à des personnes saines, de participer à une association commerciale, de vendre du bétail, des biens ou de la nourriture[433]. Mais en 1450, le Magistrat constate avec déplaisir que ceux de la léproserie d'Eckbolsheim, distante de 3 km de Strasbourg, viennent en ville pour y vendre de la nourriture et des objets de ménage[434]. L'interdiction n'est donc pas respectée partout en Alsace. Pour les lépreux refusant le diagnostic, le meilleur moyen d'échapper à la relégation dans la léproserie

427. ADAM P., *Charité et assistance en Alsace au Moyen Âge* (Publications de la société savante d'Alsace, Grandes publications 22), Strasbourg, 1982, p. 159.

428. REICKE, Spital, I, p. 326.

429. ROVINSKI, Isolement, p. 86

430. BOURGEOIS, Pas-de-Calais, p. 358.

431. BAER, St. Jakob an der Birs, p. 390. BOOS H., *Urkundenbuch der Landschaft Basel* I, Basel, 1881, p. 231 n° 286, 1328 V 31.

432. SUTTER, St. Galler Siechenhaus, p. 94-95.

433. BRUCKER, Zunft- und Polizei-Verordnungen, p. 49 : *Sù sùllent ouch nit mit keinerley koufmanschaft umbgon noch triben, noch keinerley kremperige triben, weder mit viehe noch mit gute, noch essende ding. ... Desglichen süllent sù nit antwerck triben, noch sust etwas machen und das schönen lùten geben zu verkoufen, noch niemans von iren wegen.*

434. AMS V 116h f° 6r, 1450 : ... *die selben maltzen, der zu diser zit eilfe sint, etteliche in unser statt lossen wandeln und das ire harin schicken zu verkouffen, bede husrot und essende ding.*

est de reprendre le travail. Caspar Kog n'hésite pas à quitter la léproserie de Matzenheim pour rentrer chez lui à Herbsheim, où il continue à participer aux travaux de la ferme et à charger du bois abattu sur le communal avec ses valets. Il donne même un coup de main au boulanger communal pour porter la pâte sur le chariot ou pour en descendre le pain[435]. Cet exemple montre que travailler, c'est nier la maladie et prouver aux autres qu'on est capable de vivre comme avant[436]. Mais tous les lépreux ne disposaient pas d'une telle liberté d'action. Quel rapport au travail pouvaient entretenir les lépreux vivant dans une institution ?[437]

La vie en léproserie n'est guère compatible avec l'exercice du métier pratiqué antérieurement par les malades. Rappelons que Peter Schriber se plaint d'avoir tout perdu : sa famille, son honneur et son métier. Une étude attentive des comptes des diverses maisons révèle néanmoins les menus travaux que les malades pouvaient effectuer. À Haguenau, Strasbourg et à la Sattellöse, ils perçoivent quelques sous pour avoir filé et tissé[438]. À Obernai, la femme de Jacob Herman fait de la couture, alors que deux autres lépreux fendent du bois[439]. Ils sont également employés pour des travaux agricoles[440] et de jardinage. À Haguenau, ils sont rémunérés pour faire les foins[441], à Rouffach pour le travail dans les vignes[442]. Il semblerait qu'ils aient également pratiqué l'apiculture[443] et l'élevage de poules, uniquement toléré dans des

435. ADBR 1G 186/1a f° 15r, 1578 : *Gleicher gestalt hat er disen nechstverschinenen früegling an einem andern ort abermals ettliche baum uff der allmendt gehauwen, dieselben sampt seinem gesindt und zinsleüthen, unangesehen das er in dem leprosenhauß sein solte, selbs ein person geholffen laden und heimfüehren. Ibid.* f° 16v *: Das er doch solches ungeachtet seithero schier den mehrern theil, so heimlich, so offentlich, alhie im dorff bey seinem weib und khündern wohnet. Ibid.* f° 17 r *: Auch in der erndt dem gemeinen becken geholffen, den teyg ußer seinem hauß uff den karch tragen, und an einem anderen tag das brot geholffen ab dem karch tragen mit dem gesindt.*

436. Voir à ce sujet, NOLTE C., « Disability History der Vormoderne – Umrisse eines Forschungsprogramm », dans NOLTE C., *Phänomene der « Behinderung » im Alltag. Bausteine zu einer Disability History der Vormoderne* (Studien und Texte zur Geistes- und Sozialgeschichte des Mittelalters 8), 2013, p. 16.

437. Pour le royaume de France, voir JEANSELME, l'Europe, p. 108-112.

438. AMH AH 91, 1488/1489 : *3 ß umb 21 elen linen duch zu weben, hettent sù ime huse gesponnen.* AMS 1AH 4605, St Jean 1504/St Jean 1505 : *8 ß 4 d hab ich geben dem weber von 59 ellen auch zu weben, zu bleichen von garn, hatten die siechen gespunden uff dem hoff.* ADHR 210J 1 p. 250, 1621 (léproserie de la Sattellöse) : *den armen leuthen für tuoch zu weben, für mehl und schmer, zesamen zalt 1 lb. 10 ß.*

439. MULLER, Léproserie d'Obernai, p. 72. À Brumath aussi, une lépreuse perçoit 8 d pour avoir raccommodé des bas : *8 d der gutleut frawen von einem paar strümpf zu flicken* (AN S 4905, Compte de 1648-1652).

440. LETZ K., *Geschichte der Stadt Ingweiler*, Zabern, 1896, p. 59-61.

441. CLEMENTZ, Haguenau, p. 67.

442. AM Rouffach GG 70, Censier (après 1423) : *15 ß von dem garten zu binden und zu richten. It. 14 ß davon zu snyden den malzen.* AM Rouffach GG 70, Compte de 1488 : *1 ß 1 d umb brott, do sy den garten schnitten.*

443. AM Rouffach GG 70, Censier (après 1423) : *Item aber 5 ß umb gerste und umb ymbe kerbe. Item 8 d Heylin umb einen ymbe korb.* AM Masevaux GG 54/1, 1531, p. 90 : *Aber soll Lienhart* [Lienhart Finger est pfleger] *dem gotzhuß für 3 pfünd waß, ist ime angeschlagen für*

cages à Obernai[444]. À l'occasion, les lépreux se rendent utiles en participant aux activités de la léproserie. C'est ainsi qu'en 1565, deux d'entre eux portent et posent 900 briques utilisées pour remplir le colombage du nouveau bâtiment érigé à Rotenkirche[445]. Dans l'intérêt de l'institution, le malade pouvait même être envoyé au-dehors : en 1446, le lépreux TrabeHans de Haguenau est chargé de chercher la nouvelle servante[446] alors qu'à Obernai un autre est envoyé faire les emplettes au marché[447]. N'oublions pas que pour subvenir à leurs besoins, la plupart d'entre eux passaient une partie de leur temps à quêter. À l'occasion, les aptitudes linguistiques de l'un des lépreux pouvaient rendre service à l'ensemble de la communauté. C'est ainsi qu'en 1439 les Armagnacs, des mercenaires de la guerre de Cent Ans, arrivent à Rosheim. Ils font halte à la léproserie où ils demandent à une lépreuse de la maison, qui sait le français, de servir d'intermédiaire entre eux et la ville de Strasbourg pour un échange de prisonniers. Strasbourg devra faire connaître sa décision à la lépreuse, qui devra porter la réponse aux Armagnacs à l'endroit qui lui a été désigné[448]. Cet exemple illustre non seulement la mobilité des lépreux vivant en léproserie et les nombreux contacts qu'ils pouvaient entretenir avec le monde extérieur, mais aussi les services qu'ils pouvaient rendre dans des situations parfois délicates. Ainsi les menus travaux effectués par les lépreux et leurs divers engagements apparaissent comme un moyen d'intégration à leur nouvelle communauté de vie.

3.4.3. La fête : une manière de sceller la vie en communauté

L'aspect communautaire de la vie en léproserie apparaît à travers les diverses fêtes qui rythment l'année et qui donnent lieu à des agapes. D'après les comptes qui nous sont parvenus, l'Épiphanie n'est pas seulement une fête religieuse, car à partir de 1515[449], à Haguenau, des gâteaux des rois (*künigkuchen*)[450] évoquent la fête profane, où l'on tirait la fève, avant de couronner le roi et

---

15 ß ; aber soll er dem gotzhuß uber das honig, so er den armen luten geben, und den bienen behalten noch fünf moß ime, iede moß fur 16 rappen angeschlagen, tut 12 ß 6 d.

444. BNUS Ms. 1577, fin 15e ou début 16e s. : *Item es soll ouch ir keins hüner zyehen im huß noch im garten, dann in eim korb gefengclich.*

445. AMS 1AII 4605 f° 2v, Compte de la construction 1565 : *Item gab Friderich Härtle, der knecht uff dem hoff, zweien sondersiechen, von 900 rigelstein zu tragen und zu legen, 4 d.*

446. CLEMENTZ, Haguenau, p. 67

447. MULLER, Léproserie d'Obernai, p. 72.

448. AMS AA 186/71, 1439, Lettre du Magistrat de Rosheim à celui de Strasbourg : [...] *Als sint die Capitanyen by unßerm gutenlùter (sic) huse stil gehalten, und mit unßer gutenfrouwe eyne gered und ernstlichen entpholhen, dann die gute frouwe ouch welsch kan, das sie ùch enbieten soll : als habent ir innen einen trumpter gefangen, und habent sie ouch der uwern ettwie manigen gefangen, und wellent ir innen den trumpter lidig zallen, so wellent sie dargegen die uwern, so sie gefangen hebent, allesament lidig und loß zallen. Und ist ùch das zu wissen, so sollent ir den trumpter an ein ende, by ii millen weges, antwurten, so wellent sie die gefangen an das selbe ende ouch antwurten. Und was harinne uwers willen ist, das söllent ir die gutfrouwe lossen by uns wissen, der ist bescheyden, wo sie innen die antwurt hin soll bringen.*

449. AMH AH 92, 1515 : *6 d umb zwey kuchen uff Trium Regum.*

450. AMH AH 93, 1539.

la reine. À Strasbourg, les lépreux touchaient une gratification ce jour-là[451]. Cette fête populaire, qui existe au moins depuis la fin du 13e siècle[452], donnait lieu à un repas plus élaboré ; à Strasbourg, on leur servait du bon poisson (avec des épices et du vinaigre) et 16 pots de vin (env. 25 l), des épices et du vinaigre ![453]. Ce menu, poisson, vin et épices, semble avoir été l'ordinaire des jours de fête, à savoir Carnaval, l'Annonciation (25 mars), le jeudi saint, la fête des saints Philippe et Jacques (1er mai), la Nativité de la Vierge, la Saint-Gall (16 octobre), la Saint-Martin et la Sainte-Catherine. Certaines fêtes étaient célébrées avec une pompe particulière : le jeudi saint, le lépreux recevait 25 oublies, un verre de vin cuit et un gâteau[454], en plus du menu de fête. Le repas pascal consistait en agneau et en ris de veau. Le jour de la Fête-Dieu, des oies grasses trônaient sur la table. Pour la Saint-Martin, deux chapons, un bretzel et un demi-pot de bon vin blanc de l'année complétaient le repas de fête[455]. Mais à l'occasion, on leur servait aussi ce jour-là un cochon de lait rôti[456].

Certaines coutumes qui agrémentaient ces fêtes nous sont aussi révélées. À Strasbourg, les lépreux se voient gratifiés de deux sous « pour avoir chanté le chant de Noël[457] », sans autre précision. À partir de 1539, l'achat

---

451. Les comptes la mentionnent à partir de 1519 : *1 lb. geschenckt den siechen am Snelling in ein guttjar, zu irem kunigrich, schurtag* [mercredi des cendres], *auf unsers Herren fronlichnamstag* [Fête-Dieu], *umb genß, und sunst im gantzen jor geschenckt* (AMS V 116k). AMS VI 272/1, 1521-1522 : *18 ß 2 d geschenckt den siechen an dem Snelling in ein gut jor zu irem künigrich, Martins nacht, schùrdag, und umb genß uff unsers Hergotz dag.* AMS 1AH 4605, 1540/1541 : *1 fl. geben inen zu irem königreich.*

452. BRUMME C., « Fromme Devotionalien und volkstümliche Festrequisiten – zur Verwendung der spätmittelalterlichen Miniaturkronen », dans KÜHNE H., LAMBACHER L., HRDINA J. (éd.), *Wallfahrer aus dem Osten. Mittelalterliche Pilgerzeichen zwischen Ostsee, Donau und Seine* (Europäische Wallfahrtsstudien 10), Frankfurt am Main, 2013, p. 461-474, ici p. 471.

453. AMS 1AH 4605, 1589/1590 : *umb ein essen visch, welchs ihnen zu ihrem königreich verfallen, hab ich geben 10 ß.* AMS 1AH 203/9 f° 1r-2r, 2e ou 3e quart du 16e s. : *den haußkindern 1 gulden, ein gut essen visch und 16 moßen wein und 3 lot wurtz und ein moß essig darzu.*

454. À Saint-Gilles de Haguenau, gaufres et vin cuit sont également servis aux lépreux le jeudi saint (CLEMENTZ, Haguenau, p. 60).

455. AMS 1 AH 203/9 f° 1r-2r, 2e ou 3e quart du 16e s. Repas pour les différentes fêtes religieuses. *Uff faßnacht : ein gutt essen visch und 12 moß wein und 3 lot wurtz. Uff den Frauwentag in der fasten : idem. Uff den grien donnerstag : ein gutt essen visch und 12 moß wein und 3 lot wurtz. Mer verfalt den haußkindern und megten und dem bader auch jedem ein vierling offloten, iedem ein glaß vol gesotten wein, jedem ein etten kiechlein* [?] *und jedem 4 d für ein glaß auff den grienen donerstag, dem meister und meisterin jedem 8 d. Uff den Ostertag : den haußkindern 2 osterlemer, 2 lb., 2 kopff und greß, 4 ß und 12 moß wein. Uff Philippi und Jacobi : ein halber salmenvisch und 12 moß wein und 3 lot wurtz. Unser Herrgottstag : den haußkindern 10 gutter gemester genß und 12 moß wein. Uff den kleibertag : 4 lb. und 4 omen wein. Uff Sanct Johannes tag : den haußkindern 4 viertel gerst und 12 moß wein und dem meister und meisterin jedem 7 blabert. Uff Maria Geburt : den haußkindern ein gutt essen visch und 12 moß wein und 3 lot wurtz. Uff sanct Martin : den haußkindern ein gutt essen visch und 12 moß wein und 2 kappen und jedem haußkind ein bretzel und 1 ß und jedem ein halb moß guotten newen weißen wein. Uff sanct Ketterinentag : ein gutt essen ruchfolcken und 12 moß wein und 3 lot wurtz.*

456. AMS VI 272/1, 1522-1523 : *Item 3 ß geben den kinden umb ein brotferlin zu Martins nacht.*

457. AMS 1AH 4605 f° 42r, 1589 : *Uff den hayligen Christage anno 89 hab ich den haußkinden von dem wyhenachtliede uff dem hoff zu singen geben, wie von alter har, 2 ß.*

d'un ou de plusieurs sapins pour Noël est mentionné dans les comptes[458]. Il s'agit là de l'une des plus anciennes mentions connues en Alsace – mention à vrai dire non d'un « sapin de Noël »[459], mais d'un « mai d'hiver » ou « mai de Noël »[460]. En effet, à cette époque, le sapin n'est pas exclusivement réservé à la Nativité de Jésus. Il est également cité parmi les dépenses faites pour le jeudi saint. En 1539, Rotenkirche achète 28 sapins, grands et petits, pour ce jour[461].

À plusieurs reprises au courant de l'année, les malades avaient aussi l'occasion de célébrer des fêtes exclusivement profanes. L'arrivée d'un nouveau lépreux était officialisée par un repas offert à l'ensemble des malades, véritable rite d'agrégation à la nouvelle communauté[462]. Au fil de l'année, divers événements réunissent les lépreux. Le jour de la lessive, qui d'après le règlement ne pouvait avoir lieu qu'à la léproserie même, la maison offrait deux oies et un petit cochon aux lépreux. Deux jours plus tard, on procédait à l'amidonnage de la literie. Cette technique pratiquée couramment à l'époque médiévale protégeait les draps grâce à une couche étanche formée par un mélange à base de farine et de térébenthine. À cette occasion, on leur servait un repas de poissons le soir[463]. Vers la mi-octobre, la préparation de la choucroute pour l'hiver se concluait également par un repas festif[464]. D'une certaine façon, les lépreux de Strasbourg étaient associés à la vie civique : chaque année, le Magistrat octroyait 6 d à chacun d'entre eux le mercredi après la prestation de serment, qui a lieu le premier jeudi du mois de janvier[465].

Les occasions sont donc nombreuses pour les lépreux de participer aux divers événements qui rythment l'année liturgique et profane, entre autres à travers un bon repas partagé. Il est fort probable que lors du décès de l'un des

---

458. AMS 1AH 206, 1539 : *Item 16 d um thanboum und thanryß uff den hof uff die wyhenachten.* AMS 1AH 4605, 1540/1541 : *Item 16 d geben umb zwen thannboum in den wyhenachten. Ibid.* 1589/1590 f° 65v : *Uff weynachten 89, geben um 3 thannboim, uf den hoff erkaufft, 2 ß.*

459. D'après SCHERLEN A., « L'arbre de Noël : une vieille tradition alsacienne », dans SCHERLEN A., *Perles d'Alsace*, 1926, p. 18, la plus ancienne notice à ce sujet remonte au 21 décembre 1521. À cette date, les gardes forestiers sont chargés de la surveillance des arbres (*meyen*). Mais la coutume du sapin de Noël est déjà attestée trente ans plus tôt dans les comptes de l'Oeuvre Notre-Dame, qui achète 9 sapins pour Noël pour les 9 paroisses de la ville : AMS 1OND 85, 1492 : *It. koufft 9 tannen in die 9 kirchspill das gut jor darin zu empfohen und darumb geben 2 ß.*

460. CABANTOUS A. et WALTER F., *Noël, une si longue histoire*, Paris, 2016, p. 283.

461. AMS 1AH 206, 1539 : *Item 12 ß 2 d geben umb 28 thannen groß und clein und umb 900 offlotten uff den grünen dornstag den kinden vertheilt und anderen dem hoff zugehörig.*

462. AM Molsheim GG 262 ou GG 184 (n° provisoire) : *Item wann derßelb mensch auch in das huß khommt, so soll er den armen siechen in dem huße gemeynlichen geben einen imbiß.* AMH AH 90/17 : *Item XI ß den siechen uff den disch.* AM Saverne 6 B, copie 17e siècle : *Und zum viertten soll sie viertzehen schilling pfennig geben den kindern uf den tisch.*

463. AMS 1AH 208 : *Item uff mittwoch noch sant Johans dag hant wir geweschen zu den gutten lut, [...] und den kinden 4 ß umb zwo genß und klein feglin. [...] Item uff frittag darnoch hand wir cleipt, geben umb fisch 8 ß den kinden, die halben von des cleibdag wegen.*

464. AMS 1 AH 203/9 f°1r-2r, 2e ou 3e quart du 16e siècle : *Uff Sanct Gallen tag ein gut essen visch und 12 moßen wein und 3 lot wurtz, wan man den gumst insaltz* [sic].

465. *Ibid.* : *Mer verfelt jedem haußkindt 6 d am mittwoch noch dem schwerttag, von einem ersamen rat.*

leurs, la communauté de lépreux se retrouve également autour d'un repas. Une chose est sûre : à Strasbourg, à cette occasion, chaque lépreux recevait 4 d de la succession du défunt[466].

3.4.4. La mort du lépreux

Pour l'homme médiéval, une « bonne mort » est une condition nécessaire au salut de son âme. Dans ce but, la présence d'un prêtre pour administrer les derniers sacrements est indispensable. En 1407, le contrat d'engagement du chapelain de Rotenkirche précise qu'il doit résider à la léproserie pour pouvoir confesser et donner le saint-sacrement à ceux qui en ont besoin[467]. Un siècle plus tôt, en 1309, un arrangement entre le curé de l'église paroissiale de Schiltigheim, également appelée Rotenkirche, et la léproserie sise dans cette paroisse, permet au chapelain de la léproserie de délivrer les sacrements aux lépreux et de les enterrer sans demander l'autorisation du curé, moyennant une compensation de 40 d par an[468]. Les sources sont muettes sur le rite funéraire en lui-même. Seules nous sont parvenues les dispositions pratiques à prendre lors du décès d'un lépreux.

À Strasbourg, les administrateurs récupèrent l'argent liquide du défunt, de même que son meilleur habit, qu'il s'agisse de chausses, d'une veste ou d'un manteau, qu'il soit en cuir ou en laine ou dans une autre matière, mais tout ce qui est en lin [linge de corps ou literie], revient aux lépreux[469]. Cette coutume consistant à léguer le meilleur habit d'un défunt, le plus souvent à une église paroissiale[470], parfois à une confrérie[471], est répandue dans toute la région. Comment l'interpréter ? S'agit-il d'une métaphore de la servitude – car en

---

466. *Ibid.* : *Item wan ein haußkind stirbt, so verfelt den herren pflegern alle barschafft ... ; von der barschafft sol der schaffner iedem haußkindt 4 d und jeder magt 6 d geben zum haußrecht, gleich wie vor auch.*

467. AMS AA 65 f° 285r, 1407 : *Zum ersten als gewonheit was, das ein cappelon in unser stat gesessen was, und nu der siechen viel sint, do sol ein jeglicher cappellon tegelichen mit siner husere uff dem hoff gesessen sin in einem huse, daz dann eim cappelon zugehöret, umb das ob jemans uff dem hofe not beschee zu bichten und zu bewaren mit dem heiligen Sacramenten, daz dann solichs inen in zyt wurde, uff daz niemans versumet ... werde.* Une scène de confession de lépreux et de communion est représentée sur une gravure du 15e siècle, voir BOOCKMANN H., *Die Stadt im späten Mittelalter*, Munich, 1986, p. 252. Le texte de la gravure est édité par SCHREIBER W.L., *Handbuch der Holz- und Metallschnitte des 15. Jahrhunderts*, 4, Leipzig, 1927, p. 85-86.

468. SUB III 196 n° 643, 1309 VI 16.

469. AMS 1AH 203/9, 2e ou 3e quart du 16e siècle : *Item wan ein haußkind stirbt, so verfelt den herren pflegern alle barschafft mit sampt dem besten kleidt, hossen und wames und mantel, es sey leder oder wüllen, oder wie es ein namen hat ; aber alles leinwerck verfalt den haußkindern.*

470. Cette coutume est attestée au 15e siècle, entre autres, à Haguenau (AMH GG 254/10 et 11), à Rouffach (AM Rouffach GG 24 f° 131v) et à Colmar (AMC GG 15/14). À Mulhouse aussi, selon une ordonnance du Magistrat au début du 14e siècle, lors du décès d'un bourgeois, son meilleur habit doit revenir à l'église paroissiale (MOEDER M., *L'Église de Mulhouse au Moyen Âge*, Strasbourg-Paris, 1957, p. 25).

471. VINCENT C., *Les confréries médiévales dans le royaume de France XIIIe-XVe siècle*, Paris, 1994, p. 61 cite des exemples bourguignons où la meilleure robe du défunt ou son meilleur manteau, s'il en a un, revient à la confrérie lors de son décès.

cas de décès, la famille d'un serf doit, elle aussi, remettre à son seigneur la meilleure tête de bétail, ou, à défaut, le meilleur meuble ou le meilleur habit en paiement de la main-morte ?[472] Faut-il plutôt y voir un don aux pauvres de la paroisse ? En l'absence d'étude approfondie, toutes les hypothèses sont ouvertes.

Les sources livrent peu de renseignements sur les pratiques funéraires des léproseries à l'époque médiévale. Les comptes de Saint-Gilles de Haguenau pour le 15e et le début du 16e siècle ne mentionnent qu'à six reprises une dépense pour un cercueil. Les personnes concernées sont soit des prêtres, soit des membres de la noblesse ou du patriciat[473]. À l'époque moderne, par contre, l'emploi d'un cercueil semble banal, comme en témoignent les comptes de la léproserie de Molsheim[474] ou de celle de Neuwiller[475]. Les lépreux étaient-ils toujours enterrés dans le cimetière de la léproserie ? Une mention du compte du sacristain de l'église paroissiale Sainte-Aurélie de Strasbourg permet d'en douter. En effet, en 1508, la femme de Hartman Schnotfisch, qui vit à la léproserie de Strasbourg, donne un florin au sacristain de Sainte-Aurélie pour payer à sa mort les fossoyeurs et la sonnerie des cloches, le reste revenant à la fabrique de l'église[476]. Par ailleurs, lors d'une campagne de fouilles dans le cimetière paroissial de Saint-Thomas à Strasbourg, on a découvert un squelette qui présentait les marques de la maladie[477]. Comment expliquer ce qui de prime abord semble être une anomalie ? S'agit-il de quelqu'un qui avait réussi à cacher sa maladie ou qui avait obtenu une dérogation spéciale ? Inversement, des personnes saines ont élu sépulture à la léproserie, comme Katherin Jaeger, membre de la confrérie de la léproserie, qui repose devant la porte de l'église[478]. Après l'introduction de la Réforme à Strasbourg, le cimetière de la léproserie de Rotenkirche accueille aussi de nombreux pauvres trouvés morts en ville[479]. L'étude des lieux de sépulture des lépreux permet

---

472. CLEMENTZ, Antonins d'Issenheim, p. 215-216.

473. CLEMENTZ, Haguenau, p. 68.

474. ADBR G 1817, Registre de 1624, p. 29 : *It. einer verstorbenen gutleutfrawen einen todenbaum lassen machen, kost 18 ß. Ibid.*, Registre de 1627/28, p. 28. *It. Hans Spinglen dem gutleutman einen todenbaum machen lassen, 14 ß. Ibid.*, Registre de 1628/1629 : *It. für ein todenbaum undt creutz zum grossen Hanßen 18 ß.*

475. ADBR 8 E 322/GG 24, 1608 : *It. als die Barbel gestorben, für dielen zum todtenbaum geben 4 ß 8 d. It. von des scherers verstorbenen frawen zu begraben geben 5 ß. It. von dem todtenbaum zu machen geben 15 ß.*

476. ADBR 2G 482k 111, Compte de 1508 du sacristain de Sainte-Aurélie : *It. ein guldin hat geben Hartman Schnotfischs frow zu den guten liten zu sant Aurelien, das man, so sy gestirbt, soll die dotengreber ußrichten und soll ir liten ; das ùbrig soll dem werck bliben.*

477. POIRÉ, Cimetières strasbourgeois, p. 42.

478. WITTMER, Obituaire, p. 109.

479. 1AH 8071, Comptes de l'Aumône 1564/1565, f° 58r. *It. 3 ß zweien trägern von Hans Cunradt, Alexander Hubschmidt von Gambsheims seligen knaben, zu den guthen lüthen zu tregen und zu begraben. Ibid. f° 58 v : It. 1 ß 6 d geben dem [Totengräber] zu den guthen leuthen von N., eim armen frembden man, so uff der Lohmühlen uff Waseneck gestorben, zu holen und zu begraben. Ibid. 1 ß 6 d ime geben von Joachim von Hohenbuch, eim armen tagner, zu holen und zu begraben. Ibid. 1 ß 6 d ime geben von Hans Welser von Pfullendorff underm gewelb Kronenburgerthors zu holen und zu begraben. It. 6 ß den 4 todtenträgern geben*

à l'occasion de saisir l'évolution de leur image au fil du temps. L'exemple d'Ingwiller est particulièrement éclairant. À l'époque moderne, les lépreux de cette ville étaient enterrés autour de l'église de Gichwiller, un village disparu avant 1542[480]. Ils n'étaient pas les seuls. Tous ceux qui étaient perçus comme non honorables, bourreaux, concubinaires, blasphémateurs, suicidés, étrangers non luthériens, rejoignent le lieu de sépulture dévolu aux lépreux[481]. Cela a été le cas d'Anne Jörger. Elle buvait, n'a jamais communié et n'a jamais regretté ses fautes, même lorsqu'elle a été malade. C'est pourquoi on n'a pas voulu l'enterrer au cimetière paroissial. Elle a été conduite à Gichwiller, sans sonnerie de cloches, pour faire un exemple[482]. À la fin du 16e siècle, à Ingwiller, le lépreux n'est plus perçu comme un intercesseur. La Réforme, en rejetant la notion même d'intercession, a fait perdre au lépreux son principal rôle positif dans la société. Désormais, il n'est plus un intermédiaire entre le ciel et la terre. En pays protestant, à l'époque moderne, il est devenu un marginal, tout comme les bourreaux, les suicidés ou encore les étrangers.

Si l'on veut tenter d'apporter une réponse à la question du statut du lépreux à l'époque médiévale – est-il un marginal ou un exclu – il faut aussi prendre en compte les caractères spécifiques de la communauté des lépreux.

3.5. Les lépreux en léproserie forment une communauté quasi-religieuse

Avant de comparer les normes et le mode de vie des lépreux avec ceux des religieux, considérons le cadre dans lequel vivent les uns et les autres.

3.5.1. Le plan d'une léproserie ressemble à celui d'un couvent

Comme les maisons religieuses, les léproseries sont toujours entourées d'un enclos (cf. p. 278-279). Les plus grandes d'entre elles disposent d'une église et d'un cimetière (cf. p. 288-297). À la léproserie de Strasbourg, les sources évoquent même un cloître[483]. Aux édifices du culte s'ajoutent des bâtiments pour l'hébergement des lépreux et ceux qui sont indispensables à l'activité agricole pratiquée par ces institutions. À Strasbourg, la grange et l'étable sont

---

von Melchior Hegelsperger von Altheim, eim armen schùler, so auch by dem langen henffer todts verschieden, zu den guten leuthen zu tragen. AMS 1AH 8070, Comptes de l'Aumône 1539/1540 : Entre autres, *ein jung kindbetter kindlin, so im graben am Roßmerckt funden.*

480. HERR, Urkunden der Kirchenschaffnei Ingweiler, p. 104 n° 89 et p. 129 n° 114.

481. LETZ, Ingweiler, p. 26.

482. *Ibid.*, p. 62 : *Jörger Ann, welche ein versoffen weyb gewessen, und ni kein nachtmal alhier zu Ingweyler empfang*[en] *hat, auch inn irer kranckheit ire sùnd nicht erkannte, noch umb verzeihung hat bitten wöllen, unangesehen dass die geistlichen und weltlichen Regimentspersonen fleissig hiezu vermanet worden, darumb sie dann nicht uff dem hisygen gottesacker, sonder ghen Gichweyler, doch ohn geleut, geführet worden, anderen sicheren* [sic pour solchen ?] *leuth zur warnung.*

483. Cf. p. 290 n. 268.

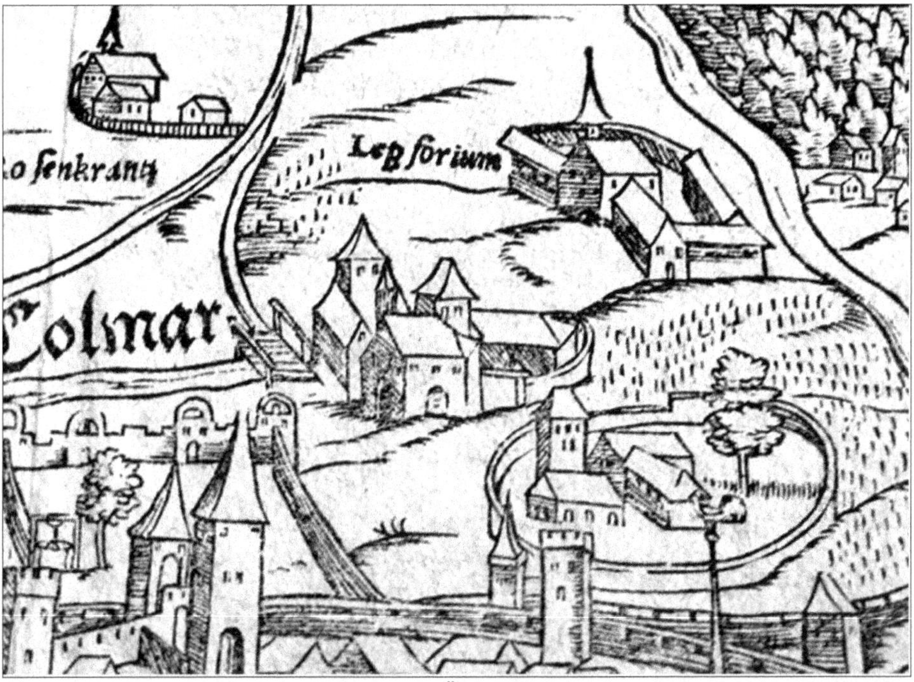

Fig. 15 – La léproserie de Colmar. Source : MÜNSTER Sebastian, *Cosmographia Universalis,* Bâle, 1544.

citées[484]. L'équipement de Saint-Gilles de Haguenau semble plus complet, car les sources évoquent en plus, une porcherie, un pressoir et un colombier[485].

À la différence de la plupart des couvents, les léproseries sont généralement mixtes, mais, comme dans les couvents doubles, les bâtiments d'habitation pour les hommes et les femmes sont séparés. À Strasbourg, les sources évoquent non seulement une maison pour les femmes (*frowenhus*) et une pour les hommes (*mannehus*) mais aussi des jardins distincts pour les uns et les autres (*mannegarten* et *frowengarten*)[486]. Le plus souvent, les lépreux prennent leurs repas en commun dans la *stube* (pièce à vivre chauffée par un poêle), ce qui n'est pas sans rappeler le réfectoire des religieux. Par ailleurs, de même que les couvents disposent toujours d'une « hôtellerie » ou maison des hôtes, pour recevoir les pauvres et les pèlerins, les léproseries ont en général un local pour les lépreux étrangers de passage – ceux qui vont en pèlerinage, ou dans un établissement de bain, et ceux qui sont trop pauvres pour acheter une prébende. Ce local, toujours situé à l'étage de la léproserie, est distinct de ceux où sont hébergés les lépreux de la maison[487]. À Strasbourg, il existe même

484. AMS V 116h f° 3v, 1440 : *Die pflegere hant erkant, das der stal, der by der schüren stott, das der sol lidig sin.*

485. CLEMENTZ, Haguenau, p. 81.

486. AMS V 116h f° 55v-56r.

487. À Colmar, ce local se trouvait sous le toit : AM Colmar GG 213/1 ; pour Sélestat voir ADAM P., *Histoire des Hospices de Sélestat*, Sélestat, 1960, p. 58 ; pour Haguenau voir CLEMENTZ, Haguenau, p. 51.

une infirmerie réservée aux lépreux étrangers[488]. Ces éléments montrent que l'organisation matérielle des léproseries présente de nombreuses analogies avec celle des maisons religieuses bénédictines. La gravure de Sebastian Münster sur laquelle figure la léproserie de Colmar en témoigne.

3.5.2. L'entrée en léproserie rappelle l'entrée dans une communauté religieuse[489]

Le rituel d'entrée en léproserie dans le diocèse de Bâle a déjà été évoqué : la paroisse accompagne le malade à l'église au son des cloches[490]. Pour Munster, le paiement effectué en 1613 au fossoyeur pour creuser la tombe indique peut-être qu'un simulacre d'inhumation avait lieu, à l'époque moderne, lors de l'entrée en léproserie. Mais le texte n'est pas assez explicite pour qu'on puisse l'affirmer. Pour les contemporains, cette pratique est interprétée comme un rituel de séparation. Hans Bulloch et Hans Wintwe, qui essaient de récupérer l'héritage de Heinrich Jeckler, sont catégoriques : ce dernier a bel et bien été séparé du monde par cette cérémonie[491]. Mais la symbolique d'un pareil rituel, qui échappait probablement au commun des mortels, s'apparente aussi à celui que subit le novice lors de la prononciation des vœux[492]. Le rituel d'entrée en léproserie est donc non seulement un rituel de séparation, mais aussi un rituel d'agrégation à la nouvelle communauté – et un rituel religieux, comme le montre le fait qu'à son entrée en léproserie, le malade est béni par le chapelain[493]. Uyttebrouck cite, entre autres, l'exemple de Louvain, où le lépreux prononce des vœux après une période probatoire, tout comme les religieux[494]. Il doit aussi prêter serment au règlement de la maison, qui comprend de nombreuses clauses qui ne sont pas sans rappeler les règles de vie religieuse. Autre analogie : on est religieux ou lépreux pour la vie[495], car dans les deux cas, le nouvel état est définitif. L'entrée dans une léproserie est

488. AMS 1AH 4605.

489. TOUATI, Maladie et société, p. 409-413.

490. Cf. p. 178-179.

491. Cf. p. 147 n. 16.

492. MOLITOR R., « Symbolische Grablegung bei der Ordensprofeß », *Benediktinische Monatschrift zur Pflege religiösen und geistigen Lebens* 6, 1924, p. 54-57.

493. AM Sélestat RP M 1608-1687, 1618 V 28 : *Item uff den obgemelten tag ist dauß zu Sanct Lienhart eingesegnet worden ein guotleitman mit namen Wendling Wolfart von Hagenau und Anna Fypsein (?) des Sebastians Gerbers selligen verlassene witwe alhie im guotleithaus.* Pour Strasbourg, voir WITTMER, Obituaire, p. 128 : *Dem selben cappelane sol man ouch sin behusunge geben, ..., und ime darzu lossen werden die opfer, das bichtgeld und das insegen von yeder personen funff plaphart.*

494. UYTTEBROUCK A., « Séparation ou retraite volontaire ? », dans *Mélanges offerts à G. Jacquemyns*, Bruxelles, 1968, p. 615-632, ici p. 627.

495. En effet, en Alsace, il faut attendre le début du 16e siècle pour voir une lépreuse quitter la léproserie de Strasbourg, où elle a vécu pendant cinq ans : AMS V 116h f° 30v. Après plusieurs examens contradictoires, sous la pression des administrateurs, elle est finalement déclarée saine par la commission qui l'a inspectée. En Alsace, jusqu'au 15e siècle, de tels cas sont inconnus, et par la suite, ils restent extrêmement rares. La *Summa pastoralis* du 13e siècle évoque des lépreux qui, étant guéris, sont autorisés à rentrer chez eux : *contigit aliquos curari paulatim et tunc, sicut justum est, ad propria reverti.* Cité par AVRIL J., « Le IIIe Concile de Latran et

donc un acte aussi irrévocable que l'entrée au couvent.

3.5.3. Similitudes des règles régissant une communauté de lépreux avec celles de religieux

La communauté de lépreux élit un maître auquel elle doit obéissance. L'obéissance – un des trois piliers de la vie monastique, avec la chasteté et la pauvreté – est aussi un des piliers de la vie communautaire des lépreux, comme le montre le registre des sentences rendues à la léproserie de Strasbourg[496]. En effet, tout manquement au règlement est puni soit par la perte de la prébende (repas) pendant un temps déterminé, soit par le renvoi provisoire ou définitif de la léproserie. En cas d'infraction, le lépreux pouvait aussi être mis en prison. En effet, les léproseries, comme les communautés religieuses, disposent d'une prison pour ceux qui ne respectent pas le règlement ou la règle de la communauté. Anton (*Denge*), un malade du Schnelling, en a fait l'expérience. Il a été mis en prison pendant trois jours pour avoir proféré des injures et conduit des lépreux étrangers en ville, ce qui est formellement défendu par le règlement[497].

Après l'obéissance, la chasteté est le deuxième pilier de la vie monastique. Nous avons vu que tous les règlements de léproseries en Alsace l'exigent des malades. L'entrée dans la communauté des lépreux impose donc de suivre une règle de vie quasi-monastique, exigeant obéissance et chasteté.

Qu'en est-il du troisième pilier, la pauvreté ? Elle n'est inscrite dans aucun règlement qui nous soit parvenu. Bien au contraire : le règlement de Strasbourg fait une très nette différence entre lépreux riches (ceux de Rotenkirche) et pauvres (ceux du Schnelling). Seuls ces derniers sont obligés de mendier pour assurer leur subsistance – ce qu'ils ne font parfois qu'en rechignant. Ceux de Rotenkirche, en revanche, sont exempts de cette corvée. Il ne peut donc être question du vœu de pauvreté dans les communautés de lépreux.

Par ailleurs, en fonction de leur origine sociale, la vie quotidienne des lépreux pouvait être fort différente. À Haguenau, les lépreux fortunés occupaient un appartement à part. Peter Schriber, le greffier du tribunal de la ville, se choisit un poêle (*stube*) et une chambre. Il semble même qu'à Haguenau, il ait existé des salles de bain privées : en 1448, le prêtre Peter von Ingenheim paie une livre pour la jouissance de celle de feu Cune Grimmel. En 1510, toujours à Haguenau, un lépreux semble jouir d'une maison individuelle[498]. Le règlement de Strasbourg fait également une nette distinction entre les lépreux

---

les communautés de lépreux », *Revue Mabillon* 60, 1981, p. 21-76, ici p. 64, n. 233 – mais on est ici à une autre époque et dans un autre espace culturel.

496. AMS V 116h f° 27v.

497. AMS V 116h f° 16v, 1467 : *Also den pflegern fürkomen ist, wie das Denge ... ettlich frömde siechen in die stat fiert, das doch verbotten ist, ... Do het Tenge ... in* [den durnhüter] *geantwort ... solt sù die ritt und das fallend übel angen ... Do hant sù in geheissen in den durn legen.* Autre exemple : AMS V 116h f° 10r.

498. CLEMENTZ, Haguenau, p. 68.

jouissant d'une maison individuelle et les autres[499]. De tels arrangements permettaient aux lépreux fortunés d'échapper à la promiscuité engendrée par la vie commune. Les plus fortunés d'entre eux entraient en léproserie avec une servante. C'est le cas du noble Friedrich Büchsner à Haguenau[500]. Il ne serait cependant pas tout à fait exact de croire qu'on ait là une grande différence avec les communautés religieuses. En effet, à cette époque, la pauvreté n'est plus non plus de mise dans les couvents qui n'ont pas passé à l'Observance ; en Alsace, nombreux sont ceux dont les religieux, s'ils en ont les moyens, disposent d'appartements privés et de serviteurs.

En conclusion, la ressemblance entre communautés de lépreux et communautés religieuses est frappante sur le chapitre de l'obéissance et de la chasteté, et la différence entre elles n'est pas si grande en ce qui concerne la pauvreté – comme le montre d'ailleurs le fait qu'au décès d'un lépreux, comme d'un religieux, c'est en principe la communauté qui hérite de lui.

Autre similitude : si un lépreux désobéit au règlement, ce sont les autres qui statuent sur son cas. Le jour de Noël 1486, par exemple, Andres Koenig, un lépreux pauvre du Schnelling, refuse d'aller quêter en ville avec les autres. Sur quoi le maître réunit les lépreux et leur demande s'ils acceptent quand même de partager avec lui le produit de leur quête. Ils n'y consentent que parce que c'est Noël, mais demandent au maître de le dénoncer aux administrateurs ; devant ces derniers, il nie sa faute, mais, confondu par le témoignage unanime de ses congénères, est renvoyé[501]. Le rôle de la communauté des lépreux dans cette procédure s'apparente au chapitre des coulpes d'une communauté religieuse[502].

3.5.4. Le lépreux appartient à une confrérie

Depuis son entrée, le lépreux est membre d'une confrérie qui « se présente à la fois comme une union de prière et une société d'entraide mutuelle[503]». Le vocabulaire utilisé témoigne de cette appartenance à une nouvelle famille, car le lépreux vivant en léproserie est fréquemment qualifié de *bruder* (frère) ou *swester* (sœur). À Molsheim, à son entrée à la léproserie, le nouvel arrivant payait une livre de cire à la confrérie[504]. Les lépreux d'Obernai payaient une

499. BRUCKER, Zunft- und Polizei-Verordnungen, p. 43.

500. CLEMENTZ, Haguenau, p. 68.

501. AMS V 116h f° 28r-v.

502. Dans le diocèse de Genève, les lépreux se réunissent également en chapitre : HERMANN, Lépreux, p. 93. Il en allait de même à Evreux : TABUTEAU, Marqueur d'identité, p. 148.

503. VINCENT C., *Des charités bien ordonnées. Les confréries normandes de la fin du XIIIe siècle au début du XVIe siècle*, Paris, 1988, p. 31. Voir aussi RAPP F., *L'Église et la vie religieuse en Occident à la fin du Moyen Âge*, Paris, 1971, p. 128-129.

504. AM Mosheim GG 262 = GG 184 : *Item, wann derselb mensch auch in das huß kommt, so soll er den armen siechen in dem huße gemeinlichen geben ... und ein halb pfundt wachß an die kerze.* Ce cierge ne peut être que celui de la confrérie des lépreux, dont l'existence n'est pas attestée autrement.

cotisation trimestrielle de 2 d à cette dernière[505]. Ces confréries sont encore attestées pour les léproseries de Haguenau[506], Sélestat[507] et Saverne[508]. Le secours mutuel dû aux membres est, à l'occasion, inscrit dans les règlements et se traduit par l'assistance au quotidien. Si à Saverne l'un des lépreux est alité, les autres sont chargés de le lever, de lui ôter ses bandages et de lui porter à manger[509]. Une fois par an, la fête du saint patron donne l'occasion de se réunir pour un repas commun après la messe[510]. Ces réunions annuelles sont encore attestées au 17e siècle, par exemple à Ammerschwihr[511]. La confrérie est gérée par le personnel de la léproserie ; elle n'a pas d'institutions particulières, elle n'a pas de maître ou de trésorier comme en ont les autres confréries. Son autonomie juridique se confond avec celle de la léproserie et le règlement de chacune d'entre elles tient lieu de statuts[512]. Il est révélateur qu'à Obernai, l'administrateur et le maître de la léproserie possèdent chacun une des clés de la caisse de la confrérie, qui est ouverte aux environs de Noël et de la Saint-Jean en présence de tous les lépreux[513]. C'est dans cette caisse que sont versées les amendes dues pour le non-respect du règlement. L'argent ainsi réuni est utilisé pour faire dire des messes dans la chapelle de la léproserie[514]. Malgré leur maladie, les lépreux peuvent être membres d'une autre confrérie regroupant des gens en bonne santé. Parmi les 6461 adhérents de la confrérie du Rosaire de Colmar à la fin du 15e siècle[515], on relève six personnes désignées par le terme de *leprosi*[516]. Toutes sont probablement hébergées

505. BNUS Ms. 1577 f°7r-v, fin 15e ou début 16e s. : *Darzu soll ein yedes in dem huß geben in die bruderschafft alle fronvast 2 d.*

506. HEK c. 518 cite HANAUER, Cartulaire Saint-Georges, p. 458 n° 959.

507. AM Sélestat GG 164, 1629 : Celui qui est *unkeusch* paiera *2 pfundt wachs in "Unser Frauen bruderschafft"*.

508. AM Saverne B 10, copie 17e siècle : *Am Zinstag nach Candate (sic !) anno 1549 ist durch schultheiss und rhat erkant worden, das nun furthin die frembden gutleuth ... alhie inn der statt Zabern das almusen zu 14 tagen fordern, und sunst sich inn der stat nit finden laßen sollenn, und soll der tag allweg an eim zinstag gescheen und gehalten werden, bey peen 1 lb. wachs der bruderschafft.*

509. AM Saverne 6 B, copie 17e siècle : *Welche person zu bett ligt, so sollen die anderenn sie aufheben, die düecher von ir nemmen, die soll die magdt weschen.*

510. VINCENT, Charités, p. 31.

511. ADHR E DEPOT4 BB 16 f° 153r, 1623 VII 8 : *Den guttleuthen, auf begehren ihr bruderschafft zue halten, ist ihnen zuegelassen worden.* Merci à M. Schlaefli pour cette référence.

512. Le titre du règlement d'Obernai est *Bruderschaft und Ordenung,* « confrérie et règlement » : BNUS Ms. 1577.

513. BNUS Ms. 1577 f° 7r, fin 15e ou début 16e s. : *Zu allen obgeschribenen penen soll der meister des huses der bruderschafft bühß hinder ime haben mit zweyen schlossen. Darzu soll ein pfleger des huses einen schlüssel haben und der meister des huß den andern schlüssel haben. Und soll man die bühsse alle halb jor zu wyhenachten und zu singichten ungevörlich uff thun, in bywesen der siechen.*

514. *Ibid.* : ... *und was darinnen funden wurt, soll man lossen doruß sovil messen lesen in ir cappellen als man dorumb an den priesstern erfolgen mag.*

515. SCHMITT J.C., « La confrérie du Rosaire de Colmar (1484-1528) », dans *Les Dominicaines d'Unterlinden,* I, Paris, 2000, p. 181-187, ici p. 184.

516. BMC Ms 474 f°4 v : *Erhart Bintzenstock, Caspar Ackerman, Ludewig Krußlin, Claus Nufer, Ursel Grëfin, Magdalena Grefin, leprosi.* Autre exemple à Lauceston, RAWCLIFFE,

dans la léproserie de la ville, car leurs noms apparaissent sous la rubrique *in Columbaria*[517]. « L'inscription dans plusieurs confréries relève d'une logique mathématique d'accumulation des bienfaits, à titre individuel, commencée dès la vie terrestre. En effet, devenir membre de plusieurs confréries permet de cumuler leurs bienfaits respectifs »[518]. Dans ce domaine, la piété des lépreux ne diffère pas de celle des gens sains.

À l'occasion, plusieurs léproseries pouvaient s'associer dans un but religieux. En 1443, les lépreux de Strasbourg et Molsheim, représentés par Peter Jeüche[519], fondent une lampe perpétuelle à l'église d'Ehl, devant l'autel de Notre-Dame, en l'honneur de Dieu, de la Vierge, de saint Materne, évangélisateur de l'Alsace et patron d'Ehl, et de tous les saints[520]. La somme investie, 13 lb., n'est pas négligeable. En contrepartie, les lépreux figureront dans l'obituaire de l'église d'Ehl, avec le bien acquis pour ce montant[521]. La fondation de cette lampe perpétuelle rappelle l'importance du luminaire dans l'activité de ces associations[522]. Elle révèle aussi les contacts qui pouvaient exister entre différentes léproseries, et la capacité d'action des lépreux dans le domaine spirituel.

Il arrive aussi que des léproseries s'unissent pour fonder ensemble une confrérie[523]. La plus anciennement attestée a son siège à Monswiller, village connu pour son pèlerinage marial[524]. En 1467, le curé du lieu vend aux trois

---

Leproserias, p. 104.

517. De deux d'entre elles, il est prouvé qu'elles habitaient Colmar avant de devenir lépreuses : SITTLER L., *Livre d'admission à la bourgeoisie de Colmar 1361-1494*, I, Colmar, 1958, p. 213 n° 3088 : *Erhart Bintzenstogk ... uff sinem hofe gelegen an der Synne nebent denen von Marppach* (1475) et p. 208 n° 2984, *Caspar Ackerman meder ... uff sinem huse gelegen by dem Redelin, dem man spricht Sporers hoffelin, zwüschent den von Unterlinden* (1470).

518. VINCENT, Charités, p. 178.

519. Peter Jeüche ou Joiche est cité à la léproserie du Schnelling en 1440 et 1450 (AMS V 116h f° 2v et 9r).

520. AMS 1AH 202, 1443 : *Ich bruder Peter Rüßer, ewiger vicarius zu Ely, ... bekenne ... das ich ... gelobbet hab ... Peter gnant Jeuche, der die gelübde enpfangen hat von sins selbs unde der ellenden siechen wegen zu Stroßburg unde Molsheim wonende, das ich zu ewigen tagen ein ewig lieht haben will in einer ampellen vor Unßer Frowen altare in der vorgenanten kirchen zu Ely, das die obgenanten siechen koufft hant, ... dem almehtigen Got, siner lieben muter, dem himelfürsten sancte Marten unde allen Gottes heiligen zu lobbe unde ere, unde ouch ir und aller selen zu trost, die hülffe, stüre darzu geton hant oder noch tun werdent, unde allen glöubigen selen, darumb sü ouch geben hant drützhen pfunt Strosburger pfennige.*

521. *Ibid.* : *Ouch so ist beret, das ich sù in unßer selebuch schriben sol unde das gut oder eigenschaft, das umb die vorgenante summe geltz koufft wurt.*

522. Voir VINCENT C., *Fiat Lux. Lumière et luminaires dans la vie religieuse du XIIIe au XVIe siècle* (Histoire religieuse de la France 24), Paris, 2004, p. 390 ss.

523. Ce phénomène a été étudié en Allemagne par SCHELBERG A., « Regional leper guilds – an early modern form of social organization in rural areas : sociability among lepers in German principalities in the light of 16th and 17th century leper regulations », dans TABUTEAU B. (dir.), *Lépreux et sociabilité du Moyen Âge aux Temps modernes* (Sociabilité, Culture et Patrimoine. Cahiers du GRHIS 11), Rouen, 2000, p. 73-80. Voir aussi LE BRAS G., *Études de sociologie religieuse*, 2, *De la morphologie à la typologie*, Paris, 1956, p. 436.

524. Les miracles de la Vierge à Monswiller sont évoqués en 1508, lors de l'octroi d'indulgences à la confrérie : AM Saverne Hop. Ch. 7 : *do die Mutter Gottes grosse gnod und*

représentants des « lépreux de la confrérie de Monswiller, inscrits dans le livre de cette confrérie actuellement ou plus tard », une rente de 6 ß, qu'ils lui rendent en échange d'une messe par mois[525]. Or la même rente et les mêmes messes sont mentionnées en 1471, dans une charte qui précise que cette confrérie a été fondée par dix-sept léproseries du diocèse de Strasbourg[526]. D'autres s'y joindront par la suite[527]. Comme à Ehl, les lépreux offrent un cierge qui brûlera devant la statue de la Vierge pendant les offices et le *Salve Regina*, et un nouveau calice en argent doré d'une valeur de 15 fl[528]. La donation d'un objet matériel, ici le calice, permet aussi aux lépreux de renforcer les liens d'appartenance à la confrérie et de s'affirmer en tant que groupe. Par ailleurs, chaque mois, le curé de Monswiller doit célébrer une messe chantée devant la nouvelle statue miraculeuse à l'entrée du chœur. Après l'office, il doit prendre un goupillon et dire les psaumes *Misere* et *De profundis*, avec une collecte pour les membres de la confrérie[529]. Considérée comme la « bonne œuvre par excellence », la célébration eucharistique est l'un des fondements de l'activité confraternelle[530]. Les sources le confirment : « selon les saints évangiles, aucune offrande n'est plus agréable à Dieu que

---

wunderzeichen wircket. Mais la mention d'une nouvelle statue de la Vierge en 1467 (ci-dessous, n. 529) pourrait déjà être en rapport avec le succès du pèlerinage.

525. *Den guten lùthen der bruderschaft gemeinlichen zu Monoltzwiler, so jetzunt ... in der selben bruderschaft buch geschriben stant und hernachmals ... darin geschriben werden* : ADBR G 5407/4, 1467. Le document, troué à l'emplacement de la dizaine, a été daté par erreur de 1407, mais il en existe un regeste daté de 1467 dans AM Saverne III 313-314/2. De plus, la rente est vendue par le curé Johannes von Graufthal, qu'on retrouve dans une charte de 1471 (cf. note suivante), et qui est attesté à Monswiller entre 1456 et 1480 dans le fichier du clergé alsacien de M. Schlaefli, que je remercie.

526. AM Saverne Hôp. CH 11, 1471 : Il s'agit des deux léproseries de Saverne, de celles *zu Loch* (Ernolsheim), d'Ingwiller, Reichshoffen, Hochfelden, Bouxwiller, La Petite-Pierre, Marmoutier, Brumath, Weyersheim, Odratzheim, Rosheim, Eckbolsheim, Kutzenhausen, et de deux léproseries non localisées pour l'instant, *am Loytzenberge* (ou *Leitzenberg*) et *zu der Aspen*.

527. En 1529, sont encore citées comme membres les léproseries d'Obernai, Rosheim, Matzenheim, Erstein et Geispolsheim. ADBR 1G 175/1 f° 219r : *Ist uff anbringen der sundersiechen der bruderschafft inn Unser Lieben Frawen kirchen zu Monoltzwiler der statt Oberehenheim, statt Rosheim, amptman zu Epffich, der guten luth halben zu Matzenheim, auch dem Thumbcapittel der guten leuth halben zu Ersthein und Geyßpoltzheim geschriben. Daruff ist ein antwort von der statt Roßheim kommen.* En 1626, les lépreux de Haguenau et de Saverne expliquent qu'en 1622, la guerre leur a fait perdre la confirmation de leur confrérie accordée en 1479 par l'évêque Albrecht, et en sollicitent une nouvelle (ADBR G 1718, 1626 III 24). S'agit-il de celle de Monswiller ou d'une autre ?

528. AM Saverne Hôp. CH 11, 1471 : *Es habent ouch die armen lut lossen machen ein kertz mit eim lùchter, darinne sie hange, vor Unser Lieben Frowen mit etwie manigen pfunde wachs, die zu allen ziten der heylgen messen und zu dem* Salve Regina *burnen sol.*

529. ADBR G 5407/4, 1467 : *in der kirche zu Monoltzwiler, ußwendig des chores, vor dem nuwen bilde Unser Lieben Frowen ; und nach der selben messen, so sol ich oder ein jeglicher anderer, der die vollbracht hett, nehmen den weyhewasser wadel, und ein* miserere *und ein* de profundis *mit einer colecten für die bruder und die swester der selben armen luth bruderschafft mit ernst betten, und ir mit flissiger andacht zu bedenken.*

AM Saverne Hop. Ch. 3. 1474 : *und noch der messen den psalmum* miserere *mit dem psalmo* de profundis *mit einem versickel und collecten.*

530. VINCENT, Charités, p. 143.

celle du corps de Notre Seigneur Jésus lors de la messe »[531]. Au fil du temps, le nombre annuel de messes célébrées à l'intention de la confrérie augmente. En 1474 s'y rajoutent quatre célébrations les mercredis des Quatre-Temps, avec vigiles, une messe chantée et deux messes pour les morts. Un grand cierge de vingt livres devra brûler pendant les offices, deux petits d'une livre pour les vigiles et la messe des morts. Ces offices sont célébrés pour les vivants et les morts de la confrérie, et pour ceux qui leur ont fait l'aumône[532]. Tous les membres de la confrérie sont donc rassemblés dans une même mémoire, de même que leurs bienfaiteurs.

La réunion annuelle de la confrérie a lieu à Monswiller le premier jour ouvré après la fête de la Nativité de la Vierge[533]. « Tous les frères sont tenus d'y assister, traduisant ainsi la cohésion de l'association »[534], unie dans la dévotion à la Vierge. La figure de Marie, considérée comme l'intercesseur par excellence, se situe au cœur de la piété confraternelle[535].

La confrérie fondée à Monswiller a fait l'objet de plusieurs confirmations par les évêques successifs, qui lui accordent des indulgences pour attirer les libéralités des fidèles. En 1508, les membres et les donateurs peuvent ainsi bénéficier de 720 jours d'indulgences pour les péchés mortels et de neuf ans pour les péchés véniels[536]. Pour la Normandie, Catherine Vincent a remarqué que cette pratique semble relativement secondaire au sein des confréries. Si l'octroi d'indulgences existe, elles excèdent rarement la durée, fort modeste,

531. AM Saverne Hop. Ch. 7, 1508 : *... das ... inhalt der heiligen gschrifft Gott dem almechtigen kein gefelligeren dienst noch angenemer opfer mag geopfert werden, denn derer allerheilgst fronlichnam unseres herrn Jhesum in den ampten der heiligen meß.*

532. AM Saverne Hop. Ch. 3, 1474 : *ein vigilie, ein singen messe, zwei ... sele messen, ein kertz von zwentzig pfund wachß, die auch zu allen andern messen und gotzdienst brennen sol. Item zwei kerzen, jede von einem pfunt wachß, zu der vigilie und selmeß. ... vor die lebenden und dotn, umb willen den jenen, so ir almusen umb Gottes willen den armen lùten mit gedeilt.*

533. AM Saverne Hop. Ch. 7, 1508 : *... auch uff den negsten wercktag nach Unser Frawen tag der geburt in gemeiner versamlung aller bruder und schwester zu Montzwiller ...*

534. VINCENT, Charités, p. 139.

535. *Ibid.*, p. 125. La confrérie de la léproserie de Sélestat lui est aussi dédiée : *Item es soll niemand unkeüsch sein, ... dann wo solliches vor einem kündtlich und offenbar würde, der bessert zu Unssere Frauwen bruderschafft zwey pfundt wachs, und soll darzu ein halb jahr von dem hauß sein* (AM Sélestat GG 164, 1629). Le saint patron des autres confréries de léproseries n'est pas connu.

536. AM Saverne Hop. Ch. 3, 1474 : Confirmation de la confrérie par l'évêque Ruprecht. *Ibid.* Ch. 4, 1505 : Confirmation de la confrérie par l'évêque Albrecht (1478-1506) avec octroi d'une indulgence de 40 jours pour les péchés mortels et d'un an pour les péchés véniels. *Ibid.*, 1507 : Confirmation de la confrérie par l'évêque Wilhelm. En 1508, six cardinaux accordent chacun cent jours d'indulgences pour les péchés mortels et un an pour les péchés véniels. Les évêques Ruprecht, Albrecht et Wilhelm ont accordé chacun 40 jours pour les péchés mortels et une année pour les péchés véniels à tous ceux qui viendront à Monswiller et qui participeront à la réunion de la confrérie des lépreux ou aux fêtes de la Vierge, à celle de la Visitation ou qui donneront l'aumône à cette confrérie (*Ibid.* Ch. 7).

de quarante jours[537]. En comparaison, celles accordées à la confrérie des lépreux de Monswiller semblent sortir de l'ordinaire[538].

D'autres confréries regroupant des léproseries alsaciennes, badoises et suisses sont attestées aux 16e et 17e siècles, mais elles ne sont de loin pas aussi bien documentées que celle de Monswiller. En 1583, le Magistrat d'Offenburg confirme (seul) le règlement d'une confrérie de léproseries qui a son siège dans cette ville, mais dont le ressort est très étendu : « d'Offenburg à Hausen im Kinzigtal, Fribourg-en-Brisgau, Brisach, Sélestat, Obernai, et aussi jusqu'à Rastatt, Gernsbach et Baden-Baden », ce qui déborde du diocèse de Strasbourg sur ceux de Constance et de Spire. Les quatre maîtres qui l'administrent sont originaires respectivement d'Obernai, Neumühl, Fribourg et Offenbourg[539]. Son règlement est inspiré de celui d'Obernai[540]. Le droit d'admission à la confrérie se monte à 2 d. Chaque trimestre, le lépreux devra verser 1 d supplémentaire payable à la léproserie d'Offenbourg. L'argent ainsi versé sert à payer des cierges et une messe annuelle pour le salut des âmes. Ce règlement insiste sur le comportement de ses membres : il est interdit de jurer, de s'injurier ou de se battre, d'avoir des relations sexuelles hors mariage. Lors de la réunion annuelle qui a lieu à Offenbourg, les lépreux de cette ville devront aider à la cuisine et servir les lépreux étrangers. Après les affaires internes, le règlement précise aussi les relations avec la société, en particulier en ce qui concerne la mendicité. La quête est interdite plus d'une fois par quinzaine, sauf en cas de nécessité. Il est également interdit de quêter, en quelque lieu que ce soit, huit jours avant et après la fête patronale de cette localité. Par contre, la ville d'Offenbourg octroie, même aux lépreux étrangers, deux jours de quête par an : le lundi après la Saint-Laurent et le lundi après le 13 janvier. L'organisation de cette confrérie rappelle celle observée par Antje Schelberg pour les guildes du bas Rhin[541].

La pérennité de ces associations mérite d'être relevée. Lors de l'introduction de la Réforme, le modèle confraternel n'est pas rejeté. À Bâle plusieurs léproseries se regroupent au 16e siècle pour former une confrérie "chrétienne" qui succède à la confrérie médiévale dédiée à Saint-Jacques, c'est-à-dire fondée autour de la léproserie bâloise de Sankt Jakob an der Birs. Dans la supplique adressée au Magistrat de Bâle, les lépreux expliquent que "à la suite des dissensions dans la chrétienté", ils l'ont quittée et ont créé entre eux une confrérie "chrétienne" à laquelle adhèrent, entre autres, les léproseries de Rheinfelden, Säckingen, Laufenburg, Waldshut, et celles de Saint-Apollinaire, Sattellöse et Huningue, toutes trois situées dans le Sundgau, et

537. VINCENT, Charités, p. 181.

538. Il n'existe pas de travail de synthèse sur les confréries en Alsace au Moyen Âge. Le fichier des confréries de M. Schlaefli en cite huit gratifiées d'indulgences pour l'époque médiévale. La léproserie de Preston bénéficiait aussi d'une indulgence de presque 6 ans, RAWCLIFFE, Leproserias, p. 101-102.

539. AM Obernai GG 78.

540. MULLER, Léproserie d'Obernai, p. 74.

541. SCHELBERG, Regional leper guilds, p. 73-80.

donc catholiques, de même que celle de Bellingen[542], avec celle de Liestal, ville du territoire rural de Bâle, donc protestante[543]. Ce qui est étonnant, c'est d'une part que la confrérie des léproseries de la région de Bâle en comprenne à la fois des catholiques et des protestantes, et d'autre part qu'elle soit organisée comme les anciennes confréries catholiques en prévoyant de mettre à l'amende tous les manquements – jurons, excès de boisson, injures, etc. – et en demandant à pouvoir mendier une fois par semaine, "comme c'est l'usage dans la Confédération". Le secours mutuel est toujours l'un des objectifs de cette confrérie, dont la caisse, alimentée par les amendes et les cotisations, sert à nourrir les lépreux indigents.

Comme le montrent ces exemples, la sociabilité des lépreux vivant dans une léproserie est fortement marquée par les liens confraternels, tissés au sein même de l'institution et à l'extérieur, grâce aux réseaux de confréries. Membres d'une ou de plusieurs de ces associations, les lépreux forment ainsi une communauté capable d'initiatives sur le plan spirituel. Pour André Vauchez, l'adhésion à une confrérie est aussi « un instrument d'intégration à la vie civile et un moyen d'accès à la respectabilité sociale pour des individus ou des groupes. Elles [les confréries] baignent dans une connotation d'honorabilité et, en ville surtout, leur statut bourgeois les fit rechercher par des gens qui se situaient aux marges de la société nantie (professions mineures, immigrés récemment venus de la campagne, étrangers résidents) auxquels elles apparurent comme un moyen commode pour s'y infiltrer et s'y faire admettre »[544]. Ne faudrait-il pas rajouter à la liste de ceux qui « vivaient aux marges de la société nantie » les lépreux vivant dans une institution ? En effet, pour un malade atteint de lèpre, la confrérie était un moyen de retrouver au moins une partie de l'honneur dont la maladie l'avait privé.

Pour la Normandie, Catherine Vincent était arrivée à la conclusion que « le frère devenu ladre » était mort à la confrérie comme il est mort à la société » et que « la famille confraternelle exclut, de fait, voire même de droit, tout le monde des pauvres et des marginaux »[545]. À la fin du Moyen Âge et au début de l'époque moderne, la situation semble différente en Alsace : les lépreux forment des confréries auxquelles des personnes saines peuvent adhérer, et réciproquement ils peuvent être membres de confréries regroupant majoritairement des gens sains.

542. Bellingen est resté catholique : *Das Land Baden-Württemberg. Amtliche Beschreibung nach Kreisen und Gemeinden, 6, Regierungsbezirk Freiburg*, Stuttgart, 1982, p. 871-872.

543. Staatsarchiv des Kantons Basel-Stadt, Siechenhaus St. Jacob H5 (16e s.) : *... ein cristeliche bruderschaft gemacht ... in diessen nachfolgenden hüsern, nemlich Liehtstall, Rinfelden, Seckingen, Laufenburg, Waldshut, Sant Appollinaris, Sattellose, Huningen, Eymetringen* [Eimeldingen], *Pellickgen* [Bellingen]. À Eimeldingen, la Réforme a été introduite en 1556 *(Das Land Baden-Württemberg*, 6, p. 830) ; mais comme la supplique des lépreux n'est pas datée, il est impossible de dire à quelle confession appartenait ce village au moment de sa rédaction.

544. VAUCHEZ A., « Conclusion », dans *Le mouvement confraternel au Moyen Âge* (Collection de l'Ecole française de Rome 97), Rome, 1987, p. 395-405, ici p. 399.

545. VINCENT, Charités, p. 166 et 222.

3.5.5. La vie du lépreux, comme celle du conventuel, est rythmée par la prière

L'appartenance à une ou plusieurs confréries explique l'importance de la prière et des offices dans la vie quotidienne du lépreux. À Strasbourg, les lépreux sont tenus d'assister tous les jours à la messe et aux vêpres. Le chapelain les prévient en actionnant les cloches de la léproserie au moment où l'on sonne prime à la cathédrale, ce qui laisse à chacun le temps de se préparer pour assister à l'office[546]. Si la messe n'a pas lieu, ils doivent se rendre à la chapelle avant la collation du matin et prier aussi longtemps que dure un office[547]. D'autres célébrations ont lieu tout au long de la journée ; elles sont énumérées, ainsi que toutes celles de l'année liturgique, dans un coutumier annexé à l'obituaire de la léproserie. Beaucoup de ces messes ne manquent pas de solennité : certaines sont chantées par trois prêtres et un écolier[548]. La présence des malades est également requise lors des nombreuses messes anniversaires célébrées à la léproserie. Avant et après les repas, chaque laïc doit prier un *Pater Noster* et un *Ave Maria* en l'honneur de Dieu, de la Vierge et de tous les saints, et pour la consolation de toutes les âmes. Les clercs, eux, sont tenus de prononcer le *Benedicite* avant le repas et les grâces après[549]. Mieux : à Obernai, les lépreux doivent prier tous les jours sept *Pater* et autant d'*Ave* « pour les sept heures canoniales »[550] que récitent toutes les communautés religieuses. Par là, les lépreux sont donc assimilés à des religieux ; mais comme la plupart d'entre eux ignorent le latin, on leur applique le même principe qu'aux convers : « *qui non potest psallere, debet patere* » – celui qui ne connaît pas les psaumes devra prier un *Pater Noster* en remplacement de chacun.

Par leur appartenance à une confrérie, par l'importance de la prière dans leur vie quotidienne, les lépreux s'apparentent à une véritable communauté

---

546. BRUCKER, Zunft- und Polizei-Verordnungen, p. 68 : *Fürbas, so sol ein yegelich capelon ... selbs alle tage, nochdem als man prime zu dem münster verlot, unvertzögelich messe unde ander gotsdienst haben ... ; doch sol er, dwile man dieselbe prime lütet, mit der glocken oder den glocken der egenanten capellen drye werbe underscheidenlichen zu messen lüten und tun lüten, das die siechen und ussetzigen des egenanten huses sich wol gerihten mügent zu der egenanten messe zu hörende.*

547. BRUCKER, Zunft- und Polizei-Verordnungen, p. 43 : *Es süllent ouch alle siechen uf dem hofe, geistlich und weltlich, alle tag in der capellen sin by dem ambaht der messen [...]. Hette man uf etlichen tag keine messe, so süllent sü doch uf einer messen lang, vor essen am morgen, in der capellen sin und beten. [...] Desglichen süllent sü alle tage in der capellen sin zu vesperzit, man singe oder lese sü.*

548. WITTMER, Obituaire, p. 94.

549. BRUCKER, (n. 547) : *Es sol ouch ein iegelich geistlich persone sin* benedicite *sprechen ob tische vor essen, und sin* gratias *ab tische noch essen, und ein yegelich leige, frowe und man, tohter und knabe, sin* Pater Noster *und* Ave Maria *sprechen ob tische vor essen und noch essen, dem allmehtigen Gotte, unser Lieben Frowen und allen heiligen zu lob und eren, und allen selen zu troste.*

550. BNUS Ms. 1577 f° 2r, fin 15e ou début 16e s. : *Item es soll ouch ein yeglich person, so inn das huß gehört, verbunden sin, allen tag teglich zu betten 7* Pater Noster *und 7* Ave Maria *für die siben zyt unserem herren Jhesu Christi und siner würdigen und küschen muter Marien.*

religieuse[551]. Rien d'étonnant donc si une charte de 1312 désigne la léproserie de Strasbourg par les termes de *cenobium leprosorum*[552] et son économe ou son maître de *conversus*[553]. En 1407, ses occupants sont nommés « *leprosi sub communi vita commorantes* »[554]. Or la *vita communis* est la base de toute vie religieuse ; aussi bien les lépreux sont-ils régulièrement qualifiés de frères ou de sœurs. À Strasbourg, les lépreux sont même assimilés aux disciples du Christ, puisque le prêtre leur lave les pieds le jeudi saint[555].

Comment peut-on concilier cette aura religieuse avec l'image du lépreux « impur et coupable » ? En fait, le lépreux a un double visage. Il est d'une part un réprouvé, que Dieu punit dans sa chair pour les fautes qu'il a commises ; mais d'autre part, choisi par Dieu pour expier ses péchés sur terre[556], il peut jouer le rôle d'intercesseur auprès de lui.

3.6. Le lépreux : un intercesseur privilégié

Ce rôle d'intercesseur reconnu aux lépreux apparaît dans les règlements. À Sélestat, les lépreux prient pour leurs bienfaiteurs et pour toutes les âmes oubliées lorsqu'ils sont à table[557]. À Obernai aussi, le lépreux doit prier après le repas trois *Pater* et autant d'*Ave* en l'honneur de la Trinité : un *Pater* et un *Ave* pour tous ses confrères atteints de lèpre, un autre pour leurs bienfaiteurs, et un troisième pour l'âme de tous les croyants[558]. Le lien qui unit le lépreux

---

551. TABUTEAU, Expérience érémitique, fait la même constatation.

552. AMS AH–C 911/16. D'autres exemples dans BERIAC F., « Les fraternités de lépreux et lépreuses », dans ELM K. et PARISSE M. (éd.), *Doppelklöster und andere Formen der Symbiose männlicher und weiblicher Religiosen im Mittelalter* (Berliner Historische Studien 18), Berlin, 1992, p. 203-211, ici p. 205. En 1554 encore, la léproserie d'Altkirch est désignée par le mot de *gotzhus*, c'est-à-dire maison-Dieu, couvent, béguinage (AM Altkirch boîte 9 D 61, 1554). Il en va de même pour la léproserie de Colmar en 1570 (*inn dem loblichen gottshaus zu sant Lauwrentzen* : AMC BB 51, 3e livre des serments, p. 407). En 1302, la communauté de lépreux de Strasbourg est désignée par le mot *collegium* (AMS AH–C 911/6), un terme général, relativement rare, qui peut désigner une confrérie : ESCHER-APSNER M., « Mittelalterliche Bruderschaften in europäischen Städten. Funktionen, Formen, Akteure. Eine Einleitung », dans ESCHER-APSNER M. (éd.), *Mittelalterliche Bruderschaften in europäischen Städten. Funktionen, Formen, Akteure*, Frankfurt am Main, 2009, p. 9-27, ici p. 11-12.

553. AMS AH–C 911/14, 1307, et AH–C 911/18, 1323.

554. AMS 1AH 201.

555. AMS V 116h f° 50v : *Su sulent ouch an dem grün donderstage by dem ambacht sin ..., und innen lossen ire hende oder fusse weschen, also das von alter harkomen ist.* Voir aussi HERMANN, Lépreux, p. 115 et LE BLEVEC D., « Le rôle des femmes dans l'assistance et la charité », dans *La femme dans la vie religieuse du Languedoc (XIIIe-XIVe s.)* (Cahiers de Fanjeaux 23), 1988, p. 171-190, ici p. 182.

556. TOUATI, Maladie et société, p. 188-201.

557. AM Sélestat GG 164, 1629 : *Item wann man essen will, so soll ein jedes betten zwey* Pater Noster *und zwey* Ave, *deßgleichen wan man gessen hat, so soll ein jedes betten 4* Pater Noster *und 4* Ave Maria *Gott dem allmechtigen und seiner wirdigen muotter Maria und allem himmlischen heer zu lob und ehr, und seeligen menschen zu trost und hilff, die sie speisen und träncken, behaussen oder beherbergen, für alle glaubigen ellende vergessene seelen, die leyder nichts haben dann das gemein gebett.*

558. BNUS Ms. 1577 f° 2v-3r, fin 15e ou début 16e s. : *Item es soll auch ein yegclich gutlütmensch, das zu tysch komen mag, zum morgen imbs und zum nacht imbs ... zu tysch betten, vor dem*

à ses bienfaiteurs, pour qui il doit adresser des prières à Dieu, est matérialisé par des tableaux accrochés aux murs de la salle commune, rappelant les legs des généreux donateurs[559].

La lèpre est interprétée comme une sorte de prédestination à l'état religieux, une chance supplémentaire, certes cruelle mais néanmoins positive, de gagner son salut et celui des autres. Ce rôle d'intercesseurs auprès de Dieu explique aussi que les léproseries, au même titre que les maisons religieuses, aient bénéficié de nombreuses donations (p. 327-332). À Strasbourg, vers 1450, un chanoine de Saint-Étienne donne un florin aux lépreux du Schnelling pour améliorer leur ordinaire aux quatre grandes fêtes de la Vierge, à charge pour eux de prier pour le salut des âmes cinq *Pater* et autant d'*Ave* en l'honneur des souffrances, de la mort et des cinq plaies du Christ[560]. Il suffit de feuilleter l'obituaire de Rotenkirche pour mesurer l'importance des dons qui ont été faits à la léproserie en échange de messes anniversaires pour des défunts[561]. Parmi les donateurs, on relève un grand nombre de familles du patriciat et de l'élite bourgeoise de Strasbourg. Sont cités les lignages Zorn, Müllenheim, Kageneck, Spender, Schwarber, Löselin, Bock, Pfaffenlapp, Merswin, zum Trübel, Mans, Dunzenheim et Armbruster. Leur présence dans l'obituaire prouve que la prière des lépreux a de la valeur aux yeux des hommes des 14e et 15e siècles. Lors de l'avènement d'un nouveau Conseil, les lépreux touchent 6 d pour prier Dieu pour cette assemblée qui prend ses fonctions[562]. Comme les lépreux sont assimilés à des religieux, ils partagent leur rôle d'intercesseurs. Ils sont même des intercesseurs privilégiés entre le ciel et la terre.

Pour Strasbourg, le coutumier de la léproserie précise qu'à l'autel de la léproserie du Schnelling, "sainte Élisabeth accorde des grâces"[563]. En allemand, qu' "un saint accorde des grâces" en tel lieu est une expression fréquemment employée pour dire que c'est un but de pèlerinage ; il n'est donc pas impossible que la léproserie de Strasbourg en ait été un. Par ailleurs, son chapelain est autorisé à célébrer la messe même en période d'interdit[564]. Il s'agit là d'un

essen ein Pater Noster, *ein* Ave Maria *und den Glouben für das* Benedicite. *Und noch dem essen ... soll yegclichs betten inn der eere der helgen Dryfaltigkeyt, dry* Pater Noster *unnd dry* Ave Maria, *das erst fur sich unnd alle brüder und schwessteren, die inn dem siechtagen begriffen sindt, das annder für alle die si spysen, drengcken, herbergen, und ire allmußen geben, das drytt* Pater Noster *für alle glöubig seelen.*

559. MULLER, Léproserie d'Obernai, p. 66.

560. AMS 1AH 4660, vers 1450 : *und wenn sù uff stont von dem tisch, so sollent frowen und man iedeß mensch dem lyden und verscheyden unsers Herren und sinen 5 wunden betten 5* Pater Noster *und 5* Ave Maria *der selen zu trost.* La charte n'est pas datée, mais Ulrich Hertz, le donateur, est cité dans le livre de bourgeoisie en 1451 (WITTMER Ch., MEYER J. Ch. (éd.), *Le Livre de bourgeoisie de la ville de Strasbourg : 1440-1530*, 1, Strasbourg, 1948, p. 83 n° 798. Je remercie M. Louis Schlaefli pour ce renseignement).

561. AMS V 116b. Il en est de même à Haguenau : CLEMENTZ, Haguenau, p. 63.

562. AMS 1AH 4605, compte de 1518/1519 : *It. 9 ß hab ich geben den siechen gemeinlichen, rich und arm, warent 18 personen, jedem 6 d, der nuwen ordenung noch, Gott den Herren zu bitten für ein nuwen angonden rath.*

563. WITTMER, Obituaire, p. 125 : ... *uff des Snellings altar, da sant Elsebeth gnedig ist.*

564. AMS AA 65 f° 284v : *Weres ouch, das in der pfarren und dem kirspelle sant Helenen*

privilège fréquemment octroyé aux couvents à l'époque médiévale : une similitude de plus entre communautés religieuses et communautés de lépreux.

Pouvons-nous pour autant en déduire que les lépreux forment une communauté religieuse au même titre qu'un couvent de Bénédictins ou de Franciscains ? D'un point de vue canonique, il y a des différences majeures. Premièrement, les lépreux sont souvent mariés. Or, pour l'Église, les liens du mariage sont incompatibles avec l'état religieux. Ensuite, les lépreux ne sont pas soumis à une règle approuvée. Certes, chaque léproserie a son propre règlement, qui comprend, on l'a vu, de nombreuses prescriptions religieuses. Mais cela ne suffit pas pour en faire une règle. Troisièmement, ces règlements stipulent que, pour être admis, les lépreux doivent (sauf exception) acheter leur prébende et apporter un trousseau et du mobilier – ce que ne prévoient pas les règles monastiques ou canoniales. Mais en pratique, à la fin du Moyen Âge, on n'entre qu'exceptionnellement au couvent sans une dot ou un apport que certaines sources qualifient expressément d'achat de prébende. Enfin, un certain nombre de lépreux sont tellement diminués physiquement par la maladie qu'il leur serait impossible de suivre une règle religieuse contraignante. De nombreuses fondations de messes précisent ce qu'il faut donner à ces lépreux qui ne peuvent pas assister à l'office à cause de leurs infirmités[565]. Pour toutes ces raisons, les lépreux ne sont pas assimilables *stricto sensu* à des religieux. Pour qualifier leur mode de vie, il vaut mieux parler d'un état « quasi-monastique »[566] ou du moins « semi-religieux ». Kaspar Elm utilise ce concept pour désigner les béguines, recluses et autres *virgines continentes*, qui d'après les canonistes du 13e siècle, formaient un état intermédiaire (*status medius* ou *tertius*) entre les laïcs et les conventuels[567]. Il est frappant qu'à Sélestat, les lépreux soient cités avec les béguines et les ermites parmi les bénéficiaires des distributions qui ont lieu à la porte du couvent des Hospitaliers de Saint-Jean[568]. À Kaysersberg aussi, la ville distribue du drap aux lépreux, à l'ermite du Rechenbach et à celui du Toggenbach et à la femme de ce dernier, de même qu'aux Franciscains et aux écoliers, qui ont un statut de clerc[569].

---

von böbstlichem oder geordentem gewalt singen verslagen wurde, ... soll [der cappelon] mit beslossener türe und one lüten der glocken, mit stiller stymmen, als das das reht verhenget, messe und ander dinge in der egenanten cappelle haben.

565. Par exemple, AMS 1AH 7057, 1417 et 1AH 7427, 1442. Voir aussi BRENNER, Leprous Body, p. 253-254.

566. AVRIL, Latran, p. 65 ; BERIAC, Fraternités, p. 201-211.

567. ELM K., « Die Stellung der Frau in Ordenswesen, Semireligiosentum und Häresie zur Zeit der heiligen Elisabeth », dans *Sankt Elisabeth, Fürstin, Dienerin, Heilige* [Ausstellungskatalog], Sigmaringen, 1982, p. 7-28, ici p. 14.

568. ADBR H 1654 p. 79 : *Die spend an der porten geben : Item 4 beginen im brediger gottshuß 2,5 brott. Item den guten litten 2 brott noch dem und im huß sint. Item den andern beginen 1,5 brott im barfussern gotzhuß. Item brudern in der stat bruderhuß ... 1 brott. Item im bruderhuß im wald ½ brott.*

569. AM Kaysersberg BB 9 f° 38v, 1507 : *Armenlüt tuch um Gotz willen usgeben. Den vettern* [Vätern] *zu den barfussern 16 eln grown, Wolf dem schuler 7 eln grown, ... bruders frow im Tochenbach 7 eln wis, bruder im Tochenbach 2 eln grow, bruder im Rechenbach 2 eln wis, den guten lüten 7 elen wis.* Voir aussi *Ibid.* f° 83r, 1510 ; BB 10 f° 113r, 1524 ; f° 152r, 1526 ;

Il existe des similitudes nombreuses et troublantes entre les lépreux et les conventuels. Rappelons les plus importantes : leur vêtement, leur participation aux heures et à la liturgie et leur rôle d'intercesseurs.

Il est paradoxal que des personnes reconnues "impures et coupables" aient en même temps un statut proche de celui des conventuels. Elles étaient à la fois écartées de la société et recherchées pour leur rôle d'intercesseur entre Dieu et les hommes. Cette contradiction est caractéristique du double visage du lépreux à l'époque médiévale : d'un côté "impur et coupable", d'un autre un malade souffrant, un *pauper Christi* – craint mais entretenu, rejeté et pourtant considéré.

Remarquable est aussi la permanence de cette approche du lépreux. Au début du 20e siècle en Crète, les lépreux sont encore considérés comme des « petits saints »[570]. À partir de 1904, ils sont enfermés sur l'île de Spinalonga, au large d'Aghios Nicolaos. À partir de ce moment, les lépreux crétois ne peuvent plus assurer leur rôle spirituel. Epaminondas Remoundakis témoigne avoir entendu « des vieilles venant en visite à Spinalonga dire que, depuis l'incarcération des malades, le pays périclitait. La terre ne donnait plus, les pluies et les neiges devenaient rares, les moutons et les chèvres ne prospéraient plus, contrairement au temps où les malades mendiaient. Les gens avaient alors l'occasion de faire la charité et le pays était riche et béni de Dieu »[571].

Les lépreux vivant en léproserie sont-ils marginaux, intégrés ou exclus ? L'ambivalence du statut de ces malades donne une idée de la difficulté à répondre à cette question. Ils semblent pleinement intégrés d'un point de vue religieux, car la société leur reconnaît un rôle à jouer : celui d'intercesseurs entre Dieu et les hommes, ce qui justifie l'appellation de « petits saints » qui a pu leur être donnée. Leur prière est recherchée, sollicitée aussi bien par le commun des mortels que par l'aristocratie, l'élite bourgeoise et la ville. C'est aussi sur le plan spirituel que les groupes de lépreux s'organisent, prennent des initiatives, côtoient des gens sains lorsqu'ils vont en pèlerinage. C'est également à la chapelle de la léproserie que pèlerins et citadins peuvent bénéficier des indulgences qui ont été octroyées à ces institutions. L'intégration sur le plan spirituel se traduit donc par de nombreux contacts, virtuels et réels, avec les gens sains.

En ce qui concerne leur participation ou non à la production, qui est l'un des critères définissant la marginalité, elle se limite à des travaux réalisés dans l'enceinte de la léproserie. Dans ce domaine, il y a donc indéniablement restriction de leur champ d'action par rapport à leur situation antérieure. Les menus ouvrages effectués dans leur nouveau cadre de vie facilitent néanmoins leur intégration au niveau de la communauté qui les accueille.

---

f° 163r, 1527 ; f° 165r, 1528 ; BB 11 f° 31r, 1536 ; f° 48r, 1538 ; f° 55v, 1539 ; f° 158r, 1555 ; f° 181v, 1559 ; f° 187v, 1560 ; f° 197r, 1562.

570. BORN, Vies, p. 267.

571. *Ibid.*

Nous avons également vu que la diminution des droits des lépreux est certes réelle, mais variable dans l'espace et le temps, l'évolution se traduisant par un assouplissement dans ce domaine. Par contre, il est indéniable que l'entrée en léproserie portait atteinte à leur honneur. Au final, sur l'échiquier de la marginalité, le lépreux vivant en léproserie gravite autour du centre, que représente l'intégration ; certains en sont relativement proches, d'autres plus éloignés, mais leur marginalité reste modérée, dans la mesure où ils bénéficient d'un lieu de résidence fixe et du soutien de la communauté à laquelle ils appartiennent. Par contre, le non-respect du règlement, qui entraîne souvent le renvoi provisoire ou définitif de la léproserie, prive le lépreux de la stabilité offerte par l'institution et de l'entraide proposée par ses confrères, ce qui l'entraîne sur la voie d'une marginalité plus marquée, celle des lépreux errants.

3.7. Les lépreux errants

3.7.1. Qui sont-ils ?

Tenter d'esquisser les contours de ce groupe de lépreux n'est pas chose aisée, car les origines sociales des lépreux errants et les causes de leur errance peuvent être fort diverses. Parmi eux, il y a d'une part des malades vivant habituellement dans une léproserie, qui sont en route pour aller en cure dans une ville d'eaux, pour se rendre dans un lieu de pèlerinage, ou qui ont obtenu des administrateurs une autorisation de sortie pour un motif valable[572]. Leur mobilité est donc ponctuelle. Certains lépreux ne sont pas tentés par la vie quasi-conventuelle des maladreries et préfèrent la liberté. D'autres ont perdu le privilège de vivre à la léproserie pour un temps déterminé ou pour toujours, car ils n'ont pas respecté le règlement. Les infractions répertoriées dans le livre des sentences évoquent souvent le renvoi comme punition, en particulier lorsque des couples illégaux se sont formés[573]. La guerre ou les incendies privent également les lépreux vivant dans une institution de leur lieu de vie. En 1592, lors de la guerre des deux évêques, la léproserie de Molsheim est incendiée. Les occupants sont alors condamnés à trouver refuge ailleurs ou à errer sur les routes. Ainsi Else et Hans Blaufärber ont été contraints de mendier leur subsistance pendant cinq ans, en attendant que la léproserie soit reconstruite[574]. Quant à Hans von Matzenheim et à sa femme, eux aussi

572. À la léproserie de Haguenau meurt en 1525 un lépreux venu de celle de Hochfelden ; et en 1555, un autre venu de celle de Neuwiller ; ce dernier laisse un cheval qui est ramené à la léproserie d'origine : AMH AH 92 et 93. Certains lépreux errants venaient de loin, comme en témoigne le cas de ce malade originaire de Waldshut : AMS 1AH 4605 f° 65v, 1590 (voir p. 232 n. 580).

573. Par exemple, AMS V 116h f° 6v, 7r, 8r, 12r, 12v, 24v, 29v.

574. ADBR 1G 65/65, 1597 : *Els und Hanns Blauwferber, beide von Heidelberg, [haben sich] vor ungeverlich 13 jaren in das gutleuthhauß zu Moltzheim eingekoufft ... bis anno 1592, da der krieg angangen, seindt wir in selbigem gutleuthhauß gefangen worden, auch das hauß nachmals in brandt kommen, ... also das wir bißhero, ich und mein man, in allmusen herumb gezogen, und dieweil dan nuhn wider ein hauß aufgericht, habe ich und mein man wider umb einkommnung bei eim ersam rhat zu Moltzheim aufgehalten und gebetten.*

lépreux résidant à la léproserie de Molsheim, la ville leur rembourse l'acompte versé lors de l'entrée et demande aux autorités des lieux où ils s'installeront de leur faire bon accueil[575]. D'autres enfin sont condamnés à une vie errante, car ils n'ont pas le droit de bourgeoisie et/ou sont trop pauvres pour acheter la prébende. Le destin de Mathis Gulegag en témoigne. Ce lépreux âgé de 15 ans est orphelin ; son père a été banni, ses biens confisqués. Il écrit à la Régence d'Ensisheim pour solliciter une aumône, car il n'a plus personne pour l'héberger. Il survit misérablement dans la rue[576]. Pour toutes ces raisons, il est probable que les lépreux errant sur les routes aient été beaucoup plus nombreux que les lépreux vivant en léproserie[577]. Mais toute tentative pour chiffrer le phénomène est vaine, car les sources à leur sujet sont trop rares. Ils n'apparaissent qu'en filigrane dans les archives, plus particulièrement dans les textes réglementaires, lors des donations faites en leur faveur, lorsqu'ils meurent dans une léproserie, ou encore lorsqu'ils posent problème. Leurs noms sont rarement connus ; le plus souvent, ils sont évoqués en tant que groupe, un groupe dont on devine néanmoins l'hétérogénéité dans le règlement de Colmar. En effet, il distingue les lépreux étrangers qui viennent à pied de ceux qui sont à cheval[578].

3.7.2. Les lépreux étrangers dans les règlements de léproseries

Les règlements de Strasbourg, Colmar, Sélestat, Saverne et Obernai font mention de l'accueil des lépreux étrangers. Les textes à notre disposition visent à organiser leur séjour, sa durée, la cohabitation avec les lépreux de l'institution et leur droit de quête en ville. À Strasbourg, les lépreux étrangers sont accueillis pour une ou deux nuits en temps normal. En cas de maladie ou de mauvais temps, leur séjour peut être prolongé[579]. En 1590, un garçon

575. ADBR 126J 10 f° 111r, 1592 XI 5 : *... nachdem Hans von Matzenheim und Elisabeth sein eheliche haußfrauw, bede sondersiechen, sich in unserem gutleuthaus verschienen zeit, mit erstattung ettlichen angelts eingekaufft, und aber in ansehung dasselbig leider, schwebender kriegsleuff halben, verbrandt, sie sich bey uns nicht ferners endthalten, sonder andernorts, irer underhaltung halben, sich umbzusehen gedrungen, und wir, uff ir beider dienstlich ansuchen und bitten, zuvorderst beden umb Gottes und mitleidenlicher barmherzigheit willen, ohnangesehen sie uns noch 20 lb. schuldig, ... inen solches sowohl gutwillig geschenkt, als auch für all ir habende forderung und ansprach, so sie ... an uns ... und gemeiner statt Molsheim gehaben konden, inen in barem gelt 20 lb. ... haben lieffern und erstatten lassen.*

576. ADHR 1C 8122/3, 1595 VIII 5 : *muß mich also im ellend und uf der gassen armutselig behelfen.*

577. En 1598, les lépreux étrangers qui cherchent refuge à la léproserie de Sattelloese sont nombreux : *So haben bemelt hauß von frembden sondersiechen, so zer nacht herbergen alda suchen, ein grossen zulauf* (ADHR 1C 8122/11, 1597 VIII 28).

578. AMC GG 213/1, 1556 : *So ist dis der frömbden armen siechen ordnung : ... sy seyen gleich wer sy wollen, zue roß oder zue fueß.*

579. BRUCKER, Zunft- und Polizei-Verordnungen, p. 49 : *Es süllent alle die uf dem hofe keinen frömden siechen lenger enthalten dann ein naht oder zwo, es were danne, das eins vor kranckheit oder ungewitter nit gewandeln möhte.* Au milieu du 16e siècle, ils ne sont reçus que pour une nuit : *Er* [der Knecht] *soll ouch die frömbden siechen, so offt die uff den hoff kommen, behalten, inen umb ir gelt zimlichen essen und trincken geben, jedoch soll er deren keinen gestatten, lenger dann ein nacht uff dem hoff zu sin, es were dann eyner lybs unvermöglicheit halb, oder von wegen unwetters nit wandlen köndt, mag er einen wol lenger behalten mit wissen*

lépreux et handicapé de Waldshut est hébergé chez le valet de Rotenkirche pendant six jours, car il n'a pas pu reprendre la route[580]. Quelques années plus tard, « une pauvre lépreuse malade » est accueillie cinq jours de suite à la léproserie[581]. Les lépreux étrangers présents à Rotenkirche les jours où l'on chauffe les bains sont autorisés à les fréquenter[582]. À Colmar, les lépreux étrangers ne sont reçus que le mardi pour une nuit, à condition d'arriver avant la tombée du jour pour ne pas déranger les malades de la maison[583]. Ils n'ont droit qu'à l'hébergement, pour lequel ils paieront une taxe (*schlafpfennig*). En ce qui concerne leur nourriture ou celle de leurs chevaux, ils pourront se la procurer chez le fermier de la léproserie ou en ville[584]. La réception des lépreux étrangers à Haguenau semble se faire selon le même principe, car les comptes mentionnent l'argent versé au courant de l'année par les lépreux de passage pour les nuitées et les bains pris lors de leur séjour[585]. À partir de 1514, les lépreux de passage sont également nourris à la léproserie Saint-Gilles, car ils versent désormais une taxe pour la soupe[586]. En matière de discipline, ils doivent se plier aux mêmes exigences que les malades de la maison[587]. À Colmar, le règlement leur demande de prier avant et après les repas et d'aller au lit quand la cuisinière ou le maître le demandera[588]. Pour les lépreux étrangers aussi, la séparation entre hommes et femmes est de mise[589], et les

---

des schaffners (AMS II 37a/6). D'après le règlement du valet de 1671, la coutume était de les accueillir une nuit en été et deux nuits en hiver, mais depuis environ 50 ans, on les accueille également deux nuits en été : *Undt weilen zuvor hiebevor bräuchlich geweßen, daß solche auf den hoff komende frembde siechen zu winterszeit zwo undt sommerszeit nuhr ein nacht auffgehalten wordten, nuhn mehro aber undt bey 50 jahren hero sie zu sommerzeiten eben sowohl 2 nächt verpleiben, laß man es zwene darbey* (AMS 1AH 203/7).

580. AMS 1AH 4605 f° 65v, 1589/1590 : *Item 30. martii (1590), Martin Lingolsheim dem knecht uff dem hoff erstattet, so Hans Schwing von Waldshut, ein lammer ußsetziger knab, und (sic) nit hat wandlen können, in sechs tagen bey ihme verzert hat, 8 ß.*

581. AMS 1AH 4605 f° 79r, 1602 II 8 : *Claus Wolf dem knecht uff dem hoff erstattet, hat eine arme gutleutfrau, so bey ihme kranck gelegen, in 5 tagen bey ihme verzert, 1 ß 8 d.*

582. Il en va de même à Obernai, BNUS Ms. 1577 f° 6r, fin 15e siècle ou début 16e s.

583. AMC GG 213/1, 1556 : *So ist dis der frömbden armen siechen ordnung : Erstlich, das denen zuegelassen und erlaupt sein, am zinstag uff den aben, ..., zue kommen, doch bey gueter tagzeit, damit die haußkhunder nit ireß spatkummens halber beschwerdt werden.*

584. *Ibid. Zum anderen, so sollen sy, waß sy notwendig seind, alß wein und brot, und ander eßhaftig speiß, deßgleichen die, so roß habend, denselbigen hew und strew bey dem meiger dussen umb ir gelt kauffen, und so sy daß bey ime nit mögen bekhommen, so sollen sy einen frembden armen usser inen inn die statt schicken.*

585. AMH AH 91 et AH 92, 1465 à 1514 : *badegeld und sloffgeld.* CLEMENTZ, Haguenau, p. 51-52.

586. AMH AH 92, 1514 : *schlofgelt und suppengelt.*

587. AM Sélestat GG 164, 1629 : *Item wann auch ein frembder siech, der frumb und redlich ist, kompt, den mag man, waver er obgeschribner ordnung geleben mag, und sich deren gemeß halten will, umb sein gelt uber nacht behalten und herbergen, welcher sich aber nit wie obsteht halten will, der soll unser hauß und herberg, auch der statt allmuosen, nit geniessen und haben.*

588. AMC GG 213/1, 1556 : *Zum dritten sollen sy bey rechter zeyt essen, allweg zum tisch und von dem tisch petten ... Also wann sy von einem haußvatter oder der kechin im hauß, oder wer sy sunst manen würde, schlaffen zue geen, das sy alle samethafft miteinander zue geen berait seyen.*

589. AMC GG 213/1, 1556 : *Zum vierten sollen die man ir besunder geliger uff der bünen*

contacts qu'ils peuvent entretenir avec les prébendiers de Rotenkirche sont strictement réglementés : les étrangers ne peuvent être invités à manger dans les locaux communautaires des prébendiers sans l'accord de l'ensemble de la communauté, mais ils seront reçus au Schnelling[590]. Toujours à Strasbourg, il est interdit aux malades de la maison d'inciter les lépreux de passage à enfreindre le règlement[591]. La mise en garde semble justifiée, car à trois reprises, le livre des sentences signale de tels faits. En 1464, Schultheissen Hans a donné deux gros aux lépreux étrangers pour qu'ils puissent jouer aux quilles pour de l'argent[592], ce qui est formellement défendu par le règlement. En 1467, un malade du Schnelling a conduit des lépreux étrangers en ville[593], et en 1472, l'écuyer Friederich Büchsner, prébendier de Rotenkirche, a, de nuit, fait ouvrir le portail de la léproserie et sortir des lépreux étrangers sans l'accord du maître[594]. Ces exemples montrent que la cohabitation entre les deux groupes de malades pouvait engendrer des situations conflictuelles. C'est sans doute pour cette raison que la ville d'Obernai semble avoir fait un tri parmi les lépreux étrangers : elle accueille ceux qui résident dans une autre léproserie et qui sont de passage, mais pas les lépreux errants[595].

Les textes qui nous sont parvenus définissent également les règles que les lépreux étrangers devaient respecter pour pouvoir quêter en ville. À Obernai, la quête leur est défendue le jeudi, jour de marché[596], et le samedi[597]. À Saverne, à partir de 1549, elle ne leur est autorisée qu'un mardi sur deux[598].

haben, alß uff der einen seiten der stegen, und die frowen uff der anderen seiten, wie dann ire bett verordnet seind.

590. BRUCKER, Zunft- und Polizei-Verordnungen, p. 49 : *Es sol ouch kein pfrundener noch pfrundenerin keinen frömden siechen in ire gemeyne hüsere laden, weder mit essen noch trinken, es were danne der gantzen gemeyne liep. [...] Wolte aber ir eins einem frömden siechen mit erberkeit eine früntschaft tun, das mag es wol an den Snelling laden, und süllen ime die an dem Snellinge das gönnen.*

591. BRUCKER, Zunft- und Polizei Verordnungen, p. 49 : *Sù sùllent ouch allen frömden siechen nit gestatten noch verhengen oder kein anwisunge geben, das ir keins tuge oder volbringe der stücke keins, die danne uf dem hofe verboten sind.*

592. AMS V 116h f° 14r-v, 1464 : voir p. 192 n. 366.

593. AMS V 116h f° 16r, 1467 : *Also den pflegern fürkomen ist, wie das Denge, ein bruder am Snelling, ettlich frömde siechen in die stat fiert, das doch verbotten ist ...*

594. AMS V 116h f° 22r, 1472 : *Also den pflegern fürkomen ist, wie sich junckcr Friderich Bissener unredlich und ungebürlich halt uff dem hoff zu der Rotenkirchen ... Zum ersten, so het er by nacht und by nebell geheissen, die dar* [Tür] *uff dem hoff uff tün, und fremde siechen ußgelon, on wissen und willen des meisters.*

595. BNUS Ms. 1577 f° 5r-v, fin 15e ou début 16e s. : *Weliche siechen ouch ir wonung nit inn sunderen hùseren haben, die sollen ouch diß huß ungeirret lassen.*

596. GYSS J., *Histoire de la ville d'Obernai et de ses environs immédiats*, I, Strasbourg, 1866, p. 107 n. 1.

597. BNUS Ms. 1577 f° 5v, fin 15e ou début 16e s. : *Item die frembden sollen uff dunderstag und sambstag inn der statt Ehenheim nit höuschen.*

598. AM Saverne 10 : *Am zinstag nach Candate (sic) anno etc. [15]49 ist durch schultheiss und rhat erkhant worden, das nun furthin die frembden gutleuth, so in den heußern inn ierer ordnung bestimpt wonen, alhie inn der stat Zabern das almußen zu 14 tagen fordern, und sunst sich inn der stat nit finden loßen sollen ; und soll der tag allweg an eim zinstag gescheen und gehalten werden.*

À Colmar, ils doivent être au moins à trois pour pouvoir quêter en ville le mercredi matin[599]. À Strasbourg, les lépreux étrangers font équipe avec les malades du Schnelling pour solliciter l'aumône au pont de Saint-Arbogast ou chez les Pénitentes le jour de la Sainte-Madeleine[600].

À la lumière des règlements, les lépreux étrangers hébergés dans les différentes léproseries, apparaissent comme un groupe solidement encadré, dont les membres n'étaient tolérés que pendant un laps de temps très court. Les débordements sont sévèrement sanctionnés. En 1558, les lépreux étrangers ne sont pas autorisés à résider à la léproserie de Strasbourg pendant leur traditionnelle tournée de chant à Noël, car l'année d'avant, ils se sont enivrés jusqu'à vomir, ils ont fait leurs besoins partout et se sont torchés avec les linges utilisés pour le pain[601].

Quant aux léproseries plus modestes, pour lesquelles nous ne connaissons pas de règlement, la présence de malades étrangers apparaît de façon incidente dans les sources. Ainsi en 1588, deux lépreux de Ribeauvillé se plaignent de l'administrateur à la dame de Rappoltstein, car ce dernier envisage de démolir l'écurie, qui, par mauvais temps, sert aussi d'abri aux lépreux de passage[602]. La situation des lépreux ne vivant pas dans une institution est d'une précarité extrême.

3.7.3. Le double visage du lépreux étranger

À l'époque médiévale, les lépreux étrangers ont souvent été assimilés à des pauvres. Au 15e siècle à Strasbourg, ils étaient dispensés de payer le pontenage de Saint-Arbogast, au même titre que les religieux observants, les mendiants et les filles publiques. Le texte désigne explicitement chacune des quatre catégories citées par l'adjectif *arm,* pauvre[603]. À l'occasion, ces lépreux pauvres sont perçus comme l'image du Christ sur terre. Un don en leur faveur est un acte pieux. En 1491, le curé de Rouffach lègue à la léproserie de la ville un lit et sa garniture, qui sont uniquement destinés aux pauvres étrangers[604]. Lors de la distribution de nouvelles chemises de lin pour une

599. AMC GG 213/1, 1556 : *Zum fünfften, so sy am mittwoch morgens uffkomen, und iren der frembden drey oder mer seind, mögen sy in die statt gon, daß almuesen empfahen [...].*

600. BRUCKER, Zunft- und Polizei-Verordnungen, p. 39 : *Wanne man aber sitzet by sant Arbogasts bruck, so süllent alle frömde siechen by den am Snellinge sitzen [...]. Wann man sitzet by den Ruwern uf Sante Marien Magdalenen tag, so süllent nit über fünfe von dem Snellinge huse do sitzen und fünfe von den frömden [...].*

601. AMS 1R 21 f° 630r, 17 XII 1558 : *geseicht und gehofiert, die hindern an den brodtduecher gewüscht.*

602. ADHR E 1631, 1588 VIII 27 : *Uber das werden wir auch bericht, und sich der ein pfleger albereit vernemen lassen, daß man den stall bey ermeltem hauß (so zweiffelsohn gutherzig unsers gleichen und uns armen leuten zu trost, wie auch den fürüber reisenden bey ungewitters zeitten zu schirm, gebawen worden), abbrechen wolle.*

603. AMS 1MR 13, p. 390 f° 208v, 15e siècle : *Grofenstaden bruck : Wellich arm observancien geistlich personen oder arm ussetzigen oder arm bettler oder arm gemein döhter sprechent, das su kein gelt hant, daß bruckgelt zu geben, ... , die sùllen sù heissen solichs by ir truwen behalten und sù dann daruff des bruckgelts fry lassen.*

604. UBPR p. 86 n° 79, 1491 : Testament du curé de Rouffach Werner Luff : *[...] Item ein*

valeur de dix florins à l'occasion du Nouvel An, l'économe de la léproserie de Colmar doit les partager entre les lépreux de la maison et les étrangers en fonction des besoins de chacun[605]. Certaines donations faites à Rotenkirche précisent le montant à verser aux malades de passage dans l'institution[606]. Eucharius Betscholt octroie 3 ß à tous les lépreux présents à la célébration de son anniversaire, qu'ils soient de la maison ou étrangers[607]. Johann Knapp, garde-scel de l'officialité et chanoine de Saint-Pierre-le-Jeune, demande lui aussi que, chaque année, on répartisse équitablement 9 ß entre tous les lépreux présents à la messe anniversaire, sans distinction d'origine[608]. Il n'en va pas de même pour dame Bride Blumelin, qui fait une différence entre les deux catégories de lépreux assistant à cet office : les lépreux étrangers ne recevront que la moitié de la somme allouée aux résidents[609]. Malgré tout, leur prière semble reconnue, même si, aux yeux de la donatrice, elle a moins de valeur que celle des autres. En tant que pauvre, le lépreux étranger peut donc aussi, lors de son passage dans une léproserie, jouer le rôle d'intercesseur auprès de Dieu.

Mais, nous l'avons vu, la pauvreté est une notion multiforme. Exaltée sur le plan spirituel, elle est la vertu par excellence. À partir du 14e siècle pourtant, cette vision positive de la pauvreté s'altère progressivement : peu à peu, le pauvre est craint, rejeté et contrôlé, qu'il soit originaire de la ville ou étranger. En 1464, la ville de Strasbourg fait dresser un état des mendiants valides de la ville[610]. En 1523, Lukas Hackfurt, l'un des réorganisateurs de l'assistance à Strasbourg, prévoit de donner un viatique de 4 d à chaque lépreux étranger, à condition qu'il promette de ne plus venir mendier à Strasbourg pendant six mois. Pour vérifier que cette promesse est tenue, l'économe doit noter dans un registre spécial le nom et le prénom des mendiants et des lépreux étrangers, quel jour ils ont été à Strasbourg et ce qu'ils ont reçu[611]. Ces exemples montrent

---

ußbereite betstat in das gutluthuß, die allein uff fremde arm lùt und gest wurten sol.

605. AMC GG 213/1, 1556 : *Sich bey guter zeit, und so man es am wolfeylsten haben mag, gefaßt zue machen mit zimlichen reynem guetem leinenem hempter thuech für zehen guldein inn muntz die stifftung der hempter, laut ime ubergebner ordnung, uffs new jar under heimsch und frembds, so sein notturfftig seind, ußzuteilen.*

606. AMS 1AH 203/9 f° 2r, 2e ou 3e quart du 16e s. : *Hat eine vom adel vermacht alle jor uff weinachten 2 lb. 10 ß, davon den haußkindern alle jor 1 lb. 5 ß und den frembden siechen auch 1 lb. 5 ß.*

607. AMS 1AH 4691, 1484 III 31 & IX 17 : … *sive sint domestici sive alieni.*

608. WITTMER, Obituaire, p. 102.

609. AMS 1AH 7427 f° 92r, 1442 : *Item ouch ist beret mit fürworten, wer es, das frömde siechen ouch in der selben kirchen werent zu dem jorgezit, so sol men den selben siechen ieglichem halp also fil geben also man ir eime git.*

610. BNUS Ms. 1583. VOLTMER R., « Die Straßburger *Betrügnisse* und das *Verzeichnus der mutwillig[en] betler* », dans GIEBMEYER A. et SCHUBNEL-SCHÜLE H. (éd.), *Das wichtigste ist der Mensch. Festschrift für Klaus Gerteis zum 60. Geburtstag*, (Trierer Historische Forschungen 41), Mainz, 2000, p. 501–527. WICKERSHEIMER E., « Documents pour servir à l'histoire de la police de la mendicité à Strasbourg à la fin du Moyen Âge », *Bulletin philologique et historique [jusqu'en 1715]*, 1921, p. 143-151.

611. AMS 1AH 1477 f° 9v, 1523 : … *und den frembden armen sundersiechen [durch den knecht gegeben werden] iedem 4 d, und sollent auch geloben, in eim halben iar nit wider inn die stat*

qu'à la fin du Moyen Âge et au début de l'époque moderne, l'étranger, qu'il soit lépreux ou non, est soumis à un contrôle strict dans les villes. En effet, le fait qu'il soit étranger accentue encore la méfiance que l'on pouvait nourrir à l'égard du pauvre.

Rien d'étonnant donc si les lépreux étrangers qui entrent à Strasbourg sont chassés depuis le début du 14e siècle[612]. Un employé de la ville est spécialement chargé d'expulser les lépreux étrangers. Son rôle est uniquement disciplinaire. Pour cela, il est tenu de les accompagner jusqu'à la porte. Si le lépreux résiste ou s'il revient en ville après en avoir été chassé, il sera emprisonné. Le même employé est également chargé de les expulser à 15 h, le mercredi avant Pâques, après qu'ils ont été reçus à Saint-Pierre-le-Jeune pour un repas. Ceux qui restent en ville après cette heure seront emprisonnés et ne pourront revenir à Strasbourg durant une année, à moins qu'ils n'obtiennent l'autorisation de l'administrateur ou du chapelain[613].

Autre facteur aggravant : la mobilité des mendiants ou des lépreux étrangers, jugée dangereuse, car susceptible de véhiculer différentes maladies, dont la peste, qui frappe l'Alsace de façon récurrente à partir de 1349, jusqu'au milieu du 17e siècle[614]. L'errance rend donc suspect. À raison parfois. Rappelons le cas de ces deux prétendus lépreux qui se promenaient en Alsace avec de faux certificats[615]. Les simulateurs sont nombreux à errer sur les routes et à tenter leur chance dans les villes, entre autres à Bâle, comme en témoignent les registres du Conseil[616]. Dans le *Liber vagatorum*, le Livre des errants, qui

---

kummen zu betteln. Ibid. f° 12r-v. *Er* [der schaffner] *soll auch sunderlichen in ein besonder register uffzeichen alle frembde bettler und sundersiechen mit irem namen und zunammen ... und uff welchen tag die hie gesin und was iedem worden ist.* Malheureusement, ces registres, s'ils ont existé, ne nous sont pas parvenus.

612. 1AST 176/II, p. 303 (cf. 2.3.3, voir p. 79 n. 163).

613. AMS V 116h f° 60v-61r : *Es sol ouch der do geordenet ist von unser stat wegen, die guten lute uszutriben, sweren, das er alle zit war daruff neme und sin erfaren donoch habe, wanne fremede ussetzige lutte in dise stat kument, das er die uff stunt hinweg us unser stat heisse gon ; und ist es notturfft, das er dan mit inen gange oder yemans von sinen wegen bitz für das tor, uff das er wisse das su hinweg sin. Und welle sich dowider satzetent, und das nit tun woltent, oder das er su donoch me in diser stat funde, dieselben sol er uff stunt in den turn legen [...]. Er sol ouch alle jore uff die krume mittewoche zu den (sic) Jungen Sant Peter gon, so su den imbes aldo essent, und inen gemeinlichen sagen, das su lugent, das su alle by dem tage, so die glocke dru slecht, uß unser stat sigent ; und welle er doruber hie vindet, die sol er in den turn legen ; und ouch domitte sagen, das su durch das jor nit in dise stat gangent one erloubunge der pfleger oder eines cappellons.*

614. CLEMENTZ E., « L'Alsace entre la peste et le choléra », *Les Strasbourgeois et la mort du Moyen Âge à nos jours* (catalogue d'exposition), Strasbourg, 2009, p. 48-56. RAWCLIFFE, Leprosy, p. 284-291.

615. ADBR 1G 22/2 f° 53r-v, 1576 IX 6 (cf. p. 98 n. 275).

616. StAB Ratsbücher A 3 II f°83r, 1417 : *It. Claus von Libitz uß Missen sol 5 mile und ewenclich vor den crùtzen leisten, und ist dazu geswemmet worden, umb das er mit einer kloflatten, als ußsetzigen lùten zugehort, gangen ist und damitte gebetlet hat und die welte betrogen, ùber das er desselben siechtagen unschuldig was und nit gehept hat.*

StAB Ratsbücher A VII f° 160r, [vers 1430-1436] : *Es sint ouch ein teil, die kleffeleten tragen, als ob sy ussetzig werent, daz doch nit enist, und das heisset mit der Juncfrowen gegangen.*

est un catalogue des fraudes et des escroqueries commises par les mendiants, l'imitation de la lèpre est signalée parmi les 28 types de subterfuges mis en place par toute sorte de vagabonds pour tromper le monde[617]. La lèpre, réelle ou feinte, permet aux espions de circuler sans encombre et de livrer de précieux renseignements à l'adversaire. Nous avons déjà évoqué le rôle d'une lépreuse itinérante dans la guerre opposant les cantons catholiques et réformés en Suisse en 1531. Le canton d'Uri la dénonce comme espionne au service de Bern[618]. Les lépreux gyrovagues, tout comme les mendiants, les musiciens, les prostituées, les bannis, les Tsiganes, sont des gens qu'on ne contrôle pas, qui n'obéissent pas à un règlement comme les lépreux résidant dans les léproseries. Il s'agit de gens sans attaches, souvent sans liens sociaux, ce qui fait qu'ils sont difficiles à contrôler. Or l'errance est l'une des caractéristiques de la marginalité, une des voies qui peut mener à l'exclusion de la société.

3.7.4. Les lépreux errants forment-ils une société organisée ?

L'errance des lépreux gyrovagues rend impossible leur intégration dans une quelconque communauté. Ces malades, qui ont choisi la liberté ou qui ne peuvent acquérir une place dans une léproserie, sont-ils pour autant condamnés à vivre isolés ? N'existe-t-il pas de solidarité entre eux ou de forme d'organisation ? Les sources à notre disposition, quoique tardives, suggèrent quelques pistes de réflexion. Tout d'abord, à l'époque moderne, les lépreux étrangers bénéficient régulièrement de l'aumône des villes. Saverne leur octroie un sou toutes les deux semaines[619]. À Ribeauvillé, après la destruction de la léproserie en 1644/45, les revenus de cette institution sont employés à diverses oeuvres de charité, dont la distribution d'aumône aux pauvres passants et aux ladres étrangers[620]. Mieux : la ville de Saverne offre quarante bottes de paille aux lépreux étrangers pour la foire d'automne, selon les comptes de 1624 et 1631 qui nous parvenus[621]. Ces deux mentions suggèrent qu'ils y assistaient régulièrement. En effet, trois ans plus tard, ces mêmes lépreux étrangers demandent qu'on leur construise une cabane en bois, car la léproserie n'existe plus. Or ils ont coutume de se rassembler à Saverne lors de la foire d'automne pour tenir leur *gericht* (tribunal)[622]. La tenue régulière d'une assemblée rendant la justice suppose qu'il existe une organisation de ces lépreux étrangers ou

617. Liber Vagatorum, s.l., 1510 http://daten.digitale-sammlungen.de/~db/bsb00009344/images/index.html?id=00009344&grosser=&fip=193.174.98.30&no=&seite=18 .

618. MÜLLER, Lepra in der Schweiz, p. 144. Cf. p. 97 n. 272.

619. ADBR G 1727 f° 3r, 1624 : *Item den frembden guetleuthen alle 14 tag 1 ß*. ADBR G 1729, 1631 : *Außgab gelt den gutleuten usser Zabern : Item den frembden gutleuthen alle 14 tag 1 ß*.

620. GERARDIN, Hospices et hôpitaux, p. 90.

621. ADBR G 1727, 1624 : *Hans Adolf Jäckelein, des rats zu Zabern, als verordneter pfleger über das almusen, umb 50 wellen stro für die frembden gutleut uff der Zaberer herbstmeß tag 2 lb. 5 ß*. ADBR G 1729, 1631 : *It. uff Zabermesstag für die frembde gutleuth umb 40 wellen stro zalt 10 ß*.

622. AM Saverne 43 f° 172 v, 1634 VIII 30 : *A. Eifler referirt, dass die frembde gutleut, die pflegen ihr gericht uff allhiesigen messtag zu halten, begehren, weil kein gutleuthaus mehr vorhanden, ihnen ein hütten von thielen uffzuschlagen. Seind abgewiesen.*

errants. Comment était-elle structurée ? Relevait-elle de la ville de Saverne ou était-elle indépendante ? Quels délits jugeait-elle ? Quelles peines étaient prononcées ? Autant de questions qui sont sans réponse en l'état actuel de la recherche. Devant le manque d'informations, on est tenté d'établir un parallèle avec les mendiants, prostituées, bourreaux, métiers non honorables et autres pauvres de passage établis au Kohlenberg à Bâle, qui, eux aussi, tenaient un tribunal[623]. Nous avons affaire à une société de marginaux qui vit à l'écart de la ville dans tous les sens du terme, mais une société qui a ses règles propres, ses normes, et qui s'administre elle-même. À leur sujet, on évoque souvent une subculture, ou mieux, une contre-société. Les lépreux errants qui se réunissaient à Saverne fonctionnaient-ils sur un modèle analogue ? Il est difficile de le savoir, mais le rendez-vous annuel pour la foire d'automne traduit un sentiment commun d'appartenance à un groupe, qui, à l'occasion, pouvait fonctionner comme un réseau de solidarités. À l'époque moderne, le lépreux errant n'est peut-être pas aussi solitaire qu'on l'a cru. En Alsace, sa situation à l'époque médiévale nous échappe complètement. Néanmoins, pour nous en faire une idée, la comparaison avec d'autres groupes vivant en marge de la société peut être éclairante. À Strasbourg, au milieu du 15e siècle, la ville nomme un administrateur (*pfleger*) des mendiants (*giler*)[624]. Ces mendiants avaient également coutume de tenir leur tribunal (*geriht*) en hiver dans une maison leur appartenant[625]. L'exemple strasbourgeois montre que le tribunal des mendiants était administré par la ville, mais que ces derniers participaient activement au fonctionnement de l'institution. De telles organisations ne sont pas rares. D'après Sebastian Franck, un chroniqueur de la 1ère moitié du 16e siècle, les mendiants ont leur propre tribunal en de nombreux lieux. Graus en cite pour Trèves en 1444 et pour Fribourg-en-Brisgau en 1517[626]. Il existait même des organisations suprarégionales regroupant des métiers perçus comme non honorables. La confrérie des ménétriers de Ribeauvillé recrutait ses membres entre la Birs et la forêt de Haguenau[627]. En 1411, des aveugles de Strasbourg se réunissent pour former une confrérie, dont le siège se trouve à l'église Saint-André. Très rapidement, elle accueille aussi d'autres malades et des personnes saines. Dès 1433, elle s'intitule *Fraternitas pauperum mendicantium Argentinensis*. Les statuts, renouvelés en 1469, précisent que

623. GRAUS, Organisationsformen, p. 355-356. SIMON-MUSCHEID, Randgruppen, p. 203-225. Voir aussi HAGEMANN H. R., *Basler Rechtsleben im Mittelalter*, Basel, 1981, p. 163 s.

624. AMS 1MR 30, p. 140. Vers 1455, c'est Obrecht Schalck, ancien *ammeister*, qui occupe cette fonction. Le terme utilisé (*giler*) a aussi le sens de mendiant valide, mendiant professionnel, faussaire, trompeur ou encore bandit (CLEMENTZ E., « Geiler », *DHIA* 8, p. 954).

625. WINCKELMANN, Fürsorgewesen, II, p. 88, 1473 : *und als sie verstanden hant, das die stat den armen lüten jors 10 ß gebe zu zins von eim huse, darinne sie im winter geriht haben, do were ir meinunge, das man inen die furter nit me geben solt. So were des andern teils meinunge : diewile die armen lùte vormals den turn gehept habent uf der Hofestat und darinne geriht gehalten, und aber unser herren die rete und XXI denselben turn zu der stat handen genommen und erkant haben, den armen lùten dofür jors 10 ß zu geben, so let es derselbe teil dobi bliben.*

626. GRAUS F., « Organisationsformen der Randständigen. Das sogenannte Königreich der Bettler », *Rechtshistorisches Journal* 8, 1989, p. 356.

627. *Ibid.* p. 357, cite ALBRECHT, Rappoltsteinisches Urkundenbuch, 2, p. 497, n° 643.

des contracts (*lamen*) et d'autres personnes handicapées (*ander bresthaftige lüt*) font partie de la confrérie[628].

Ces divers exemples montrent que de nombreux groupes évoluant à la marge de la société n'étaient pas dépourvus de structures. Voulus par les autorités urbaines pour encadrer les mendiants ou créés à l'initiative de personnes atteintes dans leur intégrité corporelle ou exerçant un métier réputé non honorable, ces différents regroupements traduisent l'intensité de la vie communautaire à l'époque médiévale. Les rassemblements des lépreux errants à Saverne semblent s'inscrire dans un cadre plus lâche, mais témoignent néanmoins de la sociabilité de ces malades. Même si nous ignorons tout des rites liés à ces rencontres, leur existence constitue un indice certes tardif mais précieux pour l'historien, car, comme l'a rappelé André Vauchez, « le principal élément de renouvellement des recherches sur la sociabilité procède d'un élargissement de la notion : on ne s'intéresse plus seulement aux associations stables, dotées de statuts et de locaux propres, mais aussi aux rassemblements occasionnels et à toutes les formes de la vie en relation »[629].

---

628. WINCKELMANN, Fürsorgewesen, I, p. 68-69 et II, p. 78-83.
629. VAUCHEZ A., « Rapport introductif. Jalons pour une historiographie de la sociabilité », dans THELAMON F. (éd.), *Sociabilité, Pouvoirs et Société*, Rouen, 1987, p. 7-15, ici p. 12.

4. Les léproseries

4.1. La fondation des léproseries

4.1.1. Remarques méthodologiques

En l'état actuel de la recherche, j'ai pu localiser 118 léproseries en Alsace. Le travail de repérage n'est pas achevé. Il n'est pas impossible que l'une ou l'autre léproserie, inconnue pour le moment, n'apparaisse dans les sources dans les années qui viennent. En effet, un certain nombre de ces institutions ne sont connues que par une mention unique, souvent purement contingente. Inversement, deux maisons, citées lors de la confirmation en 1474 de la confrérie de léproseries[1], n'ont pu être localisées : il s'agit de la léproserie *am Leitzenberg* et de celle dite *zu den Aspen*. Par ailleurs, sept localités censées être dotées d'une léproserie d'après la bibliographie ont dû être rayées du catalogue. Il s'agit de Bischoffsheim, Dachstein, Ergersheim, Herrlisheim (Haut-Rhin), Obermodern, Lochwiller et Wingersheim. Pour Bischoffsheim et Herrlisheim[2], il y a confusion avec deux localités homonymes qui se trouvent de l'autre côté du Rhin. Pour Dachstein, Himly cite une carte routière du 18e siècle, qui n'indique pas les limites de finage, figurant Dachstein et au sud-ouest, à environ 3 km, une léproserie qu'il interprète comme celle de Dachstein. En fait, il s'agit de celle de Molsheim[3]. La léproserie d'Obermodern est en fait celle de Bouxwiller[4] ; elle se trouvait à la limite du ban d'Obermodern[5]. Pour Lochwiller, la confusion repose sur le fait que Himly a attribué la léproserie appelée *zu Loch* à la commune de Lochwiller. En fait, le toponyme *zu Loch* (*zu Loch am gebirge by Nuwilr*[6]) désigne la léproserie intercommunale

1. AM Saverne AH I/5 = charte 3.

2. HIMLY, AH, p. 20 n° 75, cite pour l'année 1635 les comptes de la léproserie de Bischoffsheim sous la cote ADBR 17J 133/4. En réalité, ce compte concerne la léproserie de Rheinbischofsheim au NE de Kehl. ADHR 15J 1914 figure à l'inventaire comme un état des biens de la léproserie de Herrlisheim (Haut-Rhin) de 1647. En réalité, ce dossier concerne des particuliers de Herrlisheim (Bas-Rhin) qui ont emprunté de l'argent à la léproserie de Lichtenau (sur l'autre rive du Rhin).

3. HIMLY, AH, p. 43 cite ADBR G 2624/1.

4. *Ibid.*, p. 164, place la léproserie de Bouxwiller à Obermodern.

5. Cf. p. j. 1, s.v. Bouxwiller.

6. AMS AA 183/35, 1446.

d'Ernolsheim, de Saint-Jean-les-Saverne, de Steinbourg et de Dossenheim. Une carte de l'époque moderne le montre clairement[7]. À Ergersheim, Barth avait repéré *ein siechenspital* en 1387[8]. Le texte de la charte est le suivant : *Dise güter worent des siechenspittals zu Ergersheim. Item die von Ergersheim, die zu dem gesunden spittal zu Strasburg gehörent, gent ein halb ahteil roggen [...].* Or l'hôpital de Strasbourg a une cour et des biens à Ergersheim depuis le 13e siècle, et la gestion des biens des prébendiers sains y est distincte de celle des malades. C'est à cela, et non à une léproserie ou à un hôpital situé à Ergersheim, que fait allusion la charte de 1387. Quant à Wingersheim, il s'agit d'une erreur de lecture pour Wigersheim, c'est-à-dire Weyersheim[9].

Autre problème : à Delle, la ville évoque la nécessité de construire *ein siechenhaus* devant ses portes[10]. Ce terme est ambigu, car il peut désigner un hôpital ou une léproserie. Comme il s'agit de la seule mention connue pour le moment, cette éventuelle léproserie n'a pas été comptabilisée. Des lieux-dits évoquant une rue des lépreux (*malatzgasse*)[11], un pré des lépreux (*gutleutmatt*)[12] ou un jardin des lépreux (*gutleutgarten*)[13] n'ont pas été retenus non plus dans la rubrique des léproseries douteuses (cf. p. j. 1). Pour finir, la léproserie d'Erstein a été rajoutée au catalogue (cf. p. j. 1)[14] et l'existence de celle de Geispolsheim a pu être confirmée (cf. p. j. 1)[15]. Autre remarque méthodologique : les mentions à notre disposition pour l'époque médiévale sont souvent trop rares pour permettre d'affirmer une continuité de l'institution entre une première mention souvent purement contingente et une seconde plus récente d'un ou deux siècles.

Les 118 léproseries repérées dans les sources de façon sûre se répartissent en deux classes : il y a d'une part les léproseries institutionnelles (63), et d'autre part celles dont le caractère institutionnel n'est pas prouvé (55). Une léproserie est considérée comme institutionnelle si elle dispose d'un élément au moins parmi les suivants : existence de *pfleger* (administrateurs), d'une chapelle, d'archives, appartenance prouvée à une confrérie de léproseries. Si une léproserie a pratiqué le prêt d'argent ou si ses biens et revenus sont réunis à ceux d'un hôpital aux 17e-18e siècles, son caractère institutionnel ne fait pas de doute. Les léproseries dont le caractère institutionnel n'est pas prouvé à l'heure actuelle pourront entrer ultérieurement dans la catégorie des léproseries institutionnelles si de nouvelles sources apparaissent qui

7. ADBR E 1884/1 : *Gutleuthauß zu Loch denen vier Gemeinden zuständig.*

8. BARTH, HEK, c. 351, cite ADBR G 5215/4.

9. HIMLY, AH, p. 303 et AM Saverne Hop. Ch. 3 et 11.

10. ADHR 1C 5238, 1566 : *Wiewoll wir auß getrungner nodt ein siechenhauß vor der statt Tattenriedt zu bauwen verursacht worden.*

11. HIMLY, AH, p. 51, Duntzenheim.

12. HIMLY, AH, p. 53, Eckartswiller.

13. HIMLY, AH, p. 56, Morsbronn.

14. Elle n'est pas citée dans HIMLY, AH, p. 55.

15. HIMLY, AH, p. 58 émet des doutes quant à son existence.

permettent de préciser leur statut. Inversement, des léproseries considérées comme institutionnelles ne l'étaient pas forcément dès le départ.

Pour chacune de ces deux catégories de léproseries, un fichier comprenant dix rubriques a été établi. Il s'inspire de celui réalisé par Martin Uhrmacher pour la Rhénanie[16], mais a été adapté au cadre de l'Alsace. Il n'aurait, par exemple, pas été pertinent de conserver la rubrique "Hagioscopes"[17], puisque ces derniers ne sont pas attestés en Alsace[18]. Par ailleurs, faute de sources, ce travail ne répertorie pas les simples cabanes, construites près d'un village et brûlées après la mort du lépreux[19].

4.1.2. L'apparition de léproseries

Au Haut Moyen Âge, les premières mentions de léproseries dans l'Ouest du futur Saint-Empire apparaissent dans les villes cathédrales. À la fin du 6e siècle, l'évêque Agricola de Chalon-sur-Saône fonde une léproserie à l'extérieur de la ville, au bord d'une route fréquentée. Le testament d'Adalgisel Grimo, daté de 634, cite les léproseries de Metz, Verdun et Maastricht. Vers 750, l'existence d'une léproserie, séparée des autres locaux destinés aux pauvres, est attestée, non plus dans une ville, mais à l'abbaye de Saint-Gall[20]. Puis, les sources sont muettes pour les siècles suivants. Dans le royaume de France et en Angleterre, des léproseries sont citées dès la fin du 11e et au 12e siècle. Pour la province de Sens, François-Olivier Touati a répertorié 91 léproseries citées avant 1200[21]. Pour la Belgique, De Keyzer cite 12 léproseries qui existent déjà au 12e siècle[22]. Dans le Sud-Ouest de l'Empire, il faut attendre le 13e pour voir

16. UHRMACHER, Leprosorien in Mittelalter, p. 36 et ss.

17. Il s'agit d'une ouverture semblable à une fenêtre, que l'on trouve sur le mur de certaines églises et dont la fonction n'est pas de laisser entrer la lumière, mais de créer un espace religieux communautaire. On trouve également des hagioscopes au-dessus des tombeaux de saints, en petites dimensions sur les reliquaires, dans les chapelles seigneuriales, ou comme ouverture entre une église et son ermitage. Dans les régions faiblement peuplées, dans lesquelles il n'y avait pas de léproseries avec chapelle, l'hagioscope permettait aux lépreux de participer à l'eucharistie. Le plus souvent, il n'est pas plus large qu'une main. Les hagioscopes étaient particulièrement nombreux en Frise orientale : HÄRIG B., « Was ist ein Hagioskop », *Monumente* 4, 2015, p. 21.

18. Les *oculi* conservés dans le chœur de certaines églises permettaient d'adorer le Saint-Sacrement depuis l'extérieur : JOSEPH J., « Les armoires eucharistiques du Val de Villé : des tabernacles muraux de type lorrain », *Annuaire de la société d'histoire du Val de Villé* 17, 1992, p. 19-48.

19. AMS V 116a f° 15v, BRUCKER, Strassburger Zunft- und Polizei Verordnungen, p. 38, voir p. 21 n. 53 (Introduction).

20. IRSIGLER F., « Matriculae, xenodochia, hospitalia und Leprosenhäuser im Frühmittelalter », dans PAULY M. (éd.), *Institutions de l'assistance sociale en Lotharingie médiévale* (Section historique de l'Institut G. D. de Luxembourg 121, Publications du CLUDEM 19), Luxembourg, 2008, p. 338.

21. TOUATI, Maladie et société, p. 282.

22. DE KEYZER W., « Les origines de la léproserie Saint-Lazare de Valenciennes », *Mémoires et publications de la société des sciences, des arts et des lettres du Hainaut* 100, 2000, p. 1-11, ici p. 5. Il s'agit de Gand en 1147, Tournai en 1153, Huy en 1160, Bruxelles en 1174, Liège en 1176, Silly en 1163, Verchain-Maugré en 1173, Berlaimont en 1176, Chièvres en 1180, Mons en 1182, Maubeuge en 1192 et Le Quesnoy en 1194.

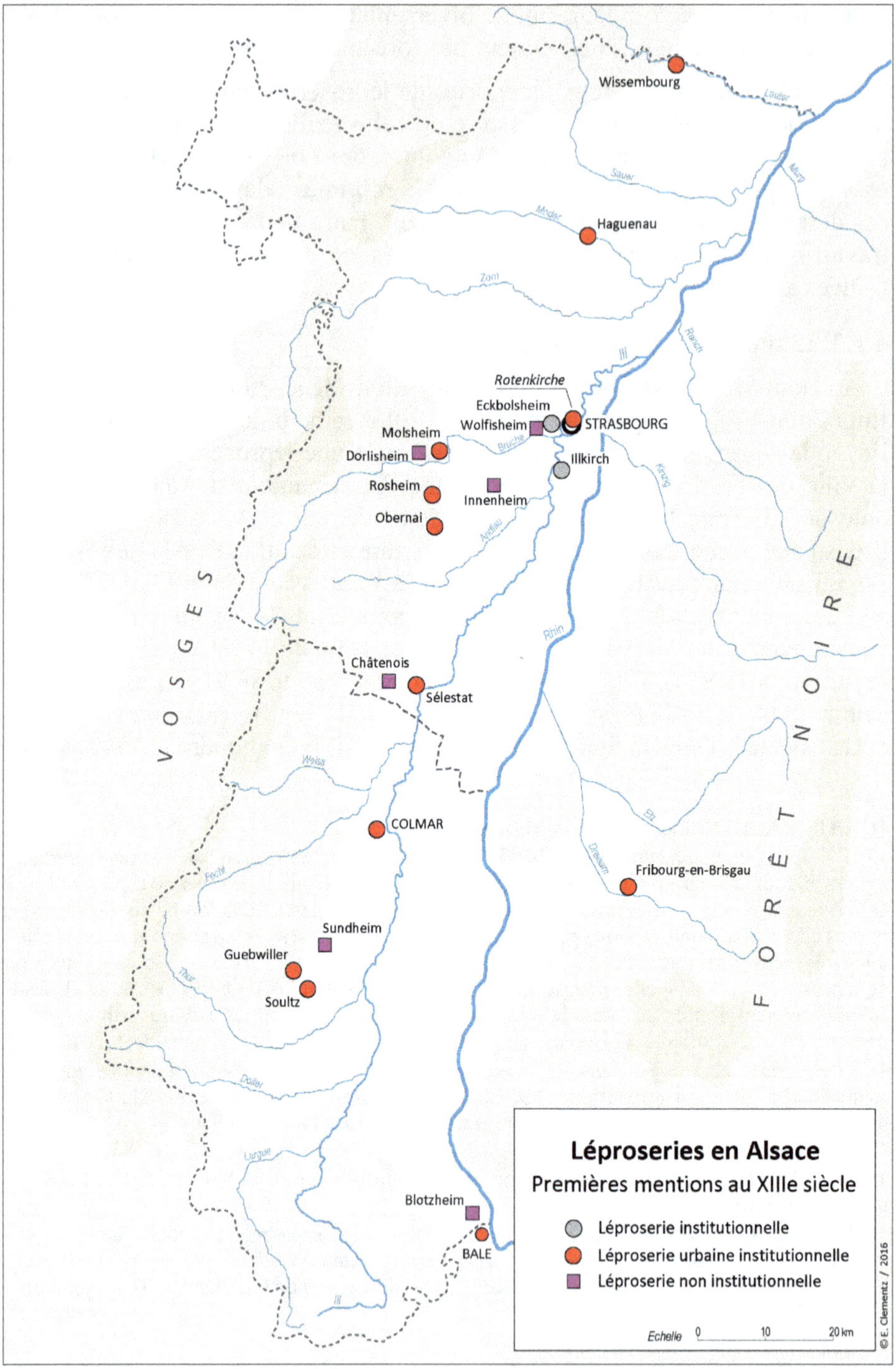

Fig. 16 – Les léproseries en Alsace au 13e siècle (source : cf. II, p. j. 1).

apparaître des institutions destinées aux lépreux[23]. L'Alsace ne déroge pas à la règle (cf. p. 244 : Les léproseries en Alsace au 13e siècle).

La première mention sûre d'une léproserie organisée concerne Strasbourg, la plus grande ville d'Alsace, en 1234[24]. À cette date, les lépreux ont un « lieu », qui ne peut guère être qu'une léproserie. Comme ils obtiennent une indulgence, on peut en déduire que cette léproserie est déjà institutionnelle. La première étape du processus d'installation consiste à fixer les lépreux en les dotant de bâtiments durables et de moyens d'existence[25].

En 1259, la léproserie de Colmar, alors la deuxième ville d'Alsace, apparaît dans les sources[26]. Puis, entre 1273 et 1298, sept nouvelles léproseries institutionnelles sont citées pour la première fois, trois autres apparaissent dans les sources au 13e siècle sans date précise, de même que six léproseries dont le caractère institutionnel n'est pas prouvé. Pour les premières, il s'agit de celles d'Illkirch en 1283[27], de Wissembourg avant 1287[28], de Haguenau[29], 2e ville d'Alsace à égalité avec Colmar, en 1287, de Sélestat, 4e ville d'Alsace à l'époque médiévale, en 1290[30], de Soultz[31] en 1291, de Guebwiller en 1296[32] et de Molsheim en 1298[33]. Celles d'Obernai[34], de Rosheim[35] et d'Eckbolsheim[36] sont attestées au 13e siècle, sans qu'il soit possible de donner plus de précisions. Il y a également six léproseries non institutionnelles[37] qui apparaissent au 13e

23. KNEFELKAMP, Fürsorgewesen der Stadt Freiburg, p. 66. Pour la Suisse, voir MÜLLER, Lepra in der Schweiz, p. 81. Voir aussi GILOMEN-SCHENKEL, Mittelalterliche Spitäler, p. 118-120.

24. SUB I, p. 188-189 n° 239. L'indulgence de 1234 cite *pauperes leprosi Argentinenses [...] qui ad locum predictorum pauperum personaliter accedentes aliquam eis elemosinam vel per proprios nuncios miserint [...].*

25. KEYZER, Origines de la léproserie de Valenciennes, p. 10.

26. MONE F.J., « Urkunden über das Oberelsaß vom 12. bis 16. Jahrhundert », *ZGO* 11, 1860, p. 321 : *in campo Columbariense apud domum leprosorum.*

27. AMS AH-C 424 : À Illkirch, *nebent dem malazhusc – gegen deme alten malazhuse.*

28. ADBR 19J 220 f° 69r : Vigne *apud leprosos.*

29. 1287 : legs aux Clarisses de Haguenau à charge d'un pain (par semaine ?) *den guten lùten* (AMS 1AH 11389 f° 111r) et GROMER G. (éd.), *Un document alsacien du 13e s. : le plus ancien nécrologe de l'église Saint-George [!] de Haguenau* (Bull. publié par la direction des archives ... de Haguenau, 1 [seul paru]), 1922, n° 963 : *Ellin de domo leprosorum.*

30. MGH SS 17, 218 l. 3 : *In Selestadio construitur ecclesia leprosorum.*

31. TROUILLAT II, p. 510, n° 403 : Vignes *ante domum leprosorum.*

32. TROUILLAT II, p. 610 n° 471 : Une vigne est *in banno ville Isenheim prope domum leprosorum.* En fait, la léproserie se trouve à la jonction de trois bans : ceux de Bergholtz, Issenheim et Guebwiller, mais elle est située sur le ban de Guebwiller.

33. PLANTA P.C. von, *Adel, Deutscher Orden und Königtum im Elsaß des 13. Jahrhunderts* (Freiburger Beiträge zur mittelalterlichen Geschichte 8), 1997, p. 288, éd. ADBR H 1450/6 : *In Molsheim bi der guten lùten hus uf die leimgrube.*

34. SCHMIDT, TR : *Bi dem malateshus* au 13e s.

35. 13e siècle : *domus leprosorum* (MULLER C., « Le tracé de la route dite Herweg, dans le ban de Rosheim, d'après les documents d'archives », *Annuaire de la société d'histoire et d'archéologie de Molsheim et environs*, 1979, p. 38 n. 17, avec sources).

36. ADBR H 3079/4 : À Eckbolsheim, *bi dem malotzhuse.*

37. J'appellerai désormais ainsi, pour simplifier, les léproseries dont le caractère institutionnel n'est pas prouvé.

siècle : celles de Blotzheim et de Wolfisheim, citées en 1273, de Sundheim en 1282, de Châtenois en 1292, d'Innenheim en 1293 et de Dorlisheim en 1298[38]. La plupart de ces maisons n'apparaissent qu'au travers de lieux-dits. Or ces derniers n'émergent guère dans les sources alsaciennes qu'à partir des années 1260. La forte concentration de léproseries que l'on observe dans le dernier quart du 13e siècle est très probablement le reflet de cet état de fait. Chaque léproserie, elle, existe depuis un temps variable et indéterminé au moment de sa première mention.

Pourquoi est-ce au 13e siècle que les léproseries apparaissent en Alsace ? Touati rappelle que « les conditions, à la fois matérielles et mentales, de l'émergence de ces institutions marquent les rapports complexes entre la maladie, les malades et la société »[39]. Une hypothèse souvent avancée est celle d'une éventuelle recrudescence de l'endémie, hypothèse qui reste à prouver. Pour bien cerner le phénomène, il faut prendre en compte l'extraordinaire croissance démographique que connaît alors la région. Elle est perceptible à Colmar, où le dynamisme est tel que l'enceinte érigée peu avant 1236/1237 est agrandie une première fois avant 1251, et puis une seconde avant 1287[40]. La chronique du Dominicain de Colmar rapporte encore qu'en 1279, les habitants de Colmar ont pris dans leur forêt le bois nécessaire pour bâtir quatre cents maisons nouvelles et pour en réparer cent anciennes[41]. C'est aussi au 13e siècle qu'en Alsace les communautés de village s'organisent et que la formation des villes bat son plein. La croissance économique et la stabilité qui caractérisent ce siècle ont favorisé l'essor des hôpitaux[42]. L'apparition des léproseries est donc une manifestation, parmi d'autres, des profondes mutations qui affectent la région à ce moment. Elle « correspond à un essor général qui s'appuie sur un dynamisme démographique important »[43]. Il est fort probable qu'avant cette phase d'institutionnalisation, les lépreux aient vécu en groupes lâches et inorganisés à proximité des villes, comme on le constate dans le royaume de France, en Angleterre ou encore dans les *meskiniès* crétoises au 18e siècle[44]. Le renouveau spirituel qui caractérise cette époque et qu'André Vauchez a résumé par l'expression « révolution de la charité » participe de cet élan qui est à l'origine de nouvelles fondations religieuses, particulièrement nombreuses en Alsace au 13e siècle[45], de confréries, d'hôpitaux et de léproseries. L'instauration des léproseries est donc le reflet du dynamisme qui transforme alors toute la

38. Cf. II, p. j. 1.

39. TOUATI, Histoire des maladies, p. 9.

40. METZ, Hiérarchie des villes, *RA* 128, 2002, p. 70-71.

41. MGH SS XVII, p. 203 l. 23.

42. CLEMENTZ, Antonins d'Issenheim, p. 19.

43. JEANNE, Léproseries du diocèse de Bayeux, p. 354.

44. RAWCLIFFE, Learning, p. 233. BORN M., « Archéologie d'une arrogance », dans BORN, *Vies*, p. 357-358.

45. À Strasbourg, il n'y a eu qu'un couvent fondé aux 11e et 12e siècles, mais 21 entre 1221 et 1371. En Alsace, il n'y a aucune fondation de couvent féminin entre 1150 et 1220. Entre 1220 et 1300, par contre, 24 nouvelles communautés féminines apparaissent : CLEMENTZ, Beginen im Elsaß, p. 90.

Léproserie	Première mention de la léproserie	Première mention du conseil
Strasbourg	1234 (Voir II, p. j. I)	Avant 1203 (USB, I, p. 119, n° 144)
Haguenau	Avant 1300 ? (Voir II, p. j. I)	1255 (METZ, Hiérachie, 2002, p. 89)
Colmar	1259 (Voir II, p. j. I)	1214 METZ, Hiérachie, 2002, p. 70)
Wissembourg	1287 (Voir II, p. j. I)	1265 (ZEUSS C., *Traditiones Wisenburgenses*, 1842, p. 328-330, n° 7)
Sélestat	1290 (Voir II, p. j. I)	1258 (GENY, Schelettstadt, I, p. 6, n° 4)
Soultz	1291 (Voir II, p. j. I)	1272 (TROUILLAT, Monuments, II, p. 223, n° 168)
Guebwiller	1296 (Voir II, p. j. I)	1275 (METZ, Hiérachie, 2002, p. 84)
Molsheim	1298 (Voir II, p. j. I)	1262 (METZ, Hiérachie, 2002, p. 137-138)

Fig. 17 – Tableau des premières mentions.

société. Il reste néanmoins une question : comment peut-on expliquer un tel décalage chronologique entre le Royaume où les léproseries apparaissent dans certaines provinces dès le 12e siècle[46], et une grande partie de l'Empire ? Il semblerait que le décollage économique plus précoce dans bon nombre de régions françaises y crée les conditions favorables à la fondation d'hôpitaux et de léproseries dès le 12e siècle, alors qu'en Alsace elles ne sont pas réunies avant le milieu du 13e siècle. On retrouve dans ce domaine le retard que l'on constate en Alsace, et dans une grande partie de l'Empire, en ce qui concerne l'apparition des châteaux-forts, des enceintes urbaines, des villes, des confréries, et dans bien d'autres domaines encore.

Il ne fait aucun doute que les léproseries institutionnelles citées à partir du 13e siècle en Alsace sont étroitement liées aux villes qui émergent alors. Parmi l'ensemble de ces villes, seules quatre (Rhinau, Dachstein, Saint-Amarin et Zellenberg) n'ont pas de léproserie attestée[47]. Saint-Amarin et Zellenberg sont des villes extrêmement petites, ce qui peut expliquer l'absence de léproserie, mais les lacunes apparentes peuvent également être dues au manque d'archives et ne reflètent donc pas forcément la réalité[48]. Pour les

46. TOUATI, Apparition des léproseries, p. 381-398, p. 391 : Les léproseries de Chartres, Paris, Sens, Troyes et Orléans sont implantées avant 1130.

47. METZ, Hiérarchie des villes, et ici, catalogue en p. j. 1.

48. C'est en particulier le cas pour Rhinau, ville précoce et d'une certaine importance jusqu'au 14e siècle, qui avait un hôpital bourgeois en plus de celui des chevaliers de Saint-Jean. Mais,

léproseries institutionnelles citées dans les sources au 13e siècle, il est flagrant qu'à l'exception de Colmar elles soient mentionnées une génération après l'apparition du Conseil, ce qui n'est pas le fruit du hasard[49].

Il est également intéressant de relever la corrélation existant entre l'importance de la ville et l'ordre d'apparition dans les sources de la léproserie qui en relève. On observe également que parmi les douze léproseries institutionnelles citées dès le 13e siècle, dix sont des léproseries urbaines. Parmi ces dernières, Strasbourg, est une ville libre d'Empire, six sont des villes d'Empire et trois seulement, Soultz, Guebwiller et Molsheim sont des villes seigneuriales.

Il convient néanmoins de remarquer que dans deux cas au moins, la communauté des lépreux est citée avant l'existence de la léproserie. C'est le cas à Strasbourg, où les lépreux sont mentionnés dès 1225[50], à Soultz dès 1288[51], alors que la léproserie elle-même ne l'est que quelques années plus tard. Ces exemples nous rappellent que le groupe humain existe avant l'institution[52]. La mise en place de cette dernière est un processus long et complexe, que nous pouvons suivre à Haguenau. En 1287, un legs est fait aux Clarisses de la ville à charge d'un pain (par semaine ?) *den guten lùten*[53]. Ce sont en général des maisons récentes, encore mal dotées, qui bénéficient de telles rentes alimentaires : les donateurs ressentent la nécessité de parer au plus pressé en pourvoyant à la nourriture des lépreux. D'autre part, le premier nécrologe de la paroisse Saint-Georges de Haguenau, qui date de la 2e moitié du 13e siècle, mentionne *Ellin de domo leprosorum* – une habitante de la léproserie, mais pas nécessairement une lépreuse – qui a donné un manteau à l'Œuvre[54]. En 1327, la chapelle Saint-Gilles de la léproserie est consacrée et obtient une indulgence[55]; une autre s'y ajoute en 1328[56]. On peut y voir le

hormis le chapitre de Rhinau (plus tard Saint-Pierre-le-Vieux de Strasbourg), peu d'établissements religieux étaient possessionnés dans ce secteur du Ried, et les archives municipales de Rhinau sont entièrement perdues.

49. Voir COCHELIN I., « Bourgeoisie et léproseries de la principauté de Liège (fin XIIe-début XIIIe siècles) », *Sources. Travaux historiques* 13, 1988, p. 15-18.

50. SUB I, p. 162 n° 199 : Le maréchal épiscopal Werner cède un moulin à l'Hôpital de Strasbourg à charge de *1 quartale ... leprosis hiemalis annone.*

51. TROUILLAT II p. 510, n° 403.

52. TOUATI, Archives de la lèpre, p. 36. TOUATI, Maladie et société, p. 266. BERIAC, Histoire des lépreux, p. 156-160.

53. AMS AH 11389 f° 111r.

54. GROMER G. (éd.), *Un document alsacien du 13e siècle : le plus ancien nécrologe de l'église Saint-George [!] de Haguenau* (Bull. publié par la direction des archives ... de Haguenau, 1 [seul paru], 1922, n° 963. La date proposée par Gromer est confirmée et précisée par BURG A.M., « Un échantillonnage de la population haguenovienne à la fin du 13e siècle », *Études Haguenoviennes* 6, 1979, p. 103 («entre 1260 et 1300»).

55. AMH AA 256/187, photo de l'orig. Staatsarchiv Marburg Y1/187, éd. HANAUER A., *Cartulaire de Saint-Nicolas de Haguenau* [l'impression de l'ouvrage ayant été interrompue à la mort de l'éditeur en 1908, il n'en reste que quelques jeux d'épreuves allant jusqu'à l'année 1361 (BNUS, AMS, AMH) ; publie des documents relatifs non seulement à Saint-Nicolas, mais aussi à tous les couvents et béguinages de Haguenau].

56. AMH AH 86/1.

signe que le processus de fondation est achevé, la léproserie institutionnalisée et suffisamment dotée, et sa viabilité démontrée. Pour Touati, cette évolution est classique : "le bénéfice courant d'une protection pontificale, une fois passé un délai, que l'on qualifierait volontiers de probatoire, d'une vingtaine à une trentaine d'années en moyenne, consacre la fondation et surtout le niveau atteint par l'institution"[57]. À Strasbourg, tout comme à Fribourg-en-Brisgau[58], la première mention de la communauté des lépreux et de la léproserie est une indulgence de 1234. En effet, l'évêque de Strasbourg accorde dix jours d'indulgences "à tous ceux qui se rendront eux-mêmes à l'endroit où ces pauvres vivent et leur apporteront une aumône, car les pauvres lépreux de Strasbourg n'ont pas de ressources propres pour assurer leur subsistance"[59]. Suivent les classiques donations alimentaires pour assurer la nourriture aux lépreux : en 1262, Rudolf, doyen du chapitre de Honau, lègue à l'Oeuvre Notre-Dame tous ses biens à Eckwersheim, à charge de trois rentes d'un quartaut de seigle, dont l'une est destinée aux lépreux de Strasbourg[60]. En 1271, Heinrich Babensun lègue 30 d pour du pain de froment aux lépreux de Rotenkirche, 10 d pour les recluses vivant à proximité de la léproserie et 20 d au prêtre des lépreux[61]. À cette date, la léproserie existe depuis un certain temps, car elle est déjà dotée d'un chapelain. En 1300, Gute, fille de Rudolf Münch, béguine de Geispolsheim, donne à la léproserie de Rotenkirche un quartaut de seigle pour améliorer l'ordinaire de ses occupants[62]. Entre 1301 et 1311, elle lègue encore trois rentes d'un quartaut de seigle chacune aux lépreux, tout en s'en réservant l'usufruit viager dans un premier temps[63]. La chapelle de la léproserie est explicitement citée en 1302 et 1306[64]. Ces deux exemples – Haguenau et Strasbourg – montrent qu'entre la première mention d'une communauté de lépreux et l'achèvement de l'organisation de cette dernière, plusieurs décennies se sont écoulées.

4.1.3. L'épineuse question des fondateurs

L'administration extérieure des 63 léproseries institutionnelles répertoriées en Alsace est assurée dans au moins 42 cas par la commune dans laquelle se situe la léproserie (cf. p. j. 1). Les léproseries d'Ayerbach, Beblenheim et Ribeauvillé sont, quant à elles, des institutions créées au niveau d'une seigneurie : celle de Ferrette pour Ayerbach, de Horbourg pour Beblenheim et de Rappoltstein pour Ribeauvillé, qui recrutait même au-delà des limites de cette dernière. Pour finir, les léproseries d'Ernolsheim et d'Odratzheim

57. TOUATI, Maladie et société, p. 266.

58. KNEFELKAMP, Fürsorgewesen der Stadt Freiburg, p. 67.

59. SUB I 188-189 n° 239 : *cum igitur pauperes leprosi Argentinenses proprias non habeant facultates, unde valeant sustentari, [...] omnibus qui ad locum predictorum pauperum personnaliter accedentes aliquam eis elemosinam [...] miserint [...].*

60. AMS VIII 188 f° 102v.

61. SUB III, p. 13-14, n° 39.

62. AMS AH-C 903/1, 1300 IV 20 : *in meliorationem cibariorum suorum.*

63. AMS AH-C 903/2 ; AH-C 911/15 et 914/2.

64. AMS AH-C 911/6 et AH-C 911/12 : *in capella infectorum apud Rotenkirche.*

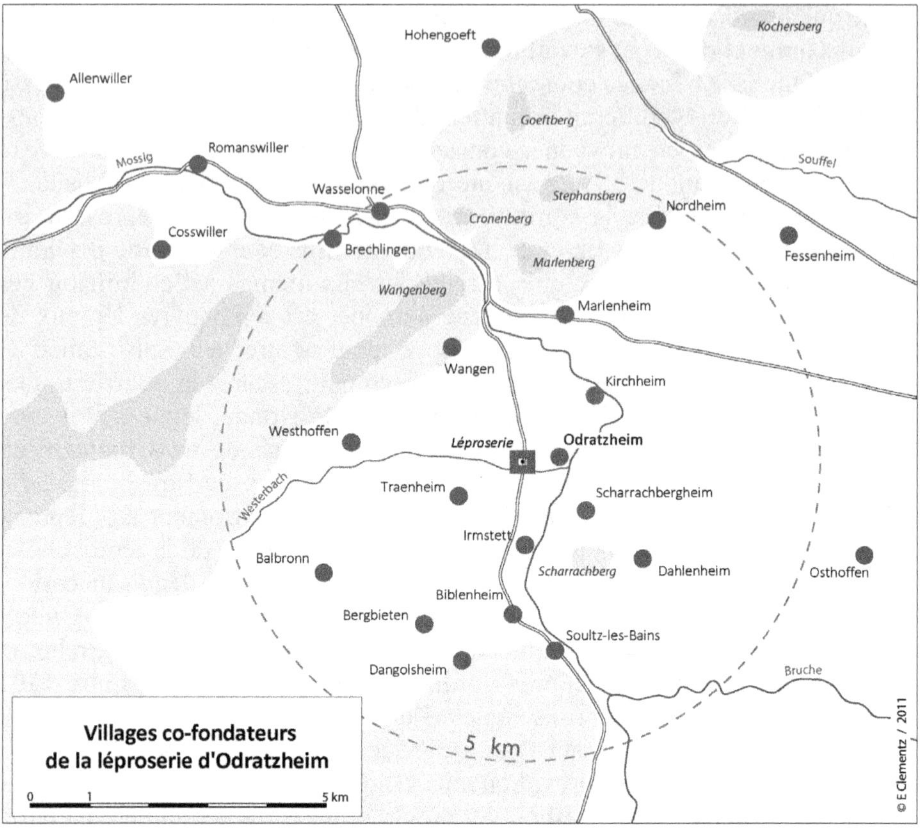

Fig. 18 – Les 23 villages co-fondateurs de la léproserie d'Odratzheim. (Source : AMS VI 89/9).

sont intercommunales et même interterritoriales. La première regroupe quatre communes, la seconde 23 au 16e siècle, qui relèvent de neuf seigneurs différents[65]. Dans au moins 75% des cas, les léproseries institutionnelles alsaciennes dépendent donc de la commune, certes à des dates très variables. Pour Strasbourg, un administrateur est cité dès 1309, à Riquewihr il faut attendre 1569 pour en trouver une première mention.

Que pouvons-nous en déduire par rapport à un éventuel fondateur ? Pas grand-chose, si ce n'est que lorsque ces institutions apparaissent dans les sources, elles sont presque toujours sous obédience communale. Le rôle des villes a certainement été déterminant dans un grand nombre de cas, mais l'initiative individuelle n'est pas à exclure. Le parallèle avec les hôpitaux de Haute-Alsace peut être éclairant, car plusieurs de leurs fondateurs sont connus : en 1277, le représentant du comte de Ferrette fonde l'hôpital de Cernay [66]; en 1344, le chevalier Wilhelm an dem Werde est à l'origine de

65. AMS VI 89/9 : l'Empire, l'évêque et la ville de Strasbourg, les comtes de Hanau-Lichtenberg et de Leiningen-Dagsburg, l'abbesse de Saint-Étienne de Strasbourg, et trois familles de petite noblesse.

66. MGH SS 17, p. 102 : *In Sennheim Henricus procurator hospitale pauperum inchoavit.*

celui de Riquewihr[67]. Avant 1348, l'hôpital de Gueberschwihr doit sa création à Rudolf Birseler et à sa femme, bourgeois du lieu[68]. À Belfort, l'initiative de la fondation de l'hôpital des Poules pour dix pauvres revient à la comtesse Jeanne de Montbéliard, veuve de Ferrette[69]. Ces exemples montrent que l'initiative privée a joué un rôle dans la fondation des hôpitaux. Il n'est donc pas tout à fait exclu que l'une ou l'autre léproserie soit elle aussi née de la volonté d'un particulier, noble ou non, mais la plupart sont selon toute vraisemblance des fondations urbaines[70]. Malheureusement, en l'état actuel de nos connaissances, les sources n'ont livré aucun renseignement à ce sujet si ce n'est *in absentia.* La seule léproserie alsacienne pour laquelle nous disposions d'un obituaire est celle de Strasbourg. De nombreux donateurs y sont cités, mais aucune allusion à un quelconque fondateur[71]. Par contre, il n'est pas impossible que des abbayes soient à l'origine de la création de certaines léproseries. Pour Munster, par exemple, il est frappant que la ville et l'abbaye semblent partager la direction extérieure de l'établissement au 15e siècle encore, tout comme celle de l'hôpital[72]. Des *pfleger* ne semblent pas attestés pour l'institution, ce qui est un élément en faveur d'une fondation par l'abbaye. Le doute est également permis pour la léproserie de Folgensbourg, qui semble identique à celle de *Sant Apollinaris,* citée au 16e siècle. Or Saint-Apollinaire est un prieuré bénédictin, qui est rattaché à l'abbaye cistercienne de Lucelle depuis 1253[73]. Dans ce cas aussi, un rôle éventuel des moines n'est pas à exclure. Ce rôle a peut-être existé dans d'autres villes abbatiales d'Alsace (Marmoutier, Altkirch, Wissembourg, Guebwiller, etc.), mais l'état de la documentation ne permet pas de se prononcer à ce sujet. Dans son étude des léproseries entre Loire et Marne au Moyen Âge, Touati a également relevé que "les relations de certaines communautés monastiques ou canoniales avec une vingtaine de léproseries au moins incitent à envisager leur rôle dans le processus d'installation des communautés de malades"[74].

67. ADHR GD 122.

68. ADHR 156J dépôt 1.

69. AM Belfort GG 1/6/1.

70. Dans le Pas-de-Calais, BOURGEOIS, Pas-de-Calais, p. 34-35, évoque la diversité des origines pour les léproseries : « Les grandes léproseries urbaines ont pu succéder à des léproseries foraines, des refuges, où les bourgeois – ou ceux qui allaient le devenir – cantonnaient leurs lépreux, refuges tout à fait comparables à ces lieux des petites localités où sont isolés les ladres lorsqu'il y en a ». « Les principaux bienfaiteurs, fondateurs ou non, appartiennent au monde seigneurial ». Pour le diocèse de Bayeux, Damien Jeanne évoque l'action des ducs et des rois et celle des évêques et des abbés dans l'éclosion des léproseries (JEANNE, Léproseries du diocèse de Bayeux, p. 333).

71. AMS V 116b.

72. SCHMITT R., « Les lépreux de la vallée de Munster », *Annuaire de Munster* 14, 1959, p. 11-14, ici p. 12.

73. WILSDORF C., *Histoire des comtes de Ferrette*, Riedisheim, 1991, p. 132-134. Pour Ensisheim, par contre, le rôle prétendu de l'abbaye de Lucelle repose sur une confusion entre la chapelle de la Vierge dans la cour de Lucelle à Ensisheim et celle de la léproserie, également dédiée à la Vierge (cf. catalogue p. j. 1).

74. TOUATI, Archives de la lèpre, p. 38 sv. et p. 251-257.

Mais, même si une communauté religieuse a participé à l'installation de l'une ou l'autre léproserie, le rôle des villes semble avoir été prépondérant en Alsace, comme d'ailleurs en Suisse ou en Rhénanie[75]. Le cas de la léproserie de la Sattelloese mérite d'être signalé, car la paroisse et la commune de Schlierbach semblent se partager l'administration extérieure de la léproserie, ce qui constitue un cas unique en Alsace[76]. Pour finir, signalons encore qu'il n'existe aucun couvent de l'ordre de Saint-Lazare en Alsace[77].

4.1.4. Rythme d'apparition des léproseries

D'emblée, il convient de rappeler que les premières mentions de léproseries sont purement contingentes et qu'une léproserie peut exister depuis des décennies avant qu'elle ne soit citée dans les sources. Comme nous ne disposons d'aucune date de fondation, l'étude du rythme d'apparition des léproseries repose sur les dates de première mention. Pour l'ensemble des léproseries, qu'elles soient institutionnelles ou non, ces dates se répartissent de la façon suivante : 18 premières mentions au 13e siècle ; 35 au 14e (cf. p. 254 : Les léproseries en Alsace au 14e siècle) ; 32 au 15e (cf. p. 255 : Les léproseries en Alsace au 15e siècle) ; 20 au 16e (cf. p. 256 : Les léproseries en Alsace au 16e siècle) 4 au 17e siècle[78], 5 au 18e [79] et 4 au 19e siècle[80] (cf. p. 257 : Les léproseries en Alsace du 17e au 19e siècle). Dans ce dernier cas, il s'agit des léproseries connues uniquement par les lieux-dits du cadastre[81]. Si l'on veut affiner l'analyse, il convient de distinguer là aussi les léproseries institutionnelles des autres. En ce qui concerne les premières, la répartition chronologique se fait de la façon suivante : 12 premières mentions au 13e siècle ; 21 au 14e; 17 au 15e; 9 au 16e; 2 au 17e et 2 au 18e. Pour les léproseries non institutionnelles, 6 apparaissent dans les sources au 13e siècle, 14 au 14e; 15 au 15e; 11 au 16e; 2 au 17e ; 3 au 18e et 4 au 19e siècle (cf. graphique ci-contre). Ces chiffres et le graphique correspondant permettent d'appréhender le phénomène, sinon de la fondation des léproseries en Alsace du moins de leur apparition dans les sources. Le processus débute avant 1234 à Strasbourg, suivi par Colmar en 1259, alors que les 16 autres mentions se concentrent dans le dernier quart du siècle entre 1273 et 1298. Le phénomène démarre relativement fort puisque les 18 léproseries citées au 13e siècle correspondent

75. IRSIGLER, Mitleid, p. 166.

76. Voir p. j. 1, Sattelloese. Dans le royaume de France, les communes et les paroisses sont à l'origine de nombreuses léproseries : IMBERT J., Hôpitaux en droit canonique, p. 62.

77. DEGLER-SPENGLER B., « Die Lazariter und Lazariterinnen und ihre Ordensorganisation in Deutschland und in der Schweiz », *Helvetia Sacra* IV, 7/2, p. 812-872. Pour Seedorf et Gfenn, les deux maisons de l'ordre en Suisse, voir DEGLER-SPENGLER B., « Gfenn », *Helvetia Sacra* IV, 7/2, p. 887-912 et STADLER-PLANZER H., « Seedorf », *ibid.*, p. 913-942. Le couvent de Schlatt (près de Heitersheim) faisait partie de la même province de l'ordre. Voir DEGLER-SPENGLER B., « Schlatt », *ibid.*, p. 873-886.

78. À savoir Lauterbourg, Heimsbrunn, Ayerbach, Brebotte.

79. À savoir Gresswiller, Waldersbach, Walbach, Hagenbach et Florimont.

80. À savoir Roeschwoog, Cunelières, Fontenelle et Novillard.

81. À savoir Cunelières, Roeschwoog et Waldersbach (cf. p. j. 1).

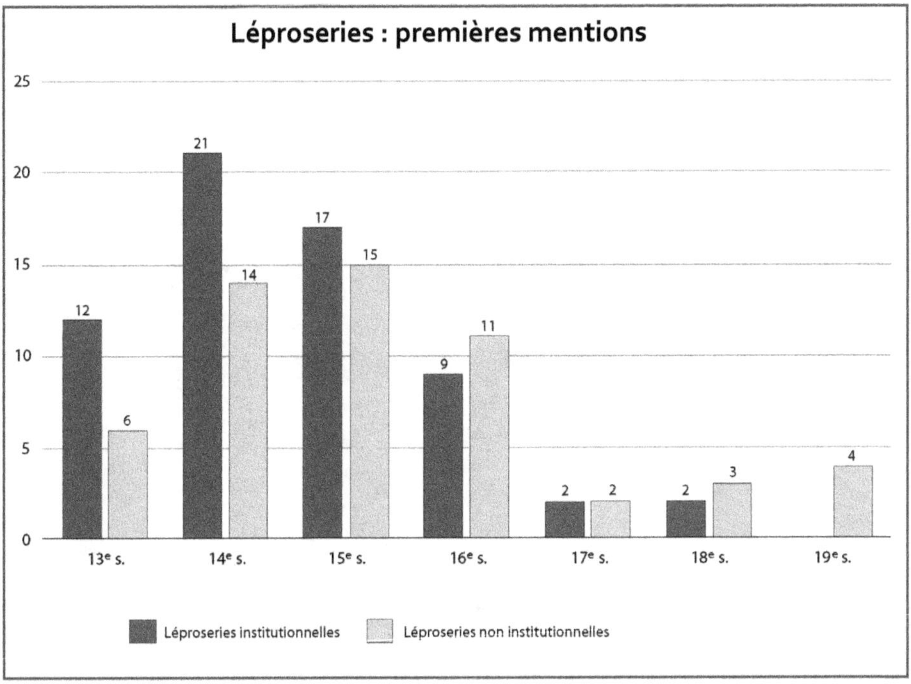

Fig. 19 – Source : II, p. j. 1.

à 15% de l'ensemble du corpus. Cette montée en puissance ne se dément pas au 14e siècle, car 35 nouvelles léproseries sont citées dans les sources, soit 29% de l'ensemble des léproseries fondées en Alsace. Le 15e siècle est très bien représenté également avec 32 nouvelles mentions, soit 27 % du total. Au 16e siècle, 20 nouvelles léproseries apparaissent dans les sources. Mais comme, à cette époque, la lèpre semble déjà nettement en recul, il est probable que n'apparaissent plus guère que des léproseries déjà anciennes, mais passées jusqu'alors inaperçues. À partir du 17e, le phénomène est marginal et ne représente plus que quelques unités. Au total, en Alsace, 56% des léproseries sont citées pour la première fois aux 14e et 15e siècles, et même 71% entre le 13e et le 15e siècle.

La comparaison avec la province de Sens étudiée par Touati révèle un retard d'un bon siècle dans le développement des léproseries. Rappelons que dans ce diocèse 91 léproseries sur les 395 étudiées sont citées avant 1200[82]. Par contre, le cas de l'Alsace est en tout point semblable à ce que l'on peut observer en Rhénanie et en Suisse, où les années 1350-1550 correspondent au maximum de premières mentions[83]. Dans « The formation of a persecuting society », Moore publie un tableau par quart de siècle des premières mentions de léproseries en Angleterre et dans le Pays de Galles, dans le Pas-de-Calais

82. TOUATI, Maladie et société, p. 281-285.

83. IRSIGLER, Mitleid, p. 166. UHRMACHER, Leprosorien, p. 20. GILOMEN-SCHENKEL, Mittelalterliche Spitäler, p. 117.

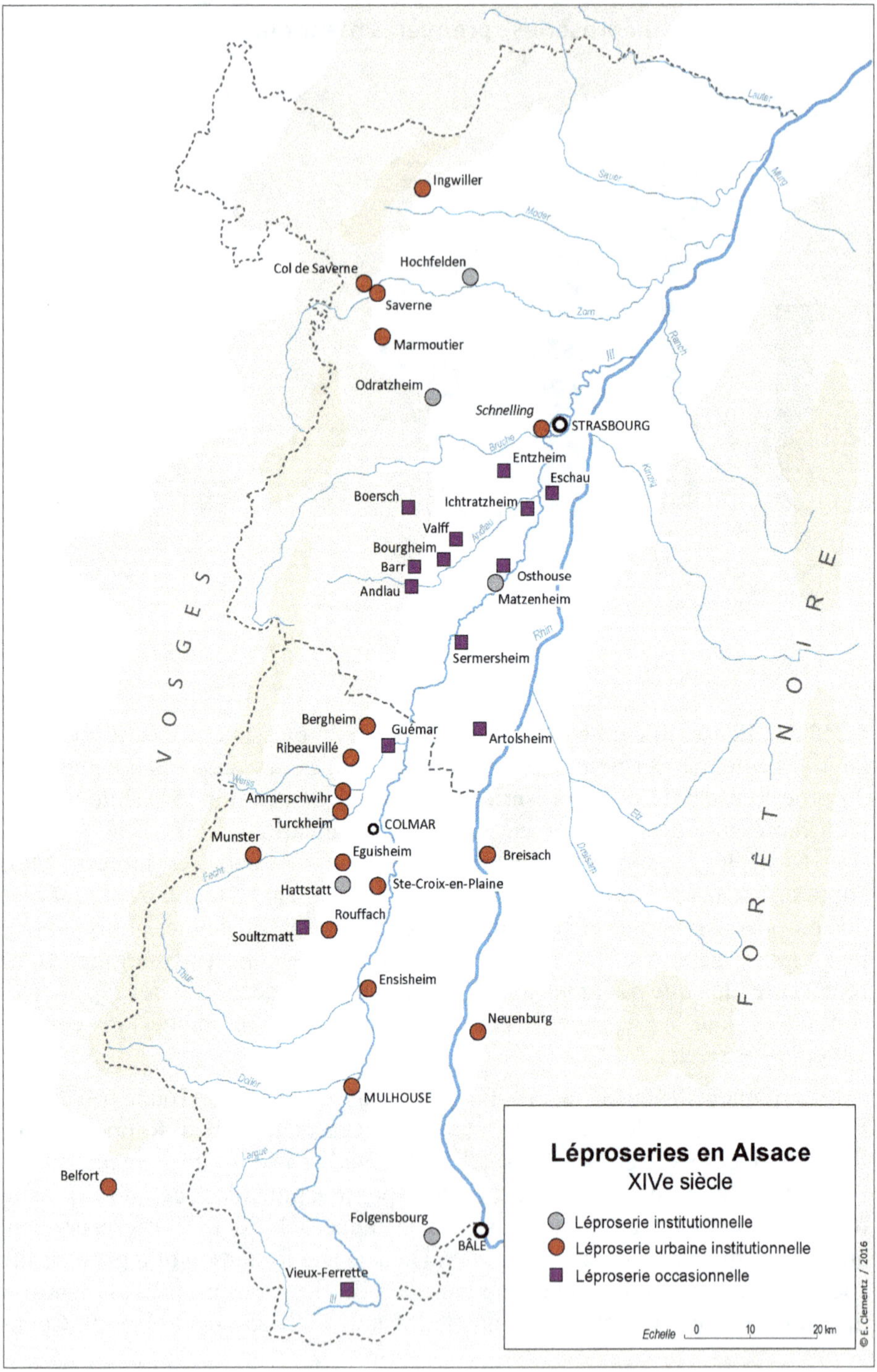

Fig. 20 – Source : II, p. j. 1.

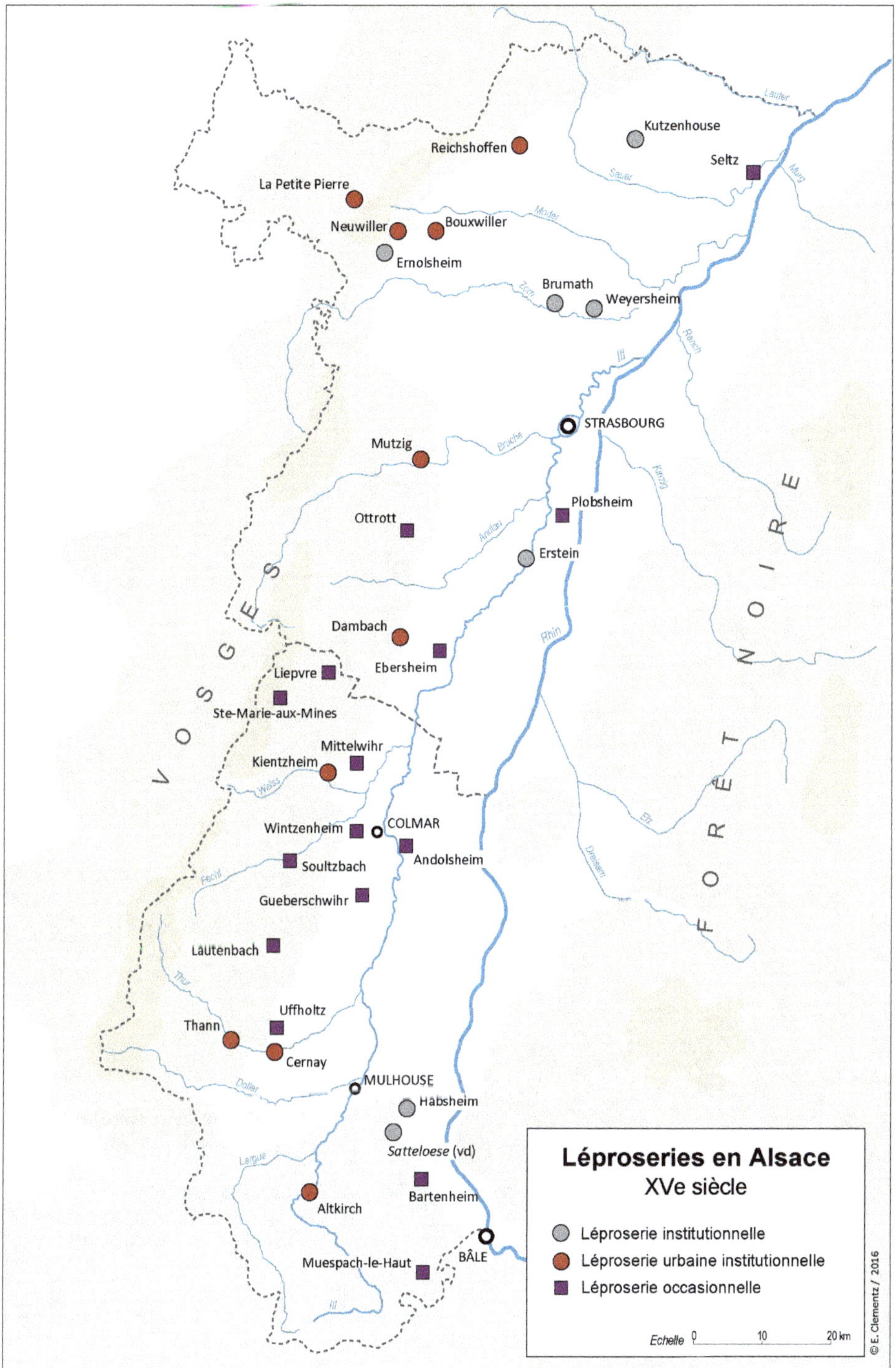

Fig. 21 – Source : II, p. j. 1.

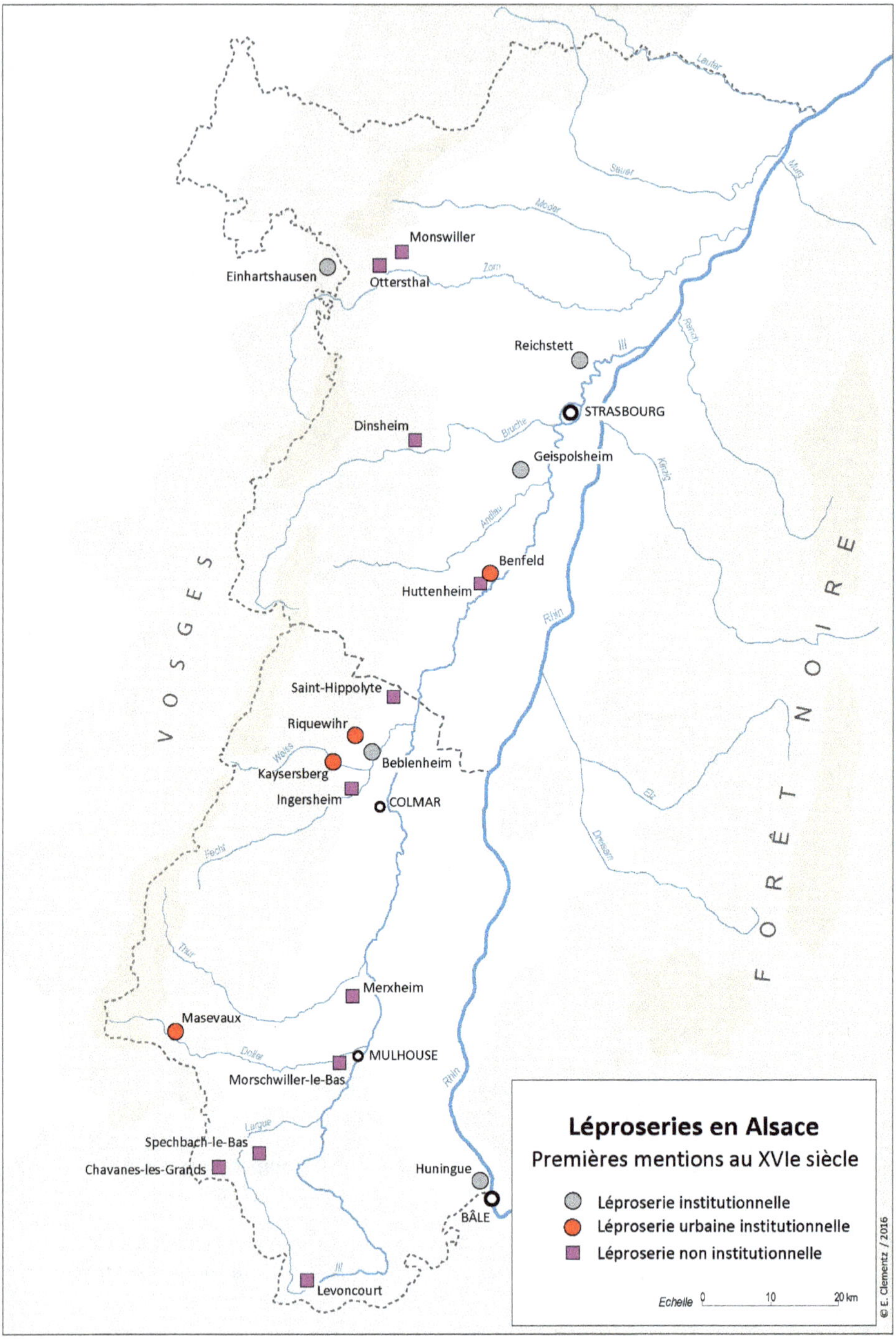

Fig. 22 – Source : II, p. j. 1.

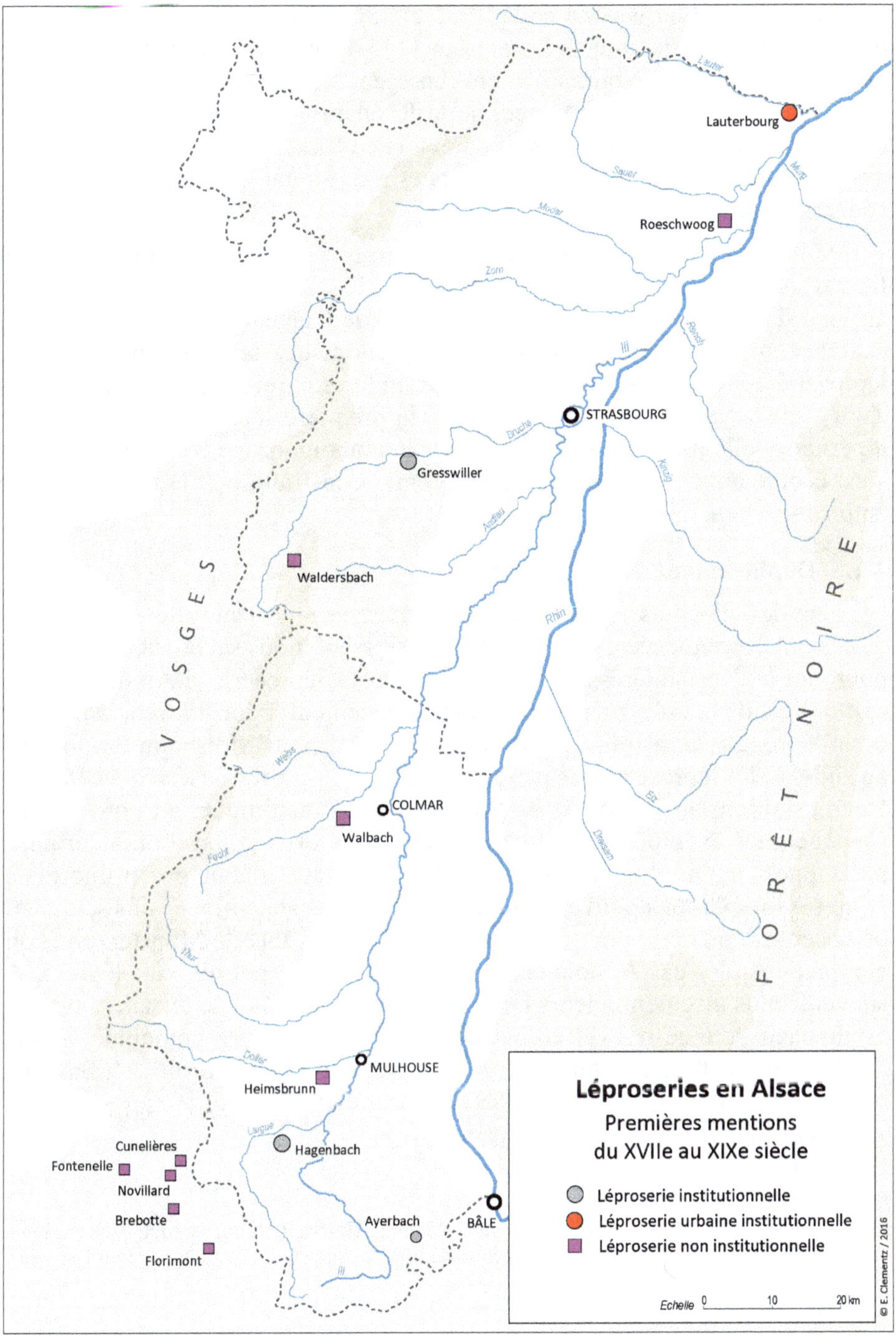

Fig. 23 – Source : II, p. j. 1.

et dans la région parisienne entre 1075 et 1300. On y observe un maximum de premières mentions dans les années 1175-1250[84]. Et l'auteur de conclure que ce rythme est très probablement représentatif de l'ensemble de l'Europe de l'Ouest[85]. Les cas de l'Alsace, de la Rhénanie et de la Suisse démentent cette conclusion hâtive et mettent en évidence l'intérêt des études régionales qui permettent d'affiner nos connaissances grâce à une étude approfondie des sources d'archives.

Il faut aussi poser le problème de la continuité de ces institutions. Il serait faux d'imaginer qu'une léproserie citée au 13e siècle a forcément existé tout au long des siècles suivants. Prenons le cas de Châtenois, dont la léproserie est citée en 1292. Par un procès, nous apprenons que la commune a bâti une léproserie vers le milieu du 15e siècle sur un terrain qui appartiendrait à Claus Zorn von Weyersberg[86]. Apparemment, la première léproserie de Châtenois a périclité, elle a été rebâtie ailleurs, mais nous ignorons combien de temps s'est écoulé entre la disparition de la première institution et la reconstruction en un autre lieu.

4.1.5. Déplacement de léproseries

Le cas de Châtenois n'est pas unique. En Alsace, une dizaine de léproseries au moins ont été déplacées, sans que, le plus souvent, nous sachions précisément pourquoi[87]. Il est intéressant de relever que la léproserie d'Ammerschwihr reste à l'est de la ville, même après son déplacement. Pour Illkirch, la position de la léproserie passe du sud-ouest au nord-est, pour Molsheim du nord-est au sud-est. La léproserie des pauvres de Strasbourg est transférée en 1429 de Koenigshoffen, au sud-ouest de Strasbourg, à Rotenkirche, au nord-ouest[88]. Ces quelques exemples semblent indiquer que l'orientation d'une léproserie par rapport à l'agglomération dont elle dépendait n'était pas primordiale. D'autres motivations pouvaient entrer en jeu. Soultzbach-les-Bains souhaitait déplacer sa léproserie pour la mettre au bord de la route de Munster, un choix compréhensible, car le nouvel emplacement aurait permis aux lépreux de subvenir plus aisément à leurs besoins par la quête. Mais le terrain choisi par Soultzbach pour le nouvel emplacement appartenait à la commune voisine de Wihr, qui refuse l'installation de la léproserie à cet endroit[89]. À Saverne,

84. MOORE, Formation of a persecuting society, p. 52.

85. *Ibid.*, p. 51.

86. Cf. p. j. 1.

87. Cf. p. j. 1. Il s'agit d'Ammerschwihr, Andlau, Hattstatt, Sainte-Croix, Eckbolsheim, Illkirch, Molsheim, Saverne, Schnelling (Strasbourg). La question se pose aussi pour Lièpvre et Rouffach.

88. AMS 1AH 7427 f° 95r.

89. AMC FF 78/6 f° 3v et 4r : Dans un litige (sur lequel cf. aussi ADHR 19J 87/423, m) sur les limites des bans de Soultzbach et Wihr, des témoins déposent : l'un, *das die von Sulzbach sollich [ihr] veltsiechen huß gern harab hettent an den Munsterwege gesetzt gehebt, das woltent die von Wilr nit gestatten, sunder mustent das hinuff setzen wider Sulzbach an den Bùhel und den Rebberg;* un autre, *das die von Sulzbach ein gutluthuß zum crutzlin uff die stroß woltent haben gesetzt, das blibe underwegen* parce que c'était au ban de Wihr.

c'est la proximité du reclusoir qui pose problème en 1313. Pour y remédier, l'évêque Johann von Dürbheim, en accord avec le Magistrat de la ville, décide d'éloigner la léproserie[90]. On peut se demander si ce transfert ne correspond pas à une dégradation de l'image du lépreux. Depuis la 2e moitié du 13e siècle, il est craint, car on le croit contagieux. Les léproseries ne sont pas les seules institutions dont l'emplacement a varié au fil du temps. Il en va de même pour certains hôpitaux[91] ou couvents.

4.1.6. Répartition des léproseries

L'observation de la carte de synthèse répertoriant toutes les léproseries, institutionnelles ou non, fait clairement ressortir les éléments suivants :

1) La Hardt, le Ried, le Kochersberg, le pays de Hanau, l'Outre-Forêt sont des régions pratiquement dépourvues de léproseries. Il y en a peu dans le Sundgau[92].

2) La densité de léproseries est très forte le long du piémont vosgien, autour de Saverne et le long des routes.

3) Strasbourg et Saverne sont les deux seules villes d'Alsace à posséder deux léproseries.

Comment peut-on expliquer cette répartition ? Le Sundgau est une région agricole riche. Ses terres de lœss produisent des céréales en grande quantité. Tout au long du Moyen Âge, elle a joué le rôle de grenier à blé pour Bâle et la Suisse actuelle. Mais les communes y semblent moins bien organisées que dans d'autres régions d'Alsace. Il est exceptionnel, par exemple, qu'elles possèdent un sceau, comme beaucoup d'autres ailleurs en Alsace. Elles sont rares aussi, sauf sur la frange viticole du Sundgau, à avoir fortifié leur cimetière. Il y a très peu d'hôpitaux dans cette région[93], et la rareté des léproseries complète le tableau.

Ce que le Sundgau est pour Bâle, le Kochersberg l'est pour Strasbourg : une région lœssique, exportatrice de grains, avec une frange viticole. Ici, en revanche, les sceaux communaux ne sont pas rares, les cimetières fortifiés non plus. Le manque observé de léproseries est probablement dû à la taille relativement petite des villages et à l'existence d'une léproserie intercommunale et interterritoriale à Odratzheim, ouverte aux malades de 23 villages différents depuis 1539 au moins (cf. carte p. 250). Par ailleurs, les deux importantes

90. ADBR G 1717/3, 1313 VII 1. *Johannes ... episcopus Argentinensis devotis in Christo .. inclusis iuxta capellam sancte Agnetis extra muros Zabernie residentibus salutem [...]. Hinc est quod dudum in favorem vestrum domum leprosorum vobis nimis propinquam iuxta locum in quo divinis laudibus insudatis ad locum ulteriorem duximus transferendam; intendentes omnibus leprosis in posterum seu infirmis in eodem loco edificandi seu residendi viam precludere presenti scripto in perpetuum valituro, ordinamus et statuimus, consensu et voluntate ... scabinorum et civium oppidi nostri in Zabernia ad hoc specialiter accedente, quod nullus leprosus seu expositus in eodem loco residere vel edificare in posterum presumat.*

91. Par exemple, le Grand Hôpital de Strasbourg : WINCKELMANN, Fürsorgewesen, I, p. 9.

92. Pour la localisation de ces régions, voir p. 18

93. CLEMENTZ, Antonins d'Issenheim, p. 20.

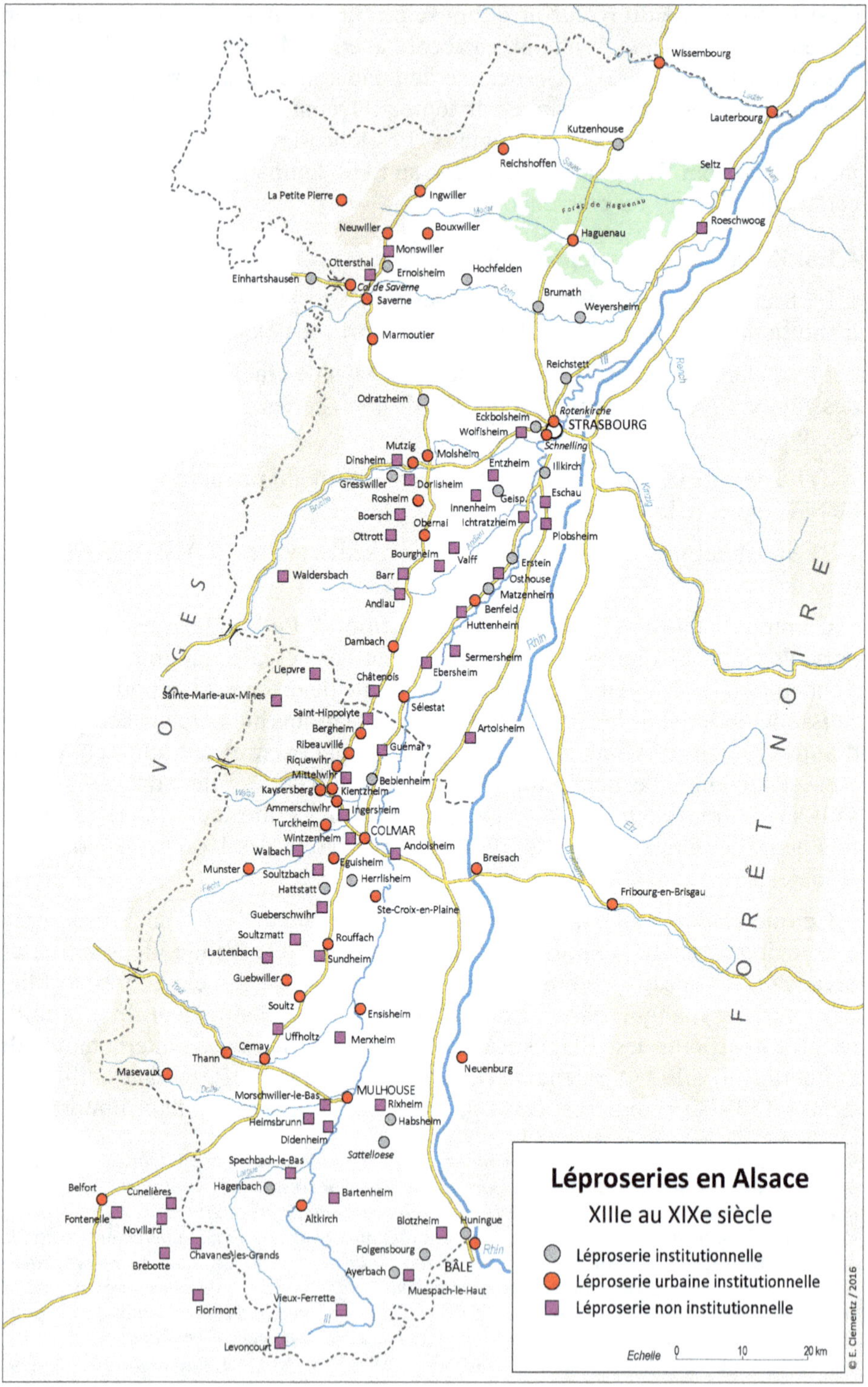

Fig. 24 – Source : II, p. j. 1.

léproseries de Strasbourg et celle d'Eckbolsheim – où, en 1450, six des onze malades présents sont originaires du Kochersberg[94] – suffisent probablement à l'accueil des lépreux.

En revanche, la Hardt est pauvre. Son sol formé de cailloutis de l'Ill et du Rhin, ne permet que de faibles rendements et est en partie resté boisé (*hardt* signifie forêt). Lors du recul démographique des 14e et 15e siècles, une partie des villages de la Hardt s'est dépeuplée. Ces facteurs expliquent probablement le manque de léproseries et d'hôpitaux dans ce secteur.

La carte de synthèse montre également qu'il y a peu de léproseries dans le pays de Hanau et dans l'Outre-Forêt, une situation que l'on retrouve aussi pour les hôpitaux. Pour l'Outre-Forêt, on l'expliquerait volontiers par le manque de sources, mais ce serait bien moins convaincant pour le pays de Hanau.

L'observation de cette même carte révèle également une forte densité de léproseries le long du piémont vosgien, de Cernay à Molsheim. Cette concentration est très probablement liée à la richesse de cette région viticole, d'où découlent la densité de sa population et son organisation en communautés plus puissantes qu'ailleurs. Autre atout de cette zone de contact entre le piémont vosgien et la plaine : l'existence d'une route très fréquentée à l'époque médiévale, la *Bergstraße*. Cette route et le fort niveau d'urbanisation expliquent la densité de léproseries et d'hôpitaux le long de cet axe[95]. Il en va de même pour la route qui longe l'Ill entre Colmar et Strasbourg.

On relève également une concentration de léproseries le long de la route menant de Saverne à Phalsbourg. Sur une distance de 11 km, on en trouve quatre : à Saverne, à Ottersthal, au col de Saverne et enfin à Einhartshausen (actuel Phalsbourg). C'est sans doute la route d'Alsace en Lorraine qui explique cette densité, même si sa fréquentation a connu des fluctuations[96]. Dès 1932, Wilhelm Frohn a mis en lumière le lien entre léproseries et routes en Rhénanie[97]. La situation de carrefour a souvent été choisie pour l'emplacement de ces institutions[98]. L'Alsace ne déroge pas à la règle.

Reste à évoquer la spécificité de Strasbourg et Saverne, les deux seules villes d'Alsace bénéficiant chacune de deux léproseries. Pour Strasbourg, plus grande ville d'Alsace, l'explication est simple et réside dans le poids démographique de la ville. À l'échelle de l'Empire, il en va de même dans de nombreuses

94. AMS V 116h f° 5v. Les six lépreux sont respectivement originaires de Stutzheim, Kolbsheim (2), Quatzenheim, Schnersheim et Furdenheim.

95. De façon plus générale, la carte des hôpitaux en Alsace au Moyen Âge (file:///HôpitauxAlsaceMoyen%20Âge%20%20Atlas%20Historique%20d'Alsace.webarchive) (10.03.2018) présente de nombreuses ressemblances avec la carte de synthèse des léproseries.

96. EYER F., « Einhartshausen », *Bulletin de la société d'histoire et d'archéologie de Saverne et environs* n° 70-71, 1970/2-3 (n° spécial Phalsbourg), p. 3-5, ici p. 4.

97. FROHN, Siechenhäuser, p. 143-164. Ce n'est pas le cas pour les léproseries fondées par des institutions religieuses (*Ibid.*, p. 162).

98. *Ibid.* p. 149.

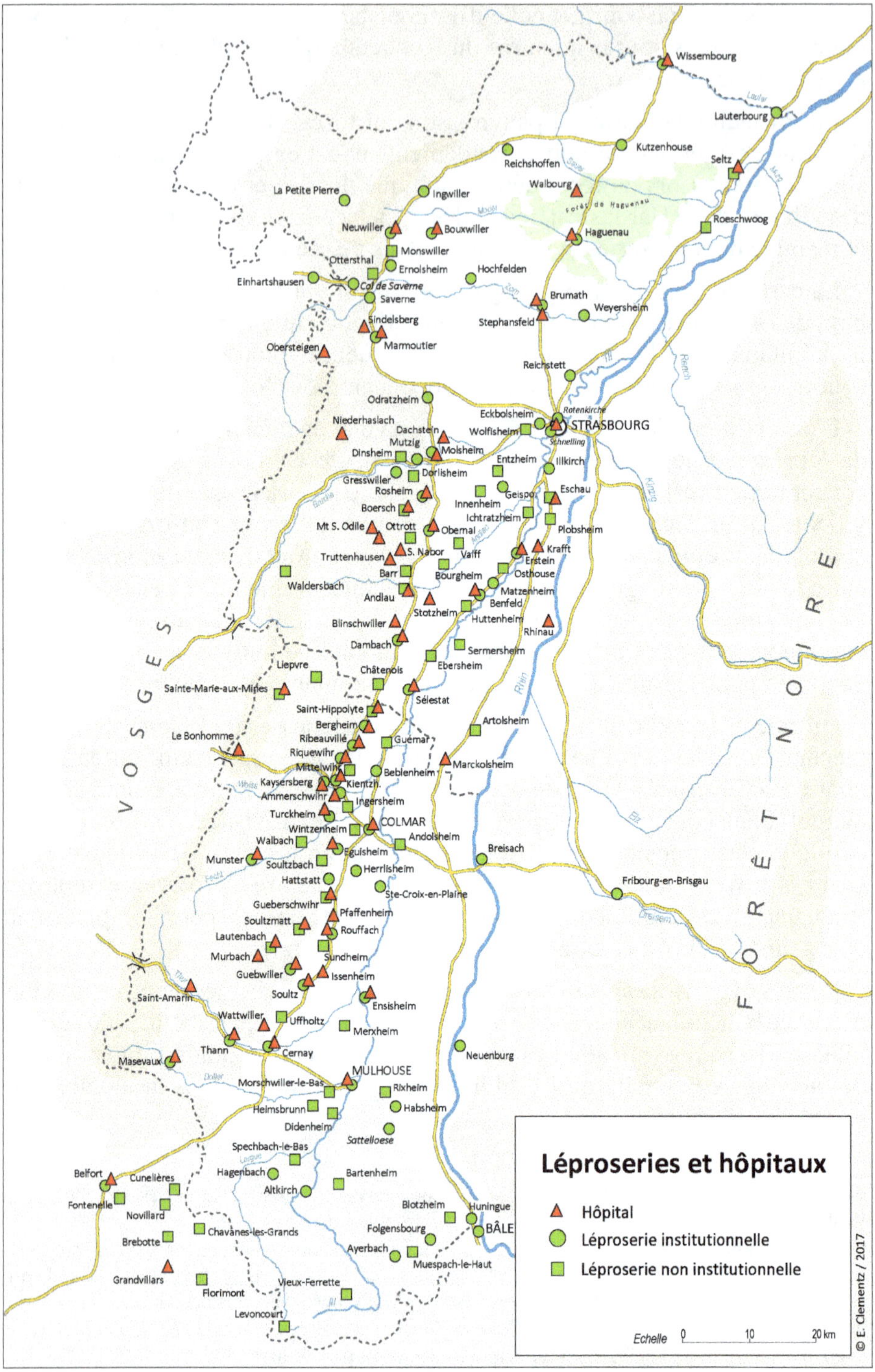

Fig. 25 – Sources II, p. j. 1, DHIA p. 1076-1077, pour Bouxwiller ADBR G 5375.

autres villes : par exemple, à Verdun[99], Metz, Bamberg, Schweidnitz et Liegnitz. Genève dispose de deux maladières dès le 13e siècle[100]. Nuremberg, qui est beaucoup plus peuplée que Strasbourg à la fin du Moyen Âge, dispose de quatre léproseries. La répartition des lépreux entre les maisons d'une même ville peut se faire selon le sexe ou selon l'origine sociale. Nous retrouvons ce dernier cas de figure à Metz, où les riches occupent la maison Saint-Ladre et les pauvres "les Bordes"[101]. À Strasbourg aussi, la léproserie de Rotenkirche était réservée à l'élite, les pauvres étant relégués au Schnelling. Si l'on excepte le cas particulier de Saverne, Strasbourg est la seule ville d'Alsace disposant de deux léproseries. Dans le Poitou et la Saintonge, Robert Favreau a montré le lien existant entre le nombre de maladreries et l'importance d'une ville[102].

Pour Saverne, l'existence d'une seconde léproserie au col est très probablement liée à la route qui va en Lorraine et non à la taille de la ville. Nous ignorons tout de l'identité des lépreux hébergés dans cette institution. Peut-être était-elle réservée aux lépreux de passage ? Dans le Sundgau, on relève une apparente concentration de léproseries entre Muespach et Folgensbourg. Là aussi, on peut invoquer le rôle de la route menant à Bâle. Mais il ne faut pas oublier que ces institutions n'ont pas forcément existé en même temps.

En conclusion, la répartition des léproseries s'organise en fonction de la densité de la population, du nombre et de la taille des villes et de ces éléments structurant l'espace que sont les routes. Le cas alsacien vient confirmer les prédictions de Michel Mollat : « Une carte hospitalière de la France à la fin du Moyen Âge, lorsqu'elle sera possible [...] traduira, sans doute, la correspondance de la répartition des hôpitaux avec les densités démographiques, les voies de communication, le développement économique et l'urbanisation »[103].

4.2. Situation des léproseries, signe d'exclusion ?

4.2.1. Situation géographique

Le formulaire employé dans les documents concernant les léproseries alsaciennes est sans équivoque. Celle de Haguenau est située devant la ville (*vor der statt zu Hagenowe*[104]), de même à Ingwiller et Saverne[105]. À

99. HIRSCHMANN F.G., *Verdun im hohen Mittelalter. Eine lothringische Kathedralstadt und ihr Umland im Spiegel der geistlichen Institutionen* (Trierer historische Forschungen 27), 2, 1996, p. 720-721.

100. HERMANN, Lépreux, p. 35-36 : à Chêne et Carouge.

101. REICKE, Spital, I, p. 321.

102. FAVREAU R., « Réseau hospitalier et fait urbain (début XIVe siècle) », dans *Mondes de l'Ouest et villes du monde : regards sur les sociétés médiévales. Mélanges en l'honneur d'André Chédeville*, Rennes, 1998, p. 593-598.

103. MOLLAT M., « La vie quotidienne dans les hôpitaux médiévaux », dans IMBERT J. (éd.), *Histoire des hôpitaux en France*, Toulouse, 1982, p. 99.

104. AMH AH 86/12, 1406.

105. ADBR 2G61/CHARTES 163, 1565 : *in dem veldthaus, so vor der statt Ingweiler gelegen* ; ADBR 1G 178/9, avant 1582 : *zu den gutleuthen vor Zabern.*

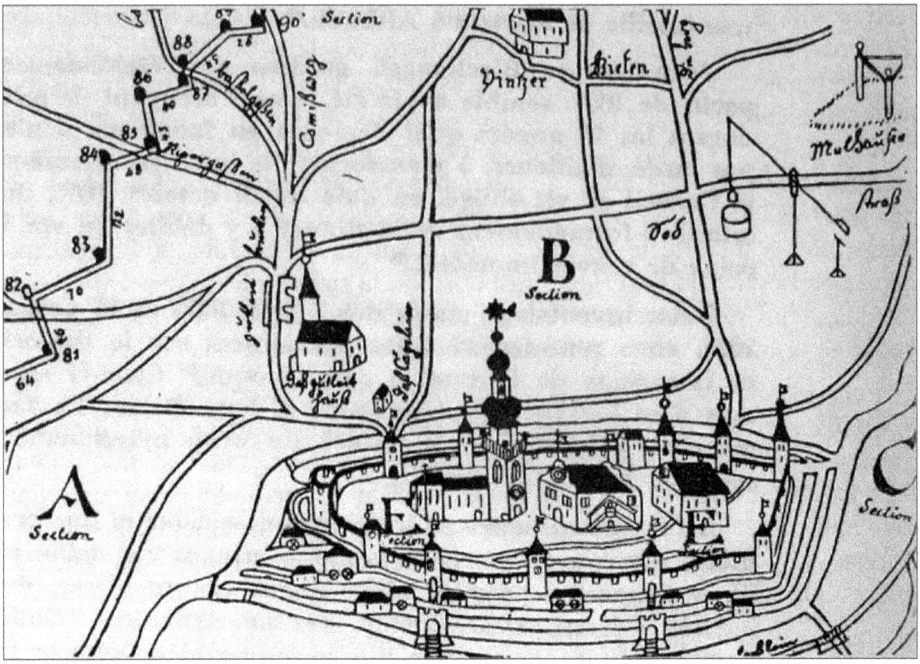

Fig. 26 – Source : MIEG, Léproserie de Mulhouse, p. 99. D'après un plan de 1697. La chapelle Sainte-Catherine est désignée sous le nom de *das gutleithauß* (la léproserie).

Strasbourg, la léproserie est *extra muros nostre civitatis*[106]. La position d'une léproserie se définit donc toujours par rapport à la ville à laquelle elle est rattachée. En Alsace, elle n'est jamais située dans l'agglomération[107], mais toujours à l'extérieur. La distance entre la léproserie et la porte de la ville n'est jamais très importante : de l'ordre de 300 m à Mulhouse, de 2 km à Haguenau, ce qui semble être le maximum[108]. À Thann, une source de 1679 place la léproserie "hors de la ville a une porté d'un musquet"[109]. En Franche-Comté, la situation est différente : la léproserie de Besançon est éloignée de 6 km de la ville, celle de Salins Bourg-Dessus de 11 km[110]. En Allemagne aussi, les distances peuvent être très grandes : la léproserie de Lübeck se trouve à 5 km de la ville, celle de Lüneburg à 6[111] et celle de Koblenz à 7 km[112].

106. AMS AH-C 201/1, 1407 VIII 23.

107. La seule tentative connue de faire entrer la léproserie de Mulhouse à l'intérieur des murs protecteurs de la cité semble avoir échoué : MIEG, Léproserie de Mulhouse, p. 116. Pour le diocèse de Genève par contre, HERMANN, Lépreux, p. 38, note que « les maladières construites au coeur des groupements humains ne sont pas totalement inexistantes. C'est le cas de Thônes, au village de Tronchine, mais aussi du Pont-de-Brogny qui, dès le Moyen Âge, est située au beau milieu du hameau qui porte aujourd'hui encore ce nom ».

108. Cf. p. j. 1.

109. AM Thann GG 75.

110. BROCARD, Soins, p. 29.

111. DRUZYNSKI v. BOETTICHER A., « Die mittelalterliche Leproserie St. Nikolai in Bardowick », *Architectura* 37, 2007, p. 83-94, ici p. 93.

112. UHRMACHER, Leprosorien, p. 21.

La proximité relative que l'on observe en Alsace s'explique en partie par le fait que l'habitat y est dense, et les villes et les villages proches les uns des autres. Cette proximité permet aux lépreux de se rendre régulièrement en ville pour quêter. Cette activité, indispensable pour la survie de la communauté de lépreux, explique également pourquoi les léproseries se trouvaient toujours au bord d'une route fréquentée, souvent même à proximité d'un carrefour de routes. À Haguenau, elle se situe au sud-ouest de la vieille ville sur l'actuelle RN 440, tronçon de la voie de Strasbourg à Mayence par Wissembourg et Spire, là où elle franchit le Rotbach. À Mulhouse, elle se trouve à un carrefour où divergent les routes menant à Altkirch, Bâle et Breisach.

La situation est analogue à Molsheim, où la léproserie est située à un carrefour de routes menant vers Sélestat, Saverne et Dachstein. À Sélestat, la léproserie était située à la patte d'oie des routes de Colmar et de Saint-Hippolyte. Quelques léproseries, par exemple celles d'Eguisheim, Hattstatt, Rosheim, sont situées au bord d'un *Herweg*. Ce terme désigne en principe une voie d'une certaine importance, mais cette question n'a pas encore été vraiment étudiée. Pour les villages et villes de la plaine d'Alsace, la léproserie

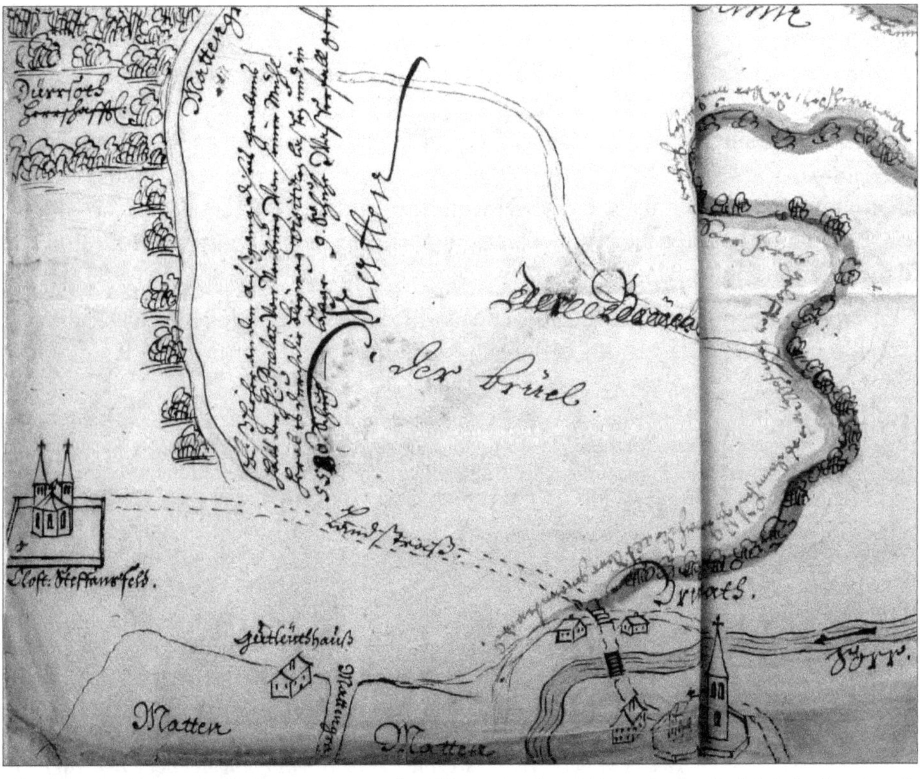

Fig. 27 – La léproserie de Brumath entre la ville et Stephansfeld, et à proximité de la *landstraß*. Source : ADBR E 1704.

est le plus souvent située au bord d'une *landstraße*. C'est le cas, par exemple, pour Erstein, Matzenheim, Illkirch et Brumath. Ces exemples montrent que les léproseries sont souvent situées au bord d'une grand'route. Pour cette raison, elles sont considérées comme un indice important par les spécialistes de l'histoire routière[113].

Autre élément indispensable au bon fonctionnement d'une léproserie : l'eau. Lorsque la localisation d'une telle institution est connue avec précision en Alsace, la proximité d'un cours d'eau est très souvent mentionnée[114]. À Masevaux, "la chapelle de la léproserie se trouve située sur le bord du grand chemin, et le resserre de façon qu'il n'a qu'environ sept pieds de large dans cet endroit, dont le passage est dangereux, à cause de la rivière qui le resserre de l'autre côté"[115]. À Dinsheim, la léproserie était située au confluent de la Bruche et du Stillbach[116]. À Ensisheim, elle se trouvait à proximité du confluent de l'Ill et de la Thur et du pont qui permet de franchir cette dernière[117]. À Ingwiller, elle était à environ 1,1 km au NNW de la ville vers Rauschenburg, sur la route menant à Wimmenau, à l'Est de la *Gutleutbrücke* (pont des lépreux), sur le Meisenbach ou Gutleutbach[118]. Le pont est également un élément qui fait souvent partie du voisinage immédiat d'une léproserie. À Rouffach, l'emplacement de cette dernière est connu avec précision : elle se trouvait à l'est de la ville, entre la porte de Froeschwiller et la Lauch, à proximité d'un moulin, du confluent de l'Ohmbach et de la Lauch, d'une route importante et d'un pont appelé die *lange Brücke*[119]. À Bâle, la léproserie de Saint-Jacques est établie à côté du pont sur la Birs, dont les lépreux perçoivent le pontenage depuis le début du 14e siècle. Il s'agit là de revenus substantiels, qui au 16e siècle encore se montent de 50 à 100 livres par an[120]. La proximité des léproseries avec les cours d'eau n'avait pas que des avantages. En cas d'inondation, les dégâts pouvaient être importants. C'est le cas en 1418 à Bâle où il faut procéder à la reconstruction partielle de la chapelle à la suite du débordement de la Birs[121].

On prétend souvent que les autorités veillaient à ce que les léproseries soient sous le vent des villes et des villages pour éviter que les miasmes des malades

113. DENECKE D., *Methodische Untersuchungen zur historisch-geographischen Wegeforschung im Raum zwischen Solling und Harz. Ein Beitrag zur Rekonstruktion der mittelalterlichen Kulturlandschaft* (Göttinger geographische Abhandlungen, 54), 1969, p. 141-143 ; l'auteur cite aussi FROHN, Siechenhäuser, p. 143-164.

114. Cf. p. j. 1.

115. TRESCH P. (trad. MARTIN-TRESCH E.), *Histoire de Masevaux, abbaye et sanctuaires*, Strasbourg, 1987, p. 246-247.

116. ADBR G 1166.

117. ADHR 5C 1162/08 et BNUS Ms. 1796/1.

118. LETZ K., *Geschichte der Stadt Ingweiler*, 1896, p. 58-59, et GUGGENBÜHL W., *Ingwiller*, Saverne, 1951, p. 235 svv. et 272-273.

119. FAUST, BOEGLY, MICHEL, Histoire de la maison Saint-Jacques, 3, p. 148-149.

120. STRAUB B., *Wirtschaftliche und soziale Lebensbedingungen der Leprosen im spätmittelalterlichen Basel*, Lizenziatsarbeit, Université de Bâle, 1988, p. 23.

121. BAER, Kunstdenkmäler, p. 396.

Orientation	Abrev.	Effectif	Fréquence
Nord	N	7	10 %
Nord-Nord-Est	NNE	0	
Nord-Est	NE	7	10 %
Est-Nord-Est	ENE	2	3 %
Est	E	14	19 %
Est-Sud-Est	ESE	3	4 %
Sud-Est	SE	6	8 %
Sud-Sud-Est	SSE	1	1 %
Sud	S	6	8 %
Sud-Sud-Ouest	SSW	2	3 %
Sud-Ouest	SW	8	11 %
Ouest-sud-Ouest	WSW	0	
Ouest	W	5	7 %
Ouest-Nord-Ouest	WNW	0	
Nord-Ouest	NW	7	10 %
Nord-Nord-Ouest	NNW	4	6 %
Total		72	100 %

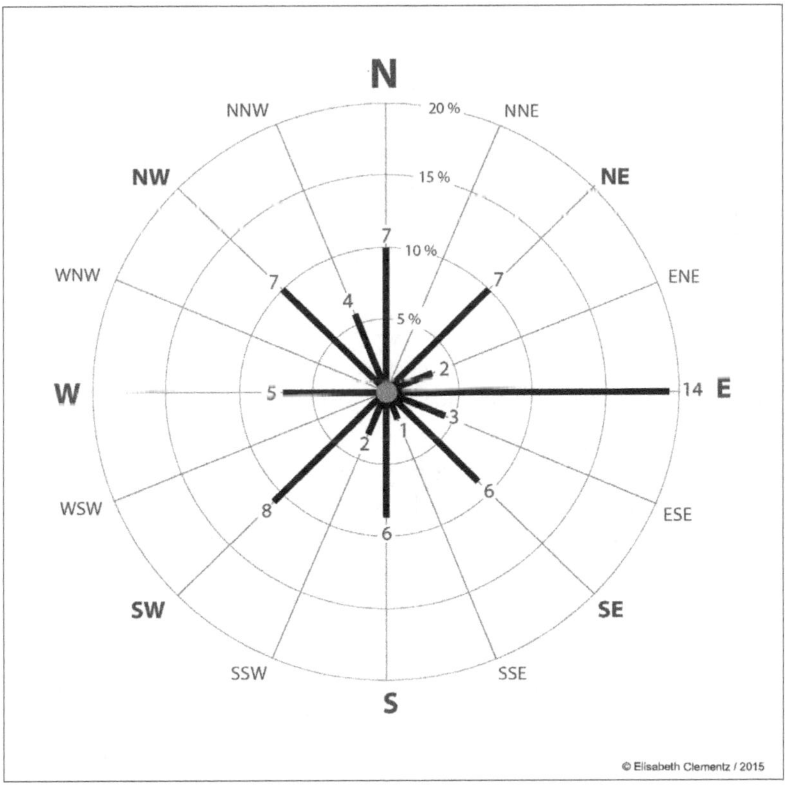

Fig. 28 & 29 Position des léproseries alsaciennes par rapport aux agglomérations. (Source : II, p. j. 1)

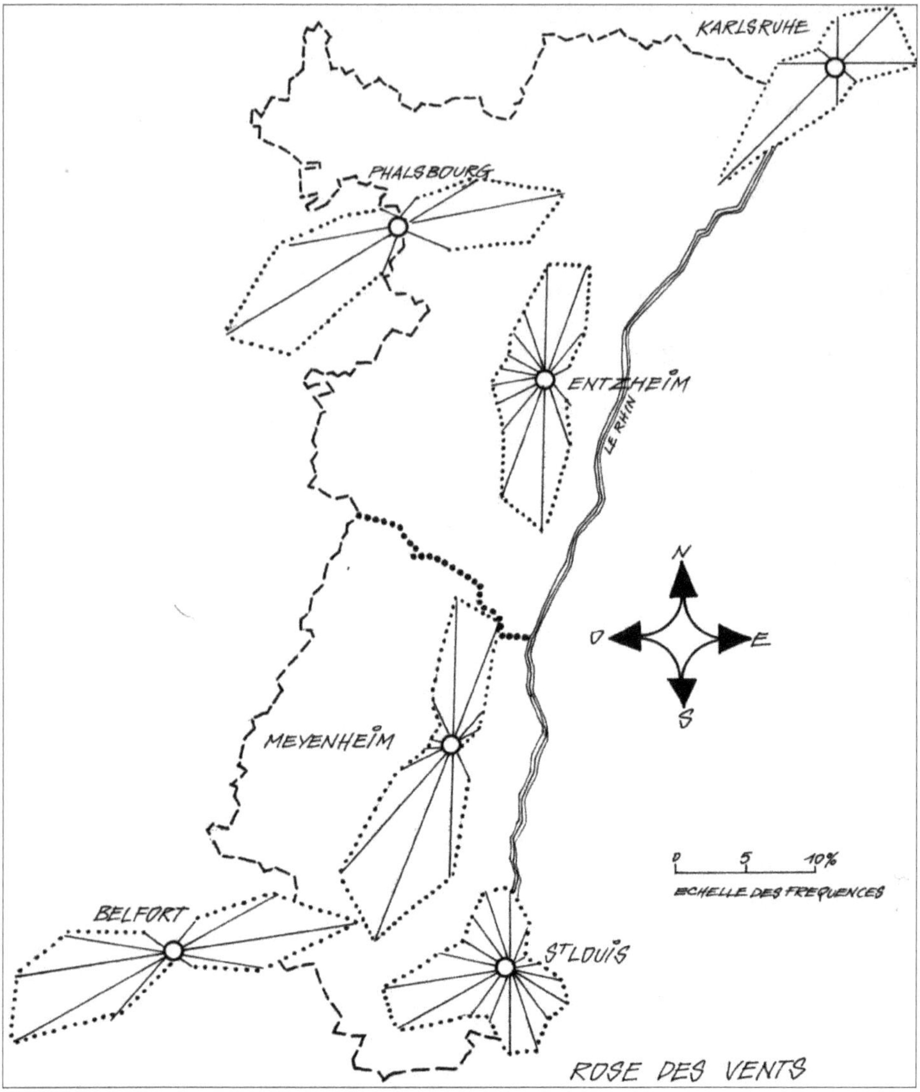

Fig. 30 – Fréquences des directions des vents en Alsace.
Source : *Encyclopédie de l'Alsace*, 3, p. 1775-1776.

ne contaminent le reste de la population. Qu'en est-il en Alsace ? L'étude de la position par rapport à la ville ou au village révèle que sur 72 localisations connues, 46 se trouvent à l'est, au sud ou au nord, et 26 à l'ouest (cf. p. 267 : Position des léproseries alsaciennes par rapport aux agglomérations).

Les renseignements glanés permettent d'affiner l'analyse. Sur les 46 léproseries situées à l'est, au sud ou au nord de l'agglomération, 14 se trouvent plein est, 3 à l'est-sud-est, 2 à l'est-nord-est, alors que 7 sont au nord, 7 au nord-est, 6 autres au sud, 6 au sud-est, 1 au sud-sud-est. Pour les 26 léproseries situées à l'ouest, la répartition se fait de la façon suivante : 5 sont plein ouest,

7 au nord-ouest, 4 au nord-nord-ouest, 8 au sud-ouest, 2 au sud-sud-ouest. Malgré les lacunes du corpus, ces chiffres montrent que les léproseries alsaciennes pour lesquelles la position exacte par rapport à la ville est connue se répartissaient sur l'ensemble des points cardinaux, avec un avantage à l'est. D'après l'étude réalisée par Florence Collette pour le diocèse de Bourges, un tiers des maladreries se trouvait au nord des villes, environ un autre tiers au nord-est et à l'est[122]. Pour l'Alsace, cette proportion est un peu plus faible, de l'ordre de 40% (30 sur 72). Contrairement à une idée répandue, il n'y a pas de vents dominants en Alsace. "L'orientation du fossé rhénan canalise les vents selon les directions Nord et Nord-Nord-Est ou Sud et Sud-Sud-Ouest, qui sont largement prédominantes à Entzheim et à Meyenheim"[123], comme le montre la carte ci-dessus. "En revanche, on remarque bien à Saint-Louis le rôle de la Porte de Bourgogne, qui accroît sensiblement l'importance des vents d'Ouest [...] L'étirement spectaculaire de la rose des vents de Phalsbourg résulte de la proximité du col de Saverne qui canalise les vents. Dans les Vosges, ainsi que dans la plaine près du débouché des grandes vallées vosgiennes"[124] – en fait, là où se sont établis les villes et par conséquent un grand nombre de léproseries – "les roses des vents sont fortement influencées par le système quotidien des brises de vallée, qui se manifestent généralement en période de beau temps. Ainsi, à Molsheim, on observe une augmentation sensible des fréquences nocturnes pour les directions comprises entre sud-ouest et nord-ouest. Dans la journée, c'est l'inverse : les fréquences sont plus élevées dans le quadrant est"[125]. Dans ces conditions, la théorie selon laquelle les léproseries étaient placées sous les vents dominants est difficile à vérifier pour l'Alsace, ces vents dominants étant variables d'un endroit à l'autre et selon le moment de la journée. En fait, la véritable question se place à un autre niveau : que savons-nous de la perception des vents dominants à l'époque médiévale ?

D'après les textes qui nous sont parvenus, la position de la léproserie par rapport à la ville semble importer moins que la proximité de cette dernière. L'attitude de Strasbourg à l'égard des léproseries des villages proches est éclairante à ce sujet. Au 15e siècle, Strasbourg tente d'interdire à Lingolsheim (au SW de Strasbourg), à Eckbolsheim (à l'W de Strasbourg), aux trois Hausbergen (au NW de Strasbourg), à Schiltigheim (au N de Strasbourg) de construire une léproserie qui soit située en direction de Strasbourg. Si quelqu'un contracte la lèpre dans ces endroits, les villages concernés devront construire une léproserie du côté opposé à Strasbourg[126]. En 1450, un différend au sujet de l'emplacement de la léproserie oppose Strasbourg à Eckbolsheim. Les habitants ont bâti une léproserie à l'est du village en direction de Strasbourg.

122. Cité par BERIAC, Connaissances médicales, p. 157.

123. PAUL P., « Climat de l'Alsace », *Encyclopédie de l'Alsace*, 3, 1983, p. 1769-1777, ici p. 1775-1776.

124. *Ibid.*

125. *Ibid.*

126. AMS V 116a f° 16v, BRUCKER, Strassburger Zunft- und Polizei-Verordnungen, p. 38-39, voir p. 21 n. 53 (Introduction).

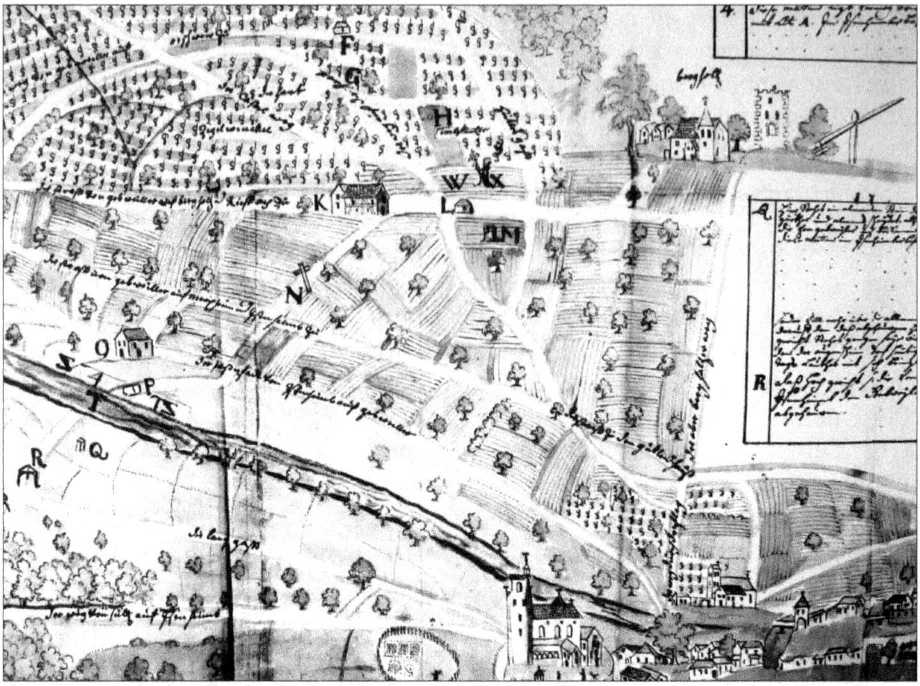

Fig. 31 – La léproserie de Guebwiller (K) à proximité des bans de Bergholtz et Issenheim. (Source : ADHR C 1296).

Le Conseil de Strasbourg leur demande de la transférer de l'autre côté du village, là où elle se trouvait dans le passé[127].

Pour toutes ces raisons, la théorie de l'emplacement des léproseries sous les vents dominants[128] pour éviter la contagion par les miasmes de la maladie n'est pas probante pour l'Alsace. Aurore-Diane Simon fait la même constatation pour la Bourgogne[129].

On constate aussi qu'un certain nombre de léproseries sont situées à la limite du ban. La maladrerie de Guebwiller, par exemple, se trouve à la limite du finage d'Issenheim et à 100 m de celui de Bergholtz. Cette situation de confins se retrouve au moins à Beblenheim, Gueberschwihr, Kientzheim, Bouxwiller, Ernolsheim, Odratzheim, Lautenbach et Strasbourg. Comment interpréter ce phénomène ? Faut-il y voir la volonté de placer les lépreux le plus loin possible de la ville, sans respect pour les communes limitrophes ? À Guebwiller, la léproserie se trouve effectivement à 2 km de la porte basse de la ville, mais à moins de 500 m de Bergholtz. Pour Ernolsheim et Odratzheim,

127. AMS V 116h f° 6r. : *Als die von Ecboltzheim hant lossen machen ein gutelùttehus vor irem dorffe gegen unser stat, das doch nit von altar har aldo gestanden ist ... Und wenne die von Ecboltzheim ussetzige lùtte us irem dorffe hant, so mùgent sù innen ein hus machen ginsitte ires dorffes, do das vormols gestanden ist.*

128. Théorie développée par BERIAC, Histoire des lépreux, p. 182-185.

129. SIMON, Implantations, p. 182-183.

la situation en limite de ban s'explique probablement par leur statut attesté de léproseries intercommunales.

Autre spécificité qui mérite d'être relevée : dans plusieurs cas, la léproserie se trouve à l'emplacement d'un habitat disparu. À Habsheim, elle est située sur le site de Ratzheim, *alias* Rolisheim, un habitat disparu au 15e siècle entre Habsheim et Rixheim, près de la gare de Habsheim. À Bouxwiller, la léproserie était au NE de la ville, à la limite du ban d'Obermodern, sur le site de Feckelnheim, un habitat disparu. À Beblenheim, en 1566, on envisage de rebâtir la léproserie au même endroit, à la limite du ban d'Altheim, en réemployant les pierres de l'église du village disparu d'Altheim. À Barr, la léproserie se trouvait à proximité de l'habitat disparu de Halde ; à Reichshoffen, elle était sur le site de celui de Wattenhoffen. Il en va de même à Dambach, où la léproserie se trouve à Altenwiller, un village en voie de disparition au 15e siècle[130]. L'établissement de léproseries dans ces lieux déserts ou en cours d'abandon s'explique de diverses manières. Par exemple, dans les cas précités, les léproseries sont également situées à la limite des bans et peuvent profiter de matériaux pris sur place pour édifier leurs bâtiments, comme le montre l'exemple de Beblenheim.

À onze reprises au moins[131], la léproserie est citée à proximité de la potence[132]. On peut voir dans cette proximité géographique tout l'opprobre moral – *unrein und schuldig* – qui pesait sur les lépreux à partir des 14e-15e siècles – ou alors plus prosaïquement mettre en avant le fait que les potences, tout comme les léproseries, se trouvaient elles aussi à l'extérieur des villes au bord d'une route très fréquentée et souvent près de la limite du ban. Pourtant, cette proximité ne semble pas purement contingente, dans la mesure où le cimetière de la léproserie pouvait servir à enterrer les suppliciés, comme cela a été le cas à la léproserie de la *Steige* à Saverne. À Bâle, la potence et la léproserie qui se trouvait à proximité étaient toutes deux incluses dans la procession des Rogations. Entre la potence et la chapelle Saint-Jacques de la léproserie, on chantait le psaume *Miserere*[133].

Si la position *extra muros* des léproseries alsaciennes est indéniable, il faut néanmoins insister sur le fait que très souvent nous ignorons à quoi ressemblait l'environnement immédiat de ces maisons. Étaient-elles situées dans des zones totalement inhabitées ? Rien n'est moins sûr. À Strasbourg, la léproserie se trouvait à côté de l'église paroissiale de Schiltigheim (*iuxta ecclesiam Rotenkirche extra muros Argentinensis*[134]) et du reclusoir attenant. Cette église (Sainte-Croix, puis Sainte-Hélène) était appelée Rotenkirche,

130. Voir catalogue, p. j. 1.

131. Voir p. j. 1 sous Haguenau, Ingwiller, Strasbourg (Schnelling et Rotenkirche), Molsheim, Ribeauvillé, Sainte-Marie-aux-Mines, Sattelloese, Ensisheim, Saverne et Boersch.

132. La proximité entre léproserie et potence est attestée à de nombreuses reprises en Allemagne, voir BELKER, Aussätzige, p. 264 n. 35.

133. STRAUB, Lebensbedingungen, p. 22.

134. AMS AH-C 911/22, 1347.

l'église rouge – parce qu'elle était construite en briques, suppose-t-on. Elle est attestée au 11e siècle, mais est probablement plus ancienne[135]. Elle existait donc avant l'établissement de la léproserie. Curieusement, cette dernière a pris le nom de l'église paroissiale voisine. De plus, autour de cette dernière, s'est formé un habitat, qui avait son propre ban[136] ; parmi ses habitants, le curé de Schiltigheim et une famille *an dem Estriche*[137]. Rotenkirche est établie dans une zone maraîchère, fréquentée par les jardiniers qui cherchaient l'eau aux puits de la léproserie[138]. Le quartier devait être relativement peuplé, car dès 1331, un aubergiste est cité[139]. À proximité, il y avait aussi une tour fortifiée (*wighus*) servant de poste de guet[140]. Même s'il est situé *extra muros,* ce quartier est intégré à l'espace urbain, entre autres par les processions qui

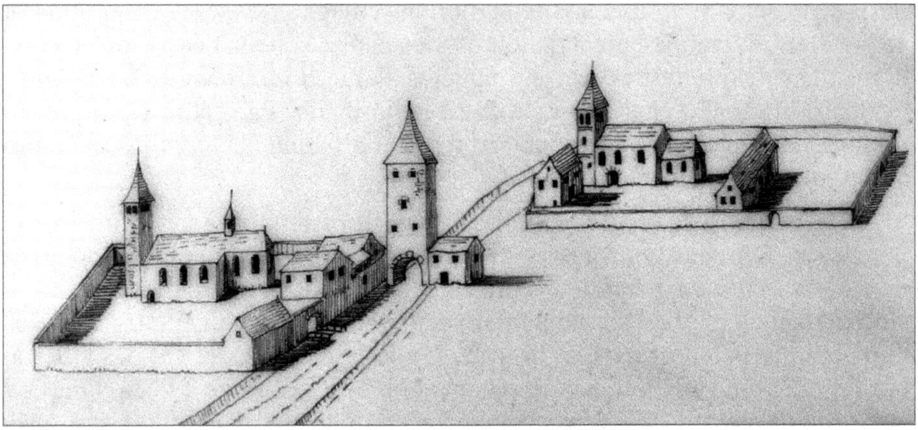

Fig. 32 – Dessin copié par L. Schneegans (d'après D. Specklin ?) montrant l'étage inférieur de la tour de guet traversé par la route qui sépare l'église Sainte-Hélène de la léproserie. (Source : BMS Ms. 896 f° 19).

135. HEK, c. 1227-1228.

136. *In banno ville Rotenkirche* en 1318, *in campo ville Rotenkirchen* en 1398 : SUB III 274 n° 907, VII 834 n° 2850. Le ban de Rotenkirche est encore cité en 1338, 1355, 1382 et 1385 : SUB VII 57 n° 184, 224 n° 758, 595 n° 2064, 639 n° 2219.

137. SUB III 274 n° 907, 383 n° 1267 ; SUB VII 47 n° 1417, 49 n° 155. *Der estrich* (le pavé) pourrait désigner la voie romaine de Strasbourg à Brumath.

138. Cf. ci-dessous 3.1.8.

139. ADBR G 1699/3, 1331 : *Conrad Dicke, der nuwe wùrte de Rotenkirchen, donavit inclusis inclusorii in Rotenkirchen apud ecclesiam ... dimidium agrum frugiferum situm in banno dicte ville Rotenkirche iuxta muros domus leprosorum.*

140. HEK, c. 1228. Cette tour, incendiée en 1392 (MONE F.J., *Quellensammlung der badischen Landesgeschichte*, I, p. 268), puis rebâtie, est citée dans le règlement de Rotenkirche comme limite de déplacement des lépreux : *[sie] sullent ouch niergent afterwege gon, es were dann, das eines mit sinem gutten frunde ginge gegen unser stat bitz an das nehste wighusel by sant Elenen und nit fürbasser* (AMS V 116h f° 53r.). Un dessin (BMS Ms. 896 f° 19) copié par L. Schneegans (d'après D. Specklin ?) montre l'étage inférieur de cette tour traversé par la route qui sépare l'église Sainte-Hélène de la léproserie.

ont lieu régulièrement vers l'église Sainte-Hélène, proche de la léproserie[141]. Ainsi cette dernière « participait à la "sacralisation nécessaire de certains lieux de l'espace", pour citer Alphonse Dupront, à l'instar d'autres institutions religieuses et charitables de la ville »[142]. Depuis le 18e siècle au moins, la limite des bans de Strasbourg et de Schiltigheim passe immédiatement au sud du cimetière Sainte-Hélène[143], qui succède à l'église du même nom, démolie en 1531. Comme l'emplacement exact de la léproserie est inconnu, on ignore à quel ban elle était – mais en tout cas en limite. Rappelons aussi qu'à Strasbourg, quatre monastères étaient situés *extra muros* jusqu'en 1475, sans que cette localisation ne soit interprétée comme un signe d'exclusion[144].

À Haguenau, il y avait au moins une ferme à proximité immédiate de la léproserie[145], à Rouffach un moulin[146]. À Colmar, la vue de Sebastian Münster[147] (p. 215) montre deux établissements importants non loin de la léproserie, Widen, une cour de l'abbaye cistercienne de Pairis, et une tuilerie citée au moins depuis 1431[148]. Le faubourg devant la porte de Deinheim, près duquel se trouvait la léproserie de Colmar, était habité jusqu'au milieu du 15e siècle[149]. À Altkirch, le prieuré clunisien de Saint-Morand et son célèbre pèlerinage étaient proches de la léproserie[150]. L'éloignement des léproseries par rapport à la ville doit donc être relativisé : il n'est pas forcément le signe de l'exclusion des lépreux[151]. Il serait peut-être plus juste de dire que ces institutions sont aux marges de la ville, car tôt ou tard, toute ville dépasse le corset de murailles qui l'entoure. Pour finir, il convient encore de rappeler que toute léproserie se trouvait au bord d'une route fréquentée. L'emplacement choisi pour établir ces maisons révèle donc le souci du ou des fondateurs d'assurer l'entretien des lépreux grâce aux aumônes faites par les gens de

141. DACHEUX L. (éd.), « Annales de Brant » [en réalité des extraits des procès-verbaux du Conseil de Strasbourg, réunis par J. Wencker], *Fragments des anciennes chroniques d'Alsace*, 4, Strasbourg, 1901, n° 3358, p. 225 : *Item des kreutzganges halb, so man morgen thun soll gen St. Helenae noch alter gewonheit* [...] (1505).

142. TABUTEAU, Marqueur d'identité, p. 147.

143. ADBR C 568/349, plan du finage de Schiltigheim ; AMS 1C 1a, carte des environs de Strasbourg (1786).

144. Il s'agit des couvents de Saint-Arbogast, Sainte-Agnès, Saint-Marc et de celui des Pénitentes de Sainte-Madeleine. En 1475, le couvent de Sainte-Claire *auf dem Werd* a été entouré d'une fortification.

145. AMH AH 89/1, 1486.

146. FAUST, BOEGLY, MICHEL, Histoire de la maison Saint-Jacques, 3, p. 148-149.

147. MÜNSTER, Cosmographia (repr. e.a. dans LIVET G., éd., *Histoire de Colmar*, Toulouse, 1983, p. 112).

148. AMC GG 215/14, 1431 VII 6 : ... *uff den ziegelhoff zu nehste uff dem graben alhie by den guten lùten gelegen.* Sur Widen, cf. METZ B., Alsatia Munita 12, 1996 (http://www.scmha.fr/sites/default/files/fichiers/2014/02/als_munita.montage_complet.ndeg_1-34.pdf).

149. SCHERLEN, Topographie, p. 41.

150. ADHR 3H 12, 1481 : *von des buchhöltzlins oder der haulden wegen zwüstent sant Morandt und dem gutten huse.*

151. SUTTER, St. Galler Siechenhaus, p. 24-25, fait la même constatation pour la léproserie de Bruggen (Saint-Gall). Elle s'étonne de cette situation, contraire au principe de l'isolement.

passage. À Haguenau par exemple, où la ville est construite au milieu d'une forêt qui s'étendait sur 18000 ha au Moyen Âge, les possibilités auraient été nombreuses d'isoler les lépreux dans des lieux reculés où ne passe âme qui vive. Or la léproserie se trouve à 2 km au sud-ouest de la vieille ville, au bord de la route de Strasbourg à Mayence, là où elle franchit le Rotbach. En fait, la route, véritable gage de survie, apparaît comme le cordon ombilical qui relie la léproserie à la ville dont elle dépend. À Strasbourg aussi, les lépreux sont établis au bord d'une route fréquentée dans un faubourg de la ville, à proximité de l'église paroissiale de Schiltigheim, loin de la *Bickergasse* (auj. rue Seyboth), la rue la plus mal famée de la ville, où vivent le bourreau, les prostituées et des mendiants[152]. Cette volonté délibérée de placer les léproseries au bord de routes très fréquentées n'est-elle pas le reflet de la compassion que suscitaient ces malades[153] ? Ne faut-il pas nuancer le jugement de Jean-Claude Schmitt, pour qui "les lépreux sont exclus de la société des hommes avant les juifs et plus radicalement qu'eux"[154]? Finalement, l'emplacement des léproseries en Alsace n'est pas le reflet d'une forme d'exclusion, mais traduit plutôt une situation de marge privilégiée "à la charnière du monde rural et de la zone d'expansion urbaine"[155], compromis entre la volonté d'éloignement et l'accès à la quête. Jacques Le Goff traduit toute l'ambiguïté de cette situation en évoquant "une chrétienté impitoyable, qui semble détester les lépreux et les admirer à la fois, elle en a peur dans un mélange d'attirance et d'effroi. Elle les tient à distance, mais elle fixe cette distance de façon assez proche pour les avoir à sa portée"[156]. Bruno Tabuteau interprète l'emplacement des léproseries de façon plus positive. Pour lui, la léproserie appartient, tout en le bornant, à l'espace polarisé par la ville, jusque dans le champ sacralisé des processions. Elle demeure étroitement associée à la ville sur le plan économique[157], religieux et géographique[158]. C'est indéniablement le cas pour Rotenkirche.

4.2.2. Les léproseries en temps de guerre

Même si elle est faible, la distance entre la ville et la léproserie est suffisante pour exclure cette dernière du périmètre délimité par les remparts. Cette situation hors des murs protecteurs de la ville pose une question qui est loin d'être élucidée. Qu'advenait-il des lépreux en temps de troubles et de guerre ? Haguenau a été assiégée par les Strasbourgeois en 1298. En 1359, un litige entre, d'une part, la ville de Haguenau et le *Landvogt* et, d'autre part, l'évêque et la ville de Strasbourg dégénère en guerre. Dans ce contexte, l'évêque et la ville de Strasbourg assiègent la ville de Haguenau et brûlent les moulins, les

152. BRUCKER, Strassburger Zunft- und Polizeiverordnungen, p. 459-60, éd. AMS 1MR 2 f° 78, 1471.

153. IRSIGLER, Mitleid, p. 167.

154. SCHMITT, Histoire des marginaux, p. 288.

155. TOUATI, Apparition des léproseries, p. 389.

156. LE GOFF, La civilisation de l'Occident médiéval, p. 388.

157. Voir 4.4., en particulier 4.4.1.2 et 3 et 4.4.1.5.

158. TABUTEAU, Marqueur d'identité, p. 154.

fermes et tout ce qui se trouvait à l'extérieur de la ville[159]. On peut se demander quel a été le sort de la léproserie à ce moment-là. La question est d'autant plus pertinente que la même année 1359, Hanneman von Lichtenberg, après avoir volé beaucoup de bétail, incendie lui aussi tout ce qui se trouve aux alentours de la ville de Haguenau[160]. Il est fort probable que la léproserie ait eu à souffrir de ces différents raids.

En 1375, les Anglais, mercenaires de la guerre de Cent Ans au chômage, envahissent l'Alsace et tentent de surprendre la ville de Haguenau. Pour mener à bien leur attaque, ils se forment en deux corps, dont l'un à proximité de la léproserie (*bi den guten lùten*)[161]. Dans ce cas aussi, se pose la question du devenir des lépreux et de la léproserie. Nous sommes mieux renseignés pour les événements liés à l'arrivée des Armagnacs en 1444. Devant la progression de l'ennemi, une masse de paysans court se réfugier à Haguenau. Leurs voitures provoquent des embouteillages aux portes, notamment de la léproserie au *Kieselsteigertor*. Finalement, les Armagnacs occupent la léproserie[162]. Haguenau a encore vécu dans l'insécurité au cours de la guerre de Wissembourg, vers 1470[163]. À cette époque, l'Électeur Palatin envoie une troupe de 30 cavaliers couper les communications de Haguenau avec l'extérieur[164].

Quel a été l'impact de ces épisodes sur la vie de la communauté ? Une seule chose est sûre : les comptes de la léproserie pour les années 1471, 1472, 1473 et 1474 ne sont pas conservés. Et curieusement, une donation de 1476 prévoit la conduite à tenir par le prêtre de la léproserie en cas de troubles. S'il ne peut accéder à la léproserie pour faits de guerre, il devra dire la messe à la chapelle du château[165]. Le texte reste muet sur le destin des lépreux en période d'insécurité, mais il y a fort à parier que les bâtiments de la léproserie ont une fois de plus souffert au cours des tribulations qu'a connues la région de Haguenau à ce moment-là. Il n'est sans doute pas anodin non plus qu'en 1478 les archives de la léproserie soient conservées dans une caisse fermant à clé au

159. MONE F. J., « Die Fehde der von Liechtenberg und Straßburg gegen Hagenau », *ZGO* 5, 1854, p. 175-188, ici p. 182 : *[Sie] kament ... mit maht ... vur die stat* [Hagenau] ... *und verbrantent mùlen und höfe und waz su möhtent umbe die stat verburnen.*

160. *Ibid.*

161. HANAUER/KLELE, Statutenbuch, p. 67-68 (petite chronique de Haguenau).

162. HERZOG B., *Chronicon Alsatiae, Edelsaßer Chronik*, s.l., 1592, II, p. 104-105 : *Es stunden damals vor Hagenaw der statt also viel wagen, daß sie von dem Kieselsteigerthor reichten biß zu den guten luten, daß einer dem andern nicht entweichen mochte, und den Hungerberg herumb biß an Christenhausen an den Wasserfahl ... zogen sie [die Gecken] zum theil auff Hagenaw und belegerten sich zu den guten leutten.*

163. SITTLER L., Haguenau et la Décapole, *Saisons d'Alsace* n° 58, 1976, p. 52 : en juin 1471, la ville de Haguenau déclare que les ennemis se trouvent constamment autour de ses murs.

164. *Archiv-Chronik*, dans *Code historique et diplomatique de la ville de Strasbourg*, I/2, 1848, p. 205.

165. AMH AH 86/43 : *Were es ouch, das soliche mergliche krieges löuffe kement, do durch die herren nicht sicher zu den guten lùten kommen möhten, so sullen sie die obgenannte messe die zit in der statt Hagenowe tun uff der cappellen in der burge.*

Nouvel Hôpital, situé *intra muros*[166]. À Odratzheim, les administrateurs de la léproserie intercommunale devront mettre le coffre dans lequel sont conservés les chartes et l'argent à l'abri à Strasbourg s'ils estiment qu'ils ne sont plus en sécurité[167]. À Strasbourg même, le règlement du chapelain prévoit également qu'en cas de guerre, ce dernier devra remettre les calices, les nappes d'autel, les vêtements liturgiques et les livres aux administrateurs pour qu'ils soient protégés[168].

Le destin de la léproserie de Molsheim lors de la guerre des deux évêques nous est connu grâce au témoignage de deux lépreux. Lorsque la guerre éclate en 1592, ils ont été faits prisonniers à la léproserie, qui, elle, a été brûlée. Pendant cinq ans, ils ont été contraints de mendier leur subsistance en attendant que la léproserie soit reconstruite[169]. Durant ce même conflit, la léproserie de Geispolsheim a également été incendiée, ce qui a entraîné, entre autres, la perte de la literie[170]. La léproserie de Bâle a connu le même sort lors de la bataille de Sankt-Jakob an der Birs le 25 août 1444 ; alors que les Confédérés s'étaient réfugiés dans la léproserie, les Écorcheurs y mettent le feu[171]. En 1569, les troupes du Comte Palatin pillent la léproserie de Rouffach[172].

Pour Mulhouse, nous avons peu de précisions sur l'ampleur des dégâts commis à la léproserie au cours du 14e siècle, mais la teneur d'une charte de 1368 laisse entrevoir des circonstances particulièrement graves. En effet, à cette date, le Magistrat de Mulhouse demande à l'évêque de Bâle l'autorisation de déplacer la chapelle de la léproserie, et exprime le souhait de transférer la léproserie elle-même à l'intérieur des murs à cause des dangers quotidiens auxquels sont exposés les lépreux[173]. La simple idée d'envisager l'installation

166. AMH AH 91 : *It. 6 d umb ein sloß an die arck in dem nuwen spittal, do der gutlut briefe in liegen.*

167. AMS VI 89/9, 1539 : *Dweil Westhoven der gressest fleck, so wer gut, das sie ein blatz darzu geben, das man den armen ein dreüglin wol verwart stellen mecht, dorin die pfleger, von wegen der armen, ire brieff, gelt und waß sie hetten, beschleissen küntten mit drügen schlösseren, [...] und wan die pfleger dunckt, das es do nit zum besten verwart, das sie es gon Stroßburg an ein sicher orth dun mechten [...].*

168. AMS AA 65 f° 285r, 15e siècle : *Were es ouch das urleig , kriege oder ander ehafftige not in das lant keme, so sol ein cappelon alles, daz zu der cappellen gehöret, als kelche, altardücher, messgewant, bücher und desglichen fürderlichen den pflegern antworten, umb daz kein unlust darzu beschee.*

169. Voir Partie 3, 7.1.

170. AMS 117Z 2097, 1600-1610 (Léproserie de Geispolsheim) : *Das offtgedacht hauß in verloffenen kriegswesen jämmerlich verderbet, und aber seithero mit supplicanten grossen uncosten, mühe und arbeit restaurirt, und widerumb mit notturfftigen hausrath, alls feder- und bettwerck, versehen.* AMS 1AH 1246 f° 5r, dans la liste des incendies de l'année 1592 : *Das sondersiechen hauß inn Geyßpoltzheim bann inn krieg anno [15]92.*

171. BERNOULLI, Basler Chroniken, t. 4, p. 179 : *Also vochtent sy mit einander untz uf die vesper, und machttent sich die Eigenossen, so vil ire nochten was, zusamen, und komen in den garten, und stiesent die Schinder der gutlüt hus an, und verbrandent das.*

172. FAUST, BOEGLY, MICHEL, Histoire de la maison Saint-Jacques, 3, p. 150. Après leur passage, il manque «4 oreillers, 8 draps, plusieurs poêles et plats, le tout pour une valeur de 2 florins. De plus, il a fallu réparer le portail et une porte, pour un montant d'un demi florin».

173. Texte édité par MIEG Ph., « La léproserie de Mulhouse », *Bulletin du musée historique de*

des lépreux à demeure à l'intérieur des remparts de la ville dans la deuxième moitié du 14e siècle, eux qui partout ailleurs sont tenus à une certaine distance des gens bien portants, est révélatrice de la gravité de la situation. Malheureusement, le texte n'apporte aucune précision sur la nature des dangers quotidiens auxquels sont exposés les lépreux. Le texte fait-il allusion au passage des Anglais ? L'hypothèse n'est pas à exclure, mais les tensions continuelles entre la ville de Mulhouse et les Habsbourg ou les attaques des seigneurs voisins peuvent également avoir conduit la ville à envisager une solution aussi révolutionnaire. Même si ce transfert n'a pas été réalisé, la proposition de faire cohabiter lépreux et sains à l'intérieur de la ville indique peut-être que ces deux mondes n'étaient pas aussi séparés que l'historiographie l'a souvent prétendu. Par la suite, la léproserie de Mulhouse, qui est restée *extra muros*, semble échapper à la destruction volontaire des faubourgs ordonnée par le Magistrat en 1444, lors de l'invasion des Armagnacs, destruction destinée à enlever aux assaillants les points d'appui qu'ils auraient pu trouver au voisinage immédiat de la ville. Mais elle ne fut pas épargnée en 1468, lors de la guerre des Six-Plappert, où les vassaux autrichiens incendièrent le moulin de Modenheim, la tuilerie et les bâtiments de la léproserie[174]. Au début du 15e siècle, la léproserie de Sattelloese est également incendiée volontairement. De par leur situation *extra muros*, les léproseries d'Alsace sont donc constamment exposées aux multiples faits de guerres qui ont ravagé la région à l'époque médiévale, mais aussi à l'époque moderne, alors qu'elles n'abritent plus de lépreux. Ainsi la léproserie Saint-Léonard sert de poste avancé lors du siège de Sélestat par les Suédois en 1632[175]. En 1704, la léproserie d'Odratzheim ne peut être louée, car "personne ne peut [y] demeurer à cause des presens troubles de guerre"[176]. Rares semblent avoir été les léproseries épargnées par les faits de guerre. Un seul cas est mentionné dans les sources : il s'agit de la léproserie de Colmar, à laquelle le roi Adolf n'a pas touché lors du siège de cette ville en 1293[177].

La situation extramurale des léproseries posait problème en temps de guerre, comme le montrent les nombreux exemples cités précédemment. Même en temps de paix, la proximité de la route et l'isolement de ces maisons en faisaient des cibles privilégiées pour les voleurs et maraudeurs. Le registre des aveux conservé aux Archives Municipales de Colmar fait état de plusieurs vols opérés dans les léproseries. C'est ainsi qu'en 1519, Barbel Fuleder(in) avoue avoir volé à la léproserie de Hattstatt une cruche en laiton, un jupon et un siège, qu'elle a revendus à Colmar pour 5 ß. Elle avait également subtilisé deux chemises de dessous et un manteau noir, qui furent rendus au lépreux[178].

Mulhouse 55, 1936, p. 116.

174. *Ibid.*, p. 88.

175. ADAM P., *Histoire des hospices et hôpitaux de Sélestat*, Sélestat, 1960, p. 76.

176. AM Molsheim GG 243 = GG 331 f° 28v.

177. MGH SS 17, p. 258 : *singula devastat preter leprosorium.*

178. AMC FF 345/1, p. 85 : *Barbel Fulederin von Nydern Baden* [probablement Baden-Baden] *... hat veriehen, wie das sy in dem guten huß zu Hattstatt uff dem Otmarßbühel gestolen ein messig kann, ein junte und ein sesslin, das habe sy alhie zu Colmar verkoufft um 5 ß. Item aber*

Heinrich Hanns, lui, avait jeté son dévolu sur la léproserie de Fribourg-en-Brisgau, où il a volé de l'argent, des chaussures et de nombreux vêtements, qu'il a mis en gage chez des Juifs à Wintzenheim et Bergheim[179]. Il n'est donc pas étonnant que le Magistrat de Strasbourg ait tenu à ce que la léproserie d'Illkirch ne reste pas vide et ait envisagé, au cas où tous ses occupants mourraient, d'y mettre un ou deux lépreux du Schnelling, ou à défaut un lépreux étranger, pour que la léproserie ne soit pas abandonnée et qu'on n'y commette pas de dégâts[180].

Le problème de l'hébergement de ces malades en temps de guerre se pose encore dans la 2e moitié du 17e siècle, alors que le nombre de lépreux est déjà en très fort recul. En effet, au printemps de l'année 1674, plusieurs lépreux trouvent refuge à la léproserie de Strasbourg pour échapper à la guerre qui sévit dans la région[181]. Ces exemples montrent que lorsque les conflits entraînent la disparition des léproseries, leurs occupants sont condamnés à devenir des lépreux errants s'ils ne trouvent pas refuge dans une autre institution.

4.3. Organisation des léproseries

4.3.1. Bâtiments, équipements et hygiène

4.3.1.1. La clôture

Avant d'aborder l'étude du bâti, il convient de remarquer que les léproseries se situent toujours dans un espace bien délimité et soigneusement clos, conformément aux prescriptions du 3e concile de Latran de 1179, qui par ailleurs autorise l'érection d'une chapelle et la mise à disposition d'un espace

---

daselbs gestolen zwey underhemder und ein swartzen mantel, die syen aber demselben guten mann wider worden.

179. AMC FF 345/1, p. 56 (avant 1491) : *Heinrich Hanns von Crewßwilr hat ... zu Friburg im gutlutt hoffe zwo wyß hosen und ein frowen gyplin gestolen und das dem Juden zu Wyntzenheim versetzt fur 3 ß. [...] Er habe zu Fryburg im güttlutt hoffe ein engelsch gerouwen* (en drap gris anglais) *langen rock gestolen und den dem Juden zu Berghin fur 9 ß versetzt. [...] Item eym karrich knecht zu Fryburg im Brysgow im güttlutthuß im stall inn eym kistlin 1 gulden inn gold uß eym seckel gestolen. [...] Er habe herrn Stepfan Werlin, capplan zu sannt Jocop zu Friburg zu den gutten lutten, in dem 1491 jor nehst vergangen an einem zinstag zu nacht einen schwartzen lundischen rock, item 1 grossen cappen mit einem zypfel und aber einen zypfel mit syde gefüttert, item eyn lyp böltzlin mit scherter uberzogen, item wambst und hosen, item 2 wambst hembder, item 2 par schu, item ziechen ab kussen und pfulwen zogen und die andere stuck dorin gestossen.*

180. AMS V 116h f° 48r : *Su sullent ouch nyeman darin* [Illkirch] *enpfehen, es sige dann von Illekirche, von Graffenstaden und von Sant Oswalt ; were es aber, das su alle abe sturbent, so sol menn eines oder zwey ussetzige menschen von dem Snelling huse darin tun ; mag das nit sin, umb das danne das selbe huss nit ler und ostur stunde und keine unfur dorinne beschee, so sol men einen fromeden menschen darin nemen.*

181. AMS V 116j, Saint-Jean 1673/Saint-Jean 1674, f° 91 r : *Item als verschiedene von den armen sondersiechen kriegswesen [sic] auf den hof geflüchtet, hab ich im Aprili und Majo ihnen zu beysteur ihrer hohen dürftigkeit werden laßen 1 lb. 5 ß* (c'est peu, comparé aux faveurs données aux administrateurs et à l'économe la même année : *18 lb. den herrn und dem schaffner zum meßkram* !).

pour servir de cimetière[182]. Tout comme les maisons religieuses, une léproserie institutionnelle d'une certaine importance se caractérise donc par l'existence d'une église, d'un cimetière et d'une clôture. Pour la léproserie de Rotenkirche à Strasbourg, l'enceinte formée d'un mur de pierre (*muros et septa*) est citée dès 1309[183]. C'est probablement le cas à Rouffach à l'époque moderne[184]. À Thann, on paie un charpentier pour réparer la clôture, qui était très certainement faite de planches de bois[185]. À Reichshoffen, il faut la refaire tous les huit ou dix ans[186]. Le jardin de la léproserie d'Obernai, lui, était entouré d'une haie vive formée d'aubépines tressées pour rendre le passage impossible. Quant à la léproserie elle-même, au 18e siècle, elle est entourée partie d'une muraille, partie d'une haie vive[187]. En 1425, la léproserie de Haguenau dépense 15 ß pour l'achat de 600 fagots d'épineux, très certainement destinés à la clôture de l'institution[188]. En Rhénanie, Uhrmacher a relevé des léproseries entourées d'un mur, d'une haie ou d'un fossé à Bonn-Auf der Höhe, Dinslaken, Dortmund, Kleve, Köln-Melaten et Wesel[189]. En temps de guerre, l'efficacité de ces clôtures était sans doute très limitée, comme nous avons pu le constater plus haut. Mais elles avaient une fonction symbolique : matérialiser l'espace réservé à la communauté des lépreux, ce qui devait "achever de donner à la léproserie l'allure d'un petit monastère"[190].

4.3.1.2. L'hébergement des lépreux

L'étude des divers bâtiments des léproseries s'avère particulièrement difficile en Alsace, où la quasi-totalité de ces institutions a disparu aux 17e et 18e siècles[191], la seule exception étant, selon la tradition orale, le *Schwizerhisel*

182. STAERK, Gutleuthäuser, p. 532.

183. SUB III n° 643, p. 196, 1309 VI 16.

184. FAUST, BOEGLY, MICHEL, Histoire de la maison Saint-Jacques, 3, p. 158.

185. AM Thann GG 88, 1589 : *It. 1 lb. 5 ß dem zimmermann von dem zaun zu machen.* Les réparations à la clôture sont citées régulièrement dans les comptes suivants.

186. ADBR E 4316, 1568 : *It. uf 8 fl. ungevörlich ist man ie zu 8 oder 10 jaren von nötten nuwe zün umb die behausung zu machen.*

187. MULLER, Léproserie d'Obernai, p. 66-67.

188. AMH AH 91, 1425 : *15 ß umb 600 dornwelen.* En 1454, nouvel achat de 425 fagots d'épineux pour la clôture : *Item 10 ß umb 400 und ein viertel dorn uff die zune dis jor.*

189. UHRMACHER, Leprosorien, p. 22.

190. TABUTEAU, Expérience érémitique, p. 92. Pour HERMANN, Lépreux, p. 40 : « C'est ce mur, et non la distance, qui matérialise la barrière entre le monde des malades et celui des personnes saines ». Nous verrons que ces deux mondes ne sont pas juxtaposés, mais qu'ils entretiennent de nombreuses relations.

191. GRODECKI C., *Guide des sources de l'histoire de l'art et de l'architecture en Alsace : XIe-XVIIIe siècle*, Strasbourg, 1996, p. 184-185.

de Mutzig. Alors que de nombreuses régions allemandes[192] et françaises[193] conservent divers bâtiments ayant abrité ces institutions, il ne reste rien en Alsace, ni chapelle ni maison ayant servi à héberger des lépreux ni bâtiments à usage économique. Les seuls témoignages dont nous disposions au sujet des lieux d'hébergement des lépreux sont des plans tardifs et, à partir du 15e siècle, des sources d'archives. Une fois de plus, la chronologie est escamotée, dans la mesure où nous ignorons tout de l'aspect de ces maisons pendant les deux siècles qui ont suivi leur création. Pour les petites léproseries et celles de taille moyenne, un bâtiment unique semble avoir été la règle. Un plan-vue des environs de Guebwiller figure une bâtisse en colombage à deux étages, le bâtiment accolé représentant peut-être l'église[194]. Même constat pour Brumath, où la léproserie se trouve près de l'agglomération et non loin de la *landstraß* (cf. fig. 27 p. 265)[195]. À Rouffach aussi, il y avait un grand bâtiment pour lequel "les différents inventaires distinguent toujours deux locaux distincts, la *stube* et la *cammer* : la première, appelée aussi le

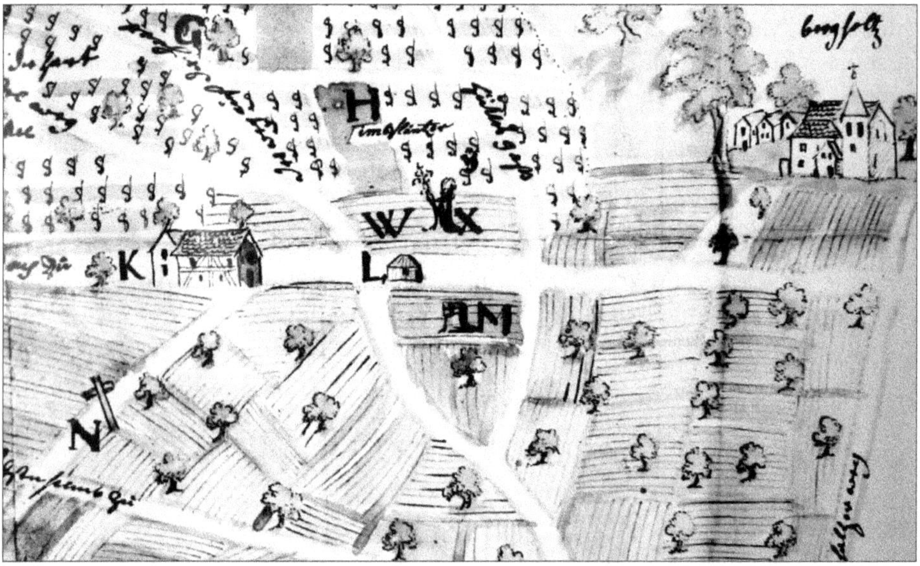

Fig. 33 – Léproserie de Guebwiller (K). Source : ADHR C 1296

192. Enumérons-en quelques-uns : la léproserie de Bad Wurzach, près de Memmingen, avec sa chapelle gothique (FRISCH O., *Das Leprosenhaus in Bad Wurzach* (Veröffentlichungen des Stadtarchivs Bad Wurzach 3), Bad Wurzach, 2000); la léproserie de Münster en Westphalie (KLÖTZER R., « 1405-2005 : Ehemaliger Leprosenhof Münster-Kinderhaus », *Die Klapper* 13, 2005, p. 1-6) ; la léproserie de Lüneburg-Bardowick, l'une des mieux conservées en Allemagne (DRUZYNSKI v. BOETTICHER A., « Die mittelalterliche Leproserie St. Nikolai in Bardowick », *Architectura* 37, 2007, p. 83-94); la léproserie de Burgdorf près de Bern (BAERISWYL, Siechenhaus von Burgdorf, p. 209-218).

193. LEISTIKOW D., *Dix siècles d'architecture hospitalière en Europe. Une histoire de l'architecture hospitalière,* Ingelheim, 1967, p. 36-37.

194. ADHR C 1296.

195. ADBR E 1704, 1698 XI 7.

poêle, est en principe dans toute maison la pièce à vivre, celle dans laquelle on se réunit, celle aussi qui est la seule chauffée, disposant d'un poêle. La seconde appelée *cammer*, la chambre, est la pièce où se trouvent les lits, et qui, elle, n'est pas chauffée"[196]. Selon les inventaires qui nous sont parvenus, le nombre de pièces de la bâtisse était variable : celui de 1544 en cite trois, celui de 1577 huit[197]! Ce dernier fait également état de "chambres privées dans lesquelles vivaient des pensionnaires plus riches que ceux qui logeaient dans la salle commune"[198]. L'existence d'une maison isolée est attestée, mais nous n'en connaissons pas l'usage précis. Pour les plus grandes léproseries, par contre, des maisons individuelles sont dûment attestées[199], en plus du ou des bâtiments d'hébergement collectif. C'est le cas à Strasbourg, où il y avait trois maisons en 1468, l'une, appelée le Schnelling, pour les pauvres, une autre pour les femmes ayant acheté une prébende et une troisième pour les hommes ayant fait de même[200]. L'hébergement en maison particulière se monnayait. À Strasbourg, tout lépreux, qu'il soit au Schnelling ou à Rotenkirche, pouvait accéder à une maison individuelle, à condition de payer 15 lb[201]. Faut-il y voir un aspect de la montée de l'individualisme, qui caractérise l'histoire de l'Occident depuis le Haut Moyen Âge, et que l'on observe aussi dans les couvents, ou plus prosaïquement une possibilité offerte aux plus riches pour ne pas être en contact avec d'autres ?

Cette organisation n'a pas été immuable. En 1527, la situation décrite précédemment pour Strasbourg a évolué, probablement dès 1523 lors de la réorganisation de l'assistance au moment du passage à la Réforme. En 1527, toutes les femmes de Rotenkirche, riches ou pauvres, vivent ensemble dans le bâtiment du milieu, qui était autrefois réservé aux prébendières riches. Mais cet aménagement n'est pas satisfaisant, car la *stube*, lieu de séjour des lépreuses, n'est pas assez grande et les chambres pas assez nombreuses[202]. Les administrateurs, ayant constaté ces manques, enjoignent à l'économe, Jeronimus Wiest, de rassembler toutes les femmes dans la maison appelée Schnelling et de vitrer les fenêtres de leurs chambres, de démolir le mur qui sépare le jardin du Schnelling du jardin des femmes pour en faire un seul jardin, et de démolir également l'ancienne maison du Schnelling. Ils lui enjoignent

196. FAUST, BOEGLY, MICHEL, Histoire de la maison Saint-Jacques, 3, p. 159.

197. *Ibid.*, p. 160-161.

198. *Ibid.*

199. AMS V 116f f° 50r et 58v : *Alle parsonen, die ... in sundern hussern sitzent.*

200. AMS 1AH 939 et AMS 1AH 7425, Obituaire, 18 Nov. : *Junckfrow Katherin Wasselnheim, genant zu der Megde ...* donne, entre autres, *den dryen hüßern yedem 1 ß, nemlich dem huß am Schnelling 1 ß, der gepfrönten schwester huß 1 ß und der gepfrönten bruder huß 1 ß.*

201. AMS 1AH 7426 f° 83r, 1442 : *It. weller pfrüner, man oder frouwe, oder die am Snellinge so rich werent und gerne sunder gesessen wer, wil der ein hus kauffen synen lebetagen, der sol ~~zwentzig~~ XV lb.* (sic) *geben, und nùt myner, das sol dine gesessen syn one des hoffes kosten und scheden, und sol ouch eis das selbe huß yn guten buwe halten synen lebetagen.*

202. AMS V 116h f° 34v, 1527 : *Es ist den pflegern fürcomen ... das die frowen zu den gutten lutten, so arm und rich alle by einander in dem mittlen huß, do ettwan der richen frowen pfründeren* [sic] *allein in woren, ien die stub zu clein und zu wenig camern hatten.*

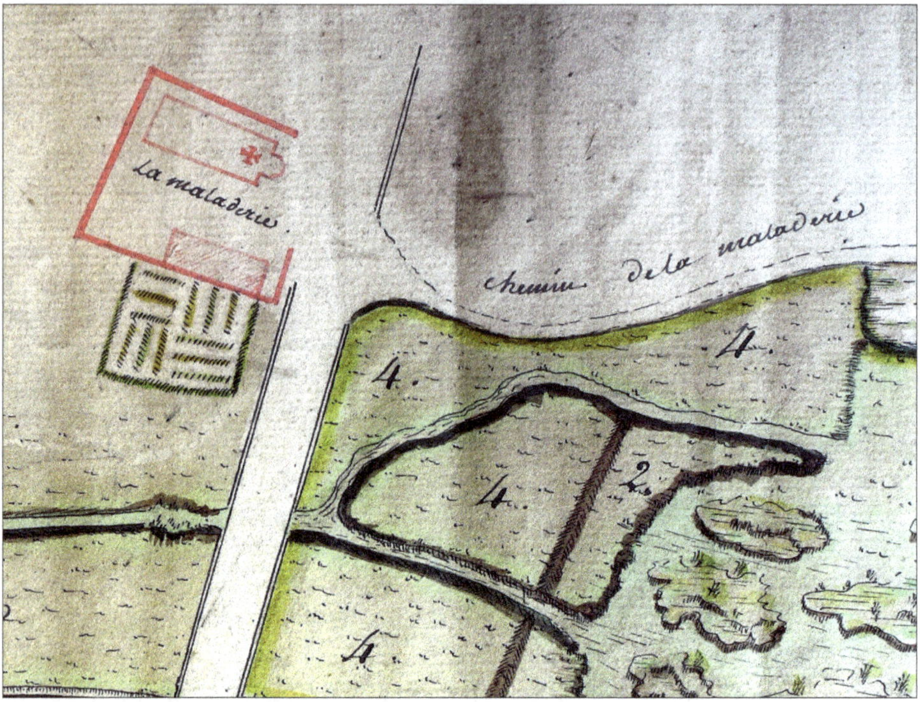

Fig. 34 – Source : AMH, Plan partiel de Haguenau, Plan d'un étang propre à l'hôpital bourgeois et maladrerie par J.M. Pompeati, 1776

aussi de réunir tous les hommes, pauvres et riches, dans la maison des prébendiers riches. Par ailleurs, comme leur pavillon de jardin[203] est délabré, il faut également le détruire et construire un bâtiment avec autant de chambres que nécessaire[204]. La réorganisation de 1527 touche également l'hébergement des lépreux de passage, qui jusque-là étaient logés au Schnelling. Désormais, ils seront abrités dans le bâtiment du milieu, qui est l'ancienne maison des femmes[205]. Pour compléter le tableau, il faut encore citer la maison du valet de la léproserie et celle occupée par le prêtre, puis par le pasteur. Les bains étaient peut-être dans un bâtiment à part[206].

203. Sur la notion de Sommerhaus, cf. ci-dessus p. 182 n. 259.

204. AMS V 116h f° 34v, 1527 : *er* [der schaffner] *sol die frowen alle uff den Snelling in das selbe huß dun, und iennen iere camern zurüsten mit fenstern und anderß waß ienen not ist ; und sol die mür, die zwuschen der frowen und Snelling gart(en)* [steht], *abrechen und ein garten daruß machen ; darzu das alt Snelling huß abrechen, domit der gart(en) dester geschickter werd ; desglichen sol ich* [sic] *die man alle, arm und rich, ouch zusamen dun in der rich pfründer man huß, und dwil das selbe sumerhuß bufellig, so sol ichß abrechen und ein stockwand daruff lossen mach(en), do in so vil camern als werden mügen, das sie dester genüger camern hant : und sol doch an allen ortten, so man und frowen, jedes sin pfründ niessen wie vor.*

205. *Ibid.* f° 35r : *und aber, so die frömden siechen vormols hant herberg uff dem Snelling gehabt und vil unzucht begangen haben, aber mine herren angesehen, das die kind allenthalben zu ruwen und guttem friden sigent, so sol in dem mittlen huß, das der frowen huß gewesen ist, zugericht werden camern und so vil bett, das man die frömden siechen ùber nacht gehalten kan.*

206. AMS 1AH 5754, 1532 : *It. 4 kemet gefegt im gutleut geßlin, 3 uff dem Schnelling, 2 in des*

En 1565, un nouveau chantier est en cours à la léproserie de Strasbourg, chantier dont les comptes nous sont parvenus. Ils évoquent la construction d'une maison pour les hommes, d'une autre pour les prébendiers et d'une troisième pour le fossoyeur[207] qui est désormais établi à Rotenkirche. Si les sources nous permettent d'appréhender les transformations de la léproserie à l'époque moderne, il n'en va pas de même à l'époque médiévale.

Pour Haguenau, nous sommes également entièrement tributaires des sources écrites pour connaître les bâtiments. En 1438, une autorisation de quête signale l'existence d'un grand bâtiment construit récemment pour héberger les lépreux[208]. Le compte de 1486 cite le *sedelhus* de la léproserie[209], terme qui désigne une bâtisse de taille respectable. On y installe une chambre pour les lépreux étrangers en 1498[210]. Ce grand bâtiment correspond peut-être à celui qui est encore visible sur le plan de 1776[211]. Les comptes nous apprennent qu'à Haguenau, à la fin du Moyen Âge, certains lépreux pouvaient s'acheter un poêle privatif. C'est le cas en 1477 d'un moine de Seltz [212], qui devait disposer d'un appartement personnel à la léproserie.

En définitive, comme Bourgeois pour le Pas-de-Calais, on relève « deux types dans la disposition générale de l'habitation des lépreux : les maisonnettes, séparées les unes des autres ou, tout au plus, mitoyennes, et la disposition en "appartements" dans un ou plusieurs grands bâtiments »[213]. Les lépreux de passage, par contre, étaient hébergés dans des dortoirs[214].

Que peut-on dire de l'organisation interne de ces institutions ? Là encore, les premiers éléments que nous détectons dans les sources ne sont pas antérieurs à

---

knechts huß und das badstùblin kemet ouch gefegt, 3 kemet gefegt in das pfaffen huß zu gutten lutten.

207. AMS 1AH 4605 : *Rechnung der dreien newen huser uff dem hoff zu der Rotenkirche, der mann haus, eines neuen pfrundenhaus und eines newen todtengrebers haus.* Le fossoyeur est celui du cimetière Sainte-Hélène, un des trois cimetières *extra muros* créés par le Magistrat en 1527.

208. AMH AH 86/22 : … *so hat man in ouch, von grosser noturfft wegen, einen grossen köstlichen gebuw müssen buwen und machen, sich darinne zu enthalten.*

209. AMH AH 91, 1486.

210. AMH AH 91, 1498/1499 : *Item als ich von bevelhe wegen mynre herren der pfleger die gastkammer druß uffem grossen huse gebuwen, gefiltzet, underslagen mit sampt thüren und laden [...].*

211. AMH, Plan partiel de Haguenau, Plan d'un étang propre à l'hôpital bourgeois et maladrerie par J.M. Pompeati, 1776 (Fig. 34).

212. AMH AH 91 : *12 gulden gab der her von Selz umb das stubel zu den guten lùten, als er es gekoufft hett umbe der pflegere sinen leptagen.*

213. BOURGEOIS, Pas-de-Calais, p. 55. L'auteur cite l'exemple de Boulogne, où les maisons, au nombre de 12 ou 15, sont mitoyennes, disposées autour d'une cour polygonale irrégulière, les portes et les fenêtres s'ouvrant sur la cour, l'extérieur ne possédant que d'étroites fentes d'éclairage.

214. AMC GG 213/1, 1556 : *Zum eylften sollen die haußkinder den frömbden armen kindern nit in ir stuben, noch uff ir schlaffbünen geen, gleich alswol die frembden nit sollen in ire verordnete stuben und kameren komen.* AMH AH 91, 1496/1497 : *4 lb. 13 ß 8 d kostent die 135 dielen, so ich in das hus koufft han, die gastkammer zu den frömden siechen domitte zu machen.*

la fin du Moyen Âge. Les deux grandes lignes de partage qui apparaissent sont d'une part la séparation selon le niveau de fortune, d'autre part, des espaces réservés aux hommes et d'autres aux femmes[215], comme dans les couvents. Dans ce domaine, la léproserie de Strasbourg semble avoir eu l'organisation la plus complexe. Il existait, nous l'avons vu, des maisonnettes individuelles et trois maisons collectives, qui comprenaient des espaces individuels et des espaces communautaires. Dans chacune d'entre elles, il y avait un poêle (*eine stube*)[216], lieu de réunion et de vie de la communauté des lépreux, et des chambres individuelles (*kammer*). Nous ignorons si les bains se trouvaient dans ces grands bâtiments ou s'il s'agissait d'un bâtiment à part. Une seule chose est sûre : on y observait une stricte séparation des sexes. En effet, les sources citent les bains pour hommes et ceux pour femmes[217]. Pour le bâtiment réservé au Schnelling, une cuisine est citée, de même qu'un réduit réservé au stockage des salaisons[218].

Pour la léproserie de Saverne, un inventaire de 1616 est conservé. Il cite dix chambres, l'une étant réservée à la servante, une cuisine, une grande *stube* (pièce à vivre) et deux petites, dont une destinée aux malades[219]. Cette dernière mention est précieuse : elle rappelle l'infirmerie des monastères. La léproserie de Riquewihr, qui est reconstruite en 1559 pour une somme de 367 florins, semble aussi avoir été un bâtiment d'une certaine importance. La longueur du faîte est estimée à une dizaine de mètres ; elle était dotée de deux fenêtres doubles et de 26 autres fenêtres[220]. Celle d'Ernolsheim, la seule en Alsace qui ait fait l'objet d'une fouille, semble avoir eu des proportions similaires. « Les tronçons de murs observés appartiennent à un bâtiment de forme sensiblement rectangulaire (longueur 14 et 15,45 m, largeur 8,35 m), orienté est-ouest et divisé en deux parties de surfaces inégales par un mur de refend dans lequel est visible un seuil de porte. L'angle sud-ouest montre une imbrication de

215. Par contre, il n'existe pas en Alsace de léproserie entièrement réservée à l'un ou l'autre sexe, comme cela a été le cas ailleurs dans le SW de l'Empire : STAERK, Gutleuthäuser, p. 540. BRENNER, Leprosy, p. 59.

216. Les dépenses faites pour des travaux de réfection de vitres à la léproserie en 1522 évoquent *die mannstuben* et *die siechenstube uff dem Schnelling* : AMS 1AH 5754. En 1534, on pose quatre vitres dans le poêle des femmes : AMS 1AH 5756 (*It. in der frougen siechstuben 4 schiben ingemacht*).

217. AMS 1AH 5756, 1532 : *It. in der man badstuben 4 grosse schiben ingemacht und hab in der fer* [frauen] *badstuben ein underdeck in nùg bly gefast.*

218. *Ibid. It. uff dem Schnelling in der kuchen 3 fenster gebessert 20 d. neben der saltzkammer.*

219. AM Saverne 313-314 : *In der magdt cammer [...], in Geörgen des guettleuthmans cammer [...], in der letzten, neben Geörgen cammer. Uf der anderen seyten gegen dem großen garten oder pronnen in der ersten cammern beim fenster [...], in der anderen cammer [...], in der dritten cammer [...], in der vierdten cammer bey der stegen [...], in der cammer neben der Lena der guttleuthfrauwen [...], in vorgedachter Lena cammer [...], im cleinen vorderen stùblin [...], in der küchin bey gedachtem stüblin [...], im underen stùblin, so für die kranckhen [...], in der cammer neben ietztgemeltem stüblin [...], in der großen stuben [...].*

220. SORG P., « Das Gutleuthaus von Reichenweier », *Bulletin de la société d'archéologie de Riquewihr* 20, 1936, p. 58.

maçonnerie semblant indiquer la présence d'un autre bâtiment qui n'a cependant pas pu être observé à cause des limites de la partie excavée »[221].

Comme les couvents et les institutions religieuses, les léproseries possédaient un local à part pour recevoir leurs hôtes, à savoir les lépreux étrangers de passage. Très fréquemment, ce local se trouvait à l'étage de la léproserie[222]. À Colmar, ils étaient logés au grenier, les hommes d'un côté de l'escalier, les femmes de l'autre[223]. À Strasbourg, ils étaient reçus au Schnelling, la léproserie des pauvres, jusqu'en 1527, date à laquelle on les installe dans une maison à part, car il y avait eu par le passé de nombreux débordements, qui troublaient la quiétude des lépreux résidents[224].

4.3.1.3. La prison

Nous ne possédons aucune information précise sur les prisons des léproseries de façon générale en Alsace. À Strasbourg, elle est attestée en 1458, date à laquelle un lépreux est mis en prison après avoir menacé de poignarder les autres membres de la communauté et de les brûler[225]. Nous ignorons s'il s'agissait d'un bâtiment à part, d'un local au sein de la maison ou si à cette date la prison était déjà installée au Maltzenturm, littéralement la tour des lépreux. Cette tour citée en 1492 sous ce nom[226] était la dernière des Ponts Couverts, du côté du canal du Faux Rempart. La prison des lépreux est donc *intra muros*. En 1527, elle abrite deux prisons : une pour les lépreux et l'autre pour les mendiants[227]. En 1538, Hans Seckeler d'Ulm et Lienhart Offener ont joué à la léproserie, ce qui est défendu par le règlement. De surcroît, Offener s'est mal comporté, ce qui a amené les administrateurs à le mettre en prison. Ce séjour ne semble pas l'avoir calmé pour autant. Il récidive, profère des injures, se comporte mal. Cette fois-ci, il passe la nuit au *ketzerloch*, littéralement dans « le trou réservé aux hérétiques »[228]. En l'état actuel de la recherche, il est impossible de dire

221. KILL R., « La léproserie d'Ernolsheim », *Bilan scientifique du Service Régional d'Archéologie*, 1994, p. 20 (rapport sur les fouilles non autorisées de M. Diebold d'Ernolsheim, et M. Decker, de Dossenheim, que je remercie de m'avoir accompagnée sur le site et de m'avoir communiqué leur documentation).

222. C'est aussi le cas à Haguenau (voir CLEMENTZ, Haguenau, p. 51) et à Sélestat (ADAM, Histoire des Hospices, p. 58).

223. AMC GG 213/1, Règlement des lépreux étrangers : *Zum vierten sollen die man ir besunder geliger uff der bünen haben, alß uff der einen seiten der stegen, unnd der frowen uff der anderen seiten, wie dann ire bett verordnet seind.*

224. AMS V 116h f° 35r, 1527, p. 181 n. 601.

225. AMS V 116h f° 10r : *Als Bössel den pflegern fürbroht ist, wie das er dem hoffe und den briedern getröwen hat, sù zu herstechen und zu verburnen [...] und in den durn dun legen.*

226. SEYBOTH A., *Das alte Strassburg vom 13. Jahrhundert bis zum Jahre 1870. Geschichtliche Topographie nach den Urkunden und Chroniken bearbeitet*, Strassburg, 1890, p. 91.

227. AMS 1AH 1477 f° 81v, éd. WINCKELMANN, Fürsorgewesen, II, p. 115, 1527 V 27.

228. AMS V 116h f° 42v : *Hans Seckler von Ulm, ein guthlithman, hat mit Lienhart Offener dem (sic) uff dem hoff gespylt und geschworen, ouch unzucht mit wordten sich gehalten, der halben usser bevelch myner herrn der pfleger in uber nacht in stock gelegt* [...]. [Deux mois après], *Lienhart Offener [hat], uber das er vormols uber nacht, wie vorstett, im stock gelegen, abermols ubel geschworen [...]. Haruff in usser der pfleger geheis, in uber nacht ins ketzerloch gelegt hat.*

où se situait cet endroit. Il convient néanmoins de remarquer que, comme les maisons religieuses, les léproseries étaient également dotées d'un lieu propice à la relégation des récalcitrants[229].

En 1528, toujours à Strasbourg, on effectue des réparations au *narrenhùssel*, littéralement au cabanon des fous[230]. Il n'est pas impossible que la présence de ce dernier à la léproserie date des années 1520, lorsque l'on réorganise l'assistance à Strasbourg.

4.3.1.4. Les bâtiments à fonction économique

Comme les couvents, les léproseries disposaient également d'une exploitation agricole. C'est pour Haguenau qu'il est possible d'en restituer l'image la plus fidèle grâce aux livres de comptes. À la fin du Moyen Âge, les différents bâtiments de la ferme sont cités : l'écurie et la grange[231], la porcherie[232], le pressoir[233], le colombier[234]. La léproserie possédait entre 7 et 9 ha de prés autour de ses bâtiments, de même que deux étangs[235].

4.3.1.5. Le jardin

À l'instar des couvents, les léproseries institutionnelles disposaient également d'un jardin, dans lequel il y avait un verger, des vignes et probablement un potager. Dans les vergers, on trouve invariablement trois espèces d'arbres fruitiers : des pommiers, des poiriers et des noyers[236]. Des vignes sont attestées

229. Par contre, nous ignorons si des religieux non-lépreux qui avaient eu des relations sexuelles ont été emprisonnés à la léproserie comme cela a été le cas pour celle de Mont-aux-Malades à Rouen dans la seconde moitié du 13e siècle : BRENNER E., *Leprosy and Charity in medieval Rouen*, Rochester, 2015, p. 129-130.

230. AMS 1AH 5757, 1528 : *It. ein thùr gehenck an das narrenhùssel.*

231. AMH AH 91, 1463. Il y avait peut-être deux granges, car le compte de 1498 (AM Haguenau AH 91) signale une dépense pour la grande grange.

232. AMH AH 91, 1496.

233. AMH AH 91, 1498.

234. AMH AH 93, 1544.

235. AMH AH 91, 1487/1488 : *Von den matten zu meigen zu den guten lùten, sint 23 mansmatten.* Une *mannsmatt* (journal ou fauchée de pré) correspond à la superficie qu'un homme est capable de faucher à la faux en l'espace d'une journée, soit, selon le cas, une trentaine ou une quarantaine d'ares : BOEHLER J.M., *Poids et mesures dans l'Alsace d'autrefois* (Alsace Histoire 4), Drulingen, 2010, p. 59-60.

236. AMS 1AH 206, 1539 : *It. 5 ß geben um 4 apffolter baum gesetzt in die gärten zu den gutten leuthen. It. 7 d von dem clotz und andern holtzstück vom bierbaum usser der wyber garten zu thun.* AMS 1AH 4605, 1589/1590, f° 64v : *dem gartner vermögt für fünfthalben taglohn, das obß in der mann und weyber gärten abzulesen und die nußboim zu schwingen, 9 ß.*

MULLER, Léproserie d'Obernai, p. 66 : en 1613, l'économe achète 200 pommiers et poiriers pour 5 ß.

ADBR 8 E 322/GG 24. Neuwiller 1609 : *Item von einem alten nußbaum im gutleutgarten geben umbzuhauen 3 ß.*

dans l'enclos de la léproserie à Haguenau[237], Strasbourg[238], Obernai[239], Éguisheim[240] et Rouffach[241]. Dans cette dernière ville, au début du 15e siècle, les lépreux pratiquaient également l'apiculture. Il n'est pas impossible que les ruches citées dans les comptes aient été posées dans le jardin[242]. L'élevage de poules est attesté dans certaines léproseries alsaciennes. Il est cité à Colmar[243], à Strasbourg[244], à Ingwiller[245], où tout nouvel arrivant doit donner 5 ß pour des poules, et à Obernai. Curieusement, dans cette dernière ville, les poules de la léproserie n'avaient pas le droit d'errer librement ni dans la maison, ni au jardin, mais devaient être enfermées dans une cage[246]. Comme on peut le voir, le jardin avec ses arbres fruitiers, ses vignes et ses élevages est une source non négligeable de revenus et de ressources. À la léproserie de Strasbourg, il y avait même plusieurs jardins : l'un était réservé aux hommes, l'autre aux femmes et un troisième au chapelain affecté à la léproserie[247]. En 1358, Johannes Schott est cité comme jardinier des lépreux de Rotenkirche[248]. Strasbourg, la plus grande ville d'Alsace, a indéniablement la léproserie dont l'organisation est la plus aboutie.

---

237. AMH AH 91, 1465 : *8 ß 4 d umb ½ fuder rebestecken zu den guten luten in die reben. 4 ß von den reben zu hefften zu den guten luten.* 1468 : *3 ß von den reben umbe das huß zu brechen.* 1475 : *6 ß 8 d von gruben zu machen in den reben zu den guten luten.*

238. AMS 1AH 206, 1539 : *It. 17 ß 8 d dem knecht uff dem hoff geben, so er den taglönern, die in gärten im gutleuthuß gearbeitet haben, für stutz und band zu den reben.* AMS 1AH 4605, 1589/1590, f° 64v: *Ihm [dem gartner] geben für band und bintzen, die er verschienen jars zu den reben auf dem hof verbraucht hat.* Ibid. f° 65v : *It. geben um 26 eychin stützin 1 lb. 1 ß und umb 100 truchtern* [stecken] *4 fl. 5 d zu den rebhälden in den gärten uff dem hoff zu gebrauchen.* AMS 1AH 4605, 1601/1602, f° 77v. *It. 3 lb. 10 ß Bernhart Frantzen dem garteman, der man und weiber gärten uff den hoff zu der Rotenkirche, auch die reben in denselben mit allen vrüchten zu bawen, 3 lb. 10 ß.*

239. BNUS Ms. 1577 f° 6v, fin 15e ou début 16e s. : *Item wann ouch trùbel und ops im garten erwahsset, sol nyeman abbrechen, dann mit urlop des meisters im huse, sonder wann das zytich wurt, mit einander essen und niessen.*

240. SCHERLEN A., *Egisheim, Dorf und Stadt*, Colmar, 1929, p. 82.

241. AM Rouffach GG 70, 1430 : *Item 15 ß von dem garten zu binden und zu richten. It. 14 ß davon zu snyden den malzen.*

242. *Ibid. Item aber 5 ß umb gerste und umb ymbe kerbe. It. 8 d Heylin umb einen ymbe korb.*

243. AM Colmar GG 213/1, 1556.

244. AMS 1AH 4605, 1589/1590, f° 63v : *Item von 4 viertel gerst, welche den haußkinden uf Johannis Baptiste 1590 zu steùr ihres hünerzugs verfallen, hab ich zu faßen und ab dem casten zu tragen geben 8 d.*

245. HERR E., « Das Gutleuthaus in Ingweiler », *Jahrbuch für Geschichte, Sprache und Literatur Elsass-Lothringens* 22, 1906, p. 93 : *Item alle die gynnen, so in dis gutluthus begeren und darin komen wellent, do sol einer zum ersten geben 15 ß fur holtz, item 5 ß fur hynner, 5 ß uff den disch, dem klingeler 1 ß ...*

246. BNUS Ms. 1577 f° 6v, fin 15e ou début 16e s. : *Item es soll ouch ir keins hüner zyehen im huß noch im garten, dann in eim korb gefengclich.*

247. AMS V 116h f° 55v : *Was obeses ouch in der manne garten wechset ...* *Ibid.* f° 56r : *Was obeses ouch wesset in der frouwen garten ...* *Ibid.* f° 53v : *Es sol ouch ir keines in des cappellons huß, hoff und garten gon.*

248. SUB VII p. 239 n. 2 (*ortulanus infirmorum*). Il représente la léproserie pour l'achat d'une maison.

4.3.1.6. L'église

Conformément aux prescriptions du concile de Latran de 1179[249], les léproseries les plus importantes étaient dotées d'une église, qui formait le cœur de la communauté. En Alsace, sur les 63 léproseries institutionnelles repérées dans les sources, 20 au moins disposaient d'une chapelle[250], proportion sensiblement voisine à celle observée par Picot pour l'Auvergne[251]. En Alsace, ce sont uniquement les léproseries urbaines qu'on trouve dotées d'une chapelle. Comme aucun de ces édifices ne nous est parvenu, il est difficile d'évoquer leur architecture. Le règlement de la léproserie de Strasbourg évoque le chœur de l'église, dans lequel les lépreux n'ont pas le droit de pénétrer, et la *treßkammer* (chambre au trésor ou sacristie), qui leur est également défendue[252]. L'existence d'une sacristie permet d'envisager un lieu de culte relativement important et bien aménagé. Cette église avait deux portes[253] : l'une donnait sur l'intérieur de l'enclos de la léproserie, l'autre sur la rue. La seconde permettait un accès direct aux personnes étrangères à la léproserie. Le valet de la léproserie était chargé de la fermer en temps voulu[254].

Pour Haguenau, nous disposons d'un plan de la léproserie en 1776, sur lequel l'église est représentée. Elle se trouvait au bord de la route, était orientée, avec une nef à vaisseau unique, sans transept, et un chœur à cinq pans d'octogone, une simplicité qui semble de règle pour ce type d'édifice (cf. plan p. 282). En effet, pour le diocèse de Sens, où plusieurs édifices sont conservés, Touati a relevé que "la plupart de ces constructions se caractérisent par un plan simple, rectangulaire, de dimensions restreintes, en conformité avec les pratiques architecturales locales et les matériaux disponibles sur place"[255]. Mais si l'on se fie à l'échelle indiquée sur le plan, l'église de la léproserie de Haguenau était longue d'environ 36 m jusqu'au fond du chœur pour une largeur de 13 m, ce qui en fait un bâtiment de taille respectable, bien plus grand que celles observées par Touati, qui n'excèdent pas une vingtaine de mètres de long en moyenne[256]. Les dimensions semblent comparables pour

---

249. ALBERIGO G. (dir.), *Les Conciles œcuméniques de Nicée à Latran V, II/1 Les décrets*, Paris, 1994, p. 478-481.

250. Cf. p. j. 1. Les léproseries de Bergheim et Kientzheim n'ont pas été comptabilisées, car la chapelle n'est pas assurée.

251. PICOT J., « Une chapelle de léproserie oubliée : Saint-Lazare d'Herbet, à Clermont-Ferrand », *Revue de la société française d'histoire des hôpitaux* 152, 2014, p. 17-23, ici p. 17 : En Auvergne, sur les 76 léproseries citées par les archives médiévales, une trentaine, au moins, possède un lieu de culte.

252. AMS V 116h f° 54r : *Des glichen sullent su nit in den kor noch in die treskamer gon.*

253. AMS 1AH 4605 f° 17r, compte de la construction de 1565.

254. AMS 1AH 203/4, 16e siècle : *Er* [der knecht] *soll auch schuldig und verbunden sein [...] die thüer an der capellen gegen der straßen, so offt sie geöffnet worden, zu rechter zeit zu beschliessen.*

255. TOUATI, Maladie et société, p. 433.

256. *Ibid.* p. 441. En Alsace, l'église de pèlerinage de Thierenbach avait 35 m de long au 15e siècle : CLEMENTZ E., « Le prieuré clunisien de Thierenbach (12e-18e siècles) et son pèlerinage », *Revue d'Alsace* 138, 2012, p. 27-59, ici p. 42. RAWCLIFFE, Leprosy, p. 256-257, signale une chapelle de léproserie de 32 m à Sprowstone.

les églises de léproserie en Allemagne[257] et à Bâle[258]. D'emblée, une question mérite d'être posée : à quand remonte l'édifice qui apparaît sur le plan du 18e siècle ? La première mention de l'église est celle de sa consécration en 1327[259]. En 1438, une source peut-être tendancieuse évoque un bâtiment en piteux état, qu'il faut réparer[260]. Comme il s'agit de justifier le recours à la quête, le rédacteur du document a peut-être noirci le tableau. On y fait divers petits travaux d'entretien tout au long du 15e siècle[261]. Elle était également dotée d'un clocher ou au moins d'un campanile à la fin du Moyen Âge[262]. Or, comme il y a peu de malades hébergés à la léproserie au courant du 16e siècle – et plus aucun depuis la fin du 16e –, on ne voit pas pourquoi l'église aurait été agrandie à l'époque moderne. Il n'est donc pas exclu que le plan conservé reflète la réalité médiévale. Du coup, la taille du bâtiment mérite réflexion. Les lépreux étaient-ils très nombreux au moment de sa construction ? Y avait-il des espaces spécifiques à l'intérieur de l'église, pour les gens sains et pour les malades ou encore pour les hommes lépreux et les femmes lépreuses, comme on le sait pour l'église de la léproserie de Lüneburg[263] ? Y avait-il une espèce d'atrium devant l'église, où les lépreux pouvaient rencontrer leurs parents et amis, comme cela est attesté pour la léproserie de Colmar[264] et très probablement pour celle d'Altkirch[265]? Serait-il possible qu'au départ, elle ait également servi de lieu d'hébergement pour les malades, comme c'était souvent le cas pour les hôpitaux au Moyen Âge et comme on le soupçonne pour la léproserie de Tours[266] ? Au 15e siècle, des lieux d'hébergement distincts de l'église sont cités dans les sources (cf. p. 279-285), mais nous ignorons

257. DRUZYNSKI v. BOETTICHER, Die Leproserie St. Nikolai, p. 87-88. LACROIX E., « Die Gutleuthausanlage zu Mosbach », *Mein Heimatland* 28/1, 1941, p. 60-78, ici p. 67. FRISCH, Bad Wurzach, p. 39. LEISTIKOW, Dix siècles d'architecture, p. 35-38, cite les principales léproseries conservées en Europe, mais sans indiquer la taille de leur église.

258. BAER, Kunstdenkmäler, p. 398-399 cite une longueur de 16,76 m pour la chapelle de la léproserie de Bâle (5,06 m pour le chœur et 11,7 m pour la nef).

259. AMH AA 256/187, photo de l'original Staatsarchiv Marburg Y1/187, éd. HANAUER A., *Cartulaire de Saint-Nicolas de Haguenau*, inachevé, [1908].

260. AMH AH 86/22 : *So habent sù ouch eine bufellige kirriche, die ouch notdurfftig ist zu buwende.*

261. CLEMENTZ, Haguenau, p. 80.

262. AMH AH 91, 1486/1487 : *von dem sedelhuse und dem glockehuse zu decken.*

263. DRUZYNSKI v. BOETTICHER, Leproserie St. Nikolai, p. 89-90.

264. AM Colmar GG 213/1 : *Zum dritten soll er* [le lépreux] *auch kein zulauff uß der statt noch sunst, es seye von freündtschafft oder anderen leuthen, haben. Will er mit denen, so beschickht worden, ettwaß reden, so soll solliches, altem prauch und harkommen nach, unnder dem schopff vor der kirchen beschehen [...].*

265. ADHR 3H 15/6, compte de 1602 de la léproserie d'Altkirch : *Meister Georg Wölfflin, von dem brunnen in dem garten bey dem guetleuthauß mit steinwerck einzefassen und von dem tachlin vor bemeltem guetleuthhauß allerdings zue erheben und widerumben einzedeckhen, bezalt 7 lb. 10 ß. It. umb 200 schindlin, so zue vorgemeltem tächlin verbraucht, bezalt 1 ß 4 d. It. Marx Fuxen umb 500 ziegell, so zum guettleutthauß vorschopff dach zum eindecken verbraucht, umb jedes hundert 14 ß, thuet 3 lb. 10 ß.*

266. THEUREAU Ch., « Saint-Lazare, léproserie médiévale de Tours. Point de vue anthropologique », dans TABUTEAU B. (dir.), *Étude des lépreux et des léproseries au Moyen Âge dans le nord de la France* (= Histoire médiévale et archéologie 20), 2007, p. 123-134, ici p. 123.

tout de l'organisation primitive de l'institution. Autre hypothèse : comme la léproserie était située au bord de la route et qu'elle a obtenu des indulgences dans lesquelles les pèlerins sont mentionnés[267], on peut se demander si elle n'a pas été un lieu de pèlerinage. Par ailleurs, la taille de l'église est peut-être tout simplement le reflet d'une politique de prestige de la part de la ville. Nous disposons de trop peu d'éléments pour répondre à ces questions. Une seule chose est sûre : la léproserie de Haguenau était une léproserie hors normes à l'échelle de l'Alsace, par la taille de son église, par son recrutement, son personnel et son fonctionnement.

À Strasbourg, un cloître est attesté pour la chapelle de la léproserie[268]. Cette mention, unique en Alsace, renforce l'analogie entre un couvent et une communauté de lépreux.

Grâce aux comptes de la léproserie de Haguenau, qui sont conservés à partir de 1420, l'aménagement intérieur de l'église nous est partiellement connu. Elle était dotée de trois autels : le maître-autel dédié à saint Gilles, patron de l'institution, un autel consacré à Notre-Dame, cité en 1451[269], et un troisième dont la dédicace n'apparaît pas dans les sources. Dans cette église, il y avait aussi une armoire eucharistique[270] et un Saint-Sépulcre[271], conformément à une tradition en vigueur dans le Rhin supérieur et en Souabe à la fin du Moyen Âge[272]. Telle que nous la percevons à cette époque, l'église de la léproserie est plus qu'une simple chapelle, tant par ses dimensions que par l'aménagement intérieur ; elle ne correspond guère à l'idée que l'on se fait d'habitude du lieu de culte de ces institutions. Il est néanmoins probable que les églises des léproseries des villes plus petites que Haguenau aient eu une taille plus modeste. À Sélestat, seul l'aménagement intérieur de la chapelle de la léproserie est connu. Selon un inventaire de 1598, elle était dotée de trois autels. « Le maître-autel était garni d'un crucifix en bois et de 4 chandeliers en bois tourné. Les autels latéraux étaient consacrés, l'un au patron, saint Léonard, l'autre à sainte Catherine et à saint Nicolas. Quatre statues en bois étaient placées sur les autels ou fixées au mur : une *Pieta,* deux statues de la Vierge et une de saint Léonard »[273]. À Strasbourg, des anges étaient accrochés dans le chœur de la chapelle comme dans de nombreuses autres églises à la fin du Moyen Âge[274].

267. Cf. p. j. 1. Il faut néanmoins être prudent, car l'expression *peregrinationis causa* semble parfois être du pur formulaire.

268. WITTMER C., « L'obituaire de l'Église Rouge de Strasbourg », *AEA* 17 (N.S. 1), 1946, p. 87-131, ici p. 119 : *Ist es sach, das der caplan uff hut [escher mitwuch] wyhet die esch mit singend und gat umb den krutzgang* ; TOUATI, Maladie et société, p. 441, signale également l'existence d'un cloître à Saint-Lazare de Paris et peut-être à Chartres.

269. AMH AH 86/33.

270. AMH AH 91, 1446.

271. AMH AH 91, 1477 : *15 d von den kertzen zu machen uff die alter und für das heilige grap.*

272. ABALLEA S., *Les saints sépulcres monumentaux du Rhin supérieur et de la Souabe (1340-1400)*, Strasbourg, 2003.

273. ADAM, Histoire des hospices, p. 74.

274. AMS 1AH 4605, 1518/1519 : *It. 8 d hab ich geben umb ein seyl zu den engeln im chor zu hencken.*

Parmi l'ensemble des bâtiments de la léproserie, l'église était très certainement l'un des plus soignés, pour lequel on ne lésinait pas sur la dépense[275]. À Masevaux, les frais engagés à plusieurs reprises pour la cloche au 16e siècle – d'un montant supérieur aux dépenses faites sur toute une année – donnent une idée de l'importance accordée également au mobilier religieux[276]. On n'hésite pas non plus à débourser des sommes importantes pour décorer le lieu de culte. En 1522, la léproserie de Masevaux investit plus de 30 livres pour un tableau ou un retable[277].

Faute de vestiges subsistants, nos connaissances dans le domaine de l'architecture de ces églises et de leur aménagement intérieur sont très lacunaires, surtout si l'on compare l'Alsace à d'autres régions, comme la Bourgogne ou le Nord de la France, où des églises de léproserie ont traversé les siècles[278]. En Allemagne, celle de Mosbach conserve des fresques de la fin du 15e siècle figurant la passion du Christ, sa transfiguration, une scène de baptême et la représentation de divers saints[279]. Pour la chapelle de la léproserie de Bâle, les thèmes des peintures murales sont également connus : dans le chœur était représentée la légende de saint Jacques, patron de l'église. Dans la nef, on pouvait voir, entre autres, la représentation du « Dit des trois morts et des trois vifs » et du « Dit des morts reconnaissants » alors qu'un Christ des douleurs entre Marie et saint Jean ornait l'ossuaire[280]. Il pourrait être intéressant de réunir l'ensemble des données conservées pour le décor des chapelles de léproserie et d'étudier les thèmes mis à l'honneur dans ces institutions. Pour l'Alsace, nous ne disposons malheureusement d'aucun élément d'information à ce sujet.

Par contre, nous sommes mieux renseignés sur le vocable de ces institutions. Pour la région, le nom du patron de l'église de la léproserie est connu dans 17 cas. Pour Marmoutier, il y a un double vocable en 1331, celui de sainte Catherine et de saint Nicolas. En 1457, cette même léproserie est dédiée à saint Léonard[281]. Pour les 19 mentions de patrons dans les léproseries alsaciennes, nous relevons onze noms différents : Wolfgang, Laurent, la Vierge, Marguerite,

275. BROCARD, Exclusion, p. 84.

276. AM Masevaux GG 54/1, p. 73 et 78 : En 1521, on dépense 23 lb. pour la cloche, alors qu'en 1517, le total des dépenses est de 18 lb. En 1587-1589, on investit encore 46 lb. pour la cloche.

277. *Ibid.* p. 80 : *Ußgeben ouch in allen dingen mit dem cost der taffel, so er Friderich Bildhower geben, 32 lb. 16 ß 10 d.*

278. LEISTIKOW, Dix siècles d'architecture, p. 36-37 cite Allone (Oise), Chepniers (Charente-Maritime), Montbron (Charente), Saint-Aignan (Loir-et-Cher), Trôo (Loir-et-Cher), le Tortoir près de Laon (Aisne).

279. Mosbach : Bade-Wurtemberg, à 34 km au N de Heilbronn. LACROIX, Gutleuthausanlage zu Mosbach, p. 70-78.

280. BAER, Kunstdenkmäler, p. 406-415. La chapelle a été détruite en 1894.

281. Cf. p. j. 1.

Odile, Sophie, Élisabeth[282] avec une occurrence. Gilles apparaît deux fois[283], Catherine et Léonard trois fois. Nicolas, dont le culte est très populaire en Alsace à la fin du Moyen Âge[284], est cité à quatre reprises en tant que patron d'une église de léproserie : à Masevaux, Marmoutier, Wissembourg et très probablement au Schnelling de Strasbourg[285]. D'une façon plus générale, de nombreuses léproseries lui sont dédiées dans l'Ouest de l'Empire et en Suisse[286], également en France[287], car Nicolas est non seulement le protecteur des voyageurs, mais aussi celui qui purifie (*nitor*)[288]. La présence de sainte Catherine dans la liste des patrons de léproseries n'est pas surprenante, dans la mesure où le culte de cette sainte est très répandu en Occident à la fin du Moyen Âge et qu'elle est fréquemment associée à saint Nicolas. Sainte Élisabeth de Marburg est universellement connue pour sa compassion envers les lépreux, qu'elle soignait et couchait même dans son propre lit. À l'échelle locale, sainte Odile est réputée pour ses vertus thaumaturgiques, particulièrement pour les maladies des yeux[289]. La Vierge est le recours universel dont la Légende Dorée raconte comment son lait aurait nourri un moine donné pour mort et dont le corps était recouvert d'ulcères[290]. Pour compléter et affiner l'analyse des vocables de léproseries, il faudrait aussi prendre en compte la dédicace des autels. À Sélestat, un autel dédié à sainte Catherine et à saint Nicolas, avec prébende, est cité en 1362[291]. Or, en l'état actuel des connaissances, la dédicace à saint Léonard n'apparaît qu'en 1393[292]. Catherine et Nicolas auraient-ils été les patrons primitifs de la léproserie ? L'hypothèse a quelque plausibilité, puisqu'une prébende était attachée à leur autel en 1362. Dans ce cas, l'évolution serait la même qu'à Marmoutier, où le doute n'est pas permis : il y a bien eu changement de patronat entre 1331 et 1457, saint Léonard remplaçant sainte Catherine et saint Nicolas. Le cas de Marmoutier nous incite à la prudence, car sur les 19 cas de patronats connus, 11 au moins apparaissent

---

282. Wolfgang à Cernay, Laurent à Colmar, la Vierge à Ensisheim, Marguerite à Soultz, Odile à Thann, Sophie à Rotenkirche (Strasbourg), Élisabeth à Obernai. Cf. p. j. 1.

283. Gilles à Haguenau et Saverne. Cf. p. j. 1.

284. CLEMENTZ E., « Le culte de saint Nicolas en Alsace », dans VINCENT C. et GUYON C. (dir.), *De l'Orient à l'Occident : le culte de saint Nicolas en Europe (Xe-XXIe siècles)*, Paris, 2015, p. 347-368.

285. Cf. p. j. 1.

286. LEISTIKOW D., « Bauformen der Leproserie im Abendland », dans WOLF J. H. (éd.), *Aussatz, Lepra, Hansen-Krankheit. Ein Menschheitsproblem im Wandel*, II, Würzburg, 1986, p. 103-149, ici p. 107-108.

287. TABUTEAU B., « Le grand saint Nicolas, patron des léproseries : une histoire d'influences », *Cahiers Léopold Delisle* 46/1-2, 1997, p. 1-18.

288. TOUATI, Domus judeorum, p. 106. Nicolas est aussi le saint le plus couramment cité comme patron des hôpitaux entre Meuse et Rhin : PAULY, Peregrinorum, p. 306-311.

289. BARTH M., *Die Heilige Odilia. Ihr Kult in Volk und Kirche*, I, Strasbourg, 1938, p. 83-84.

290. HYACINTHE R., « Lazare et les autres. Pistes de recherche sur les dédicaces et les cultes hagiographiques dans les léproseries médiévales », *Revue de la société française d'histoire des hôpitaux* 152, 2014/11, p. 7-16, p. 13.

291. ADAM, Histoire des Hospices, p. 73.

292. HEK, c. 1247-1248.

très tardivement, au 15e siècle et même plus tard. D'éventuels changements de vocable peuvent donc passer inaperçus. Une fois de plus, nous sommes confrontés au problème de la chronologie. Il faudrait également prendre en compte les patrons secondaires des léproseries, qui peuvent être nombreux. À Masevaux, au début du 16e siècle, six patrons secondaires sont cités, le patron principal étant saint Nicolas. Il s'agit des saints Roch, Fiacre, Lazare, Job, et des saintes Odile et Ursule avec les 11 000 Vierges[293].

Malgré ces réserves, l'échantillon de noms de patrons à notre disposition mérite réflexion, car ils sont un indicateur précieux pour l'histoire des mentalités. Comment expliquer ces choix ? Qui les a faits ? Pourquoi tel saint plutôt qu'un autre ? Il y a d'une part des facteurs locaux, les cultes régionaux, le rôle des routes dans la diffusion du culte d'un saint[294], la toponymie, l'implantation topographique, la proximité avec les autres établissements religieux[295] – dans la dédicace à sainte Sophie de l'église de la léproserie de Strasbourg, on reconnaît l'influence du couvent d'Eschau, lui-même dédié à sainte Sophie, et qui possédait la collation de l'église paroissiale de Schiltigheim, située juste à côté de celle de la léproserie[296]. La volonté des bienfaiteurs de l'établissement peut également jouer un rôle. D'autre part, des raisons plus détachées des contingences locales, comme l'ampleur d'un culte ou la popularité d'un saint à un moment donné, peuvent entrer en ligne de compte. Hyacinthe relève avec raison que l'étude systématique des patronats de léproseries est un chantier novateur et prometteur. La comparaison entre différentes régions peut également être riche d'enseignements. Pour la Rhénanie, par exemple, les saints patrons des léproseries sont la Vierge, Élisabeth, Nicolas, Barbe, Josse, Quirin, Jacques, Georges et Lazare[297]. Comme en Alsace, on observe une multiplicité de patrons, mais seuls les trois premiers de la liste, la Vierge, Élisabeth et Nicolas, sont communs aux deux régions. Dans le pays de Bade aussi, les saints patrons des léproseries sont Nicolas, Catherine, Laurent, Georges, Jacques, Jean et Maurice[298]. Les trois premiers se retrouvent également en Alsace. Finalement, Nicolas est le seul saint que l'on retrouve comme patron de léproserie aussi bien en Alsace qu'en Rhénanie et au Pays de Bade, preuve de son incontestable popularité. Dans d'autres régions, la multiplicité des patronats n'est pas de règle. Par exemple, sur les 20 léproseries répertoriées dans l'actuel Schleswig-Holstein et à Hambourg, 18 étaient dédiées à saint Georges[299].

293. AM Masevaux GG 54/1.

294. PAULY, Peregrinorum, p. 318.

295. HYACINTHE, Lazare, p. 13.

296. HEK c. 1229.

297. UHRMACHER, Leprosorien, p. 22.

298. BAAS K., *Mittelalterliche Gesundheitspflege im heutigen Baden* (Neujahrsblätter der badischen historischen Kommission 12), Heidelberg, 1909, p. 34.

299. SCHULZE, Lepra, p. 3-7.

L'absence de certains saints – en Alsace, ni Lazare[300] ni Marie-Madeleine ne sont cités en tant que patrons principaux – mérite également notre attention. La dévotion à saint Lazare, le frère de Marthe et Marie[301], se développe au courant du 12e siècle. Lazare, dont le nom signifie en araméen "celui que Dieu aide", apporte "la certitude de la résurrection des corps, triomphant de toute corruption, à commencer par celle de la déchéance physique[302]". Quant à son homonyme que la parabole décrit tout couvert d'ulcères, il fut emporté par les anges dans le sein d'Abraham[303]. Rien d'étonnant donc si Lazare a connu une certaine popularité en tant que patron d'une église de léproserie, surtout dans les pays romans[304].

L'existence d'une prébende et donc d'un chapelain rattaché à l'église est attestée pour neuf chapelles sur les vingt connues[305]. Il s'agit sans conteste des léproseries institutionnelles les plus importantes de la région. Pour pouvoir fonder une chapellenie, il faut réunir assez d'argent pour la doter et assurer un revenu régulier à son détenteur. Le processus de mise en place d'une prébende apparaît lors d'une donation en faveur du Schnelling, la léproserie des pauvres de Strasbourg. En effet, en 1415, Else, veuve de Johann Nüyge de Kere (diocèse de Mayence), bourgeois de Strasbourg, donne 130 lb. à l'autel de la nouvelle chapelle du Schnelling[306], qui à cette date se trouve encore à Koenigshofen, dans la paroisse Sainte-Aurélie. Les administrateurs et l'économe devront les placer en rentes pour célébrer des messes. Le texte de la donation précise que "si d'autres donations s'y ajoutent, on fondera une prébende, dont le détenteur célébrera ces messes et cet anniversaire"[307]. Il semblerait que cette prébende n'ait jamais été fondée. En 1429, la léproserie du Schnelling est transférée à Rotenkirche, où les lépreux pauvres vivent séparés des lépreux riches et ont leur propre autel dans la chapelle Sainte-Sophie de Rotenkirche. La prébende de cette dernière a été refondée en 1407 grâce à des donations, le

300. De façon paradoxale, le culte de saint Lazare est très peu développé en Alsace – aucune église ne lui est dédiée – alors que le couvent d'Andlau possède la relique de la tête du saint. Voir BURG A.M., « À propos du culte de Saint Lazare à Andlau », *Annuaire de la société d'histoire et d'archéologie de Dambach-la-Ville, Barr, Obernai* 4, 1970, p. 17-20. Dans l'index du Handbuch de Barth, on ne relève que cinq références concernant ce saint en Alsace : BARTH, HEK, c. 70-71, 1355, 1848, 1890.

301. Jean XI v. 1-43.

302. TOUATI F.O., « Saint-Lazare, Fontevraud, Jérusalem », dans DALARUN J. (éd.), *Robert d'Arbrissel et la vie religieuse dans l'Ouest de la France,*Turnhout , 2004, p. 199-237, ici p. 200 et 203.

303. Luc XVI v. 19-31.

304. BOURGEOIS, Pas-de-Calais, p. 45. PICOT, Saint-Lazare d'Herbet, p. 17-23, ici p. 20. BERIAC, Lépreux ou léproseries, p. 366, précise que 1/3 des 61 chapelles de maladreries en Aquitaine dont le vocable est connu était dédié à saint Lazare.

305. Il s'agit de Cernay, où, d'après le fichier de M. Schlaefli, le chapelain est attesté de 1542 à 1589, de Colmar (attesté entre 1351 et 1553), de Haguenau (attesté entre 1362 et 1555), de Marmoutier (attesté entre 1457 et 1504), de Mulhouse (attesté entre 1314 et 1521), d'Obernai (attesté entre le 14e siècle et 1538), de Sélestat (attesté en 1362, puis entre 1516 et 1631), de Strasbourg (attesté à partir de 1271), de Wissembourg (attesté entre 1486 et 1505).

306. AMS 1AH 217/1-2, 1415 VI 7 : *capella nova an dem Snellinge.*

307. *Ibid.*

prêtre nommé ne devant la cumuler avec aucune autre, pour être entièrement au service des lépreux[308]. À Strasbourg, la chapelle de la léproserie bénéficiait aussi d'un privilège appréciable : en cas d'interdit sur la ville, des messes basses pouvaient y être dites, à condition que la porte de la chapelle soit fermée et qu'il n'y ait pas de sonnerie de cloches[309]. Au Moyen Âge, ce type de privilège a très souvent été accordé aux hôpitaux et aux couvents.

Quant aux chapelles de léproseries non dotées d'une prébende, elles étaient desservies par le clergé séculier ou des religieux. À Thann, ce sont les Franciscains qui assurent la messe hebdomadaire à la léproserie[310].

L'installation d'une église réservée aux lépreux au sein d'une paroisse a parfois suscité des tensions entre le curé en titre et le desservant de la léproserie. Ce fut le cas à Strasbourg en 1309, où Erbo von Kageneck, curé de Rotenkirche (l'église paroissiale de Schiltigheim), passe un accord avec les administrateurs de la léproserie voisine (aussi appelée *Rotenkirche*) sur les oblations et les dîmes à l'intérieur des murs de cette dernière : désormais, la léproserie paie au desservant une compensation de 40 d par an; mais le chapelain des lépreux pourra dorénavant leur délivrer les sacrements et les enterrer sans demander l'autorisation du curé[311]. À Colmar, par contre, toutes les oblations faites à la chapelle Saint-Laurent de la léproserie reviennent à la paroisse, en l'occurrence à la collégiale Saint-Martin[312].

4.3.1.7. Le cimetière

Avec la clôture et l'église, le cimetière fait partie des autorisations accordées aux léproseries par le concile de Latran de 1179. En Alsace, aucun des règlements de léproserie conservés ne fait allusion au cimetière, et les autres sources sont très discrètes à ce sujet. Il n'est pas attesté pour toutes les léproseries dotées d'une chapelle. À Thann, par exemple, à la fin du 16e siècle, les lépreux morts sont conduits à Vieux-Thann (siège primitif de la paroisse) pour y être enterrés. La confrérie de Vieux-Thann reçoit 5 *ß* pour le transfert et la sonnerie des cloches[313]. À Obernai, il semblerait que l'inhumation des lépreux se fasse au cimetière paroissial, malgré l'existence d'une chapelle spécifique pour la léproserie[314]. Il en va de même pour les lépreux de Molsheim, qui au 17e siècle

308. AMS AA 65 f° 284r, 1407.

309. *Ibid.* : *Weres ouch, das in der pfarren und dem kirspelle sant Helenen von böbstlichem oder geordentem gewalt singen verslagen wurde, darumb sol man dem egenannten cappelon von den gevellen [...] nutzit nemen [...]. Doch also, das der egenannte cappelon, alledwile das singen verslahen weret, sol mit beslossener türe und one lüten der glocken mit stiller stymmen, als das das reht verhenget, messe und ander dinge in der egenannten capelle haben.*

310. AM Thann GG 88, 1589 et 1592.

311. SUB III 196 n° 643, 1309 VI 16.

312. PFLEGER L., *Die elsässische Pfarrei. Ihre Entstehung und Entwicklung*, Strasbourg, 1936, p. 339. HUOT P., « La léproserie de Colmar », *Curiosités d'Alsace* 1, 1861-1862, p. 353-368, ici p. 356 avec édition de la source.

313. AM Thann GG 88, 1593 et 1596.

314. MULLER, Léproserie d'Obernai, p. 72.

sont enterrés au Dompeter[315], l'ancienne église-mère de Molsheim. Quant aux institutions qui ne disposaient pas de chapelle, les lépreux de Neuwiller étaient enterrés au reclusoir Saint-Marc au 17e siècle[316], ceux d'Ingwiller au village disparu de Gichwiller à la fin du 16e et au début du 17e siècle. Ailleurs, au contraire, le cimetière a survécu à l'institution. À Ensisheim, le cimetière de la léproserie figure encore sur le *Messtichblatt* (carte au 25 000e) de 1885.

La proximité avec la potence facilitait également la sépulture des suppliciés, qui à l'époque moderne étaient ensevelis dans le cimetière de la léproserie. Cette pratique est attestée à Aix-la-Chapelle[317], à Mulhouse au milieu du 17e siècle[318] et probablement à Saverne après la désaffectation de la léproserie du col[319]. Comme le montrent les exemples précités, l'essentiel de nos connaissances sur les cimetières de léproseries n'est pas antérieur au 16e siècle.

Théoriquement, depuis 1247, le cimetière d'une léproserie pouvait également accueillir la dépouille de ceux qui le souhaitaient. Nous ne possédons pas de renseignements précis à ce sujet en Alsace pour le Moyen Âge, si ce n'est une mention dans l'obituaire de la léproserie de Strasbourg, mais une mention sujette à caution. À la date du 1er septembre, la mort de Catharina Jaeger, une sœur de Rotenkirche, est consignée. Elle a institué une messe perpétuelle pour elle et pour son parent Hans Jaeger, autrefois secrétaire de la ville, et pour tous ses ancêtres[320]. La mention s'achève par la phrase : *und ist ir begrebniss vor der kirchtueren C.* Wittmer, l'éditeur de l'obituaire, en a déduit que Jaeger lui-même a été enseveli à la léproserie[321]. Le problème est de savoir à quoi renvoie le pronom *ir*, dans l'expression *ir begrebniss*. Il peut désigner uniquement la tombe de Catharina Jaeger ou alors la tombe des deux parents. D'après cette mention, les tombes étaient identifiées à l'aide de lettres, comme c'est le cas dans d'autres cimetières. Ces lettres permettaient de repérer plus facilement les tombes et d'effectuer les rites et les prières instituées par les testateurs. Clara Ber, par exemple, maîtresse de la léproserie décédée en 1463, a demandé au prêtre de passer sur sa tombe après les vigiles et la messe qu'elle a demandées pour le repos de son âme[322]. Strasbourg est la seule léproserie

315. ADBR G 1817, 1624 : *In Maio einer verstorbenen gutleutfrawen einen todenbaum lassen machen, kost 18 ß. Item dieselb gehn Thumpeter zu fueren 5 ß und zu begraben. Ibid.*, 1627/1628. *It. Hans Spieglen dem gutleutman einen todenbaum machen lassen, 14 ß. It. denselben ins gutleuthauß und hernach gegen Thumpfirten zu füren, 6 ß.*

316. Cf. p. j. 1.

317. UHRMACHER, Leprosorien, p. 23.

318. MIEG, Léproserie de Mulhouse, p. 77-120, ici p. 98.

319. Cf. p. j. 1.

320. WITTMER Ch., « L'obituaire de l' Église Rouge de Strasbourg », *AEA* 17 (NS 1), 1946, p. 87-131, ici p. 109 : *Ist verscheiden Katherin Jegerin, ein swester diss hofs, hat besetzt eim caplan 1 lb. d zu irer selen heil, und Hans Jegers, vor ziten ein oberster notari der statt Strasburg und ir gesipter frunt, und aller irer vorderen zu eyner ewigen gedechtniss, und ist ir begrebniss vor der kirchtueren C.*

321. *Ibid.* p. 90.

322. *Ibid.* p. 99 : *Item in dem jore [...] 1463, ist verscheiden frow Clara Berin, ein meisterin dis hofs [...] und [hat] eim caplan besetzt 1 ß gelts, ist es sach, das er gantz vigilie haltet ; und*

connue disposant d'un obituaire[323], dans lequel toutes ces dispositions sont répertoriées. Lorsqu'en 1503, le chapelain et l'économe entrèrent en conflit au sujet des distributions liées aux messes anniversaires, on convint de faire deux *seelbücher* ou *libri vitae*, dans lesquels on nota, d'après l'ordre du calendrier, ce que le chapelain devait recevoir aux divers anniversaires et fêtes. L'un de ces volumes devait rester dans la chapelle, attaché à une chaîne, l'autre a été déposé chez l'un des administrateurs[324].

Actuellement, nos connaissances des cimetières de léproseries en Alsace reposent uniquement sur les rares sources écrites à notre disposition, car aucun n'a fait l'objet de fouilles. Une lacune regrettable …

4.3.1.8. L'approvisionnement en eau des léproseries : puits, fontaines

Parmi les autres installations matérielles de ces institutions, il faut relever l'existence de bains (p. 94-99), même dans de petites léproseries. En ce qui concerne l'approvisionnement en eau, les puits, présents dans presque toutes les léproseries, sont très souvent cités dans les comptes pour des réparations ou lors du curage. À Saverne, en 1623, la léproserie dispose d'un puits (*schöpfbrunnen*) et d'une fontaine (*rohrbrunnen*)[325]. Les puits font l'objet d'une réglementation stricte. À Strasbourg, au 15e siècle, seul le personnel sain était autorisé à puiser l'eau aux puits de la léproserie. En effet, le *klingler* (quêteur) était chargé d'approvisionner en eau la cuisine des hommes et celle des femmes. Cette eau, stockée dans des baquets, servait à la cuisine et à "d'autres choses propres" (*andern reinen dingen*)[326]. Le règlement insiste sur ce point : aucune personne, qu'elle soit malade ou saine, ne doit utiliser à des fins malpropres – se laver les mains, les pieds ou les linges – l'eau puisée et portée dans les baquets par le *klingler*[327]. Au siècle suivant, on défend aux lépreux de Strasbourg d'utiliser les deux puits qui se trouvent l'un devant l'église de la léproserie, l'autre devant le Schnelling, la maison des lépreux pauvres, car les jardiniers et d'autres personnes ont l'habitude de s'y approvisionner. En cas de non-respect de cette clause, le règlement prévoit une exclusion de six mois[328]. Il n'est donc nullement étonnant que dans les villes, les puits publics,

---

sol man opfern 2 d zu der selmesse und uber das grab gon noch der vigilie und selmessen […].

323. En fait, deux exemplaires presque identiques sont conservés : LEMAITRE J.L., *Répertoire des documents nécrologiques français* (Recueil des historiens de la France, Obituaires, 7), 1980, p. 919 n° 2151 (AMS V 116b) et p. 921 n° 2160 (AMS 1AH 7425).

324. SCHMIDT, Notice sur l'Église rouge, p. 19. WITTMER, Obituaire, p. 127.

325. ADBR G 1727.

326. AMS V 116h f° 57v : *Er* [der klingeler] *sol ouch alzit der manne und der frouwen kuchen versorgen mit holtze und mit wasser in die standen us dem burnen, zu kochen und zu andern reinen dingen zu verbruchen.*

327. *Ibid.* f° 55v : *Es sol ouch ir keines, es sy siech oder gesunt, das wasser, das der klingler den pfründener in die standen treit, verbruchen zu unreinen dingen, also hende und fusse oder dücher domitte zu weschen.*

328. AMS 1AH 203/2, peu avant 1545 : *Sy sollend ouch nit über die zwen burnen gon, einer vor der kirchen, der ander vor dem Schnelling husse, dann die gartener und aller menglich wasser dovon hollend ; wer das brichet, der bessert ein halb jor ab dem hoffe.*

ces hauts lieux de sociabilité au Moyen Âge, aient été strictement défendus aux lépreux, dont on craignait la "contagiosité"[329]. À Saverne, en 1509, l'approvisionnement en eau de la léproserie pose problème. En effet, elle avait baillé au boucher Gabriel Graufthal, pour un cens d'un demi quartaut de seigle, un jardin dans lequel se trouvait une fontaine, mais en réservant aux lépreux le droit d'y prendre de l'eau, d'installer un lavoir *(wesch)* en contrebas de celle-ci et de l'enclore. Le Conseil souhaite déplacer la fontaine à l'intérieur de la léproserie. Graufthal est réticent, car son eau alimente son étang et irrigue son pré, mais finit par accepter, à condition qu'on lui cède le jardin en alleu et qu'on pose une conduite menant à son étang de l'eau provenant de la vasque où l'eau est captée *(ime uß dem schönen stein* [plus loin : *uß dem schönen trog] ein luter schön waßer in sinen weir legen),* donc prise en amont de la fontaine de la léproserie, et par conséquent "non lépreuse" *(schön)*[330]. Les démêlés des lépreux de Saverne au sujet de l'approvisionnement en eau potable rappellent qu'il s'agit d'un problème récurrent dans les villes, en particulier pour ceux qui vivent dans les faubourgs. En effet, plus on s'éloigne du centre, plus les puits se font rares[331], situation qui oblige chaque léproserie à être autonome dans ce domaine. Si l'on y ajoute la peur de la "contagion", on comprend aisément que le puits fasse partie de l'équipement de base d'une léproserie institutionnelle. Il est d'ailleurs fréquemment représenté devant les bâtiments de la léproserie, par exemple pour Rouffach dans la *Cosmographia Universalis* de Sebastian Münster. Mais, tout comme la défense faite aux lépreux de toucher les aliments au marché, l'interdiction d'utiliser les puits de la léproserie ou ceux qui sont en ville mérite d'être placée dans un contexte plus large. Spontanément, nous avons tendance à interpréter ces interdictions à la lumière de nos connaissances pasteuriennes sur la transmission des maladies. Or, en 1524, la commune de Dangolsheim interdit aux Juifs de continuer à prendre, comme ils l'ont fait jusqu'à présent, de l'eau dans le puits du village avec leurs récipients et cuveaux sales [eux aussi sont dits *unrein*, qui veut dire sale ou impur]. Désormais, cela leur est défendu : ils devront se contenter du puits qui leur a été attribué. C'est seulement si leur eau est polluée qu'ils pourront prendre l'eau dans le puits des habitants de Dangolsheim. S'ils se servent de ce puits en dehors du cas cité, ils devront payer 5 ß d'amende à la commune[332]. Les Juifs, comme les lépreux, sont impurs. Tout ce qui a été en

329. SIMON-MUSCHEID K., « Städtische Zierde – gemeiner Nutzen – Ort der Begegnung. Öffentliche Brunnen in mittelalterlichen Städten », dans BRÄUER H. et SCHLENKRICH E. (éd.), *Die Stadt als Kommunikationsraum. Festschrift Karl Czok zum 75. Geburtstag*, Leipzig, 2001, p. 717-718. SIMON-MUSCHEID, Tod aus dem Brunnen ?, p. 150.

330. AM Saverne 313-314/2, p. 34.

331. SCHUBERT E., « Erscheinungsformen der Armut in der spätmittelalterlichen deutschen Stadt », dans BRÄUER H. et SCHLENKRICH E. (éd.), *Die Stadt als Kommunikationsraum. Beiträge zur Stadtgeschichte vom Mittelalter bis ins 20. Jahrhundert. Festschrift Karl Czok zum 75. Geburtstag*, Leipzig, 2001, p. 659-697, ici p. 678.

332. ADBR 8E 84/2 : *Des brunnen halben, als die juden bißhar mit unraynen und unlustigen geschirren oder kùblen in deren von Danckolsheim brunnen wasser gereicht, ist deshalb abgeredt, sie sich irs zugeordneten brunnens benùgen lossen. So aber etwas ungesuberes darin befunden, alsdan und nit anders mogen die juden von dem andern deren von Danckolsheim*

contact avec eux le devient également. Une fois de plus, l'interdiction faite aux lépreux, et aux Juifs, d'utiliser les puits doit être interprétée à un double niveau : il y a d'une part, la peur élémentaire de la "contagion", et d'autre part, le refus de contact avec des gens impurs. Cette interdiction est citée dans les statuts de la léproserie d'Amiens dès 1305[333]. En effet, « l'eau, principe et source de vie pour le corps et l'âme, se situe au centre de l'imaginaire chrétien où elle figure le baptême. Elle permet la guérison corporelle autant que spirituelle. Cependant elle se révèle ambivalente : souillée, fangeuse, elle devient source de maladie, de lèpre et de mort. En raison de sa double fonction, matérielle et spirituelle, l'eau devient vulnérable à une souillure d'une double nature. Et qui mieux que les lépreux [et les Juifs] sont à même d'apporter une souillure ambivalente ? En effet ceux-ci sont considérés au Moyen Âge comme particulièrement contagieux. Et l'eau des puits et des fontaines de la communauté, considérée comme le véhicule privilégié de la contagion, tend à leur être interdite »[334]. La crainte que les lépreux et les Juifs « contaminent cette eau se projette dans l'idée, la créant en quelque sorte, qu'ils désirent corrompre cette eau. [...] C'est évidemment sur le fond de ce jeu de représentations qu'ont pu être formulées les accusations d'empoisonnement des puits et des fontaines portées contre les lépreux »[335] et les Juifs.

4.3.1.9. Évacuation des eaux usées

Cette peur pose aussi le problème de l'évacuation des eaux usées dans ces institutions. À Strasbourg, on défend aux lépreux de jeter l'eau du bain de pieds devant leur maison ou devant leur pavillon de jardin, ou encore devant la cuisine ou la cave, pour que les personnes saines qui passent par là ne soient pas "rendues impures" (*entreiniget werden*)[336]. Cette expression nous rappelle que la lèpre n'est pas seulement une maladie physique mais aussi morale. Pour éviter toute contamination par ce biais, le règlement ordonne de porter ces eaux usées au puisard qui est prévu à cet effet près des bains[337] et que le *klingler* est chargé de nettoyer[338].

---

brunnen wasser nemen, und so sie usserhalb obangezeigter ursachen uber deren von Danckolsheim brunnen zu gen befunden, solle der oder die denen von Danckolsheim abtragen 5 ß.

333. LE GRAND L., *Statuts d'Hôtels-Dieu et de léproseries, recueil de textes du XIIe au XIVe siècle*, Paris, 1901, p. 226 et 229.

334. PICHON G., « Quelques réflexions sur l'affaire des lépreux de 1321 », *Sources. Travaux historiques* 13, 1988, p. 25-30, ici p. 25-26

335. *Ibid.*, p. 26.

336. AMS V 116h f° 55r : *Die siechen sollen ouch kein fuswasser, wieste dücher, winden noch plaster oder desglichen schutten fur ire husser, sumerhusser, kuchin oder keller, noch an kein ander ende, umb das gesunde menschen, die do wandelnt, dovon nit entreiniget werdent.*

337. *Ibid.* : *Dan su sullent solichs tragen und schutten, oder yemans von iren wegen, in das wasserloch by der badstuben.*

338. *Ibid.* : *Und soll die wasserlöcher rumen wanne das notturfft ist.*

4.3.1.10. Les toilettes

Autre installation indispensable dans les léproseries : les toilettes. Elles sont explicitement citées dans les registres de comptes des léproseries[339] et dans le règlement de Strasbourg. Mais, de nuit, les lépreux utilisaient des pots, qu'il fallait vider. Les interdictions contenues dans le règlement permettent d'imaginer les pratiques des lépreux dans ce domaine. De Pâques à la Saint-Michel, il leur est interdit de jeter l'urine depuis leur chambre devant leur maison, à l'avant ou à l'arrière, ni dans le jardin, car des gens sains passent par là. Durant la belle saison, tous ceux qui sont capables de le faire malgré leur maladie devront porter leur urine aux toilettes[340]. À Obernai, le règlement est plus strict : il est défendu aux lépreux de faire leurs besoins ailleurs qu'aux toilettes, sous peine d'une amende de 4 deniers[341].

À la lumière de ces éléments, les léproseries apparaissent comme des institutions dotées des équipements nécessaires au fonctionnement de la vie quotidienne.

4.3.2. Fonctionnement des léproseries

4.3.2.1. L'administrateur ou *pfleger*

Avant d'aborder le rôle de l'administrateur, il convient de faire quelques mises au point concernant le vocabulaire employé dans les documents qui nous sont parvenus. Généralement, le terme utilisé pour désigner l'administrateur est *pfleger*, mais une charte de 1396 cite Claus Engel, *oberster stettemeister und och meister der armen veltsiechen* à Colmar[342]. En 1495, par contre, Thoman von Sulz est dit *stetmeister zu Colmar* et *pfleger des gutleuthuses zu Colmar*[343]. On en déduit qu'à Colmar, à la fin du 14e siècle, le mot *meister* pouvait désigner l'administrateur, que l'on trouve uniquement sous l'appellation de *pfleger* au 15e siècle. À Ingwiller, les deux administrateurs sont appelés *gutleutmeister* encore au 16e siècle[344]. À Neuwiller, à cinq années d'intervalle, les administrateurs sont appelés *gutlùt pfleger* et *gutlùt meister*[345]. Le nom

339. Par exemple pour les travaux de nettoyage et de réparation aux toilettes de la léproserie de Haguenau en 1445/1446, AMH AH 91 : *It. 3 ß von dem sprochhuse zu reinygen. It. 6 ß von dem sprochhuse zu verhegen und pfel zu stossen und dillen darzwuschen zu legen. It. 2 ß ½ umb ein swelle zu dem sprochhuse. It. 14 d umb sparren darzu. It. 3 ß ½ umb ziegeln uff das sprochhus.* Pour la léproserie de Sattelloese en 1604, ADHR 210J/1 : *Item für ein heimlich gemach [...] geben 2 lb.*

340. AMS V 116h f° 55r : *Des glichen sullent ouch alle, die das vor krangheit halp getun mugent, nit schutten iren harn us iren kamern vornan noch hundenan, fur ire hus noch in den garten von Ostern bitz sant Michelstag, dan die gesunden do wandelen. Su sullent die zit solliches tragen und schutten in das sprochhuß.*

341. BNUS Ms. 1577 f° 6v, fin 15e ou début 16e s. : *Item es soll ouch ein yeglichs den hoff sùfer haltten, sin gefyer und noturfft nit anders thun dann inn dem sprochhuß. Wer das brichet, der bessert so dick 4 d.*

342. AMC HOP IV B 1.

343. AMC GG 215/24.

344. ADBR 2G 221/CHARTES 96 et 107, 1549 et 1558.

345. ADBR 2G 322A/4 et 5, 1508 et 1513.

désignant l'administrateur a donc pu évoluer au fil du temps, comme le montre le cas de Colmar, il peut également être différent selon les endroits, alors qu'à Neuwiller, la fonction est désignée par deux noms différents à la même époque. L'imprécision du vocabulaire donne d'autant plus de fil à retordre aux historiens que dans les grandes léproseries la fonction de *meister* (maître) désigne la personne, parfois atteinte de la maladie, qui gère le quotidien des lépreux. Par ailleurs, à Strasbourg, l'imprécision du vocabulaire prouve qu'au 13e et dans la première moitié du 14e siècle, les fonctions d'administrateur (*administrator, gubernator*) et d'économe (*procurator*) ne sont pas encore dissociées. En 1291, Conrad von Rangoldingen est dit *procurator seu administrator generalis leprosorum in Rotenkirche*[346]. Il en va de même pour Nicolaus Swan en 1335[347], Nicolaus Snider en 1346[348] et 1356[349] et Johannes Rhinau, dit *gubernator leprosorum* en 1376 et *procurator leprosorum* en 1377[350]. Swan et Rhinau sont patriciens, Nicolaus Snider a été *ameister* en 1351 et en 1358[351]. Il semblerait que la séparation des fonctions se fasse au courant du 14e siècle[352]. À Saverne, ville épiscopale beaucoup plus petite que Strasbourg et Colmar, la même personne exerce la fonction d'administrateur et d'économe. Les sources citent parfois les deux fonctions ou l'une ou l'autre, sans faire de distinction. Ainsi, en 1420, Heinrich Wannemacher est dit *schaffner* et *pfleger* de la léproserie, en 1427 uniquement *schaffner*[353]. Son successeur, Hans Rebestock, est dit *pfleger* en 1434 et *pfleger* et *schaffner* en 1437[354]. À Rouffach aussi, le *pfleger* semble avoir exercé la double fonction d'administrateur et d'économe[355]. En Alsace, le nom de la fonction désignant l'administrateur d'une léproserie est donc variable selon le lieu, selon l'époque considérée et selon la taille de la ville. D'une façon plus générale, Reicke fait la même observation pour les administrateurs des hôpitaux et des léproseries de l'Empire[356]. À partir du début du 15e siècle, ils sont appelés en allemand *pfleger*, en latin *gubernatores*, tandis que les économes sont appelés *schaffner*, en latin *procuratores*. Mais au moins jusqu'au début du 15e siècle, les termes employés pour désigner les administrateurs ne suffisent pas à les distinguer des économes.

Nous avons peu d'indications à ce sujet en ce qui concerne les villages, si ce n'est pour Reichstett, où, en 1569, le représentant du seigneur (*schultheiss*)

346. SUB III p. 81 n° 256.

347. AMS AH-C 894.

348. SUB VII p. 148 n° 499.

349. AMS AH-C 6467.

350. SUB VII p. 501 n° 1720 et p. 522 n° 1802.

351. HATT J., *Liste des membres du Grand Sénat de Strasbourg*, Strasbourg, 1963, p. 625.

352. Marie-José Nohlen a observé le même phénomène pour l'Œuvre de la cathédrale de Strasbourg : NOHLEN M. J., « La construction de la cathédrale gothique », *La grâce d'une cathédrale*, Strasbourg, 2007, p. 31-62, ici p. 34.

353. AM Saverne Hôp. CH 176 et 361.

354. AM Saverne Hôp. CH. 119 et 178.

355. AM Rouffach CC 65 f° 96r.

356. REICKE, Spital, II, p. 73-75.

assure le rôle d'administrateur de la léproserie[357]. Quelques années plus tard, le marguillier, en accord avec le *schultheiss*, prête de l'argent à Hilten Claus au nom de la léproserie[358].

L'apparition d'un ou de plusieurs administrateurs dans les sources prouve que le processus de mise sous tutelle de l'institution, appelé parfois "communalisation", est achevé. Les administrateurs (*pfleger*) apparaissent comme le lien indispensable entre la léproserie et le Magistrat de la ville, à qui ils prêtent serment. Leurs fonctions sont clairement définies dans le règlement de la léproserie de Strasbourg[359]. Avant tout, ils disposent d'un pouvoir disciplinaire sur l'ensemble du personnel et des habitants de la léproserie. Dans le registre judiciaire qui nous est parvenu, le nom des administrateurs apparaît en tête de chaque sentence, suivi de l'énoncé des faits, qui commence invariablement par "*also den pflegern fürbroht ist*" (on a rapporté aux administrateurs que ...), et qui se termine par la sentence rendue par eux[360]. Les administrateurs vérifient aussi que le chapelain exerce correctement ses fonctions[361], de même que l'économe, qui leur doit obéissance[362]. Si un prébendier (ce terme désigne les lépreux ayant acheté une prébende), un valet ou une servante contrevient au règlement, ils le puniront en fonction de la gravité du cas[363]. Ils ont également le pouvoir d'ordonner à toute personne déclarée lépreuse de quitter la ville, à peine d'une amende dont ils peuvent fixer le montant sans possibilité d'appel[364]. Par contre, si l'économe ou le chapelain fait appel à eux et leur demande de venir à la léproserie, ils devront

357. AMS KS 143/III f° 184r-v, 1569 IX 16 : *Küntz Barthel, schultheiß zu Rinstet, pfleger obgerürts haußes…*

358. AMS KS 184 f° 178r, 1576 V 14 : *der ersam Christman Wintz zu Rychstett, heiligen pfleger daselbst, der also in namen und von wegen ... des selben guttenleuthhauses, ouch der armen krancken, ... mit ... gehell des erbaren schultheissen zu Rychstett...* Merci à M. Schlaefli pour cette référence.

359. Il y en a deux : l'un antérieur à 1429 (AMS V 116h f° 61v-62r) et l'autre de 1466 (AMS 1MR 28 p. 339-341). À Strasbourg, chaque administrateur a en sa possession une version du règlement : *es sint ouch diser bücher dry gliche geschriben, der eins allewegen uff dem hofe sin sol, und ist das selbe birmenten, unnd dan under yedem pfleger eins, die sint bapiren. Also wan ein pfleger zu dem ampte gekosen würt, das man im dan das buche gebe, das der gehebt het, der do abgangen ist, uff das er wissen müge des hofes recht und gewonheit* (AMS V 116a).

360. AMS V 116h.

361. AMS 1MR 28 p. 341, 1466 : *Ouch sollen sie ir ernstlich erfaren donoch haben, schaffen und bestellen, das ein yeglicher cappelon tüge als er dann tun sol, es sy mit singen, mit lesen und anderm, das er dann verbunden ist zu tunde.*

362. AMS 1MR 28 p. 340 : *Sie sollent ouch [...] ernstlich sehen darzu haben, das der schaffener siner sachen ernstlich und dappfferlich nochgange. Ibid.* p. 342, 1466 : *Der schaffener sol ouch den pflegern gehorsam und gewartig sin, alles das zu tunde, das sie ime von des hofes wegen enpfelhen.*

363. *Ibid.* p. 341 : *Weres ouch, das yemans uff dem hofe, es werent pfründener, kneht, kellerin oder yeman anders, dowider tete, als dann in den büchern der ordenunge [...] geschrieben stät, so solent sie das stroffen und bessern, yeglicher geschicht noch [...].*

364. *Ibid.* p. 341 : *Sie sollent ouch maht und gewalt haben, einer yeglichen personen, die do ußgeben ist, uß unser statt zu gebieten, und wie hohe sie gebietent, doby sol das bliben und gehalten werden.*

s'y rendre[365]. Par ailleurs, ils jouent un rôle dans la détection de la maladie, car ils sont tenus de dénoncer aux inspecteurs ceux qui sont suspectés d'être atteints de la lèpre[366].

Les administrateurs sont aussi responsables du patrimoine de la léproserie et de la bonne gestion de ce dernier, en collaboration avec l'économe. Mais dans ce domaine, ils ne pourront rien entreprendre – vendre des biens ou des revenus de la léproserie ou emprunter de l'argent – sans l'aval du Conseil. Ils pourront néanmoins bailler les biens de la cour[367]. Le règlement leur interdit aussi de se faire donner ou bailler des biens de la léproserie[368] et d'emprunter de l'argent au chapelain ou à l'économe de la maison[369].

La gestion des archives leur incombe également. Ils devront conserver les chartes de la léproserie dans un coffre muni de plusieurs serrures. Chaque administrateur aura une clé, ce qui fait qu'on ne pourra ouvrir le coffre qu'en présence de tous les responsables[370]. On devine en filigrane que la gestion des archives n'a peut-être pas toujours été très rigoureuse, car le règlement insiste sur le fait que si l'on sort un document ou plusieurs, il faut le noter, laisser cette note dans le coffre, et remettre les documents à leur place après utilisation[371].

La fonction de *pfleger* a donc de multiples facettes. Les sources nous permettent-elles de préciser le profil des hommes qui ont exercé cette fonction ?

---

365. AMS 1MR 28 p. 339 : *Die selben pflegere sollent sweren an den heiligen, dem hofe der guten lùte getruwelich beroten und beholffen zu sin, und wie dick der cappelon oder schaffener sie zu des hofes redelicher notdurfft besendet, das sie dann gehorsam sient zu kommen und in des hofes sachen getruwelich zu roten und das beste und wegeste zu tunde.*

366. *Ibid.* p. 341 : *Sie mögent ouch wol argwenige lùte den besehern rùgen, wann inen die fùrkomment, als das von alter harkommen ist.*

367. *Ibid.* p. 339 : *Es sollent ouch der guten lùte pfleger und schaffener, so ye zu ziten sint, des hofes eigenschafft, zinse, gùlte und güter nit verkouffen, noch dehein zinse, sie sient abelösig oder lipgedinge, daruff noch uff ùtzit, das dem hofe zugehört, slahen* ; *dann beduhte sie yemer ùtzit, das der hoff hette, zu verkouffen, oder gelt uff abelosunge oder lipgedinge zu des hofes notdurfft uffzunemen, so sollent sie sollichs für die rete und XXI bringen, und denen luter sagen sache, warumb sie beduncket gut sin, das man sollich eigenschafft verkouffen solle, oder warzu man das gelt, das man also uffnemen, bruchen wolt* ; *und was dann die rete und XXI darinne erkennent, dem sol dann nochgangen werden. Doch mögent sie des hofes gùter wol verlihen.*

368. *Ibid. Die pflegere sollent ouch, durch sich selbs, noch niemans von iren wegen, umb den cappelon noch umb den schaffener nùtzit lehenen noch nemen, in deheinen weg, das dem hofe zu gehört.*

369. *Ibid. Sie sollent ouch by den selben iren eyden umb den cappelon und ouch umb den schaffener irs eigenen gelts und guts ouch nùtzit lehenen* ; *so sollent der cappelon und der schaffener by iren eyden inen des nit lihen.*

370. *Ibid. Ouch so sollent die briefe, die do sagent ùber des hofes der guten lùte zinse, gùlte und eigenschafft, gelegt werden in einen trock, der do hinder der pfleger eym ston, und also versorget sin sol mit slossen, das yeder pfleger einen sundren slùssel darzu haben sol, und keyner one den andern darùber komen möge.*

371. *Ibid.* p. 344 : *Und wann man eins briefes oder me, so darinne lege, notdurfftig wurde, so sol man anzeichen, was briefe also daruß genommen werdent, und sollich zeychenunge im troge lossen, und sollent dann die pfleger und schaffener by iren eyden daran sin, was briefe also uß dem troge genommen werdent, die wider darin gehörent.*

Sans surprise, ils sont tous membres du Conseil, quelle que soit la taille de la ville. À Soultz, petite ville épiscopale, les administrateurs sont régulièrement désignés par le terme *unser ratsfrùnd* ou *ratsgeselle* (membre de notre Conseil)[372]. À Haguenau, ils sont deux entre 1446 et 1571, issus de familles d'échevins, comme les Ingold, Brucker, Spengler, Gottesheim, zur Tannen, Jungvogt[373]. À Mulhouse, Colmar, Sélestat, Strasbourg, les administrateurs de la léproserie sont également le plus souvent membres du Conseil[374]. Dans les villes les plus importantes d'Alsace, le nombre d'administrateurs responsables d'une léproserie augmente au fil du temps. À partir de 1520, ils sont trois à Obernai, l'un d'eux étant le *Stettmeister*[375]. La léproserie de Strasbourg semble n'avoir qu'un administrateur jusqu'en 1407. À cette date, deux *pfleger* sont nommés conjointement pour la première fois. Il s'agit de Johann zum Trübel et de Hansemann Beyer[376]. En 1442 et 1443, leur nombre passe à trois[377]. Puis, pendant vingt ans, on n'en repère plus que deux. Mais à partir de 1466, ils sont à nouveau trois à exercer cette fonction[378]; désormais, il y aura un *pfleger* issu du patriciat en plus des deux issus des corporations[379]. Depuis le milieu du 15e siècle, l'un d'entre eux est régulièrement un ancien *ammeister*[380]. À Strasbourg, des administrateurs apparaissent à partir de 1309. Leur première mention est celle de Jakob von Barre et Walter von Meistratzheim, *procuratores*[381]. Or, si le second, à en juger par les autres actes où il agit – parfois avec le qualificatif de *conversus* –, est clairement un économe, le premier, chevalier et membre du Conseil, a nettement le profil d'un administrateur. En effet, cette fonction est presque exclusivement réservée à des membres du Conseil. Les seules exceptions sont Claus Schwarber (1386-91), écuyer, d'une famille de premier plan, Johann Renner (1402-47), drapier, qui n'est entré au Conseil que 14 ans après sa première mention comme administrateur, et Caspar Keller en 1547[382].

372. AM Rouffach JJ 14 Charte 418, 1442 : *Zschenlin Vompirr, unserm lieben ratsgesellen [...], als ein pfleger des gutleuthuses zu Sulz.* AM Rouffach GG 73, 1501 : *Cunrad Trutman, burger und unser ratsfrùnde allhie zu Sulz.* AM Soultz GG 2/7, 1520 : *Rudolf Saltzman, unser ratsfrùnd.*

373. Voir p. j. 4.

374. MIEG, Léproserie de Mulhouse, p. 84. Pour Colmar, AMC GG 215/12. 1452 : *Weltschin von Beblenheim und Werlin Kußpfenning, beide des rats und pflegere des huses zu den guten lùten.* Pour Sélestat, ADAM, Histoire des Hospices, p. 60. Pour Strasbourg, voir p. j. 4.

375. MULLER, Léproserie d'Obernai, p. 74-75.

376. AMS AH-C 201/1, 1407 VIII 23.

377. AMS 1AH 7426 f° 84r, 1442 : *Herr Cune zu dem Trùbel, Hans Renner der alte, Cleinhans Pfettesheim.* AMS AH-C 4800, 1443 : *Her Cune zum Trùbel, Johannes Renner der alte und Hans Renner der junge.*

378. À Fribourg en Brisgau, l'évolution est la même, malgré un décalage chronologique : le premier *pfleger* est cité en 1272, ils sont deux à partir des années 1330/1340 et trois à partir des années 1370 : KNEFELKAMP, Fürsorgewesen der Stadt Freiburg, p. 67-68.

379. AMS 1MR 28 p. 339 : *Als yetz zwen pfleger sint zu den gutenlùten, bede von den antwercken, do sol man inen noch einen zu geben, der ein constofler ist, also das ir drye werdent.* Voir aussi AMS 1AH 203/1, règlement de 1466.

380. Cf. p. j. 4.

381. SUB III p. 196 n° 643, 1309.

382. AMS 1R 10 f° 423r.

À partir de 1332, les *Constofler* (patriciens) ne sont plus seuls à siéger au Conseil, ni à devenir administrateurs de la léproserie. Ils sont néanmoins encore quinze à exercer cette fonction jusqu'en 1500 (25 jusqu'en 1686), contre onze représentants des corporations (33 jusqu'en 1686). Parmi les premiers, on trouve à la fois des représentants de grands lignages – trois Zorn (1479-81, 1511-17, 1615), deux Müllenheim (1467-75, 1560-75), un Schwarber (1386-91), un Kageneck (1484), quatre Boecklin (1485-1500, 1502-07, 1537-44, 1662), deux Sturm (1415-29, 1552-53), deux Ellenhard (1378, 1521-31), deux zum Trübel (1392-1412, 1440-45) – et, du moins jusqu'au milieu du 15e siècle, de familles moins connues – Jakob von Barr (1309-18), Nikolaus (zum) Schwan (1335-42), Henselin Rhinau (1367-77), KleinHans Pfettisheim (1429-42). Si l'on prend leur présence au Conseil[383] comme critère de leur poids politique, on en trouve quelques-uns qui n'y ont siégé que deux ou trois fois (Nikolaus Schwan, Werner Sturm), voire jamais (Claus Schwarber), alors que d'autres ont été *Stettmeister* à de nombreuses reprises (Cune zum Trübel sept fois, Wirich Boecklin et Adam Zorn huit fois, Wilhelm Boecklin et Jakob Sturm dix fois, Diebold von Müllenheim et Peter Ellenhard onze fois).

Les mêmes remarques s'appliquent aux administrateurs issus des corporations. S'il s'en trouve quelques-uns qui n'ont fait qu'un bref passage au Conseil (Voeltzel une seule fois, Woerlin deux fois), si Caspar Keller semble même n'y avoir jamais siégé, la plupart y ont été présents de longues années comme conseillers, ou plus souvent aussi comme Ammeister. À partir du milieu du 16e siècle, presque tous ont aussi siégé parmi les XXI, les XV et/ou les XIII, mais c'est souvent après leur nomination comme administrateurs. Et si l'on trouve parmi eux des personnages peu connus, comme le batelier Hansemann Beyer, le marchand Voeltzel, fils de Hans Volz, ou Philipp Woerlin, d'autres plus nombreux sont de familles de premier plan, dont certaines, plus tard, sont devenues nobles (Museler, Mieg, Ingold, peut-être Volz) ou n'ont pas été loin de le devenir (Renner, Arge, Rotschild). Aussi bien les administrateurs Claus Renner (1458-86)[384], Blasius Dolde (1490-93), Stephan Rotschild (1493) et Peter Museler (1505-11) portent-ils dans des sources de la léproserie le titre de *Junker*.

À Strasbourg, au milieu du 15e siècle, la rémunération des administrateurs est plutôt symbolique : ils perçoivent chacun trente sous à Noël et cinq lors de la reddition des comptes. Ils ont également droit à une gratification, un demi *vierteil*[385] de vin et deux chapons à la Saint-Martin[386]. À Masevaux,

383. Déterminée d'après HATT, Liste de membres. Pour le 14e s., il est prudent de contrôler ses données d'après les *Ratslisten* des t. III et VII de SUB.

384. Claus Renner est même appelé *edelknecht* (écuyer) en 1474 ; les Renner font un très court passage dans la noblesse au milieu du 15e siècle, mais ont dû y renoncer. Ils reviennent aux corporations peu après, cf. ALIOTH M., *Gruppen an der Macht. Zünfte und Patriziat in Strassburg im 14. und 15. Jahrhundert. Untersuchungen zu Verfassung, Wirtschaftsgefüge und Sozialstruktur*, I, Bâle, 1988, p. 247-248.

385. HANAUER, Études économiques, 2, p. 17 : le *vierteil* ou *viertel* vaut 4 pots, soit de 6 à 8 l.

386. AMS 1MR 28 p. 340.

l'administrateur reçoit sept livres au titre de ses fonctions et pour avoir voituré du bois[387]. Mais dans ce domaine aussi, il est important d'étudier le phénomène sur la longue durée avant de tirer des conclusions péremptoires. À Haguenau, au milieu du 15e siècle, Johann Pauler, administrateur, "considérant la pauvreté des lépreux", leur donne un bien rentier aux bans de Gebolsheim, Mommenheim et Waltenheim[388]. Jusqu'en 1460, les administrateurs ne perçoivent aucune gratification pour leur fonction. Mais, petit à petit, leurs successeurs s'intéresseront plus à leur profit personnel et moins au bien-être des lépreux. De modestes au départ, leurs gratifications pèsent de plus en plus lourd dans la balance comptable de l'établissement : un florin en 1461, une livre en 1462, deux en 1466, quatre en 1476, cinq en 1487 et plus de six en 1539. À ces versements en numéraire s'ajoutent à partir de 1484 des frais pour un repas pris en commun lors de la reddition des comptes et des cadeaux en nature : carpes, brochets, pains d'épices[389]. Plus graves encore sont les malversations imputées à certains administrateurs. En 1482, le bourgmestre de Mulhouse, Nicolaus Boïhart, a profité de sa fonction d'administrateur de la léproserie de Mulhouse pour vendre "à son profit cinq quartauts de seigle, et ceci à un prix supérieur aux taxations de la ville. Il fut condamné, pour ce double délit, à cinquante livres d'amende, et tenu de signer en outre une caution juratoire"[390]. De telles accusations marquaient souvent la fin de la carrière politique de l'administrateur. Ce fut le cas d'Ulrich Meltinger, administrateur de la léproserie de Bâle depuis 1477 et membre du Conseil depuis 1472. Lors de son procès en 1494, on lui reproche de ne pas avoir séparé ses comptes privés de ceux de la léproserie. Cette mise en cause semble de mauvaise foi, car il s'agit d'une pratique courante à l'époque. On l'accuse également de détournement d'argent et de falsification de chartes à son avantage. Comme on ne dispose plus des sources permettant de vérifier cette accusation, il est difficile de faire la part des choses. Par contre, il a signé une reconnaissance de dette, qui pourrait faire croire à sa culpabilité – à condition qu'il l'ait fait librement. Une seule chose est sûre : après 1494, Meltinger n'appartiendra plus jamais au Conseil de la ville. On ne le retrouve plus non plus dans les actes de sa corporation[391].

La fonction d'administrateur est aussi une fonction honorifique, qui confère un certain prestige à celui qui l'exerce. Elle permet de marquer l'institution de son empreinte et de magnifier la famille. C'est ainsi qu'en 1601, les trois administrateurs de la léproserie de Strasbourg font peindre leurs armoiries

387. AM Masevaux GG 54/1 p. 19 : *Hat der pfleger* [Friderich Fasius] *daß jor für sin jorlon 7 lb. und für das holtz füren.*

388. AMH AH 86/28, 1440.

389. HANAUER A., *Le protestantisme à Haguenau*, Strasbourg, 1905, p. 196-201.

390. MIEG, Léproserie de Mulhouse, p. 86.

391. STEINBRINK M., *Ulrich Meltinger. Ein Basler Kaufmann am Ende des 15. Jahrhunderts* (Vierteljahrschrift für Sozial- und Wirtschaftsgeschichte, Beiheft 197), Stuttgart, 2007, p. 197-204.

et celles de l'économe sur le poêle de la léproserie[392]. L'attractivité de la fonction est telle que certains n'hésitent pas à l'exercer dans sept institutions différentes de la ville. C'est le cas de Cune Nope, ancien *Stettmeister* et administrateur de la léproserie entre 1450 et 1455, mais aussi de l'Œuvre Notre-Dame, qui est la fabrique de la cathédrale, des Dominicains, des Franciscains, des Dominicaines de Saint-Jean-aux-Ondes, des bégards du Marché-au-Vin et de la chapelle *zum ellenden Kreuz* extra-muros[393]. Johannes Melbrüge, administrateur de la léproserie entre 1458 et 1465, cumule trois *Pflegereien* : la léproserie, Saint-Jean-aux-Ondes et l'œuvre Saint-Martin, la fabrique de l'une des neuf paroisses de la ville[394]. Pour remédier à ces cumuls abusifs, le Magistrat décrète dans la 2e moitié du 15e siècle que dorénavant un administrateur ne pourra exercer ses fonctions dans plus de deux institutions de la ville, mais il ne pourra en choisir qu'une parmi les quatre qui relèvent directement du Magistrat (*zu der stat handen stont*), à savoir l'Œuvre Notre-Dame, le grand Hôpital, l'*Elendenherberge* et la léproserie[395].

Combien de temps un administrateur élu par le Conseil pouvait-il exercer ses fonctions ? Les cas de figure semblent variables en Alsace. À Rouffach, il change pratiquement chaque année[396]. À Beblenheim, le compte de 1605 nous apprend que, selon la coutume, l'administrateur est nommé pour quatre ans[397]. À Masevaux, la durée ne semble pas faire l'objet d'une limitation, car Friedrich Fasius est cité comme *pfleger* entre 1516 et 1528[398]. À Strasbourg, ils sont nommés à vie. Johannes zum Trübel est attesté dans cette fonction de 1392 à 1412[399], Hans Renner le vieux de 1432 à 1447[400], Hans Renner le jeune de 1450 à 1454[401], *junker* Claus Renner de 1455 à 1486[402]. Ces exemples montrent également que certaines familles accaparaient le poste d'administrateur. La famille Renner semble avoir été particulièrement impliquée dans la gestion de la léproserie, car en 1402 et à nouveau entre 1410 et 1429[403], Hans Renner est cité comme économe de la maison.

---

392. AMS 1AH 4605, compte de 1601, f° 79r : *Item Hilario Dietherlin dem maler hab ich entrichtet [...] der drei herren pfleger wapen sampt der rothen kirchen und mein des schaffners in die schilt des krantz des oberen offens zu mahlen.* Au Grand Hôpital de Strasbourg aussi, les armoiries des administrateurs étaient représentées sur le poêle.

393. AMS 1MR 30 p. 140-142.

394. *Ibid.*

395. AMS 1MR 17 f° 71r, 2e moitié 15e siècle.

396. MICHEL, Histoire de la maison Saint-Jacques, 3, p. 174 à 179 donne la liste des administrateurs de la léproserie entre 1444 et 1788. Peu d'entre sont restés en fonction deux ans; d'autres, plus rares encore, trois ou quatre ans.

397. AN S 4820 : *Georg Specht pfleger zu Beblenheim. Und soll dise pflegschafft, wie von altem herkomen, vier jar lang tragen, dagegen ime ein leidenliche belonung erstattet werden.*

398. AM Masevaux GG 54/1.

399. SUB VII p. 751 n° 2595, AMS AH-C 3811 et AMS AH-C 941.

400. ADBR G 5441/4 et AMS AH-C 2757.

401. AMS V 116h f° 4r et AMS AH-C 941.

402. AMS V 116h f° 7r et AMS V 116h f° 28r-v.

403. AMS AH-C 893, AMS AH-C 916 et AMS AH-C 3566.

De façon générale, il semblerait que le plus souvent les administrateurs étaient nommés à vie (Voir p. j. 4).

Le rôle de l'administrateur s'avère multiple : courroie de transmission indispensable entre le Conseil de la ville et l'institution, il agit sur le plan tant de la discipline que de la gestion. La fonction de *pfleger* est sans conteste une fonction prestigieuse, souvent exercée par les familles les plus en vue des villes alsaciennes. Au fil du temps, elle est d'autant plus attirante qu'elle est mieux rémunérée. Elle est couramment citée dans les diverses institutions d'assistance de l'Empire.

4.3.2.2. L'économe ou *schaffner*

Comme pour l'administrateur, les termes désignant l'économe prêtent à confusion. À Mulhouse, en 1430, Quirin Junge porte le titre de *pfleger* ou *schaffner*[404]. À Ingwiller, un administrateur n'est jamais nommé. Seul apparaît dans les chartes l'économe ou *schaffner*[405]. La confusion entre les deux termes devient évidente lorsque deux *schaffner* apparaissent dans les sources[406], car contrairement aux administrateurs qui pouvaient être à plusieurs, il n'y avait jamais deux économes. Nous avons également vu qu'à Strasbourg, la distinction entre administrateur et économe a mis du temps à s'imposer. D'après les règlements qui nous sont parvenus, l'économe est avant tout responsable des finances de la maison. Il lui incombe de collecter régulièrement, chaque année, les cens, rentes et revenus divers de la léproserie[407]. Lui aussi, tout comme les administrateurs, doit prêter serment et promettre d'œuvrer pour le bien de l'institution. À Strasbourg, il doit remettre les cens en argent au chapelain d'après le règlement d'avant 1429, puis aux administrateurs, d'après le règlement de la 2e moitié du 15e siècle[408]. S'il reçoit des dons destinés aux lépreux, il doit en informer les *pfleger*, pour que ces derniers puissent agir au mieux[409]. Le règlement de Strasbourg insiste sur le fait que l'économe n'est pas tenu de collecter l'argent qui revient aux lépreux individuellement, mais uniquement celui de l'institution[410].

---

404. MIEG, Léproserie de Mulhouse, p. 84.

405. ADBR 2G 61/CHARTES 23, 243, 161, 88, 160, 224, 225.

406. C'est le cas à Ingwiller, ADBR 2G 61/CHARTES 23, 1455 XI 11 : Vente d'une rente à *Rulman Seiler* et *Jeckel Gerwer [...] in namen der armen veltsiechen des gutenlütehuses zu Ingwilr und iren nachkomen der schaffener*. Deux *schaffener* sont encore cités à Ingwiller en 1565 : ADBR 2G 61/CHARTES 160 et 161.

407. Pour Strasbourg, AMS V 116h f° 61r : *Es sol ouch ein yeglicher schaffener [...] sweren, das er alle gulte und zinse und ander gevelle, die dann der hoff het [...], getruwelichen ingewinne. Er sol ouch, so beste er kan und mag, keine gulte noch zinse uss lossen ston, also das eine gulte oder zinsen die ander rüret, ungeverlichen.*

408. AMS V 116h f° 61r : *Was pfennigzinse er ingewinnet und nymt, die sol er alle zitt dem cappellon antwurtten.* AMS 1MR 28 p. 342 : *Was er innymmet von pfennigzinsen, die sol er allzyt den pflegern antworten.* Cette évolution traduit peut-être le recul du rôle du chapelain.

409. AMS V 116h f° 61v : *Weres es ouch, das yemans ut gebe, es were gelt oder geltes wert, [...], das sol er nemen [...], und es den pflegern sagen, und sollichs ouch anschriben, wer es dann geben hat, uff das sich die pflegeren ouch wissent darnach zu richten.*

410. AMS V 116h f° 61v : *Er sol ouch nit verbunden sin, yeglichem siechen in sunderheit ut*

Chaque année, il doit rendre compte de sa gestion aux administrateurs[411], en produisant deux livrets de comptes, l'un pour la ville et l'autre pour la léproserie. À Colmar, le règlement évoque aussi un certain nombre de tâches pratiques qui lui incombent : distribuer des chemises en lin aux lépreux étrangers et à ceux de la maison pour le Nouvel An, suivant la fondation ; payer le chapelain, qui a droit annuellement à un quartaut de grain et à un autre d'orge. En cas de décès d'un lépreux, il doit faire l'inventaire de ses biens, et avec le conseil de l'administrateur, vendre ou conserver les différents objets. C'est également à lui d'engager une cuisinière capable, à qui il fournira les ingrédients. Deux fois par an, à Noël et à la Saint-Jean, il devra, en présence de la cuisinière, ouvrir la boîte dans laquelle les lépreux étrangers ont glissé leur obole pour la nuit passée à la léproserie. La cuisinière touchera la moitié de la somme, l'autre moitié devra être notée parmi les revenus de la maison[412]. Toujours à Colmar, l'économe doit faire en sorte que le règlement soit respecté et dénoncer tout manquement à l'administrateur[413].

Que peut-on dire des personnes qui ont exercé cette fonction dans les léproseries alsaciennes ? À Strasbourg, en 1307, l'économe Walter de Meistratzheim est dit *conversus*[414]. En 1318, son successeur, Johannes Klein, est prêtre[415]. Quatre ans plus tard, l'économe de la léproserie est frère Ludwig Hanneberg[416]. Les différents titres donnés aux économes de la léproserie au début du 14e siècle mettent en lumière l'organisation religieuse de cette communauté. Il en allait de même au Grand Hôpital de Strasbourg, où les économes sont également frère ou prêtre au 14e et même encore au 15e siècle[417]. À Mulhouse aussi, le *schaffner* cité en 1430 est un ecclésiastique[418].

Curieusement, à Haguenau, le premier économe de la léproserie cité dans les sources en 1366 est une femme, Edelin Steingesser[419]. Avec Else von Reichshofen, économe des Franciscains de Haguenau en 1389[420], c'est la seule

---

des synen inzugewinnen noch zu samelen, dan er sol das tun, das dem gemeinen hoff und der messen zu gehoret, also das harkommen ist.

411. AM Colmar GG 213/1 : *Ouch alles sein innemen und ußgeben jarlich, so er erfordert wirdt, güete erbare uffrechte rechnung zu geben einem pfleger von des hauses wegen.* AMS V 116h f° 61v : *Er sol ouch alle jore uff die sungichten, und wanne es die pfleger gehebet wollen haben, eine rechenunge tun von allem innemen und ussgeben, also das harkommen ist.*

412. AM Colmar GG 213/1.

413. *Ibid. Darob und daran zu sein, das die ordnung, so ein ersamer rath heimschen und frömbden armen kinden geben, steiff und steet gehalten werde. Auch wo sich in derselben fääl oder mangel zuetragen, sollicheß einem pfleger zu ruegen.*

414. AMS AH-C 911/14.

415. SUB III n° 900, p. 273.

416. AMS AH-C 911/17.

417. WINCKELMANN, Fürsorgewesen, I, p. 15-16.

418. MIEG, Léproserie de Mulhouse, p. 84.

419. AMH AH 86/6 : *[...] der erbern vrowe Edelin Steingesserin, einer burgerin zu Hagenow, der guten lute schaffnerin zu sant Gilgen zu Röpach.*

420. ADBR H 1181/23.

schaffnerin connue dans toute l'Alsace médiévale[421]. Un économe manie de grosses sommes d'argent, se déplace beaucoup, négocie avec des paysans et des artisans, este fréquemment en justice, autant d'activités auxquelles une femme, au Moyen Âge, est rarement préparée. Il convient donc de se demander qui était Edelin Steingesser. En 1357, elle habite à Haguenau, *in Ortliebengasse* (auj. rue Clemenceau)[422]. Elle fonde plusieurs messes dans diverses institutions religieuses de la ville : chez les Guillemites[423] et à l'église paroissiale Saint-Georges en 1360[424], deux ans plus tard à l'église de la léproserie[425]. En 1364, elle donne aux malades du Nouvel Hôpital un pré à Haguenau[426]. Il s'agit donc d'une femme fortunée et pieuse, qui a peut-être été béguine[427]. Cela ne suffit néanmoins pas à expliquer qu'elle assume un rôle peu compatible avec ce que nous croyons savoir du statut de la femme médiévale en Alsace.

Par la suite, le poste d'économe est uniquement occupé par des hommes, laïcs et bourgeois de Haguenau. Le premier, Erlewin Reisser, est un drapier, d'une famille d'échevins bien connue. Il est cité entre 1367 et 1372[428]. Son successeur est Jeckelin Werin, également drapier[429]. Puis, pendant plusieurs décennies, à de rares exceptions près, ce sont des cordonniers qui sont économes de la léproserie (cf. p. j. 4). L'un d'entre eux, Jacob von Worms, va gérer la fortune de la léproserie pendant 32 ans (1463-1495)[430]. Il laisse des livrets de comptes très détaillés, qui permettent de reconstituer la vie quotidienne des lépreux. C'est aussi le premier économe de Haguenau qui ait eu des fonctions municipales. En 1482, il est dit *altlonherr*[431] : il a donc été responsable des travaux publics. Il est nommé échevin en 1494[432], devient *marschalk* avant 1508[433]. La compétence d'un scribe est utile à l'économe, tenu de rendre des comptes chaque année aux deux administrateurs institués par la ville pour contrôler le bon fonctionnement de l'établissement. Son successeur, Michel Port, qui a commencé comme scribe, cumule la fonction

421. RAPP F., « Gestionnaires et gestion des établissements religieux et charitables à Strasbourg au Moyen Âge », *AEA* 43, 1984, p. 73-86, ne cite aucune femme parmi les 128 économes qu'il recense, mais note qu'au 14e siècle les *schaffner* sont le plus souvent clercs, au 15e siècle majoritairement laïcs – ce qui se confirme en gros pour les léproseries.

422. AMH GG 185/44.

423. AMH GG 19/1.

424. AMH GG 146/4.

425. AMH AH 86/5.

426. AMH AH 19/26.

427. Voir CLEMENTZ, Beginen im Elsaß, p. 112-113.

428. AMH AH 86/7-8.

429. AMH AH 86/9, 1374.

430. AMH AH 91, 1463, et AH 89/22, 1495.

431. AMH AH 88/32.

432. HANAUER/KLELE, Statutenbuch, p. 84-85.

433. AMH AH 88/34.

d'économe de la léproserie[434] et de la paroisse Saint-Georges de Haguenau[435]. Il est élu échevin en 1509[436].

Pour les autres villes, seuls quelques noms nous sont parvenus (cf. p. j. 4).

Quel jugement peut-on émettre sur la qualité de la gestion des économes de Haguenau ? Malgré une documentation lacunaire, les livrets de comptes n'étant pas tous conservés, certaines caractéristiques méritent d'être relevées. Claus Hanneman (1438-1450) réinvestit régulièrement l'argent sous forme de prêts à des particuliers, d'un montant inférieur ou égal à une vingtaine de livres[437]. Si sous son administration, la maison a été déficitaire plusieurs années[438], on peut supposer que c'est dû aux travaux effectués pour la reconstruction du bâtiment hébergeant les lépreux et éventuellement de l'église[439]. Pourtant, fort curieusement, aucune dépense liée à une quelconque construction n'apparaît dans les livres de compte à cette époque. Contrairement à Hanneman, l'économe Jacob von Worms semble avoir privilégié le prêt d'argent à des institutions. En 1475 et à nouveau en 1477, il prête respectivement 100 lb. et 250 florins à la ville de Haguenau à un tarif avantageux pour la ville[440]. En 1487, il avance 40 florins aux Guillemites de Haguenau et 100 florins aux chevaliers teutoniques de Dahn[441]. En 1490, il s'octroie à lui-même un prêt de 100 florins au taux préférentiel de 4%. En effet, la même année, il avance la même somme au noble Hans Nagel [von Koenigsbach] à 5%[442]. Son gendre et successeur, Michel Port, empruntera lui aussi 200 florins à la léproserie[443]. La balance comptable de Jacob von Worms semble avoir été régulièrement excédentaire, le solde variant entre quelques dizaines de livres et 150 en 1478[444]. Les réserves de grain sous son administration sont importantes[445]. On peut se demander s'il ne le stockait pas pour le revendre lorsque les prix flambaient, ce qui témoignerait d'une gestion rationnelle des ressources de la maison. En 1477, par exemple, il vend 190 quartauts de seigle pour la coquette somme de 43 lb., soit un peu plus de 54 d le quartaut[446]. Or, à Strasbourg, le quartaut de seigle varie entre 31 et 40 d entre 1464 et 1476. Il en vaut 46 en 1477 et 42 en 1478[447]. Worms a donc bien choisi son moment pour porter les 190 quartauts de seigle au marché où il les vend plus cher qu'à Strasbourg. Il

434. Il est cité entre 1495 et 1509 : AMH AH 90/68 et AH 91.
435. Il est cité dans cette fonction entre 1491 et 1519 : AMH GG 254-256.
436. HANAUER/KLELE, Statutenbuch, p. 84-85.
437. AMH AH 91.
438. En 1440, 1441, 1443, 1446 : AMH AH 90/23, 24, 25 et 27.
439. AMH AH 86/22, 1438.
440. AMH AH 91, 1475.
441. AMH AH 91; Dahn, habitat disparu près d'Offwiller (canton de Niederbronn).
442. AMH AH 91.
443. AMH AH 91, 1509.
444. AMH AH 91.
445. AMH AH 91 : 338 quartauts en 1470, 368 quartauts en 1475 et 383 en 1476.
446. AMH AH 91.
447. HANAUER, Études économiques, II, p. 93.

agrandit également le domaine de la léproserie en achetant pour plus de 50 lb. la ferme voisine avec ses dépendances en 1486[448]. En 1494, il fait renouveler les terres du bien rentier de Mommenheim[449]. Toujours à Haguenau, l'économe (*schaffner*) perçoit 4 lb. par an en 1475, alors que le berger doit se contenter d'un salaire annuel de 1 lb. 14 ß[450].

4.3.2.3. *Meister* et *meisterin, hausvater* et *hausmutter*

Personnage incontournable dans la vie d'une léproserie, le maître ou la maîtresse était continuellement sur place. Lui aussi a une fonction de surveillance et de gestion. À Colmar et Sélestat, il porte le titre de "père de la maison" (*hausvater*) – une "mère de la maison" (*hausmutter*) est citée à Colmar – et doit prêter serment de faire respecter le règlement et de dénoncer tout manquement à l'administrateur. C'est également lui qui est tenu de signaler à ce dernier les négligences de l'économe ou du fermier (*meiger*) de la cour. Il est également responsable du ménage de la maison, de la qualité et de la conservation du pain et du vin, et doit veiller à ce que personne ne puisse y avoir accès entre les repas. Il doit maintenir la cave propre et fermée, et faire en sorte que le bois de chauffage soit livré à temps[451]. À Strasbourg et Haguenau, les sources évoquent un maître (*meister*) ou une maîtresse (*meisterin*) de la léproserie. Une fois de plus, la même fonction porte des noms différents selon les lieux. Elle aussi a probablement évolué au fil du temps. À Haguenau, le premier *meister* est cité en 1348, date à laquelle il achète une rente pour la léproserie[452]. En fait, à cette date, le maître semble faire fonction d'économe. Puis les sources sont muettes pendant plus d'un siècle. Ce n'est qu'en 1465 que le maître et sa femme apparaissent parmi le personnel rémunéré de la maison, pour peu de temps d'ailleurs[453]. On peut raisonnablement supposer qu'après 1366, date de la première mention d'un économe à Haguenau, le maître, éventuellement avec sa femme, est responsable de la bonne marche de l'établissement. Il s'agit donc d'un couple de gestionnaires comme il y en a dans les hôpitaux à cette époque. L'exemple de Haguenau montre bien qu'au fil du temps les fonctions se diversifient et que les dénominations changent.

Que sait-on des personnes qui ont exercé cette fonction ? À Haguenau, au Moyen Âge, il est très probable qu'elles n'aient pas été lépreuses. En effet, les comptes de la léproserie citent régulièrement le maître (*meister*) et sa femme. Cette dernière vend du fromage et du beurre fondu au marché de Strasbourg[454]. On voit difficilement une lépreuse dans ce rôle. Son mari reçoit une gratification, tout comme l'économe ou l'administrateur, au moment de

448. AMH AH 89/1.
449. AMH AH 89/58.
450. AMH AH 91.
451. AM Colmar GG 213/1.
452. AMH AH 89/86. Il s'agit de Conrad Sunnesheimer.
453. AMH AH 91 : *6 lb. dem meister und siner frouwen zu lone.*
454. AMH AH 91, 1492.

la reddition des comptes[455]. Il était aussi invité aux agapes qui avaient lieu à cette occasion[456]. Son rôle de parrain, évoqué à plusieurs reprises, permet d'écarter avec beaucoup de vraisemblance l'hypothèse d'un lépreux dans le rôle du maître à partir de la deuxième moitié du 15e siècle[457]. Par contre, à partir de 1546, le *meister* sera choisi dans la famille de Heinrich Eberhart de Hüttendorf, prévôt de Surbourg et chanoine à Saint-Pierre-le-Vieux à Strasbourg. Pour assurer l'office de *meister* à un membre de sa famille *(uß meiner freindschafft und plietsverwanten)*, de naissance légitime et célibataire, Eberhart a fait une donation de 400 florins à la léproserie[458]. L'accord entre la léproserie et Heinrich Eberhart est surprenant, mais est probablement le résultat d'une mauvaise passe financière. Il n'est néanmoins pas sûr que cet accord ait été mis en application, car dès 1551, le compte cite la femme du maître de la léproserie[459].

À Strasbourg, le tableau est fort différent, car les maîtres et maîtresses connus sont des membres de la communauté des lépreux, bourgeois de la ville, qui, avec l'accord des administrateurs, ont été élus à cette fonction par leurs pairs. Le règlement les oblige à l'accepter, même s'ils ne le souhaitent pas[460]. L'exemple de Kettrin Brotbecker montre qu'on ne plaisantait pas avec cet article du règlement. En 1450, cette dernière est élue *meisterin*. Elle essaie de se dérober, mais on lui ordonne d'accepter, sous peine d'être renvoyée de la léproserie et de perdre sa prébende[461]. L'une des difficultés majeures de cette fonction était de se faire obéir. Le jour de Noël 1486, Andres Koenig, un lépreux pauvre du Schnelling, désobéit – une fois de plus – au maître en refusant d'aller quêter en ville avec les autres. Koenig répond au maître : "j'irai quand vous irez", à quoi le maître répond : "Pourquoi serais-je *meister* si je n'avais pas droit à quelque avantage ?"[462] La fonction ne devait pas être

---

455. AMH AH 91 : En 1495, Hans Ubel reçoit 3 ß à cette occasion, 4 ß en 1496 et autant en 1497.

456. AMH AH 91, 1497 : *3 ß 4 d verzerten myn herren die pfleger, ouch her Michel zur Thannen, der meister, und ich [...] uff den tag als die nechste rechenung geschah.*

457. AMH AH 91, 1495 : *2 ß der meisterin, ein kynt zu Schweighusen zu heben.* 1501 : *2 ß geben dem meister, als er Conrat von Kirnen kint hub.* 1508 : *2 ß dem meister [...], des scheffers von Harthusen dochterman ein kindt uber douff zu heben.*

458. AMH AH 86/47, 1546 : *[...] ein mans person, so chelich und von fromen eltern geboren, ouch mit weib und kinden nit behafft, zu einem meister den pflegern zu nominieren und zu presentieren.*

459. AMH AH 93/18. Les comptes entre 1545 et 1551 ne sont pas conservés. Dans les comptes de 1558, 1563, 1577, 1578 et 1593, la femme du maître est également citée.

460. AMS V 116h f° 56r, règlement du 15e siècle : *Su sullent ouch keine meisterin uff dem hoffe machen, kiessen noch welen, one wissen und willen der pflegere, und wen su mit der willen zu meisterin erwellent, die sol sich des nit widern, dann er sol gehorsam sin, one die parsonen, die nit burger sint.*

461. AMS V 116h f° 5r, 1450 : *Kettrine Brotbeckerin ist zu eine[r] meisterin gemaht und erwelet [...] und wart die vorgenante Brotbeckerin gemaht mit der pflegern willen, und sù satte sich do wider, das sù nit meinet, das sù eine meisterin sin solte* ; *also wart ir gebotten by dem hoffe und der pfrünen zu verlieren, das sù gehorsam were ; das dett sù und was den pflegern gehorsam.*

462. AMS V 116h f° 28r : *[...] wen ir gont, so wil ich* [Andres Kunig] *ouch gon. Antwurt im der*

plaisante, car un autre article du règlement stipule qu'on ne pourra forcer à exercer cette responsabilité ceux qui ne sont pas bourgeois de la ville, ni ceux qui sont bourgeois et qui occupent des maisons individuelles[463], c'est-à-dire ceux qui ont les moyens de s'acheter confort et intimité.

Plusieurs maîtresses de la léproserie de Strasbourg apparaissent dans l'obituaire de la communauté. À la date du 11 septembre, la notice consacrée à sœur Anna de Bibelnheim, maîtresse à la léproserie, insiste sur le bien que cette dernière a fait à l'institution[464]. Il en va de même pour Clara Beer en 1363[465]. Trois d'entre elles au moins ont institué des messes anniversaires à l'église de la léproserie[466]. À Strasbourg, plusieurs maîtres apparaissent également dans les sources (cf. p. j. 2). Strasbourg est la seule ville d'Alsace où chaque catégorie de lépreux, hommes ou femmes, dispose d'un maître ou d'une maîtresse.

Pour conclure, il faut remarquer que l'office de maître représente des réalités bien différentes selon les lieux et selon l'époque. Par ailleurs, seules les léproseries d'Obernai et des quatre plus grandes villes d'Alsace, à savoir Sélestat, Colmar, Haguenau et Strasbourg, disposent d'un *meister* ou/et d'une *meisterin* parmi leur personnel. Plus une léproserie est importante, plus les fonctions sont diversifiées et plus le personnel est nombreux. C'est également vrai en ce qui concerne les domestiques.

4.3.2.4. Les domestiques

4.3.2.4.1. Les valets : *klingler* et *knecht*

Seules les léproseries les plus importantes sont suffisamment bien documentées pour une étude détaillée de cette catégorie de personnel. À Strasbourg, la dénomination des femmes et des hommes au service de la

---

meister [...] : « *Worumb bin ich dan meister, das ich nit ein clein forteil het ?* ».

463. AMS V 116a f° 23v, éd. par BRUCKER, Strassburger Zunft- und Polizei-Verordnungen, p. 42 : *Man sol ouch alle frömde personen, die nit burger sint, und ouch die burger sint und in sundern hüsern sitzent, nit trengen, kiesen noch machen der andern meister oder meisterin zu sin, sù wellen es dann gern tun.*

464. WITTMER, Obituaire, p. 110, 11 septembre : *Item swester Anna von Biblnheim, ein meisterin diss hofs, die dissem hoffe vil guots hant gethon, hat besetzt 4 ß 4 d, das man am oben singe vigilie und morgens selmesse, und sol man dem caplan am oben geben 9 d und zweien priestern ieglichem 7 d und eim schuler 3 d. Item zu der mess sol man geben dem caplan 10 d und 2 priestern ieglichem 7 d und eim schuoler 2 d. Item und alle montage sol man opfern 2 d, es sige dan sach, das ein hochzit keme uff den montag, so mag er uff ein andern tag selmess haben.*

Ibid., p. 116, 15 décembre : *Ist verscheiden Katherin von Ehenheim, ein swester und meisterin diss hofs, hat besetzt eim caplan 1 ß, koufft umb 1 lb., das er vigilie und selmess lese.*

465. WITTMER, Obituaire, p. 99, 1363 IV 24 : *Ist verscheiden frow Clara Berin, ein meisterin dis hofs, und hat viel guts dem hoffe gethon, und eim caplan besetzt 1 ß gelts, ist es sach, das er gantz vigilie haltet ; und sol man opfern 2 d zu der selmesse und uber das grab gon noch der vigilie und selmessen, und alle samstage sol man 1 d opfern zu ewigen ziten in der ere Unser Lieben Frowen.*

466. En plus d'Anna von Bibelnheim et de Clara Ber, il y a aussi Katherin von Ehenheim : voir n. 464-465.

léproserie évolue au fil du temps. Le règlement du 15e siècle précise les diverses fonctions du *klingler* (de *klingeln* = sonner). C'est lui qui, tous les matins, quête en ville argent et nourriture pour les lépreux et qui attire l'attention des passants en actionnant une clochette, d'où son nom. Mais il a encore d'autres fonctions : il est également responsable de l'approvisionnement en bois et en eau de la cuisine des hommes et de celle des femmes. Après le repas, il doit fendre du bois pour approvisionner les deux maisons, celle réservée aux femmes et l'autre aux hommes. L'hiver, il doit chauffer la *stube* des hommes le matin et le soir. C'est lui qui, tous les soirs, doit fermer portails, portes et fenêtres de l'établissement à une heure appropriée et les rouvrir le matin. Il est également responsable du matériel de la maison. En particulier, il doit éviter que les échelles, chaises et bancs ne soient exposés aux intempéries. À lui aussi de nettoyer les puisards (*wasser löcher*) quand c'est nécessaire. Il participe à la préparation de la choucroute et à l'achat du vin. Il chauffe les bains aux jours prévus et quand les administrateurs le lui ordonnent, et les nettoie après utilisation. C'est à lui de donner aux lépreux étrangers l'ordre de se coucher à l'heure prévue par le règlement[467]. Le *klingler* de la léproserie de Strasbourg apparaît donc comme un valet aux fonctions multiples, uniquement au service des lépreux vivant dans les bâtiments collectifs. Il ne doit rien à ceux qui disposent d'une maisonnette individuelle[468]. Après la Réforme, la dénomination *klingler* disparaît à Strasbourg. Désormais, il est désigné comme *knecht*, valet, car depuis 1523, la quête pour et par les lépreux dans les rues de la ville est défendue par le Magistrat[469]. Le règlement de 1552 pour le valet de la léproserie de Strasbourg, plus détaillé que celui du 15e siècle, ne fait plus allusion à son rôle de quêteur, mais lui concède une fonction disciplinaire qui n'existe pas dans le règlement précédent. Dorénavant, il devra s'assurer que les lépreux, leurs servantes et l'ensemble du personnel ne profèrent de jurons, ne se frappent ou ne couchent ensemble[470]. Pour extirper le "vice", les hommes et les femmes devront être enfermés séparément dans leur chambre depuis l'extérieur, pour qu'aucun homme ne puisse passer la nuit dans la chambre d'une femme et inversement[471].

---

467. AMS V 116h f° 57v-59r éd. par BRUCKER, Strassburger Zunft- und Polizei-Verordnungen, p. 56-59.

468. AMS V 116h f° 58v : *Er bedarf ouch allen den, die do in sundern hussern sitzent, gantz nut verbunden sin, utzit zu tunde.* Pourtant, d'après le règlement (vers milieu 15e siècle), il a existé un certain temps un quêteur pour les riches et un autre pour les pauvres : *als die richen pfründer, frow und man, bitz har daß brot, so die beiden klingler gesamlet hant, under sich und das gesind gedeilt ...* (AMS V 116h f° 32v).

469. Seules quêtes autorisées : celles pour les syphilitiques et les orphelins (WINCKELMANN, Fürsorgewesen, II, p. 91).

470. AMS 1AH 203/4 n° 17 : *sonderlich soll er gut achtung geben, das des hoffs haußkind und frembde siechen, mans und weibs personen, auch ihre mägdt und gesinde, ein gottsfürttiges* (sic), *stilles und fridsames leben füren, niemander* (sic) *nicht fluchen, schweren, rauffen noch schlagen, oder sonst unerbare händel treiben. Ibid.* n° 18 : *so er auch befindet, das ein sieche person mit einer andern siechen oder gesunden person uff oder umb den hoff unkeùscheit und bulerey triebe, soll er solches gleicher gestalt fürderlichen anzeigen, damit daßelb der gepüer abgeschafft und gestrafft möge werden.*

471. *Ibid.* n° 21 : *als sich auch bißweylen befunden, das sieche manß personen gesunde weibs*

À la léproserie intercommunale d'Odratzheim, le *klingler* semble, comme son homologue de Strasbourg, avoir été un valet aux nombreuses fonctions. Comme le suggère son nom, il est engagé pour quêter les aumônes en argent et en nature. Pour mener à bien cette tâche, il dispose d'une hotte qu'il porte sur son dos, lui permettant de stocker et de porter toutes les denrées recueillies[472], en particulier le pain, le vin, les œufs, la viande[473]. Mais c'est aussi lui qui fauche les prés et qui fait les courses de la maison, par exemple, en la pourvoyant des produits nécessaires pour amidonner la literie[474].

L'existence d'un *klingler* chargé de quêter pour la léproserie est également attestée à Reichshoffen[475], Ingwiller[476], Saverne[477], Obernai[478] et Sélestat[479]. À Matzenheim, le *klingler* a existé, mais en 1579 le poste est vacant[480]. Les comptes de la léproserie de Neuwiller mettent en lumière l'importance de la quête du pain dans l'économie de la léproserie. Si le *klingler* ne peut faire sa tournée, le Magistrat est obligé de fournir quelques sous pour que les lépreux puissent acheter du pain. C'est le cas en 1605, où l'épaisseur du manteau de neige a empêché le *klingler* de faire son travail. La même année, il tombe malade et ne peut rapporter de pain aux habitants de la léproserie[481]. En 1610,

personen an sich gehencket und sich für ehleut ußgeben, und also ihren muthwillen uff dem hoff ohne scheu geübet und getriben, sollen fürther die mann und weyber jedes in ihrer besondere cammer gelegt, und von außen also verschloßen und versorgt werden, das khein parthei zu der andern khommen, und kheiner manspersonen in der weyber, noch frauwen in der mann cammern uber nacht zu sein gestatten noch zugeben.

472. AM Molsheim GG 314, 1594 : *Dem klingler für ein ruckkorb 10 ß.* Dans d'autres régions de l'Empire, à Ulm par exemple, le panier est remplacé par une caisse en bois avec pieds, elle aussi portée sur le dos : BINIEK R., « Der Schellenknecht oder das organisierte Betteln im Mittelalter », *Die Klapper* n° 11/12, 2003/2004, p. 4-7.

473. AM Obernai BB 25, p. 84 : *Der gutlùt klingeler sol [...] alles, das er uf yeglichen tag samlet, es sy win, brot, eyer, fleysch oder anders, nit in sin huß tragen, sunder stragks in unser guthuß, alles zu antwurten und zu teilen.*

474. *Ibid. Dem klingler geben, das er zeuch zu dem kleyben kaufft, 5 ß. Dem klingler für sein jahr lohn zalt 12 ß. Dem selbigen von der matten zu saubern, 5 ß.*

475. ADBR E 2874/4, 1582 IV 9 : la léproserie de Reichshoffen est intercommunale ; elle comprend tous les villages du bailliage [de Niederbronn, car le bailli de Niederbronn dit « alle dieses ampts »], certains villages de la seigneurie de Leiningen-Westerburg [chef-lieu Oberbronn], certains villages du bailliage de Woerth « *so weit der klingler, die weill noch gutleytts pershonen im hauß gewesen, mit der schellen inen zu samlen gegangen* ».

476. HERR E., « Das Gutleuthaus in Ingweiler », *Jahrbuch für Geschichte, Sprache und Literatur Elsaß-Lothringens* 22, 1906, p. 93.

477. AM Saverne 10 : *Item welche person in den dorffern, do der clingler mit dem korbe von des huses wegen hien got, heischet, die bessert drithalben schilling pfennig.*

478. AM Obernai BB 25, règlement du *klingler*. BNUS Ms. 1577 f° 8r, fin 15e ou début 16e s. : *Item ein yeglicher pfleger soll ouch, wann er gesatzt wurt, dem klingeler geben XX d für ein par schuh.*

479. GENY J., *Schlettstadter Stadtrechte* I, 2, Heidelberg, 1902, p. 618, n° 134, 11 juin 1409 : *Heintze Swob, von dem Bodensee, waz ettwene ein karricher, ... als er den guten lùten vor unser statt ir almusen sammelte und damit nit getruwelichen tet und sin ein teil abetrug...*

480. ADBR 1G 186/1a f° 11v, 1579 : *Nachdem ich arbeitselig und dem almusen nit nachgon will oder mag, auch das guttleuthauß dieser zeit kein samler* [hat].

481. ADBR 8 E 322/GG 24 : *Item als der groß schnehe gewesen, sie nit haben konnen außkhommen, geben vor brot 3 ß 6 d. Item inen wider vor brot geben, als der klingler kranck*

ce sont les inondations et la guerre (succession de Clèves-Juliers) qui entravent ses sorties[482]. Ainsi les accidents météorologiques, la maladie, les faits de guerre ont une incidence directe sur la quête, donc sur l'approvisionnement et le fonctionnement des léproseries.

L'office de *klingler,* à la fois quêteur et valet, semble être une spécificité du Nord de l'Alsace[483].

À Haguenau, la léproserie emploie un valet (*knecht*), appelé voiturier (*karchknecht*) à partir de 1430. Il touche annuellement la coquette somme de 4,5 lb. en 1425, 5 lb. en 1429 et 6 lb. 5 ß en 1442, sans compter une indemnité pour l'achat de drap et de chaussures[484]. Une gratification en chaussures est régulièrement citée dans le salaire du *klingler.*

Les comptes de la léproserie de Haguenau nous permettent de saisir l'origine géographique des valets masculins employés dans la maison. En 1484, le valet préposé aux vignes est originaire de Bouxwiller, le voiturier de Mommenheim[485]. Les successeurs de ce dernier viennent de Lembach et de Puttelange[486]. Le porcher et le vacher se recrutent dans les environs de la léproserie à Schweighouse, Mertzwiller, Oberschaeffolsheim ou encore Woerth, mais aussi beaucoup plus loin : Andres de Spire est cité comme porcher en 1509 et Michel de Heilbronn comme vacher en 1558[487]. Les comptes mentionnent encore deux valets, sans autres précisions, de Stephansfeld et de Kaltenhouse[488]. Dans l'ensemble, les valets de la léproserie se recrutent dans un rayon d'une vingtaine de kms (cf. carte p. 320).

La fonction de valet dans une léproserie était probablement réservée à des hommes relativement jeunes et valides. En effet, lorsque Claus Wolff, *knecht* à Rotenkirche pendant 27 ans, résigne ses fonctions, il précise qu'à l'âge de 69 ans, il n'a plus la force d'assurer ce service pénible[489].

4.3.2.4.2. Les servantes : *kellerin* et *magd*

La domesticité féminine, appelée *kellerin*, *magd* ou *meid*, joue également un rôle de premier plan dans la vie quotidienne de ces institutions. La servante

---

gewesen, 3 ß 6 d.

482. *Ibid. Item als der klingler nicht außkönnen kommen wegen geweßers und des krieges, fir brod geben 4 ß.*

483. Seule exception à Thann, où une femme semble avoir exercé ce métier en 1589 (à moins qu'il ne s'agisse de son nom de famille ?). AM Thann GG 88, 1589 : *Mer der klinglerin umb ein bar schuch 9 ß.* Les autres comptes jusqu'à 1600 ne mentionnent plus de *klinglerin*, mais une *kellerin.* Voir aussi RAWCLIFFE, Leprosy, p. 287-289.

484. AMH AH 91. En 1442, par exemple, il reçoit 10 ß pour l'achat de cinq paires de chaussures et 8,5 ß et 2 d pour du drap (*schantzduch und hosseduch*).

485. AMH AH 91.

486. *Ibid.* 1496 et 1501 (*Peter von Pittelingen dem karchknecht*).

487. AMH AH 91, 92 et 93, 1507, 1508, 1509, 1524, 1563.

488. AMH AH 93/15.

489. AMS 1AH 203/14, vers 1622 : *wan aber ich nunmehr mein neun und sechzigstes jähriges alter erreicht, von kräfften solcher gestalt kommen, dass mir nit wohl müglich ist, solchen muehselig dienst ferners nach notturfft abzuwartten.*

la plus anciennement citée dans les archives est une dénommée Gertrud, oeuvrant à la léproserie de Haguenau. En 1344, elle achète en son nom personnel une rente de 5 ß pour 19 onces[490]. L'année suivante, en 1345, la même, appelée cette fois *frow Gerin*, achète à nouveau une rente[491]. Comme cette femme reçoit le titre de *frow*, elle était peut-être issue d'un milieu social relativement aisé. De 1425 à 1442, on relève une seule servante (*meide*) dans les livres de comptes de Haguenau[492]. À partir de 1442, elles sont deux. La servante affectée aux lépreux (*siechenmeid*) est citée explicitement en 1488[493]. On peut donc raisonnablement supposer qu'à partir de 1442 au plus tard, l'une de ces deux femmes était entièrement au service des lépreux. Il s'agit là d'une spécificité haguenovienne, que l'on ne rencontre dans aucune autre léproserie alsacienne. L'existence d'une servante mise à la disposition des malades semble prouver que la léproserie de Haguenau était une institution « de luxe ». À Saverne, la servante intervient uniquement si un lépreux est malade. Dans ce cas, rappelons qu'elle doit lui laver les draps, lui faire le lit deux fois par jour et lui préparer à manger[494]. Même tableau à Colmar, où les lépreux devaient laver leurs bandages eux-mêmes. Si leur état de santé ne le leur permettait pas, ils devaient prier la cuisinière de la maison de s'en charger[495].

Ces servantes étaient chargées de différents travaux. À Strasbourg et Saverne, ce sont elles qui, quand elles allaient en ville, faisaient les courses pour les lépreux[496]. Elles sont donc un lien indispensable entre la léproserie et la ville. Pour le reste, on les retrouve vaquant à différentes occupations ménagères : faire du feu tôt le matin pour faire chauffer un chaudron d'eau, faire le lit du *klingler* à Strasbourg[497]. La préparation des repas semble incomber aux lépreux. C'était le cas à Sélestat et à Saverne. Seuls Strasbourg (Rotenkirche ?) et Haguenau font exception. Dans ce domaine aussi, la léproserie Saint-Gilles n'est pas une léproserie ordinaire. En 1496 et en 1498, les sources évoquent trois servantes employées à la léproserie. L'une s'occupe des malades (*die siechenmeid*), une autre des animaux (*die vihe meid*), la dernière de la cuisine (*die kochmeid*)[498]. Tous les lépreux avaient-ils droit à la nourriture distribuée

490. AMH AH 89/109.

491. AMH AH 89/111. Si ces documents sont conservés dans le fonds de la léproserie, c'est probablement parce qu'elle a légué ces rentes à la maison Saint-Gilles.

492. AMH AH 91.

493. *Ibid.*

494. AM Saverne 10, p. 48 : *Welche person zu bett lit, so sollent die andern sie uffheben, die ducher von ir nemen, die sol die magdt weschen. Die magd sol ouch der selben krancken person das bett tags zwey mol machen, und sollicher personen essen bereiten, und sollent die andern es ir tragen.*

495. AMC GG 213/1 : *[Es] soll ein jedes siech haußkinde seine tiechlin, und waß zue verbindung seiner blödigkeit gehort, selbß weschen : so eß aber kranckhait halber sollicheß nit vermag zue thuen, mag eß die kechin freündtlich deßhalb pitten.*

496. AMS V 116h f° 59v et AM Saverne 10 : *Die magd sol auch keym allein verbunden sien, in die stat ze gon. Doch wann sie darin will, sol sie es den personen verkunden : « also ich wil in die stat, wil yemant etwas, so sag sie mir es. »*

497. AMS V 116h f° 59v et 60r.

498. AMH AH 91.

par la maison ? Probablement, mais il n'est pas exclu que la léproserie de Haguenau n'ait distribué la nourriture qu'aux titulaires d'une *richen pfründ* (prébende pour riches). En l'absence d'autres éléments d'information, la question reste posée. L'exemple de Haguenau montre bien comment au fil du temps le nombre de servantes augmente, chacune ayant un poste bien défini[499].

À Strasbourg, les femmes engagées comme *kellerin* avaient, elles aussi, un rôle disciplinaire en plus de leur travail quotidien. Le règlement leur demande de dénoncer aux administrateurs quiconque a eu des relations sexuelles. Elles devront également signaler les personnes qui jurent ou qui s'adonnent au jeu et envoyer au lit, à une heure décente, les lépreux de passage[500].

On est en droit de s'interroger sur les risques du métier de servante dans une léproserie médiévale. Les contacts qu'elle entretenait quotidiennement avec les malades pouvaient-ils favoriser la lèpre ? Sans doute, même s'il est difficile de répondre à cette question. En 1496, *jungfrow Gertrut*, la servante préposée aux lépreux de Haguenau, doit quitter la maison pour raisons de santé[501], mais nous ignorons la nature de sa maladie. L'une de ces servantes, appelée *die Schuremynnen*, est citée à Haguenau entre 1488 et 1498[502], apparemment sans contracter la maladie. Une autre, *frow* Maxmil, n'hésite pas à acheter des habits ayant appartenu à un lépreux[503]. Il est même arrivé qu'un lépreux se déplace à cheval pour aller chercher la nouvelle servante qu'on venait d'engager[504]. Même si le règlement ne le précise pas, ce sont aussi elles, les servantes, qui assistaient les lépreux lorsqu'ils étaient malades[505]. Le contact répété des servantes avec les lépreux, leur linge qu'elles lavaient à l'occasion, constitue très certainement un facteur de risque, même si l'on sait aujourd'hui que la lèpre est peu contagieuse (cf. p. 78-86). Quant au déclenchement effectif de la maladie, tout dépendait du degré de résistance immunologique de chaque individu.

Grâce au registre des sentences de la léproserie de Strasbourg, nous savons aussi qu'il y a eu des contacts très intimes entre servantes et malades, contacts proscrits par les différents règlements. Ce registre nous permet de mesurer l'abîme qui existe entre la norme édictée par le règlement et la réalité. En 1440, Jerge de Nonnenweier est dénoncé par la servante affectée

499. Il n'est pas exclu que dans les premières décennies du 15e siècle, les lépreux de Haguenau aient dû faire la cuisine eux-mêmes.

500. AMS V 116h f° 59v : *alle kellerin [sullent] daruff lugen und warnemen, obe yemans unkuscheit dette oder mit keinerleyge kuppelige umbginge oder swere oder spilte, das su das den pflegern bekundent oder sagent, so balde das sin mag. … Su sullent ouch alle fremeden siechen heissen sloffen gon, zu rechte zit.*

501. AMH AH 91 : […] *als sù siechtagens halb uß dem huse kommen.*

502. AMH AH 91.

503. *Ibid.*, 1501.

504. *Ibid.*, 1446 : *It. 16 d verzert TrabeHans, als er die maget holte. It. 6 d TrabeHans umb ein duch uber das pfert.*

505. AMS 1AH 206, 1539 : *5 fl. 2 ß 6 d befunden hinder MüllerHansen, der uff dem hoff verscheiden ist, uber das er cost zu begraben und den megden geben, so sein gewartet haben.*

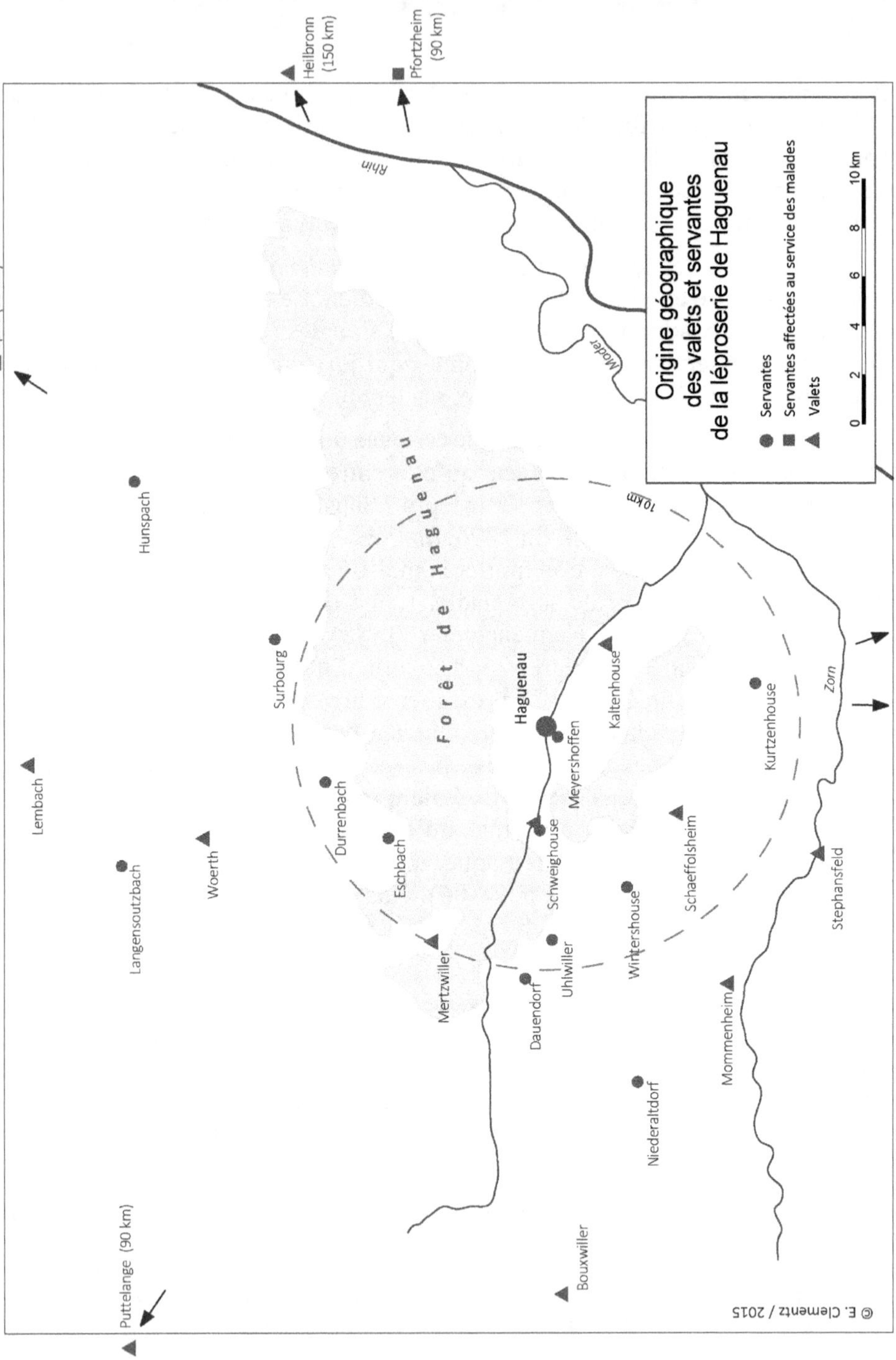

Fig. 35 – Source AMH AH 91-93.

aux hommes de la léproserie : il aurait eu des relations avec la servante des femmes. Les lépreux, assemblés pour statuer sur le cas, reconnaissent avoir observé des comportements indécents, mais ne peuvent affirmer qu'ils aient couché ensemble. Jerge, qui avait déjà eu une affaire similaire avec une autre servante, perd la moitié de sa prébende pendant six mois[506]. Le cas se reproduit en 1484. À cette date, Hans Smyt, un lépreux hébergé au Schnelling, a couché avec la servante du lieu. Il perd sa prébende, elle aussi. La « coupable », *frouwe Uttilgen*, doit de surcroît faire un pèlerinage à Einsiedeln et aller au bain pendant deux semaines[507]. En 1531, trois servantes de la léproserie de Strasbourg sont renvoyées simultanément pendant un an et un jour, car elles ont eu chacune des relations sexuelles avec un lépreux. Les hommes, eux, sont mis en prison et privés de vin pendant deux semaines[508].

En 1668, c'est la servante des lépreux de Sélestat qui défraie la chronique. Elisabeth Jecklerin d'Oberbotzgen, bailliage de Falkenstein (canton de Soleure), a reconnu avoir eu des relations sexuelles avec le *gutleutknabe* Josef Molli âgé de huit ans. Par la suite, Josef a couché avec sa sœur de six ans. La servante était au courant et n'a pas dénoncé les faits. Elle est condamnée à vingt coups de verge par le bourreau en présence des enfants et bannie pour toujours. Les enfants, eux, sont fouettés par le *bettelvogt*[509].

Le métier de servante dans une léproserie semble avoir été une profession à risque : risque sanitaire d'une part, lié à la cohabitation étroite avec des personnes infectées de lèpre. On peut aussi se demander si ce métier n'était pas particulièrement exposé aux médisances, malgré les aveux faits par certaines d'entre elles. Dans le cas de Jerge de Nonnenweier, où la servante des hommes dénonce celle des femmes, la jalousie a certainement joué un rôle non négligeable. Dans le cas d'Elisabeth Jeckelerin et du jeune Molli[510] qu'elle aurait défloré, avant que lui-même ne couche avec sa jeune sœur, la prudence est également de mise, tout d'abord parce que les jeunes enfants avouent

506. AMS V 116h f° 3r : *Als der manne kellerin fürbraht hett, wie das Jerge von Nunnenwiler sol in bulschafft wise schaffen haben myt der frowen kellerin, und dozu tegelichen vil uppiger geberden myt ir getriben [...].* Les lépreux reconnaissent *das sù wol etliche geberden von innen gesehen haben, aber das sù miteinander schaffen haben sullent, so habe ir keines gesehen noch gehört.*

507. AMS V 116h f° 27r. Deux mois plus tard, Smyt est à nouveau accepté à la léproserie, après avoir payé à nouveau son droit d'entrée.

508. AMS V 116h f° 38v, 1531 : *Maximinus Drusch von Wangen [hat] mit Barbel Metzigerin, ein magt uff dem hoff, bulschafft driben, desglichen Jocop Rùssenmacher mit Plonig, ein magt uff dem hoff, desglichen SchefferHans von Groffenstaden mit Rickel, ouch ein magt uff dem hoff. [...] Die pfleger [haben] herkant, das sie [...] in die gefenknis zu den guten lùten sollen XIIII dag geleit werden und noch notturff essen und drincken geben, aber keinen win* ; *und die med* (sic) *sollen den hoff verschweren jor und dag [...].*

509. AM Sélestat BB 83, registre 1666 à 1674, f° 111v-112r , le ou après le 8 mars 1668. Je remercie Mme Braun, qui m'a rendue attentive à ce document.

510. Il était peut-être le fils ou le petit-fils de Hans Rudolf Moli, lépreux de Rouffach, qui demande à être admis à la léproserie de Sélestat à cause de son âge, car il ne peut plus aller quêter dans les endroits éloignés. Sa requête est acceptée : AM Sélestat GG 165, 17e siècle.

facilement, comme l'ont montré les procès de sorcellerie qui les concernent[511], et que, par ailleurs, nous ignorons tout du contexte de cette histoire. Au 17e siècle, des liens existent entre lèpre et sorcellerie (cf. p. 95-96). Il ne faut pas oublier non plus que depuis l'époque médiévale, on attribuait au lépreux une sexualité débridée, fantasme qui sera appliqué aux prolétaires au 19e[512] et aux Noirs au 20e siècle.

Le recrutement de ces personnes n'a pas toujours été aisé. En 1540, le compte de la léproserie de Strasbourg mentionne qu'on a donné 6 d de plus par semaine à la servante des femmes, qui ne voulait pas rester. Et le rédacteur ajoute : "je n'ai pas pu trouver d'[autre] servante"[513]. Le contexte est certes particulier, dans la mesure où en 1540/1541 la peste sévit massivement, mais l'origine des servantes de léproserie semble indiquer que le recrutement sur place n'était pas aisé. En 1476, la servante des lépreux de Haguenau est native de Souabe, en 1498, de Fribourg[514]. En 1507, Margred, une jeune fille étrangère (*ein frömden frowel*), a exercé cette fonction pendant huit semaines[515]. Un an plus tard, en 1508, deux femmes se succèdent à ce poste. La première, Juliana, était originaire de Strasbourg, la seconde de Pforzheim[516]. Quant à Elisabeth Jecklerin, employée à la léproserie de Sélestat, elle venait du bailliage de Falkenstein, près de Soleure. S'agit-il uniquement d'un hasard lié aux sources dont nous disposons, ou les servantes affectées aux soins des lépreux souhaitaient-elles mettre un maximum de distance entre leur lieu d'origine et leur lieu de travail pour ne pas être stigmatisées à leur retour ? Les autres servantes, la cuisinière et celles qui s'occupaient du bétail, sont toutes originaires de la région : Dauendorf, Uhlwiller, Hundspach, Langensoultzbach, Kurtzenhausen, Surbourg, Wintershausen, Niederaltorf, Dürrenbach, Eschbach, Schweighouse, Meyershoffen (une ferme des environs de Haguenau)[517], soit dans un rayon de 20 km environ (cf. carte p. 320).

Que peut-on dire de la rémunération de ces femmes ? Etait-elle suffisamment attractive pour pallier les inconvénients liés à la profession ? À Strasbourg, dans la 1ère moitié du 15e siècle, la servante des prébendiers reçoit 4 ß tous les 15 jours, soit 4 lb. 16 ß par an. Tous les trimestres, elle a droit à 2,5 ß, soit 10

511. MUCHEMBLED R., *Le roi et la sorcière*, Paris, 1993, p. 164-170. SCHLAEFLI L., « Particularités relatives aux procès de sorcellerie intentés aux enfants de Molsheim au XVIIe siècle », *RA* 134, 2008, p. 213-227.

512. PERROT M., *Histoire de chambres*, Paris, 2009, p. 262.

513. AMS 1AH 4605, 1540/1541 : *It. 9 ß 6 d einer magdt in der wyber huß geben, alle wuchen 6 d mehr, sie wolt sunst nit bleiben, kondt ich dhein magdt finden.*

514. AMH AH 91, 1476 : *Margrede die Swebin. Ibid.*, 1498 : *Anna Smydin von Friburg im Prißgow.*

515. *Ibid. Margreden, ein frömden frowel, was uff 8 wuchen ein siechen magt [...].*

516. *Ibid.*

517. AMH 91, 92 et 93. Un certain nombre d'entre elles devaient être originaires de Haguenau même. C'est probablement le cas quand elles sont définies comme « fille de », comme c'est le cas pour Angnese, *Meigers Cuntzen dochter,* en 1501. Assez souvent, les comptes ne mentionnent ni le nom ni l'origine de la servante, se contentant de la formule : donné à la servante, en précisant parfois le prénom.

ß sur l'année. De plus, elle reçoit 3 ß par an pour l'éclairage. En numéraire, son salaire annuel s'élève à 5 lb. 9 ß, auquel il faut ajouter des prestations en nature : une paire de chaussures, du pain – autant que la part d'un lépreux sur le produit de la quête effectuée par le *klingler*. La servante a également droit à une gratification à chaque entrée d'un malade à la léproserie. S'il s'agit d'une lépreuse, c'est la servante des femmes qui reçoit 1 ß à son entrée. Pour l'arrivée d'un lépreux, c'est la servante des hommes qui reçoit cette somme, prélevée sur les 2,5 ß que tout nouvel arrivant doit à la domesticité[518]. La servante des prébendiers de Strasbourg est mieux payée que l'*obermeyde* de Haguenau, qui, en 1477, ne reçoit que 2 lb. et 6,5 ß de salaire, ainsi que 2 ß et 8 d pour des chaussures et des morceaux de cuir (*lymbel*), et une petite gratification pour le Nouvel An. Le salaire de l'autre servante de Haguenau, *undermeyde,* est légèrement inférieur, avec 2 lb. La somme versée pour les chaussures est identique et elle aussi a droit à une prime à la fin de l'année. En comparaison, le valet de Haguenau (*karchkneht*) reçoit 5 lb. de salaire, 3,5 ß pour des chaussures et du cuir, 3,5 ß pour de la toile pour des chausses et 3 ß 4 d pour du coutil. Il est donc bien mieux rémunéré[519] que les servantes, ce qui est tout à fait classique au Moyen Âge … comme de nos jours.

4.3.2.5. Les chapelains

Nous avons vu que vingt léproseries au moins disposaient d'une chapelle. Dans la moitié de ces cas, une prébende est attestée[520]. À Haguenau et Strasbourg, la nomination du chapelain est du ressort du Magistrat[521]. Les obligations religieuses du chapelain sont consignées dans les divers contrats d'engagement. Il est tenu de dire un certain nombre de messes hebdomadaires, d'écouter les lépreux en confession, de leur donner la communion et l'extrême-onction (cf. p. 212-214). À Colmar, le règlement précise que le chapelain, ou, si celui-ci n'est pas disponible, l'économe de la maison devra accueillir et consoler le nouvel arrivant, l'inciter à la patience et lui enjoindre de mener une vie honnête et paisible[522]. À Haguenau, le prêtre dispose d'un appartement privatif à la léproserie. Il doit y passer la nuit avant les fêtes de Pâques, de la Pentecôte, de la Toussaint et de Noël pour pouvoir confesser les lépreux le matin avant la messe[523]. À Strasbourg, le chapelain dispose à la léproserie d'une

518. AMS V 116h f° 60r.

519. Mais il touche moins que le *klingler* de Strasbourg, qui a un fixe de 7 lb. 6 ß par an, du pain à volonté et diverses gratifications : AMS V 116h f° 59r.

520. Il s'agit de Strasbourg à partir de 1271 au moins (SUB III p. 13-14 n° 39), Mulhouse entre 1314 et 1521, Colmar entre 1351 et 1553, Haguenau entre 1362 et 1555, Obernai entre le 14e siècle et 1538, Marmoutier entre 1457 et 1504, Wissembourg de 1486 à 1505, Sélestat de 1516 à 1631, Cernay entre 1542 et 1589. Merci à M. Schlaefli pour la mise à disposition de son fichier.

521. AMH AH 86/51, 1522 : … *als die […] wisen herren meister und rath der stat zu Hagenowe […] mir uff myn flissig und ernstlich bitt […] die obgenante lutpriesterey und pfründe zu den guten lùten […] gelühen und mich domit begnadet haben.* AMS AA 65 f° 284r.

522. AMC GG 213/1 : *Und alsdann zue seinem eingang soll er von dem caplon des hauses, oder wa man inen nit haben möcht, von dem schaffner freundtlich getröstet und vermandt werden, zue der geduldigkhait, ein gottseliges, eerliches, fridsames, ordenliches wesen zue füren […].*

523. AMH AH 86/51, 1522 : *Item alle vier hochzit am obent selbs hienuß zu gon, und die*

maison particulière et d'un jardin[524]. Il intervient également dans les affaires temporelles de la maison. D'après le règlement, il lui revient de partager ce que le *klingler* a reçu au nom de la communauté[525]. L'économe devra également lui remettre les cens et les rentes en argent[526]. Il assiste également la *meisterin* lorsqu'elle inspecte le trousseau d'un nouvel arrivant pour voir s'il a la valeur requise par le règlement[527]. Le chapelain a aussi un pouvoir disciplinaire sur les lépreux : tout comme la *meisterin*, il peut leur intimer l'ordre de cesser de se disputer[528]. C'est également lui qui est habilité à accorder des dispenses par rapport au règlement[529], comme en témoignent les incidents relevés dans le livre des sentences. En 1467, la femme de Hans Baldwin a passé cinq nuits avec son mari lépreux, alors que le chapelain n'avait donné son accord que pour une nuit[530]. L'année d'avant, Jakob Lotter, un lépreux, est puni parce que sa femme avait passé deux nuits à la léproserie alors que le chapelain n'en avait autorisé qu'une seule[531]. Il arrive également que le chapelain soit présent lorsque les administrateurs, l'économe et les lépreux jugent les manquements au règlement. C'est le cas en 1458, lorsqu'un lépreux est exclu de la léproserie parce qu'il a eu des relations sexuelles avec une femme[532].

Ces exemples montrent qu'à Strasbourg le chapelain fait partie du personnel encadrant la communauté des lépreux. Son rôle n'est pas seulement spirituel, il intervient dans la gestion des cens et des rentes et dispose aussi d'un pouvoir disciplinaire et d'arbitrage.

Est-il possible d'esquisser un tableau de ces chapelains affectés aux léproseries alsaciennes ? Grâce au fichier du clergé constitué par M. Louis Schlaefli, nous connaissons le nom de ceux qui ont occupé ces prébendes à la fin du Moyen Âge[533]. Une fois de plus, c'est pour les villes de Haguenau

---

nacht doüß zu liegen in mynem sondern gemach, umb deßwillen, das die armen siechen am morgen ire bicht mir müssen gesprechen und sich dester ordenlicher zu dem heiligen sacrament geschicken können.

524. AMS V 116h f° 53v : *Es sol ouch ir keines in des cappellons huß, hoff und garten gon.*

525. *Ibid.* f° 58r : *Was ime [dem klingler] geben wurde, das men hiesse der gemeine geben, es wer was es wolte, nit usgenomen, das solte er dem cappellon antwurten, der sol es dan geben und teilen, nochdeme es dann geheissen ist zu geben.*

526. *Ibid.* f° 61r : *Was pfennig zinse er ingewinnet und nymt, die sol er alle zit dem cappellon antwurten [...].*

527. *Ibid.* f° 56r-v : *Es sol ouch ein yede meisterin under den pfrundener by irem eide in gegenwertikeit eines cappellons alzit daruff lugen und warnemen, wanne ussetzige personen uff den hoff kument [...], das su dan den selben iren husrat beschowe und eygenliche* [manque un mot], *obe der werschafft habe und also gut sige, also dan in disem buch geordent und verschriben stot [...].*

528. *Ibid.* f° 52v-53r : *Desglichen sulle ouch ein meisterin uff dem hoffe und cappelon macht haben, inen friden zu gebieten.*

529. Curieusement, le règlement n'évoque pas cette fonction du chapelain; elle est attestée uniquement par la pratique dans le livre des sentences.

530. AMS V 116h f° 17r-v.

531. AMS V 116h f° 18r. Lotter meurt le 12 novembre 1467 : AMS V 116b, p. 110.

532. AMS V 116h f° 11r. Voir aussi f° 7r, 12r, 15r-v.

533. Ce fichier inédit pour le moment sera disponible sur Internet à l'avenir. Je tiens à remercier ici M. Schlaefli qui l'a mis à ma disposition.

et Strasbourg que nous disposons des informations les plus nombreuses et les plus précises. Parmi les noms des prébendiers de la léproserie de Haguenau, celui de Conrad Müller retient l'attention, tout d'abord par la longévité de son activité. En effet, il y est cité comme chapelain pendant presque un demi-siècle, entre 1455 et 1501[534]. Par ailleurs, il est attesté dans de nombreuses autres fonctions : en 1469, il apparaît comme notaire et pléban de Schweighouse-sur-Moder[535]. Il occupera la cure de ce village au moins jusqu'en 1496[536]. Müller est également conseiller de la *Landvogtei.* En 1474, il est également chapelain du Nouvel Hôpital de Haguenau[537]. Vu le cumul de ses fonctions, on est en droit de se demander s'il a eu le temps de s'occuper effectivement des lépreux de Saint-Gilles ou s'il a délégué cette tâche à un autre chapelain. La réponse se trouve dans les livres de comptes, qui citent chaque année des paiements effectués au prêtre Conrad Müller, entre autres pour la célébration du 7e et du 30e des défunts[538]. Mais Müller étant un nom très courant, on ne peut tout à fait exclure un problème d'homonymie. Conrad Brumat, l'un de ses successeurs, n'est cité que pendant trois ans, entre 1522 et 1525, date à laquelle il occupe lui aussi la chapellenie du Nouvel Hôpital[539]. Si son nom mérite d'être relevé, c'est qu'entre 1510 et 1522 un homonyme occupe la fonction d'économe de la léproserie de Haguenau[540]. Il est fort probable que le chapelain Conrad Brumat ait été le fils de l'économe du même nom, attesté par ailleurs comme tanneur.

À Strasbourg, la prébende du chapelain de la léproserie a été créée en 1407. Johannes von Sessenheim en jouit au moins entre 1438 et 1445, période au cours de laquelle il apparaît aussi comme économe[541]. D'après une notice tardive, Heinrich Herbing a lui aussi été chapelain et économe[542]. À Strasbourg, les chapelains sont régulièrement cités dans l'obituaire de la léproserie. Claus Kern, le premier nommé après la création de la chapellenie, a institué deux messes anniversaires avec vigiles[543]. Johannes von Sessenheim fait également dire des messes pour le salut de son âme à la léproserie, pour lesquelles il prévoit le salaire de l'officiant et des écoliers qui serviront la messe[544]. Johannes Sartoris de Sarrebourg, un autre chapelain de la léproserie, a prévu une somme à distribuer aux lépreux riches et pauvres le jour de la célébration de son anniversaire[545].

534. AMH AH 86/38 et AMH AH 91, 1501.

535. AMH GG 19/6.

536. Cf. fichier Schlaefli (n. 533).

537. ADBR H 934/16. Je remercie B. Metz qui m'a transmis cette référence.

538. Il s'agit de la célébration d'une messe une semaine et un mois après le décès.

539. AMH AH 90/65.

540. AMH AH 92 et AH 89/31.

541. AMS AH-C 3437. Il est présent lors d'une transaction devant l'officialité : *presente coram nobis judice Johanne de Sessenheim presbitero, cappellano etiam dicte domus*. Une notice tardive le cite : *Johannes von Sessenheim, capellan, nün jar schaffner* (AMS 1AH 203/1).

542. AMS 1AH 203/1 : *Heinrich Herbing cappelan und schaffner 5 jar.*

543. WITTMER, Obituaire, p. 93.

544. *Ibid.* p. 115.

545. WITTMER, Obituaire, p. 99, 17 avril : *Item her Johans von Sarburg, ein caplan uff dem*

Ce poste a aussi été occupé par un disciple de Wimpfeling, Johannes Henner ou Gallinarius, en 1500 et 1501[546]. Henner avait été étudiant à Heidelberg, où il obtient le grade de *magister artium* en 1479[547]. En 1499, il est pléban de la paroisse Saint-Laurent de la cathédrale et chapelain de la léproserie l'année suivante. Son successeur, Matheus Rath de Kenzingen[548], a défrayé la chronique, car il a disparu en emportant tout ce qu'il y avait dans sa maison à la léproserie, sans prendre congé des administrateurs. Il a même réussi à subtiliser discrètement la réserve de bois en la jetant par-dessus le mur[549]. En 1505, la chapellenie est attribuée à un prêtre d'Erfurt, Lorenz Muntzinger ou Muntzberger. Après douze années passées au service des lépreux, il contracte la maladie. Sur ordre des administrateurs, on lui prête de l'argent pour aller aux bains de Baden-Baden[550]. Cet exemple montre que la fréquentation assidue des lépreux n'était pas tout à fait sans risques.

Le dernier prêtre catholique nommé chez les lépreux est Johannes Hirt ou Pastoris, curialiste à Rome de 1503 à 1506, chapelain de la léproserie en 1525[551]. Le pasteur qui lui succède en 1528 est l'ancien pléban de la paroisse Saint-Martin de Strasbourg, Symphorianus Altbiesser. Il est chargé de leur enseigner la doctrine "chrétienne", protestante. Pour sa peine, il perçoit un florin par semaine, du chou à choucroute, et on lui construira ce dont il a besoin[552].

En 1407, le salaire du chapelain de Sainte-Sophie de Rotenkirche est de 15 d par semaine, auxquels il faut ajouter 8 d par jour pour la messe dite à la léproserie. Il a également droit à des fermages, cens, rentes, grains, cire, pain, chou et sel et à la jouissance d'une maison en ville, dans la Burggasse[553]. Par la suite, il sera tenu de vivre à la léproserie même. D'après le règlement du chapelain de 1407, le cumul des fonctions était interdit à la léproserie de

hoffe, hat geben 9 guldin fur sin jorgetzit, sol man geben alle jor 1 ß fur ein messe, das uberig sol man teilen under die siechen, arm und rich.

546. AMS 117 Z 194 f° 80v. Je remercie M. Schlaefli qui m'a transmis ce renseignement.

547. Pour son parcours, voir RAPP, Réformes, p. 492.

548. AMS II 64/1.

549. AMS 1AH 4605 (Comptes de la léproserie de Rotenkirche), 1504 : *1 ß hab ich geben her Jacob Schmit dem notarien uff den wynacht obent anno 1504 zu den guten leuten zu gon, und Diebolt der rotzbot domit, und solten deß hern huß uffthund Mathis Rath, und lùgen, ob nit in seinem huß were ; do waß nit me im huß, sonder alles hinweg, und das holtz uber die muren hinder ein weg gefiert und getragen, und stund das huß ode [...] und zog heimlich enweg, daß niemans uff dem hoff gewar wort, er nam ouch nit urlob weder von den pflegern noch von nieman, und kam ouch niemer uff den hoff.*

550. AMS V 116h f° 32r, 1517 : *Herr Lorentz Muntzinger jetzt malß.* AMS 1AH 4605, St. Jean 1518/St. Jean 1519 : *It. 3 lb. 4 ß geluhen Herr Lorentz Müntzberger, dem caplon zu gutten lùten, durch empfel myner herren der pfleger, als er gon Baden fur.*

551. RAPP, Réformes, p. 507.

552. BRANT, Annales, n° 4435 et AMS V 116h f° 36v : [Er soll] *sie versehen mit cristlicher ler und anders. Des hat er alle wuch 1 gulden ... und row gumpost crutt, ouch sol ich im buwen was not ist.*

553. AMS AA 65 f° 284r-v. Burggass = rue du Fort, derrière la place Broglie, pas trop loin de Rotenkirche.

Strasbourg. Tout prêtre nommé qui avait une autre prébende avait huit jours pour y renoncer[554], ce qui sous-entend que le revenu de la prébende était suffisant pour vivre. À la fin du 15e siècle, ce n'était très probablement plus le cas, en particulier pour les chapellenies de léproseries de petites villes. Francis Rapp a montré qu'à cette époque "une chapellenie ne fournissait qu'un appoint médiocre aux clercs qui devaient, s'ils ne vouaient pas végéter lamentablement, disposer d'autres ressources. Ces bénéfices, fondés naguère pour assurer convenablement l'existence matérielle d'un prêtre, n'étaient plus capables à la fin du 15e siècle, dans l'écrasante majorité des cas, que de procurer un peu d'argent de poche"[555].

4.3.2.6. Spécificités strasbourgeoises

Pour finir, il faut mentionner deux spécificités strasbourgeoises. Il s'agit tout d'abord d'un quêteur, distinct du *klingler*, que le règlement cite parmi le personnel en le désignant par une périphrase, "celui qui porte la boîte du Saint-Esprit"[556]. Son travail consiste à quêter dans les églises, dans les rues et en tout autre endroit qu'il jugera utile. Tous les trimestres, on ouvrira la boîte et l'argent qu'on y trouvera sera partagé en trois parts : l'une pour le quêteur, une pour les prébendiers de la léproserie, la dernière pour les lépreux pauvres du Schnelling. En ce qui concerne la cire récoltée lors des enterrements, un tiers en reviendra au quêteur, les deux autres au chapelain, qui l'utilisera lors des offices célébrés à la chapelle de la léproserie[557]. Ce nom n'est pas sans rappeler les pauvres du Saint-Esprit, qui à Strasbourg, sont des pauvres jouissant d'une prébende paroissiale.

Conclusion

L'un des premiers résultats de l'étude qui précède est l'ambiguïté du vocabulaire concernant le personnel d'une léproserie, vocabulaire variable dans l'espace et dans le temps. Cette étude a également essayé de mettre en lumière les personnes, pour la plupart saines, si l'on excepte certains *meister* et *meisterin*, gravitant autour d'une léproserie dont elles assurent le fonctionnement. Une première partition s'impose entre ceux qui y vivent à demeure, maîtres, chapelains de Strasbourg à partir du 15e siècle, quêteurs, servantes, valets, et ceux qui ne s'y rendent qu'occasionnellement pour y remplir leurs fonctions : la plupart des chapelains, l'économe (?) et les administrateurs, membres du Conseil de la ville, où certains exercent ou ont exercé des responsabilités municipales telles qu'*ammeister* ou *stettmeister* à Strasbourg. Les sources permettent de voir que plus une léproserie est importante, plus le "personnel" est nombreux et varié. À Strasbourg, à la fin du Moyen Âge, on ne distingue pas moins de six catégories : administrateurs, économe, chapelain, maîtres et maîtresses, quêteurs, servantes. Comme nous

554. AMS AA 65 f° 284r.

555. RAPP, Réformes, p. 269-272, ici p. 272.

556. AMS V 116h f° 60r : *Dis ist die ordenunge des, der die busse treit des Heiligen Geistes.*

557. AMS V 116h f° 60r-v.

l'avons vu, ce personnel s'est diversifié au fil du temps. Par contre, il n'y a aucun médecin rattaché à une léproserie en Alsace. Cet état de fait n'a rien de surprenant si l'on songe qu'il faut attendre 1515 pour qu'un médecin soit rattaché au Grand Hôpital de Strasbourg[558]. Les seuls à bénéficier de l'intervention d'un homme de l'art, selon les livres de comptes de Haguenau, sont le maître de la léproserie, qui s'était blessé en tombant, et sa femme, qui avait des problèmes oculaires[559]. À Colmar, un baigneur extérieur à la léproserie intervenait régulièrement pour des bains, des saignées et pour donner des conseils aux lépreux et éventuellement pour leur poser des ventouses[560].

Il faut également remarquer que toutes les personnes engagées prêtent serment de servir au mieux les intérêts de la léproserie et de dénoncer tous ceux qui contreviendraient au règlement. Il s'en dégage l'image d'un monde très contrôlé, où chacun surveille l'autre et rapporte tout manquement à l'administrateur ou à l'économe. En déduire pour autant que la léproserie médiévale a été le prototype de l'enfermement qui sera en vigueur au 17e siècle serait faire preuve d'un manque d'objectivité, car les hôpitaux au Moyen Âge fonctionnaient de façon similaire. La *küsterin* (gestionnaire de la vaisselle et du linge) du Grand Hôpital de Strasbourg doit obéissance à la maîtresse et doit dénoncer à l'économe ou à la maîtresse les sœurs, les servantes, celui qui s'occupe du vin et le fossoyeur s'ils se conduisent mal. Elle doit défendre le bavardage dans l'hôpital et, si elle n'y arrive pas, en aviser la maîtresse ou l'économe, qui peuvent punir les contrevenants. Le chapelain de l'hôpital doit, lui aussi, informer l'économe des manquements au règlement. Tout différend entre le chapelain et les valets devra être réglé par l'économe ou les administrateurs[561].

L'étude du personnel des différentes léproseries alsaciennes met également en lumière les relations étroites qui existent entre la ville et l'institution, par le biais des *pfleger* et des *schaffner*. L'aire de recrutement des valets et des servantes de la léproserie de Haguenau montre les contacts noués entre cette dernière et des régions parfois éloignées de plusieurs centaines de kilomètres. L'image de la léproserie comme monde clos, n'entretenant aucune relation avec l'extérieur, ne résiste pas à l'analyse approfondie des sources.

4.4. Les comptes des léproseries

4.4.1. Revenus

Il y a plus d'un demi-siècle, Huyghebaert notait que "l'organisation économique des léproseries mériterait une enquête plus poussée"[562]. Cette

558. AMS 1AH 112 f°112r. Voir aussi WICKERSHEIMER E., « Le statut du médecin et du personnel sanitaire subalterne de l'hôpital de Strasbourg », *AEA* 6, 1955, p. 57 – 68.

559. AMH AH 91, 1496 et 1498.

560. AMC GG 213/1.

561. WINCKELMANN, Fürsorgewesen, II, p. 10-12.

562. HUYGHEBAERT N., « L'origine ecclésiastique des léproseries en Flandre et dans le Nord de la France », *Revue d'Histoire ecclésiastique* 58, 1963, p. 848-857, ici p. 852.

remarque est toujours vraie à l'heure actuelle pour l'Alsace. Dans un premier temps, nous essaierons d'analyser les divers revenus dont bénéficiaient ces maisons et de reconstituer les divers réseaux qui ont contribué au fonctionnement matériel de ces institutions. Pour finir, il faudra aussi s'interroger sur l'impact de ces institutions sur l'espace environnant en étudiant l'aire de recrutement de ceux qui empruntent de l'argent à la léproserie.

4.4.1.1. Prébendes

Tout malade reçu dans une léproserie devait payer un droit d'admission, variable en fonction de son statut[563] et de sa fortune. Généralement, le règlement lui imposait également d'apporter son lit, sa literie et sa vaisselle. À son décès, son ménage et ses effets personnels restaient la propriété de la léproserie. Une part de la fortune de ces institutions repose donc sur l'apport personnel des lépreux.

En 1557, par exemple, l'accord passé entre Erstein et Matzenheim au sujet de la léproserie commune à Matzenheim stipule que tout lépreux d'Erstein qui voudra y être admis devra donner 3 lb. et apporter un édredon et un oreiller (*ein federbettlin und kùsslin*). En cas de décès, le reste éventuel de ces 3 lb. et la literie seront acquis aux malades de la maison[564]. À Guebwiller, en 1543, le tarif d'entrée à la léproserie dépend de la fortune du lépreux : il est de 10 lb. bâloises[565] pour les pauvres, de 25 pour les riches. Pour ceux qui se trouvent dans une catégorie intermédiaire, le Conseil évaluera le montant du droit d'entrée. Le lépreux devra également apporter son ménage à la léproserie, ménage qui restera à la maison lors de son décès. Les conditions d'entrée à la léproserie de Guebwiller comportent encore une clause assez rare par ailleurs[566]. Toute personne qui désire acheter une prébende dans une léproserie ailleurs qu'à Guebwiller est autorisée à le faire, à condition de verser en dédommagement 8 florins par an à celle de Guebwiller, si elle est pauvre, et 20 si elle est riche[567]. Pour Haguenau, les conditions d'entrée à la léproserie sont plus détaillées. Les habitants de la ville qui sont lépreux et qui ne possèdent rien doivent

563. Le lépreux pouvait être bourgeois de la ville ou non. À Strasbourg, les *schultheissenbürger* (manants), une bourgeoisie de seconde zone, payaient moins.

564. AN S 4907-4908/4.

565. La livre bâloise vaut environ la moitié d'une livre de Strasbourg.

566. À Strasbourg aussi, celui qui ne veut pas s'établir à la léproserie ou qui prend la fuite doit payer son droit d'entrée. BRUCKER, Strassburger Zunft- und Polizei-Verordnungen, p. 32 : *Wil aber ein persone nit uf dem hofe wonen oder entwichet, das sol glicher wise dem hofe als vil geben als vorgeschriben stot, on den dienst.*

567. AM Guebwiller BB 6 f° 308 r-v, 1543 VI 9 : [...] *nemlich ein arme person uffs wenigs umb 10 lb. und ab ein rychs uffs hochst umb 25 lb. stebler, so aber ein person mittels vermögen were, da sol allwegen nach erkantnuß eins ersamen rads gehandelt werden ; und welcher also zu pfründen angenommen wird, sol der oder dieselbige über sollich pfründtgelt auch sein haußrätlin mit ihm ins haus pringen, welcher dann nach seinem absterben im hauß plyben soll. Welche person aber in disem hauß nit ynkauffen und sich sonsten an andern orten verpfründen wolt, das soll eim jeden zugelossen sein, doch dergestalt, das die selbe person jerlichen dem hauß alhie sein gerechtigkeit zuvor ußrichte und bezale, nemlich ein armß 8 und ein rychs 20 gulden* [...].

mendier pour pouvoir payer le tarif d'entrée, fixé à 30 ß. Pour les riches, ce droit d'entrée est de 14 lb. et un trousseau de la valeur de 6 lb., qui restera à la léproserie à leur décès. Tout nouvel arrivant, qu'il soit riche ou pauvre, devra également verser 6 d à chaque lépreux de la maison et 11 ß pour un bon repas à son entrée[568]. Il s'agit là d'une manière classique de sceller l'entrée d'un nouvel arrivant dans une communauté. Le lépreux devra aussi fournir 1 ß pour deux poules et verser quelque argent au personnel de la léproserie : 5 ß au prêtre, 18 d au valet et autant à la servante. Les ustensiles requis sont détaillés : une nappe neuve d'une longueur de 8 aunes, une serviette à accrocher derrière la porte, deux draps neufs et deux pichets, d'une contenance l'un d'un pot (*maß*), l'autre d'un demi-pot[569]. Curieusement, l'apport d'un lit et de la literie n'est pas mentionné à Haguenau[570]. À Molsheim, tout nouvel arrivant doit fournir, en plus de la vaisselle et de la literie, une somme de 20 livres et un foudre de bois, denrée indispensable et qui souvent grève le budget de l'institution[571]. À Sélestat, la liste des pièces à fournir lors de l'entrée à la léproserie comprend, en plus des choses habituelles, 25 écuelles et 12 plats[572]. Ces ustensiles étaient le plus souvent en bois, ce qui explique le nombre élevé de pièces requises. C'est dans le règlement de Strasbourg que les clauses d'admission sont les plus détaillées. En ce qui concerne le trousseau, ceux qui entraient chez les prébendiers (*pfründner*), devaient fournir un lit valant plus d'une livre, un lit à sangles, de la literie, une table et une petite armoire (*kensterlin*). Parmi tous les objets de cuisine requis pour l'entrée, on relève également une salière[573]. Pour les bourgeois, le tarif à verser est fonction de la fortune. Si elle est supérieure à 200 lb., le nouvel arrivant doit verser 40 lb. pour sa prébende et le cinquième de ses biens pour le service s'il n'a pas d'enfants (le dixième s'il en a). Celui qui a des biens valant plus de 200 lb., s'il souhaite vivre à la léproserie sans acheter de prébende, doit donner le vingtième de ses biens pour le service (*zu dem dienste*). La catégorie suivante concerne les personnes dont la fortune se situe dans une fourchette entre 100 et 200 livres. Les prébendiers paieront 30 lb. s'ils n'ont pas d'enfants et 15 s'ils en ont. Ceux qui entrent sans prébende

568. Idem à Molsheim et Saverne : AM Molsheim GG 184 (cote provisoire) ; AM Saverne 10.

569. AMH AH 90/17, 1447 : *Diese noch geschriben stucke sol ein jeglicher sieche geben, so er nuß kumpt. Item 11 ß den siechen uff den disch. Item 1 ß für zwey huener. Item jedem siechen 6 d. Item 5 ß irme lutpriester. Item 18 d irme karrichknecht. Item 18 d der meiden. Item eine nuwe dischlachen 8 elen lang. Item ein hantqwehel hinder die dùre. Item zwey nuwe lilachen. Item ein messige kanne. Item ein halb messige kanne. Item bringet ein sieche guten hußrot, den bruchet er sinen lebetagen, und darnoch sol er in dem huse bliben. Es ist zu wissen, daß ein jegelich sieche, der in der stat sehshafftig gewesen ist, ists, das er nit hat von im selbes, so sol er heissen* [pour *heischen*, mendier], *und geben dem huse 30 ß und den siechen ir reht. Ist es aber, daß er ùt hat von im selbes, so sol er dem huse geben 14 lb., und sol 6 lb. wert hußrot mit im darin bringen, und sol ouch solicher hußrot noch eins jegelichen tode darin verliben, und sol den siechen ouch ir reht geben [als] dovor geschrieben stot.*

570. Un oubli qui est peut-être dû au fait que nous ne disposons que d'une partie du règlement.

571. AM Molsheim GG 184 (cote provisoire), 1520.

572. AM Sélestat GG 164, 1629 : *Item es soll ein vierling schisselein und ein halben vierling deller haben.*

573. AMS V 116h f° 44v. BRUCKER, Strassburger Zunft- und Polizei-Verordnungen, p. 32.

paieront 5 lb. à l'entrée et autant au décès. Puis, le règlement détaille les tarifs pour ceux qui possèdent des biens d'une valeur comprise entre 50 et 100 lb., entre 20 et 50 lb., entre 15 et 20 lb. Le cas des enfants lépreux est également prévu par le règlement. Les dispositions varient alors en fonction de la fortune parentale et de l'existence d'autres enfants vivants du couple. Le fait que le père et la mère sont encore en vie ou non est également pris en compte. Par exemple, lors du décès du père d'un enfant lépreux, si la fortune du couple est supérieure ou égale à 200 lb. et s'il n'y a pas d'autres enfants, 25 lb. iront à la léproserie (15 lb. à la mort de la mère). Pour une fortune moindre, ce montant est dégressif[574]. Ces exemples montrent que le paiement d'un droit d'entrée – qu'il s'agisse d'une prébende ou non – apporte régulièrement de l'argent liquide aux léproseries. Quand le contexte économique de l'institution est sain, cet argent est placé en rentes. L'intérêt de la rente permet de subvenir, au moins partiellement, à l'entretien du lépreux. À son décès, le capital reste acquis à la léproserie, de même que les habits et les meubles qui lui ont appartenu. Ces derniers sont alors revendus. À Strasbourg, en 1504, la léproserie encaisse 90 lb. pour le droit d'entrée de lépreux, la vente des effets de ceux qui sont morts, les amendes payées par les lépreux qui ont proféré des jurons et les revenus liés à la cloche du Saint-Esprit. Les comptes de la léproserie de Haguenau conservés pour le 15e siècle permettent d'évaluer l'importance des prébendes et de la vente des biens des malades dans la balance comptable. En 1444, sept nouveaux lépreux entrent à Saint-Gilles. L'achat de leur prébende rapporte un peu moins de 40 lb., la vente du trousseau et des meubles des lépreux décédés au courant de l'année presque 8 lb., soit 52 % de l'ensemble des recettes[575]. Certes, le nombre des entrées en 1444 est exceptionnel. L'année précédente, la léproserie a encaissé 28 lb. et 10 florins de droits d'entrée et 3 florins pour la vente du ménage d'une lépreuse, soit 23 % des recettes enregistrées[576]. Il y a également des années sans nouvelles entrées. Mais ces exemples montrent qu'une part, certes variable mais non négligeable, des revenus des léproseries provient des lépreux eux-mêmes[577]. Dans ce domaine aussi, l'analogie avec l'entrée au couvent est frappante : *de facto*, elle s'accompagne du versement d'un droit d'entrée ou de l'achat d'une prébende.

4.4.1.2. Fondations et donations

Nous avons évoqué le double visage du lépreux : puni par Dieu pour ses péchés qu'il expie sur terre, le lépreux est aussi élu par lui. Sa mise à l'épreuve a valeur de rédemption et lui assigne un rôle d'intermédiaire privilégié entre Dieu et les hommes. Ce rôle d'intercesseurs dévolu aux lépreux apparaît clairement à travers les nombreuses fondations répertoriées dans l'obituaire

574. AMS V 116h f° 44v-46v.

575. AMH AH 91, 1444-1445.

576. *Ibid.*, 1443-1444. Le total des entrées de cette année est de 150 lb.

577. À Strasbourg, un registre d'entrée des lépreux couvrant la période 1561 à 1580 révèle que le prix de la prébende variait entre 80 et 300 florins (AMS V 116e).

de Rotenkirche, le seul qui nous soit parvenu pour une léproserie alsacienne[578]. En effet, en y fondant un anniversaire, plusieurs membres de la confrérie rattachée à la léproserie de Strasbourg précisent qu'à cette occasion, il faudra distribuer 10 ß aux lépreux de la maison pour qu'ils prient pour eux[579]. La dimension mémorielle n'est pas absente de la démarche des fondateurs, car plusieurs offices sont célébrés en mémoire de tous les vivants et morts qui ont fait l'aumône à la léproserie[580].

Cette source présente un intérêt exceptionnel pour l'évaluation des donations faites à l'occasion des fondations de messe dans une léproserie. L'obituaire est conservé en deux exemplaires, l'un dans le fonds de la ville, l'autre dans celui de l'Hôpital[581]. Suite aux dissensions entre le chapelain et l'économe en 1503, l'obituaire a été recopié pour les administrateurs ou l'économe, l'autre exemplaire étant conservé enchaîné dans la chapelle de la léproserie. Seules 6 mentions sont datées[582]. La plus ancienne fondation relevée remonte à l'année 1271[583], la plus récente à 1518[584]. Cette dernière fondation, la seule mentionnée entre 1503 et 1518, est d'une autre main que le reste[585]. L'absence de fondations de messes entre ces deux dates semble refléter un recul de ces dernières à la fin du Moyen Âge. Nous avons là une autre analogie avec les couvents, qui connaissent une évolution identique à cette époque. Cette source, précieuse, n'est néanmoins pas exhaustive. La plus ancienne donation connue est celle de Rudolf, doyen de Honau, qui lègue une rente d'un quartaut de seigle aux lépreux de Strasbourg en 1262 pour son anniversaire, mais n'apparaît pas dans l'obituaire[586]. Instructif est également le cas de Gute, béguine de Geispolsheim, qui lègue plusieurs rentes à la léproserie, alors qu'une seule est répertoriée dans l'obituaire[587]. Même cas de figure pour Nicolaus Kremer, chapelain de la léproserie entre 1334 et 1342, qui est uniquement cité pour une rente de

578. LEMAITRE, Répertoire des documents nécrologiques, p. 919 et 921, cite encore p. 969 deux folios provenant d'un obituaire de l'hôpital et de la léproserie de Colmar (BMC Ms. 850, pièce 6 [catal. 529]).

579. WITTMER, Obituaire, p. 125 : [...] *10 ß, die sol man teylen under die siechen, die hie wonhafftig sint, das sie Gott bittent fur die obgenanten personen.*

580. *Ibid.* p. 120, 122, 125, 126

581. AMS V 116b et 1AH 7425. WITTMER, Obituaire, a publié le premier, où manquent les pp. 99-100 et 103-104 (11 et 20 octobre). Il n'a pas utilisé le second, qui lui aurait permis de compléter.

582. WITTMER, Obituaire, p. 90.

583. Il s'agit du testament de Heinrich Babensun, sans date dans l'obituaire, mais datable de 1271 grâce à une autre source (SUB III 13-14 n°39). WITTMER, n'ayant pas fait de recherches complémentaires, note que la plus ancienne mention datée du manuscrit est de 1363.

584. AMS V 116b.

585. *Ibid.* Elle n'a pas été reportée dans l'obituaire coté AMS 1AH 7425.

586. AMS VIII 188 f° 102v : *It. infirmis hospitalis argentinensis unum quartale siliginis ut in meo anniversario de hoc habeant refectionem. Item leprosis argentinensibus unum quartale siliginis ut ipsi similiter in meo anniversario habeant refectionem.*

587. AMS AH-C 903/1, 1300 IV 20. AMS 1AH 903/2, 1301 X 12. AMS AH-C 911/8, 1305 av. IX 22. AMS AH-C 911/12, 1306. AMS AH-C 911/15, 1311 II 12. AMS AH-C 914/2, 1311 III 27.

6 onces, alors qu'en 1342 il lègue à la léproserie l'ensemble de ses biens, dont une maison dans l'*Oberstrasse* (Grand'rue)[588]. Plus étonnante encore est l'absence de Walter von Meistratzheim, économe de la léproserie entre 1297 et 1317[589], qui en 1314 lègue quatre rentes à la léproserie, dont l'une est destinée à la célébration de son anniversaire dans la chapelle du lieu[590]. En 1318, il complète cette donation en léguant à Rotenkirche pour le salut de son âme la moitié d'une maison et en instituant une pitance de 5 ß à distribuer pour la nourriture des lépreux à son anniversaire[591]. Curieusement, cette fondation n'est pas inscrite dans l'obituaire, pas plus que l'anniversaire de Claus Clime, pour laquelle la rente de 9 ß est pourtant distribuée aux lépreux conformément à la fondation[592]. Ces exemples prouvent que, tel qu'il nous est parvenu, l'obituaire n'est pas complet. Malgré ses limites, cette source mérite d'être exploitée. Elle contient 229 fondations, dont 95 sont exclusivement destinées au chapelain de la léproserie, chargé de dire des messes pour le salut de l'âme du donateur. La plupart des 134 fondations restantes sont des rentes en grain ou en argent. Les premières se montent à 35 quartauts de seigle, 2 de froment et 1 d'orge[593]. La suprématie du seigle, céréale dominante dans les pays germaniques, se retrouve dans les rentes en nature à la léproserie. En argent, la léproserie touche théoriquement 45 lb. de rente chaque année, ce qui, au denier vingt[594], représente un capital de 900 lb. À quoi il faut ajouter la donation d'un capital de 70 florins par Claus Roeder, un riche marchand strasbourgeois, qui précise que la léproserie devra le placer en rentes[595]. Johann von Saarburg donne 9 florins dans le même but[596]. Le chevalier Johann von Müllenheim donne 7 lb., dont la moitié pour la construction de la chapelle[597]. On relève deux dons en nature : une rente de 50 pains de froment donnée en 1271 par Heinrich Babensun[598] et une horloge[599]. Trois bienfaiteurs de Rotenkirche ont souhaité embellir le service divin. L'un donne un calice (*kelch*)[600], un autre une chasuble de damas blanc valant 26 florins, une aube, un huméral, une étole

---

588. WITTMER, Obituaire, p. 108 et SUB VII p. 16 n° 50.

589. AMS AH-C 914/1 et 1AH 203/1. En 1318, il est dit « ancien économe » : SUB III n°900, p. 273.

590. AMS AH-C 907, 1314.

591. SUB III n° 900 p. 273, 1318 VI 27.

592. AMS 1AH 4616 f° 36v. : *9 ß hab ich geben den kinden uff die fier fronfasten, alle fronfast 27 d, von Claus Climen jorzit* (avant 1522).

593. À Strasbourg, le quartaut vaut 116 l. pour le blé et 135 l. pour l'avoine : HANAUER, Études économiques, 2, p. 16.

594. La majorité des rentes ont été établies au denier vingt, quelques-unes à 4% et d'autres à des taux légèrement supérieurs à 5%.

595. WITTMER, Obituaire, p. 93.

596. *Ibid.* p. 99.

597. WITTMER, Obituaire, p. 115 : *zum buwe dieser capellen* (ou à l'œuvre de la chapelle ?).

598. WITTMER, Obituaire, p. 105, et SUB III p. 13-14 n° 39, et supra n. 583. Dans son testament, Babensun donnait aussi 10 pains aux recluses de Rotenkirche, qui n'apparaissent plus dans l'obituaire recopié au début du 16e siècle.

599. WITTMER, Obituaire, p. 94.

600. *Ibid.* p. 93.

et un manipule[601] et Catharina de Landsberg, chanoinesse de Saint-Étienne, 25 loths (env. 365 g) d'argent pour la monstrance[602]. Dans l'obituaire, un seul bien immobilier, une maison, est offert à la léproserie[603]. L'écrasante majorité des dons répertoriés dans le *liber vitae* de la léproserie sont des rentes en nature ou en argent, ces dernières d'un montant de quelques sous. Trois rentes seulement sont supérieures à une livre et se situent dans une fourchette de 2 à 4,5 lb[604]. Dans seize cas, le fondateur stipule qu'une partie de la rente qu'il donne est à verser aux lépreux présents à la messe anniversaire, et parfois aussi à ceux qui n'ont pas pu y assister en raison de leur état de santé[605]. D'autres se montrent particulièrement généreux envers les lépreux pauvres du Schnelling[606]. Additionnées, ces rentes relativement modestes représentent néanmoins un capital théorique de 980 lb. pour un revenu annuel de 49 lb., ce qui, ajouté aux donations en grains, n'est pas négligeable dans l'ensemble du budget de la léproserie. On peut raisonnablement supposer que ces rentes, qui font l'objet d'une remise à jour lors du litige de 1503, étaient encore payées à la fin du Moyen Âge. Par contre, les fondations trouvées dans d'autres sources et qui ne sont pas mentionnées dans l'obituaire ont peut-être été perdues au fil du temps. Elles n'ont pas été comptabilisées dans le calcul ci-dessus[607].

À ces revenus, il faut ajouter les donations faites hors fondations de messes et les fondations qui ne sont plus payées en 1503. Quelques-unes ont pu être repérées dans des archives de provenances diverses, mais elles ne constituent que la partie émergée de l'iceberg. Dans ce domaine aussi, nous ne pouvons donner qu'une idée approximative et très imparfaite de la réalité. Comme pour les fondations de messes, le corpus se divise en six rentes en seigle d'un montant total de 12 quartauts, en neuf rentes en argent d'un montant total de 5 lb. 12 ß et en neuf dons en argent d'un montant total d'un peu moins de 55 lb. Parmi ces derniers, certains montants sont faibles. C'est le cas de la donation de Johannes Engelbert, qui dans son testament de 1313 témoigne de sa générosité envers ses enfants, ses serviteurs, les couvents de Strasbourg, et qui lègue notamment 5 ß aux lépreux de Rotenkirche[608]. En 1304, la donation du chevalier Johannes Hauwart en faveur de divers couvents de la région et de particuliers comprend également un legs de 10 ß aux lépreux[609]. Très souvent, ces derniers sont cités en fin de donation, après le Grand Hôpital de Strasbourg, pour un montant relativement faible et généralement deux fois moindre que

601. *Ibid.* p. 102.

602. *Ibid.* p. 103. Un *loth* d'argent vaut 14,6 g. HANAUER, Études économiques, 2, p. 21-22.

603. *Ibid.* p. 92.

604. *Ibid.* p. 119, 124 et 128.

605. Cf. 3.7.3.

606. C'est par exemple le cas de Hans Kuene de Westhoffen, bourgeois de Strasbourg, de Johann Koelterlin et de Hans Kesselring : WITTMER, Obituaire, p. 92 et 108.

607. C'est le cas des 6 quartauts de seigle de rente et une livre légués par Walter von Meistratzheim : AMS AH-C 907, 1314.

608. SUB III n° 756, p. 230, 1313.

609. SUB III n° 528, p. 164-65.

celui prévu pour l'Hôpital. Après les couvents et la famille, les donations et testaments prévoient une somme pour les diverses institutions d'assistance de Strasbourg comme le Grand Hôpital et/ou la léproserie, éventuellement les orphelins, l'*Elendenherberge* et l'hôpital de Phyne. La léproserie bénéficie donc d'une forme de charité rituelle fréquente au Moyen Âge à l'égard des hôpitaux et autres maisons d'accueil des pauvres, des pèlerins et des lépreux. Il serait néanmoins faux de ne voir dans l'ensemble de ces gestes qu'un mécanisme bien rodé dénué du moindre sentiment. Les rares fois où les motivations du donateur apparaissent dans les documents, le souci du bien-être des lépreux est explicite. C'est ainsi qu'en 1519, le fils de l'écuyer Ludwig Berer lègue 10 florins à placer en rente aux lépreux du Schnelling, qui recevront chaque année 4 ß en main propre (*in ir hant*) à partager entre eux pour fêter dignement la Saint-Nicolas, un saint dont le culte est très populaire en Alsace à la fin du Moyen Âge[610].

Malgré toutes les réserves qui s'imposent, nous pouvons tenter une estimation des revenus annuels liés aux fondations et donations de la léproserie de Strasbourg. Bon an, mal an, la léproserie devait percevoir 50 quartauts de grains, dont 47 de seigle, 2 de froment et 1 d'orge, et une cinquantaine de livres provenant des donations de rentes en argent. À cette estimation, il faut ajouter les dons en argent qui n'étaient pas des rentes et les divers objets légués à l'institution. L'importance des fondations et donations a été observée pour d'autres léproseries, par exemple celles de Fribourg-en-Brisgau[611] et de Burgdorf[612], de même que pour les léproseries de l'ancien diocèse de Genève[613], et rejoint les constatations faites par Chiffoleau dans la région d'Avignon à la fin du Moyen Âge[614].

Les donateurs et fondateurs de messes répertoriés dans l'obituaire peuvent être répartis en trois catégories : il y a d'une part les lépreux qui ont été reçus à la léproserie, mais aussi le personnel, économes, *meister, meisterin*, valets, servantes et les administrateurs, et pour finir divers membres de la société strasbourgeoise et d'ailleurs. L'étude de cette troisième catégorie est particulièrement instructive (cf. p. 226-228).

La présente étude s'arrête en 1522[615], au moment où Strasbourg passe progressivement à la Réforme. Sous l'influence de Luther, insistant sur la justification par la foi et déniant toute valeur aux dons et aux aumônes, il y

610. AMS V 116k. En contrepartie, ils devront prier 5 Pater et 5 Ave pour l'âme du donateur ; cf. CLEMENTZ, Culte de saint Nicolas, p. 347-368.

611. KNEFELKAMP, Fürsorgewesen der Stadt Freiburg, p. 69.

612. BAERISWYL, Siechenhaus von Burgdorf, p. 210.

613. HERMANN, Lépreux, p. 114.

614. CHIFFOLEAU J., *La comptabilité de l'au-delà. Les hommes, la mort et la religion dans la région d'Avignon à la fin du Moyen Âge*, Paris, 2011, p. XXVI, a montré que « le prélèvement pour les morts » pouvait chaque année représenter deux ou trois fois celui de la fiscalité princière.

615. La dernière donation prise en compte est celle de Heinrich Ingold, ancien ammeister, qui à cette date donne 20 florins à la léproserie du Schnelling : AMS 1AH 4616.

a probablement eu un fléchissement des donations à ce moment, car aucun nouveau legs en faveur de la léproserie n'est mentionné avant 1537[616]. Néanmoins, entre cette date et 1589, sept autres donations en faveur de la léproserie sont connues. La plupart d'entre elles émanent du patriciat de la ville. En 1560, Friedrich von Gottesheim lègue 1 ß à chaque lépreux de Rotenkirche et 8 d à chaque pauvre qui sera présent à ses funérailles[617]. En 1560, Ursula von Duntzenheim, veuve de Friedrich Prechter, cède des rentes en argent et en nature à la léproserie, tout particulièrement à ceux qui ne jouissent que de la petite prébende[618]. Dans la deuxième moitié du 16e siècle, dame Margrede von Gottesheim née Prechter n'oublie pas les lépreux pauvres dans son testament. Chacun d'entre eux recevra un florin lors de son décès[619]. En 1544, Ursula Drachenfels, veuve du noble Hans von Blumenau, lègue des draps aux lépreux[620]. D'autres donateurs versent des rentes en argent[621]. Comme le prouvent ces quelques exemples, les libéralités à l'égard des lépreux, en particulier de ceux qui sont pauvres, ne tarissent pas entièrement avec la Réforme. Il n'en est pas de même pour les quêtes et les aumônes.

4.4.1.3. Quête et aumônes

Une étude détaillée des archives laisse deviner l'importance des aumônes recueillies en faveur des léproseries. Partout[622], les lépreux – en particulier

---

616. AMS CH 416/8720.

617. AMS CH 446/9296 f° 3 : *Item den guten leuten alhie, da ich dan mein begrebnus zu haben beger, solle man einem jeden under innen, so zur zit meines begrebnus zugegen sein, 1 ß d gegeben werden* (sic). *Item alle arme leut, so zu der zeit meiner begrebnus mit der leich gon, solle jedem 8 d gegeben werden.*

618. AMS V 116e f° 1r-3r. Ursula von Duntzenheim, veuve de Friedrich Prechter, donne *den armen sundersiechen des hauses zu der Rotenkirchen ... und sonderlich denjenigen, so die clein pfrundt inn dem selben hauß haben hie unden, bestimpte pfennigzinß und gülten, sampt dem eygenthumb der güeter, davon soliche pfennig zinß und gülten gereicht werden sollen.*

619. AMS 1AH 1222 : *Ich setze und verordne den armen sundersiechen zu der Roten Kirche ... so vill deren zu zeit meines tödlichen abgangs sein werden in bemeltem hauße, jeder person, jung und alt, weib und mann, so die arme pfründt haben, einen gulden werung alsbaldt noch meinem tödlichen abgang unverzogentlich zu deren handen zu reichen.*

620. AMS 1AH 4693.

621. AMS 1AH 4605, 1540/1541 : Hieronymus Betschlin, prévôt de Saint-Pierre-le-Vieux, lègue une rente de 15 ß à partager entre les lépreux. AMS V 115/1, 1586 : *Juncker Heinrich Bixner* [Büchsner], *beysitzer des Kleynen Rats* à Strasbourg, a donné 5 lb. de rente. AMS 1AH 4605, compte de 1601/1602 : Amandus Honauer, ancien maître de la léproserie, a fondé une rente d'une livre [entre 1589 et 1601], qui est partagée entre les lépreux.

622. La pratique de la quête en ville est attestée dans de nombreuses villes d'Alsace : à Riquewihr, «cet argent est employé par le receveur de l'hospital a (*sic*) les pauvres et en regard que les ladres ne peuvent avoir leur subsistance dans la maladrerie, ils ont permission de demander l'élemone (sic) dans la ville par 2 jours par semaine» (AN S 4822/1, 1683 VIII 2). À Eguisheim, ils mendient le jeudi et le dimanche (SCHERLEN, Eguisheim, p. 82). À Haguenau, le lundi (AMH AH 86/46). A Strasbourg, la quête est autorisée tous les jours sauf le mardi, le jeudi et lors d'une grande affluence, comme le jour de la Fête-Dieu ou de la prestation de serment (AMS V 116h f° 47r-v). À Mulhouse, à partir de 1571, 5 ou 6 lépreux quêtent en ville le vendredi (MIEG, Léproserie de Mulhouse, p. 98) ; à Colmar, les lépreux étrangers peuvent quêter le mercredi sous certaines conditions (AMC GG 213/1) ; à Obernai, les lépreux étrangers ne peuvent quêter en ville le jeudi et le samedi (BNUS Ms. 1577). La situation est la même

ceux qui n'avaient pas les moyens d'acheter une prébende – étaient tenus de quêter pour assurer leur subsistance[623]. Dans une petite léproserie comme celle de Munster, la quête était la seule source de revenus[624]. Les denrées récoltées sont variées : pain, vin[625], œufs, viande, cire, etc. Seuls les lépreux riches de Rotenkirche semblent avoir été exemptés de l'obligation de quêter. Pour les lépreux du Schnelling, par contre, le refus de quêter en ville était sévèrement puni, comme le montre le cas d'Andres Koenig (cf. p. 313). Nous avons vu que plusieurs léproseries comptaient parmi les membres de leur personnel un quêteur attitré, qui lui aussi sillonnait les rues de la ville et les environs pour rapporter argent et nourriture. À Strasbourg, le responsable de la caisse du Saint-Esprit[626] recueillait également de l'argent pour les lépreux dans les rues et les églises de la ville. Toujours à Strasbourg, il faut aussi évoquer les deux points fixes proches de la ville – près du couvent des Pénitentes, dans le faubourg au nord-est de la ville jusqu'en 1475, et près du pont de Saint-Arbogast, dans le faubourg au sud-ouest[627], où les lépreux étaient installés pour solliciter la générosité des passants. Par ailleurs, les lépreux strasbourgeois recevaient aussi des aumônes aux poêles des corporations, à l'abattoir et lors des seize messes solennelles célébrées après les processions[628], sans oublier les gratifications octroyées pour les grandes fêtes religieuses[629]. Mentionnons encore les troncs et sébiles installés en ville et dans les églises, dont le produit était également destiné à la léproserie. La géographie précise de ces troncs ne nous est pas connue. À Colmar, un voleur avoue en 1488 avoir fait plusieurs fois semblant de déposer une aumône dans la sébile des lépreux, alors qu'en réalité il avait subtilisé au total 10 ß[630]. À Haguenau, les lépreux disposaient également d'un tronc à l'intérieur de l'église paroissiale Saint-Georges[631]. À

---

dans d'autres régions. À Paris, par exemple, quarante léproseries étaient autorisées à envoyer tous les lundis un quêteur sur le Grand-Pont : IMBERT, Hôpitaux en droit canonique, p. 180. BRENNER, Leprosy, p. 80.

623. IRSIGLER, LASSOTTA, Bettler und Gaukler, p. 81-86.

624. AM Munster FF 77 f° 23v, 1518 : *Dwil nun gemelter sondersiech* [sans doute Protasius Eckhart, cité f° 29 B I en 1518 et en 1521 f° 70v] *nùdt anders dan des almusens gelept und sin lib und guot (so klein ist) in das sondersiechenhuß und an sant Anthonien bruderschafft unser pfarrkirchen geben, inen further sin lebenlang daselbst zu enthalten* [...].

625. AN S 1906, compte 1635-1636 de la léproserie de Guebwiller : *Item duß man sy an herbst khein wein mehr samlen lassen, darfür zalt diß jor 1 lb. 5 ß.*

626. BRUCKER, Strassburger Zunft- und Polizei-Verordnungen, p. 62.

627. AMS 1AH 7427 f° 96v : *Item wen men sitzet by sant Arbogast brucke, so sollent alle frömde menschen sitzen by den am Snelling ; und was in do wurt, das sullent sy glich deilen, eim also vil als dem andern. Item wen men zu den Ruwerin sitzet, so söllent nuwent fünffe von dem Snelling do sitzen und fünff von den frömden und die andern frömden sullent alle zu der Rotenkirchen blyben, und was den zehen wurt geben, das sullent sù glich under die deilen, die do uff dem hoffe wartent.*

628. Le texte évoque 16 *statzionen* : pour la traduction de ce mot voir DWB, 17, c. 939 – 946.

629. WINCKELMANN, Fürsorgewesen, II, p. 50.

630. AMC FF 345/1 p. 46, 1488 : *Aber hat er verjehen, das er zu etwie manigen mole den guten lùten ame sonntag usser irer schùsseln by X ß gestoln und alle mol derglich gethon, als ob er inen gebe, und aber ir gelt, das inen umb Gotz willen geben, verstoln.*

631. HANAUER A., Cartulaire, n° 951, p. 451 : *der erber Diebolt Zugswert und Demute*

Sélestat, HusenHans est banni de la ville pour avoir fracturé les troncs de la léproserie, de nuit, circonstance aggravante à l'époque médiévale[632]. À Strasbourg à la fin du 14e siècle, il y a un tronc au pied de la croix située entre l'église Sainte-Hélène de Schiltigheim et la proche léproserie. L'existence de ce tronc est connue grâce au différend entre le curé et l'administrateur de la léproserie au sujet des aumônes qui y sont mises[633]. D'autres dons sont déposés sur l'autel de la léproserie de Strasbourg et reviennent également à ses occupants[634]. Rappelons que dans plusieurs villes alsaciennes, les lépreux disposent également d'une maisonnette dans l'enclos du cimetière, qui leur permet de solliciter la générosité des fidèles à la sortie de la messe (cf. p. 203).

Comme toutes ces aumônes ont laissé peu de traces comptables, il est impossible de chiffrer exactement leur montant. Néanmoins, à Masevaux en 1516, les revenus de la léproserie se décomposent en deux rubriques : d'une part, les cens et les rentes (*zinsen*) d'un montant de 14,5 lb., et d'autre part les aumônes et autres (*bittgelt und sunst*) qui s'élèvent à presque 22 lb[635]. On ne connaît pas la part exacte des aumônes, mais on peut raisonnablement supposer qu'elles n'étaient pas négligeables dans l'économie générale de la léproserie de Masevaux puisqu'elles figurent en tête du poste le plus lucratif, ni dans celle des léproseries en général. À l'occasion, les commentaires des livrets de comptes montrent même que les aumônes étaient vitales. Ainsi à Neuwiller, où la neige en 1605, la maladie du *klingler* en 1607, les inondations en 1609 et la guerre en 1610 empêchent la tournée du quêteur. À chaque fois, la léproserie est obligée de débloquer quelques sous pour assurer le ravitaillement en pain des malades[636]. L'importance de la quête dans le budget d'une léproserie apparaît clairement à Strasbourg en 1523, lorsque toute forme de mendicité est prohibée lors de la réorganisation de l'assistance. Désormais il est interdit aussi bien au *klingler* qu'au porteur de la caisse du Saint-Esprit et aux lépreux pauvres du Schnelling de quêter en ville[637]. Seules les quêtes des lépreux pour le Nouvel An sont encore tolérées[638]. Les administrateurs ont cherché à

Schillingen hant geben 32 ½ ß gelts für ein jorgezit mit 16 priestern, ... 5 ß den armen schulern, ... 1 ß den guten lüten uf den sontag vor dem jorgezit in ire schüssel zu S. Jergen.

632. GENY, Schlettstadter Stadtrechte, I, 2, p. 601, 1398 IV 29.

633. SUB VII p. 751 n° 2595, 1392 VIII 23.

634. AMS AA 65 f° 284r.

635. AM Masevaux GG 54/1, p. 71.

636. ADBR 8 E 322/GG 24.

637. AMS V 116h f° 32v, éd. par WINCKELMANN, Fürsorgewesen, II, p. 49.

638. WINCKELMANN, Fürsorgewesen, I, p. 143 dit qu'elles n'ont été tolérées que jusqu'en 1536. Mais plus tard, d'après les délibérations du Conseil, ils sont régulièrement autorisés à chanter et à quêter en ville pour la nouvelle année. Quelques exemples : AMS 1R 32 f° 552r, 1568 XII 20, et AMS 1R 36 f° 975r, 1570 XII 23 : *Herr Andres Graff zeigt an, die armen sondersiechen oder guote leüth ... abermals inen wie vergangenen jaren auch zu vergonnen, diß jar das guot jar in der statt durch den umbgang zu samlen ... Erkandt : man soll inen vergönnen 2 tag alhie harumb zu gehn und das guot jar inzusamlen.* AMS 1R 47 f° 775v, 1576 : *Samblen der sondersiechen. Erkandt : man solle inen vergönnen wie vernig, und nachsuchen, wie es mit ihnen gehalten worden.* AMS 1R 66 f° 709r, 1589 : *Sondersiechen begeren den singend zu*

compenser le manque à gagner en donnant à chaque lépreux du Schnelling du pain pour un denier par jour et deux mesures de vin par semaine. Cette mesure a été appliquée à partir du 14 octobre 1523, mais, rapporte l'économe, elle ne convenait pas aux lépreux. Très vite, ils se plaignent de l'insuffisance de ce qui leur a été octroyé. Dès le 4 novembre 1523, les administrateurs portent la prébende hebdomadaire des lépreux du Schnelling de 4,5 à 7 ß, à charge pour eux d'acheter le pain et le vin. Nouvelles plaintes des lépreux, qui en 1524 obtiennent une aide supplémentaire d'un denier par jour pour l'achat de vin[639]. Cet exemple témoigne de l'importance de la quête pour le quotidien des lépreux, qui, rappelons-le, devaient presque tous[640] subvenir à leurs besoins en mendiant. Dans les villes catholiques, la quête reste une source de subsistance incontournable pour les lépreux encore aux 16e et 17e siècles. Dans une supplique du 16e siècle, "des lépreux" (sans plus de précision) sollicitent du Magistrat de Bâle l'autorisation de quêter une fois par semaine, comme c'est l'usage ailleurs dans la Confédération (cf. p. 223-224). Bel exemple de la permanence et de l'adaptation d'une pratique ancestrale ! En terre catholique, la quête reste primordiale au début de l'époque moderne. Lorsqu'en 1622 le fils d'une lépreuse de Molsheim n'assure plus la quête pour sa mère, la léproserie dédommage cette dernière en lui octroyant un subside de 15 ß[641]. Au 17e siècle encore, Hans Rudolf Molli, lépreux de Rouffach, demande à être admis à la léproserie de Sélestat. Il explique qu'il a résidé à la léproserie de Rouffach environ dix ans et qu'à cause de son âge, il ne peut plus aller quêter dans des endroits éloignés. Il demande aussi au Magistrat que sa femme, au cas où il mourrait en premier, puisse rester dans leur logement à la léproserie et quêter à Sélestat selon l'ancienne coutume. Sa requête est accordée moyennant 200 fl. pour le paiement de sa prébende[642]. Ces exemples montrent que la quête est une pratique lucrative. Il n'est donc pas étonnant qu'à l'occasion, certains aient cherché à imiter la maladie[643] dans l'espoir d'attirer la sollicitude des

---

halten. ... begeren diese weynachten ... tag den singend zu halten. Erkandt : ist willfart.

639. WINCKELMANN, Fürsorgewesen, II, p. 50 -51.

640. Les lépreux riches de Strasbourg, ceux qui avaient une prébende à Rotenkirche, étaient exemptés de la quête, de même que certains lépreux de Haguenau. Cette dernière léproserie était la seule d'Alsace à engager une cuisinière.

641. ADBR G 1817, registre 1622/1623, f° 17v : *It. Hans Spiegels frawen zue noturfft geben, als ihr sohn nit mehr für sie geheischen, 15 ß.*

642. AM Sélestat GG 165, 17e siècle : *nachdem ich aber nun bey 10 jahren in dem Ruffachischen siechenhauß mich uffgehalten, undt wegen weit herumb gelegener orth in meinem ietzigen alter mit dem heyligen allmueßen aldta nicht wohl ferner zu erhalten getrawe, [...] das nicht allein ich die tag meines lebens, sondern auch, nach meinem vorabsterben, mein arme haußfraw in dem pfrundthauß dasselbsten ohn vertrieben unsere wonung haben, undt nach altem gebrauch in der statt das heylig allmueßen suchen mögen [...].* Il meurt à Sélestat le 27 XI 1665 : *Item den 27 Novembris starb der gutleitman mit namen Hans Rudolf Molli. Den 28 dito ist der leibfahl durch herrn Rectorem Pater Schön gehalten worden. Den 19. December ist der 30. durch pater Schön gehalten worden* (Sélestat RP S, 1608-1675).

643. GERARDIN D., « La léproserie de Ribeauvillé », *La Revue historique de Ribeauvillé et environs* 16, 2008, p. 44 : « On peut simuler la maladie de Hansen par l'usage de plantes vésicantes (farine de moutarde, thapsie ou malherbe, renoncule âcre, chélidoine, anémone pulsatile) ou de caustiques divers (alcali, sel d'oseille, tartre stibié) dont l'application répétée entretenait

passants et d'obtenir quelques piécettes, ou alors d'acquérir une prébende dans une léproserie. À ce propos, Robert Jütte rappelle que simuler une maladie et la dissimuler sont l'avers et le revers d'une même médaille. Si aujourd'hui il nous semble impensable qu'une personne saine se coupe volontairement de ses liens sociaux en feignant d'être lépreuse, il faut se souvenir que jusqu'à la fin du Moyen Âge le lépreux, assimilé au pauvre Lazare, était (aussi) un objet de compassion, ce qui rendait sa vie en marge de la société plus supportable qu'on est tenté de se la représenter[644].

Aux dons informels, il faut ajouter toutes les aumônes faites par diverses institutions religieuses ou autres, qui, elles, apparaissent dans leurs livres de comptes, et qui relèvent d'une charité rituelle et organisée. L'Œuvre Notre-Dame, par exemple, dépense quelques sous pour offrir des œufs de Pâques aux lépreux, mais aussi aux quatre ordres mendiants de la ville, au Grand Hôpital, à l'*Elendenherberge*, de même qu'aux orphelins de Strasbourg et de Stephansfeld[645]. Le couvent de Sainte-Claire-au-Marais offrait quelques deniers aux lépreux pour des beignets à Carnaval, ou alors pour améliorer leur ordinaire à la Saint-Martin[646]. Entre 1621 et 1631, les comptes des aumônes du Grand Chœur mentionnent une dépense hebdomadaire de 6 d pour les lépreux[647]. À Sélestat aussi, les chevaliers de Saint-Jean octroient régulièrement des miches de pain aux lépreux, aux béguines, aux bégards et à l'ermite[648]. L'inventaire des caves de Marmoutier énumère différentes catégories de vin, dont l'une est appelée *Gutleutwein*, vin destiné aux lépreux[649]. Les lépreux ont également droit à une gratification lors des événements exceptionnels. Ainsi, lors de l'entrée solennelle de l'évêque de Spire Reinhard von Helmstatt à Landau en 1439, les lépreux touchent un florin selon l'usage[650]. En 1513, le Magistrat de Strasbourg fonde une messe du Saint-Esprit à célébrer après la prestation du serment, le premier jeudi du mois de janvier. Ce jour-là, à cause de l'affluence dans les rues, les lépreux ne peuvent entrer en ville pour quêter, mais le Magistrat leur octroie une certaine somme d'argent, de même qu'aux

---

les blessures et les plaies contuses ou reproduisait artificiellement des dermatoses de dimensions variées, des exulcérations plus ou moins profondes, souvent lichenifiées par un grattage systématique. La clématite des haies était d'ailleurs utilisée en friction à la cour des miracles pour faire durer les ulcères de jambes, ce qui devait lui valoir le surnom d'herbe des gueux ».

644. JÜTTE R., « Lepra-Simulanten. De iis qui morbum simulant », dans DINGES M. et SCHLICH Th., *Neue Wege in der Seuchengeschichte*, Stuttgart, 1995, p. 25-42, ici p. 29, 32-35.

645. AMS 1OND 85, 1492, f° 93v: *Item den vier orden, dem grossen spittal, den in der ellendenherbergen, den guten lùten, den weisen, den Steßfeldern und anderen für oster eyer geben 3 ß 10 d.*

646. AMS 1AH 10819, Äbtissin rechnung 1490/1491, p. 27 : *6 d den guten lùten vastnacht küchli. Ibid.* 1485/1486. *It. 3 d den guten luten uff Martini.*

647. ADBR G 3812, 64, G 3814, 120 et G 3815, 122.

648. ADBR H 1654 p. 79, fin 15e siècle ?

649. BARTH M., *Der Rebbau im Elsaß und die Absatzgebiete seiner Weine*, 2, Strasbourg, 1958, p. 174. Le vin (plus de 9000 ohm) de l'abbaye est classé en *Konvents-*, *Bürger-*, *Bauern-*, *Gesinde-* et *Gutleutwein.*

650. REMLING F. X., *Geschichte der Bischöfe zu Speyer*, 2, Mayence, 1854, p. 63.

malades de l'hôpital, aux syphilitiques et aux orphelins[651].

En plus de la charité rituelle, les lépreux reçoivent de l'argent ou du tissu de différentes institutions urbaines. À Kaysersberg, la commune leur donne régulièrement plusieurs aunes de drap[652]. À Strasbourg, les lépreux ont droit à 1 ß à chaque fois que la cloche des morts sonne à la cathédrale[653] et à 1 ß à chaque fois que retentit la cloche du Saint-Esprit[654]. Ils reçoivent également une participation d'environ 1 lb. du *swergeld*[655] du *stockgericht*, un tribunal devant lequel se jugeaient les infractions de moindre importance[656] et quelques deniers du *burggrafen gericht,* provenant aussi des amendes encaissées pour avoir proféré des jurons[657]. Si les boulangers de la campagne contreviennent au règlement en vigueur à Strasbourg lorsqu'ils y portent leur pain, ce dernier leur est confisqué et distribué aux lépreux, aux orphelins, aux malades du Grand Hôpital et aux voyageurs de passage à l'*Elendenherberge*[658]. Dans certaines affaires de bannissement, les coupables devaient verser une partie de leur amende à la léproserie. En 1398, un cordier est banni pour deux ans pour avoir couché avec sa belle-fille. De surcroît, il doit payer une amende d'une livre à la léproserie, autant à l'*Elendenherberge* et cinq livres à l'hôpital[659]. Walther Erlin, lui, est condamné à un bannissement de cinq ans pour change frauduleux à la Monnaie. L'amende de 10 lb. qui lui est imposée sera divisée en deux : une moitié pour la léproserie, l'autre pour l'hôpital[660].

---

651. PFLEGER L., *Kirchengeschichte der Stadt Straßburg im Mittelalter*, Colmar, 1941, p. 199.

652. AM Kaysersberg BB 9 f° 38v, 1507 : *den guten luten 7 elen wis [duch]. Ibid.* f° 83r, 1510 : *Hans der gutman, 10 eln grown.* AM Kaysersberg BB 10 f° 113r, 1524 : *Tengi Martin im gutenhuß 3 ellen. Ibid.* f° 163r, 1527 : *den armen luten im gutten huß 8 ellen. Ibid.* f° 165r, 1528 : *der gutenlut frowen 8 ellen.* AM Kaysersberg BB 11 f° 31r et 48r, 1536 : *Clara im gutleuthuß 8 elen. Ibid.* f° 55v, 1539 : *Clara im gutenhuß 2 eln. Ibid.* 181v, 1559 : *der gutlut frow 2,5 eln. Ibid.* f° 158r, 1555 ou 1556 : *der gutleut frow 5 eln. Ibid.* f° 187v, 1560 : *der gutlut frow 4 eln. Ibid.* f° 197r, 1562 : *Kethrin im guten huß 6 elen; Elsbet im guten huß 6 eln.*

653. AMS 1AH 7426, censier de Rotenkirche 1442 : *Item von der totten glocken zu dem münster, git men den guten lüten 1 ß von iedem lüten.*

654. AMS 1AH 4605, compte de Rotenkirche de la Saint-Jean 1504 à la Saint-Jean 1505 : *It. 4 lb. 11 ß hat mir geben Peter mynsterknecht von der Heiligen Geist glocken im mynster von yedem lütten 1 ß sit sant Thoman abent vor wynachten 1493 bis sontag noch sant Claus tag 1504* (ce qui ne représente que 91 sonneries de cloche en 11 ans !).

655. Ce terme désigne très probablement l'amende que payaient tous ceux qui blasphémaient et juraient au tribunal. À Haguenau aussi, on relève régulièrement quelques sous provenant du *swergeld* : par exemple 10 ß dans les recettes de l'année 1425/1426, 3 ß en 1443/1444, et 16 ß en 1440 pour le *swergeld* et des amendes (AMH AH 91).

656. AMS 1AH 7427 f° 2r : *Item am stockgerihte, die swerpfennige, die samelt Bernhart, der von gerichtes wegen feil het, in eine büsse, die dut men uff zu Sungihten ein mol in dem jor, von dem selben gelte git men im 3 ß zu lone. Item so git man den richtersbotten alle jor 2 ß umb ein ferlin, also blibet wol uff ein lb. über : die rechet man ouch zu Sungihten uff der rechenunge.*

657. AMS 1AH 4605, compte de la Saint-Jean 1518 à la Saint-Jean 1519 : *4 ß 1 d ist mir worden swerpfennig am stockgericht am stattgericht, über 6 d, die ich dem schriber schanckt. It. 16 d sindt mir ouch worden an des burggraffen gericht schwerpfennig.*

658. AMS 1MR 1 p. 101, 15e s.

659. AMS III 1 f° 15r.

660. AMS III 1 f° 18v, 1400 : *Walther Erlin het ußgesworen 5 jare [...] und sol darzu bessern 10 lb., 5 lb. dem spital und 5 lb. den guten lüten ... umbe das er unrehten wehzel getriben het*

À Haguenau aussi, le montant de certaines amendes communales revient à la léproserie. D'après le compte de celle-ci pour 1477, Veltin Kornkouffer paie une amende de 10 ß pour avoir frappé Diebold Meiger. La même année, Hans Bender, marchand de vin, paie aux lépreux 2 ß au titre de l'amende que lui a infligée sa corporation[661]. Le paiement de diverses amendes à la léproserie de Haguenau est aussi attesté pour d'autres années[662]. Le reversement d'une partie des revenus de la justice aux léproseries semble une pratique répandue dans toute l'Alsace. En 1635, une rente annuelle de 1 lb. 5 ß, liée au meurtre en 1599 de Diebold Weber, est distribuée aux lépreux de Guebwiller[663]. Malheureusement, le compte ne donne pas plus de précisions.

Ces ressources octroyées par la ville à la léproserie et aux autres institutions montrent le souci qu'avait le Magistrat d'assurer le fonctionnement et l'équilibre budgétaire de ses institutions d'assistance. Ces revenus prélevés sur le fonctionnement de la justice ou sur les services divins institués par le Conseil illustrent aussi le lien existant entre la ville et la léproserie.

Deux conclusions s'imposent : d'une part, l'importance des revenus provenant de la quête, des aumônes et des diverses fondations et donations dans le fonctionnement des léproseries, et d'autre part, la multitude des liens tissés entre les lépreux et la ville. Contrairement à une idée reçue très répandue, les lépreux sont présents physiquement à l'intérieur des murs de la ville pour solliciter la générosité de leurs concitoyens, et, quand ils ne le sont pas, les divers troncs répartis dans l'espace urbain et dans les églises rappellent leur existence. D'une certaine façon, ils participent à la vie des corporations, puisqu'on quête pour eux dans les *Trinkstuben.* Ils sont aussi partie prenante de la justice, car certaines amendes et taxes leur sont réservées. Ils touchent également un petit pécule d'un certain nombre d'offices religieux célébrés en ville. Par ailleurs, de nombreux citadins fondent des messes anniversaires à l'église de la léproserie ou font une donation pour soutenir l'institution. Parmi eux, on relève de nombreuses familles de la noblesse et du patriciat strasbourgeois comme les Zorn, les Müllenheim, les Kageneck, les Spender, les Schwarber, les Löselin, les Bock, les Pfaffenlapp, les Merswin, les zum Trübel, les Mans, les Dunzenheim et les Armbruster. Il en va de même à Haguenau et ailleurs[664]. L'image du lépreux enfermé à vie à la léproserie dans l'attente de sa mort et totalement coupé du monde extérieur, largement véhiculée par l'historiographie, s'avère être un cliché : elle ne résiste pas à l'analyse des sources, qui révèle tout un faisceau de liens entre la léproserie et

---

an der münßen.

661. AMH AH 91, 1477, *Besserungen : 10 ß gab Veltin Kornkouff der kremer, als er Diebolt Meiger den duchscherer hette geslagen. 2 ß gab Hans Bender der wynman, als in die winlute gebessert hetten.*

662. Par exemple, AH 91, 1478, 1486.

663. AN S 4906, compte de la léproserie de Guebwiller 1635-1636 : *Item uff aller seelen tag von den guethleuthen, wegen der endtleybung, so an Diebolt, Weber Diebolts sohn, anno 1599 beschehen, vermög derselben ordnung ausgeteilt 1 lb. 5 ß.*

664. CLEMENTZ, Haguenau, p. 63. Pour Rouen, voir BRENNER, Leprosy, p. 109.

la ville dont cette dernière dépend. Des liens étroits et réciproques, mais qui se déclinent sur deux plans différents : en ville, les lépreux trouvent un appui vital pour leur subsistance matérielle ; à la léproserie, des citadins de tout rang sollicitent les prières des lépreux.

4.4.1.4. Revenus liés à la terre

4.4.1.4.1. Revenus de la ferme

De nombreuses léproseries se doublaient d'une exploitation agricole, qui assurait une partie de la nourriture de la maison et qui, à l'occasion, pouvait également apporter quelques livres supplémentaires dans le budget de l'établissement. À titre d'exemple, la léproserie de Haguenau produisait régulièrement du fromage et du beurre, dont la vente, entre autres au marché de Strasbourg[665], rapporte un peu moins de 24 lb. en 1518. Cette même année, la vente de veaux et de porcs permet d'encaisser un peu plus de 9 lb. À l'occasion, la léproserie proposait aussi des œufs et des oignons à la vente[666]. Il n'est pas possible de chiffrer tout ce qui était produit et consommé sur place. Par contre, les sources livrent une idée de la variété de cette production. À Haguenau, la léproserie cultive un potager[667], elle entretient également un verger[668] et des vignes autour de la léproserie, de même que dans les lieux-dits *im grossen berg* et *im kleinen berg*, mais aussi à Eckendorf, Waltenheim, Hochfelden et Spachbach[669]. Rappelons qu'un pressoir existe sur place, permettant la vinification.

La maison produit également de la viande[670]. Les servantes préposées aux animaux engraissent des oies[671], élèvent des poules, pour lesquelles la maison achète régulièrement l'un ou l'autre setier de froment ou d'orge[672] et s'occupent des vaches. Le porc, véritable "pilier de l'alimentation médiévale"[673], tout particulièrement pendant l'hiver, était un animal prisé dans la mesure où sa viande se conservait aisément fumée ou salée et servait aussi à la confection de saucisses. Même le sang, les tripes et la couenne étaient utilisés. Dans la plupart des villes, chaque famille de bourgeois avait le droit de mettre un à trois

665. AMH AH 91, 1492 : *5 ß 9,5 d verzert die meisterin, der knecht und das pfert, als etlich kese und ancken uff sant Jergen dag zu Strosburg verkoufft wurden.*

666. AMH AH 91, 1486.

667. *Ibid.*, 1465 : *von dem krautgarten zu hacken.*

668. *Ibid.*, 1475 : *14 d umb boim wurtzelinge in die garten zu setzen.*

669. *Ibid.*, 1475 : *It. 4 ß von den reben im grossen berge zu sniden. It. 2 ß von den reben zu sniden in dem kleinen berg. It. 6 ß 8 d von gruben zu machen in den reben zu den gutten lüten.* Voir aussi AH 91, 1425, 1492 et 1496, et AH 89/96, 1379.

670. Et elle en achète régulièrement d'après les livres de compte, sans autre précision quant à la nature de la viande achetée.

671. AMH AH 91, 1507 : *3 ß 3 d umb 6 gense in das huß koufft zu mesten. It. 26 d umb 4 gense zu mesten in das huß koufft.*

672. *Ibid.*, 1477 : *10 ß umb ein sester weissen den hüneren. Ibid.*, 1484 : *20 d umb 3,5 sester gerste den huneren.*

673. PASTOUREAU M., *Le cochon. Histoire d'un cousin mal-aimé*, Paris, 2009, p. 28.

porcs à la glandée[674]. La ville de Haguenau autorisait sa léproserie à y envoyer autant de porcs que deux familles[675]. Selon les années, le chiffre oscillait entre deux et sept porcs[676]. Ils étaient mis à la glandée dans la forêt de Haguenau, qui par son étendue attirait des troupeaux venus de très loin[677]. En 1508, six porcs de la léproserie ont passé l'arrière-glandée, c'est-à-dire les trois mois d'hiver, du 13 janvier au 23 avril, dans la forêt d'Oberhoffen, à la lisière sud-est de la Forêt Sainte [678]. La ville de Haguenau soutient financièrement l'élevage porcin de la léproserie en lui accordant une aide de 2 lb.[679], ce qui prouve l'importance de cet animal dans l'économie de la maison. Les exemples précités montrent également que par le biais de la glandée, la léproserie est intégrée dans l'un des circuits économiques de la ville, au même titre que les particuliers et d'autres institutions, même si, comparée au Nouvel Hôpital, qui met entre 26 et 48 porcs à la glandée à la fin du Moyen Âge, la léproserie apparaît comme une institution de taille modeste à l'échelle de la ville[680]. Dans d'autres léproseries, à Hochfelden[681] ou Neuwiller[682] par exemple, un porc est régulièrement offert aux lépreux.

En 1486, l'exploitation agricole de la léproserie de Haguenau s'agrandit considérablement par l'achat pour plus de 50 lb. de la ferme située à proximité

---

674. REGNATH R.J., *Das Schwein im Wald. Vormoderne Schweinehaltung zwischen Herrschaftsstrukturen, ständischer Ordnung und Subsistenzökonomie* (Schriften zur Südwestdeutschen Landeskunde 64), 2008, p. 75.

675. AMH AH 91, 1508 : *17 ß entpfing myn gefatter here der stattschriber in namen der eckerheren von mir uff zinstag noch sant Utilien tag, von den 7 swynen, so das huß inne dem ecker gehabt hat, nemlich 3 ß von eime swyne, dut inne der sumen 4 ß me, die selben 4 ß hant sù mir lossen für des huses 2 rehte abgon, nemliche 2 ß für ein rehte.*

676. *Ibid.*, 1484, 1508, 1510, 1520.

677. GUTHMULLER J., *La glandée dans la forêt de Haguenau aux XIVe et XVe siècles*, Mémoire de master sous la direction de Georges Bischoff, Strasbourg, 2014. SCHWIEN J.J., *Ensisheim, le lieu du glaive. Essai sur la mémoire d'une ville*, Thèse, Strasbourg, 1985, 1, p. 183. BURG A.M., « Le droit de glandée et l'élevage du porc en forêt de Haguenau au début du XVIe siècle », *Bulletin philologique et historique (jusqu'à 1610) du comité des travaux historiques et scientifiques,* 1967 (paru en 1969), 1, p. 129-136.

678. AMH AH 91, 1508 : *It. 16 ß entpfing Diebolt Heide der meyger von Obernhoffen [...] von des huses 6 swynen, so uff Öbernhofen welden in dem nochecker gangen sint, von dem zwenzigsten tag untz sant Jörgen tag, nemlich XVI wochen, von jedem swine zur wuchen 2 d.*

679. *Ibid.*, 1425 : *It. 4 lb. und 8 ß umb 2 ferher. It. dez gab die stat 2 lb. in zu stur und 2 ß darvon nuß zu driben und zu bereitten. Ibid.*, 1430 : *It. 4 lb. und 8 ß umb 2 ferher. It. dez gab die stat 2 lb. in zu stur und 2 ß darvon nuß zu driben und zu brügen.*

680. Le Nouvel Hôpital de Haguenau, fondé en 1328 par Öttelin Truttman, met régulièrement des porcs à la glandée : *It. 4 ß dem hirten von 48 swinen zu pfrùnden uff Martini* (AMH AH 77/9, 1499) et encore *It. 2 ß 10 d von 34 swynen zu pfründen uff liechtmesse. It. 26 d von 26 swinen zu pfründen uff sant* Jörgen (AMH AH 77/10, 1508).

681. ADBR C 65/47, 1620 : *so dann soll man inen [geben] jars für ein feist schwein 3 fl. wehrung auf sanct Andreas tag.*

682. ADBR 8 E 322/GG 24, 1605 : *Item dem neuen guetleuthman geben, so von Herbitzheim* (au nord de Sarre-Union) *herkommen, fur das jahrgelt und wuchengelt, auch von salz und schwein, altem brauch nach geben 1 lb. 14 ß 4 d.* Le porc est signalé dans les autres comptes du 17e s.

ainsi que de 12 journaux de pré (*mansmatten*), de champs et d'un petit étang[683]. Avant 1444, l'écuyer Nagel von Koenigsbach et sa mère avaient fait don d'un étang aux lépreux[684]. À proximité de la léproserie, les malades de Saint-Gilles disposaient donc d'une ressource précieuse, tout particulièrement en temps de Carême et les jours où la consommation de viande était prohibée. Ces étangs étaient soigneusement entretenus et alevinés[685]. Pour finir, il faut encore mentionner, comme dans toute ferme digne de ce nom, la présence d'un chien de garde. Il apparaît dans la rubrique "dépenses" des comptes, à cause des morsures qu'il a infligées à la bergère de Brumath[686].

L'exemple de Haguenau, relativement bien documenté, montre qu'une partie non négligeable des denrées consommées à la léproserie était produite sur place. Sans atteindre l'autarcie complète, ces institutions pourvoyaient au moins partiellement à la nourriture de leurs malades. Quant aux terres situées dans d'autres villages et qui n'étaient pas exploitées directement par la léproserie, elles étaient affermées.

4.4.1.4.2. Revenus des terres

Chaque léproserie institutionnelle a constitué un patrimoine foncier qui, au fil du temps, s'est enrichi de nombreuses donations et d'achats divers. Les sources n'évoquent de dotation foncière initiale pour aucune léproserie alsacienne. Nous pouvons néanmoins avoir un aperçu de l'ampleur de l'assise territoriale de ces institutions grâce à des censiers, qui parfois énumèrent la liste de leurs biens. C'est le cas pour Colmar en 1396. À cette date, la léproserie possède 16 *juch* et 16 *tagwan* de prés, soit 240 *schatz*, 1 *juchart* de bois, soit 9 *schatz*, 40,5 *juchart* et 4,5 *juch* de champs, soit 391,5 *schatz*[687]. La taille respectable de cette assise foncière, à laquelle il faut ajouter les biens affermés, explique l'engagement par la léproserie d'un gestionnaire de ces biens, appelé *meyer*, logé au *meyerhof*, à l'extérieur de la ville de Colmar[688]. En comparaison, le patrimoine de la léproserie de Haguenau, deuxième ville d'Alsace à égalité avec Colmar au Moyen Âge, semble peu conséquent dans la 1ère moitié du 15e

683. AMH AH 89/1 : *Lutfrid von Kunigspach genant Nagel, Hans von Kunigspach sin sun und Michel Klotz von Wissenburg* vendent à l'économe de la léproserie pour 51 lb. 5 ß *den hof mit hüsern, schüren, stellen, garten und wiherlin, ouch zwolff mansmatten und allen den veldackern, brüchern, wonnen und weiden, die darby und doumb gelegen sint [...], also das alles aneinander [...] gelegen ist obewendig der stat Hagenow uff der Rotbach by dem egenanten gutenlüte huse.*

684. AMH AH 91, 1444 : *1 lb. 13,5 ß von dem bruch zu graben an Juncker Nagels wiher, das er und sin muter den siechen geben hant.*

685. AMH AH 91, 1487 : *It. 12 ß 10 d umb 46 fisch [...] koment inne die zwen wiher zu den guten lüten. It. 2,5 ß von dem wiherlin zu den guten lüten zu fischen und donoch von den vorgenanten fischen zu den guten lüten zu tragen.*

686. *Ibid.*, 1442 : *It. 15 ß der schefferin zu Brumat, für das sü der hunt zu den guten lüten gebissen hat.*

687. AMC HOP IV B 1. HANAUER, Études économiques, II, p. 9, évalue le schatz à Colmar à 5,2 ares, ce qui donne comme ordre de grandeur environ 12 ha de prés, ½ ha de bois et 20 ha de champs.

688. AMC GG 213/1.

siècle. En effet, d'après le censier de 1440, les biens propres de Saint-Gilles à cette date consistent en 11,5 *mannesmatten* de prés et 2 *stùcke* de champs[689]. Pour Strasbourg, le rôle des économes dans la constitution du patrimoine foncier apparaît en filigrane dans les archives. Walter de Meistratzheim, qui exerce cette fonction de 1297 à 1314, a très certainement fait jouer le réseau de relations qu'il avait dans son village d'origine en faveur de l'institution qui l'employait. En effet, en 1311, Nicolaus, fils de Rulin de Meistratzheim, vend des champs dans ce même lieu pour 3 lb. 10 ß à Guta, recluse à Rotenkirche, qui lègue ces biens aux lépreux, « pour qui elle a une affection spéciale »[690]. En 1306 déjà, c'est probablement cette même recluse qui avait acheté un champ à Meistratzheim, dont elle a fait don au prêtre de Rotenkirche pour son anniversaire[691]. Ce noyau initial a sans doute encore été agrandi par la suite, car en 1442 le fermage des biens de Meistratzheim rapporte plus de 50 quartauts de seigle et 49 d'orge[692]. En 1611 encore, la léproserie engrange la même quantité de grains pour ses biens sis à Meistratzheim[693]. À Marlenheim aussi, les possessions de la léproserie semblent avoir été importantes, car, en plus des terres, elle y possédait une cour avec une grande maison[694]. En 1349, Johannes Seevogel, lui aussi économe à Rotenkirche, lègue ses biens à Schiltigheim et à Duttlenheim pour le salut de son âme et la célébration d'une messe anniversaire[695]. En 1442, les biens de Duttlenheim rapportent à la léproserie quatre quartauts mi-seigle mi-orge[696]. La carte ci-dessous p. 347 indiquant les divers lieux dans lesquels la léproserie possédait des terres révèle une forte concentration de biens dans le Kochersberg, une région située à l'ouest de Strasbourg, qui est le grenier à grain de la ville[697], et entre Bruche et Andlau. Au début du 16e siècle, la léproserie engrange bon an mal an plus de 300 quartauts de grains, majoritairement du seigle, au titre de ses fermages[698].

L'accumulation dans les greniers de la léproserie de Strasbourg de grains

689. AMH AH 90/17. Mais il semble que le censier ne cite que les possessions à Haguenau même.

690. AMS AH-C 911/15, 1311 II 12 : *Guta, ob dilectionem et favorem quem se habere dicebat erga leprosos antedictos, et in remedium anime sue ac simpliciter propter Deum, redditus antedictos donavit ... post obitum dicte Gute ... ad leprosos antedictos.*

691. AMS AH-C 911/12, 1306.

692. AMS 1AH 7426 f° 23r-37r. Très exactement 50 quartauts et 5,5 setiers de seigle et 48 quartauts et 5,5 setiers d'orge.

693. AMS 1AH 989. Elle perçoit 98 quartauts 4 setiers de seigle et d'orge.

694. AMS 1AH 4605, 1518 : *17 ß bezalt 2 mureren zu Marlen, von dem sedelhuß zu Marle in der gutlùt hoff zu decken.*

695. AMS AH-C 899/3, 1349.

696. AMS 1AH 7426.

697. AMS 1AH 7426. Les villages où la léproserie percevait des fermages importants sont Dingsheim (27 quartauts de seigle en 1442), Griesheim (19 quartauts), Oberhausbergen (14 quartauts), Pfettisheim (10 quartauts), Friedolsheim (5 quartauts de seigle et 5 d'avoine). Les autres villages livrent entre 1,5 et 8 quartauts à la léproserie.

698. AMS 1AH 4605. En 1504, la léproserie a perçu 327 quartauts 1 setier de grains des fermages, dont 41 quartauts 5 setiers de froment, le reste étant du seigle. En 1518, le montant est de 303 quartauts 1 setier, dont 49 quartauts 5 setiers de froment, le reste en seigle.

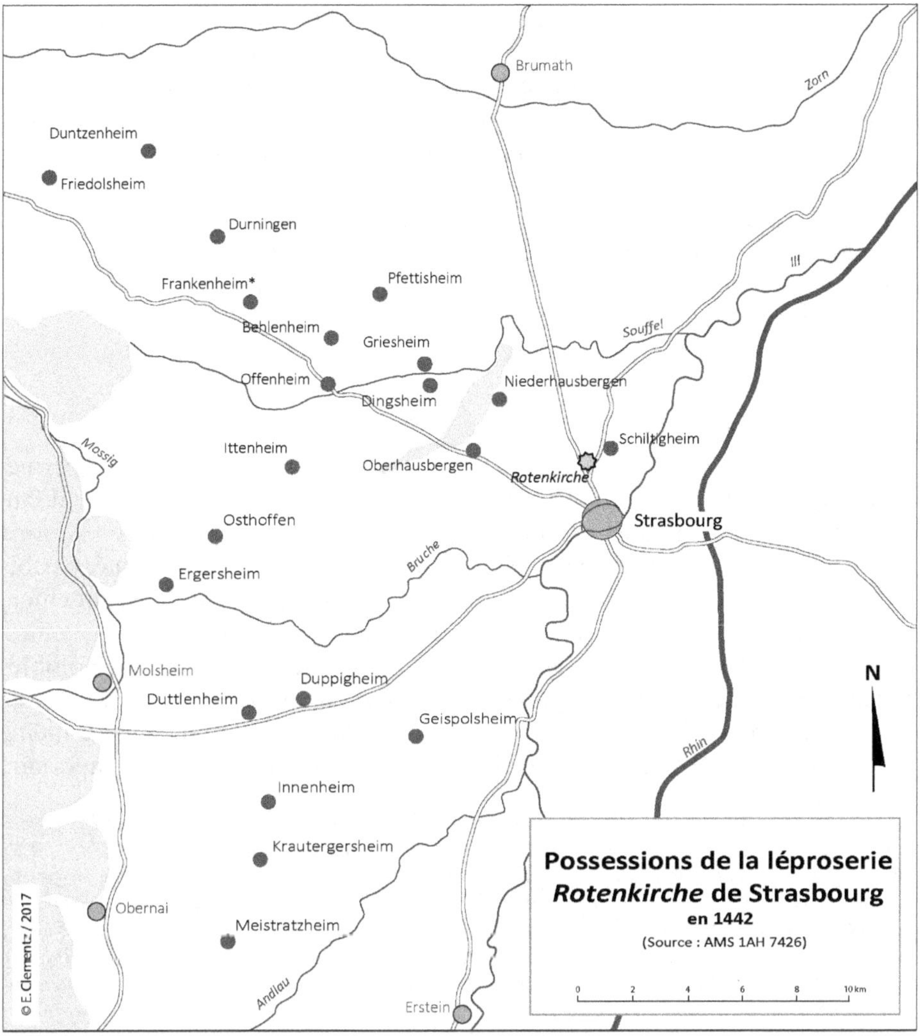

Fig. 36 – Source : AMS 1AH 7426.

provenant aussi bien des terres louées que de rentes constituées par la léproserie ou de donations a permis aux économes de spéculer sur cette denrée. En effet, comme les grains se conservent un siècle s'ils sont entreposés dans de bonnes conditions et régulièrement aérés, il est rentable de les stocker quand les prix sont bas et de les porter au marché dès que les prix flambent. C'est le cas en 1516, année où, par suite de mauvaises récoltes, le prix du quartaut de seigle et de celui d'orge a triplé par rapport à 1514, alors que celui du quartaut de froment double[699]. Cette brusque montée des prix rend difficile la situation de nombreux paysans. Le compte de 1518 de la léproserie de Strasbourg permet de saisir l'ampleur du problème. En 1517, de nombreux particuliers

699. HANAUER, Études économiques, II, p. 94.

de Kienheim, Marlenheim, Wasselonne, Gertwiller, Valff et Still achètent à la léproserie du grain qu'ils ne peuvent pas payer tout de suite. Pour chaque village, sont cités deux personnes et leurs associés dont le nombre n'est pas précisé (*und ire gesellschaft*). Le remboursement de sommes variant entre 15 lb. et 23 lb. est effectué un an plus tard et rapporte plus de 110 lb. à la léproserie[700]. On observe la même stratégie de la part des économes de la léproserie de Haguenau. En 1429 et 1430, deux années où le prix des céréales est élevé[701], la vente de 67 quartauts de seigle rapporte 20 lb. la première année et plus de 15 l'année suivante. Ainsi les gestionnaires des léproseries ont spéculé comme les couvents[702].

4.4.1.5. Le prêt d'argent

Lorsque la conjoncture est favorable, une gestion saine et rigoureuse permet de dégager des profits. Pour assurer l'équilibre budgétaire à long terme, il faut faire fructifier les capitaux disponibles, par exemple en les plaçant sous forme de rentes constituées. Ces rentes témoignent du prêt d'argent pratiqué, parfois à grande échelle, par les institutions charitables. Elles sont très largement représentées dans l'ensemble des fonds d'archives des léproseries alsaciennes. Pour Bouxwiller et Altkirch, elles forment l'essentiel des sources disponibles à nos jours[703]. Le rôle de banque de la léproserie de Neuwiller est bien attesté par les 92 constitutions de rentes qui nous sont parvenues[704]. Il en va de même pour Rouffach[705] et Soultz[706]. Parfois le corpus subsistant est moins important,

700. AMS 1AH 4605 : *It. 18 lb. 14 ß 6 d von Kellers Erhart, Drutmans Hanns und ir gesellschaft, alle von Kienheim, waren sie schuldig bliben umb korn uff Martini 1517. It. 20 lb. empfangen von Fuchs Hans, Jacob Lienhart und ire gesellschaft, alle von Kienheim, waren sie schuldig bliben umb korn anno 1517. It. 9 lb. hab ich empfangen von Butten Lauwell und Vix Erhart und ir gesellschaft, alle von Marle, waren sie schuldig bliben umb korn anno 1517. It. 15 lb. 4 ß 6 d empfangen von Wolff Smyt, Rudolffs Jacob und ir gesellschaft von Wasselnheim, warent sie schuldig bliben umb korn uff Martini anno 1518. It. 14 lb. 5 ß han ich empfangen von Thoman Stockinger, Hans von Waltershoffen* [und] *ir gesellschaft, alle von Gertwiller, waren sie schuldig bliben umb korn uff Martini 1518. It. 12 lb. 7 ß hab ich empfangen von Wyß Diebolt, Dechans Heinrich* [und] *ir gesellschaft, alle von Walff, waren sie schuldig bliben umb korn uff Martini anno 1518. It. 23 lb. 7 ß 6 d. hab ich empfangen von Obrechts Lentzen, Friessen Hans und ir gesellschaft, alle von Stille, warent sie schuldig bliben umb korn uff Martini 1518.*

701. HANAUER, Études économiques, 2, p. 91, et AMH AH 91.

702. RAPP, Réformes, p. 237-238.

703. Archives du musée de Bouxwiller, Chartes n° 358 (1465), n° 352 (1483), n° 294 (1490), n° 258 (1492), n° 192 (1495), n° 303 (1498), n° 357 (1498), n° 386 (1501), n° 372 (1503), n° 547 (1507), n° 365 (1513), n° 544 (1514), n° 306 (1517), n° 343 (1559). Pour Altkirch, 12 constitutions de rentes entre 1510 et 1607 sont conservées sous AN S 4819.

704. ADBR 2G 322A/1 à 92.

705. FAUST, BOEGLY, MICHEL, Histoire de la maison Saint-Jacques, 3, p. 165.

706. Comme les biens de la léproserie de Soultz ont été réunis à ceux de l'hôpital de Rouffach au 17e siècle, les différentes rentes constituées au profit de la léproserie devraient se trouver uniquement à Rouffach, mais il en reste aussi à Soultz, preuve que la totalité du fonds n'a pas été transmise au moment de la réunion. AM Soultz GG 1/73, 1487; GG 2/7, 1520; GG 2/15, 1543; GG 2/19, 1556; GG 2/22, 1564; GG 2/24, 1565; GG 2/26, 1567; GG 2/28, 1569; GG 2/34, 1583 et AM Rouffach GG 73 Ch. 615, 1501; GG 73 Ch. 730, 1529; GG 73 Ch. 746, 1533; GG 73 Ch.

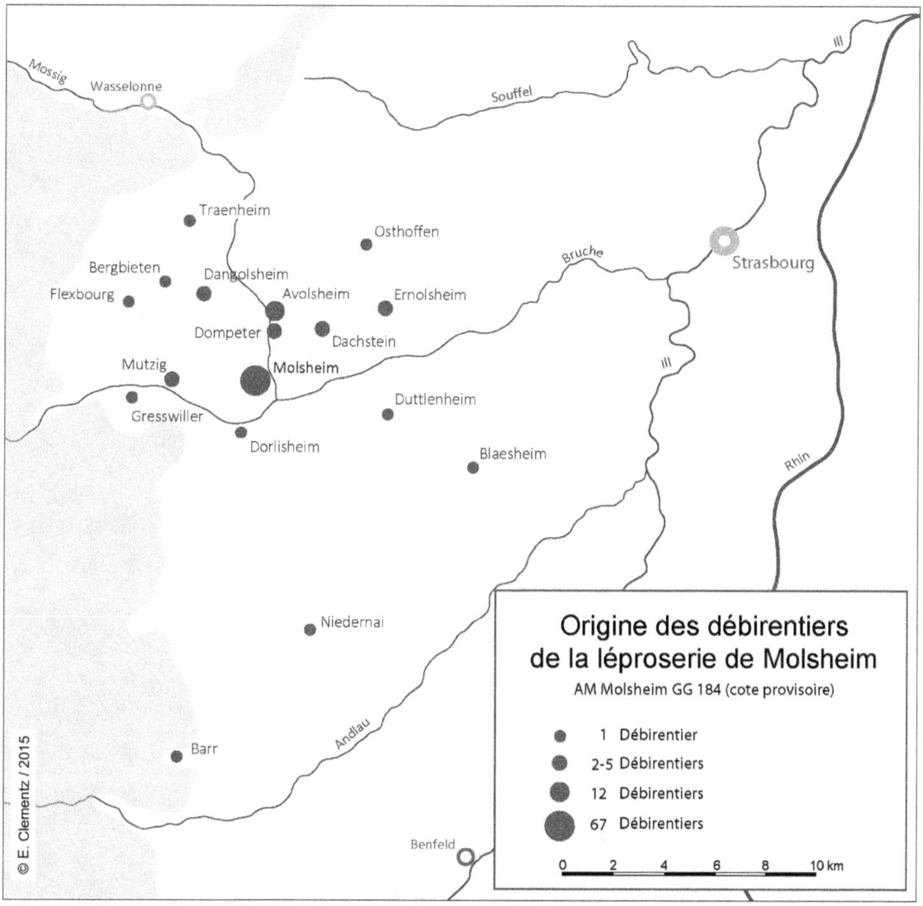

Fig. 37 – Source : AM Molsheim GG 184 (cote provisoire).

mais témoigne néanmoins de la pratique dans ce domaine[707]. Ces constitutions de rentes ont été soigneusement conservées, car, en cas de litige ou de non-paiement, elles apportaient la preuve des droits de la léproserie.

Le prêt d'argent constitue un rouage essentiel pour le bon fonctionnement de l'économie. Or les théologiens du Moyen Âge, s'appuyant sur l'Evangile de saint Luc (*mutuum date, nil inde sperantes* : Lc 6,35) et sur un psaume qui fait de la gratuité du don une condition du salut (Ps. 15,6), condamnent vigoureusement toute forme de prêt à intérêt. Le moyen le plus simple pour contourner cet interdit consiste à camoufler l'opération de crédit sous l'apparence d'une vente. Dans une constitution de rente, "le débirentier reconnaît avoir vendu au crédirentier une rente annuelle assignée sur un ou plusieurs immeubles. Il s'engage à payer cette somme à date fixe. Si une

747, 1533; GG 73 Ch. 780, 1545; GG 73 Ch. 816; JJ 14 Ch. 418, 1442; JJ 14 Ch. 876, 1571; JJ 14 Ch. 903, 1584; JJ 14 Ch. 940, 1597; JJ 14 Ch. 1073, 1623. Liste non exhaustive.

707. Pour Riquewihr, voir AN S 4822/1, pour Masevaux AN S 4907/3.

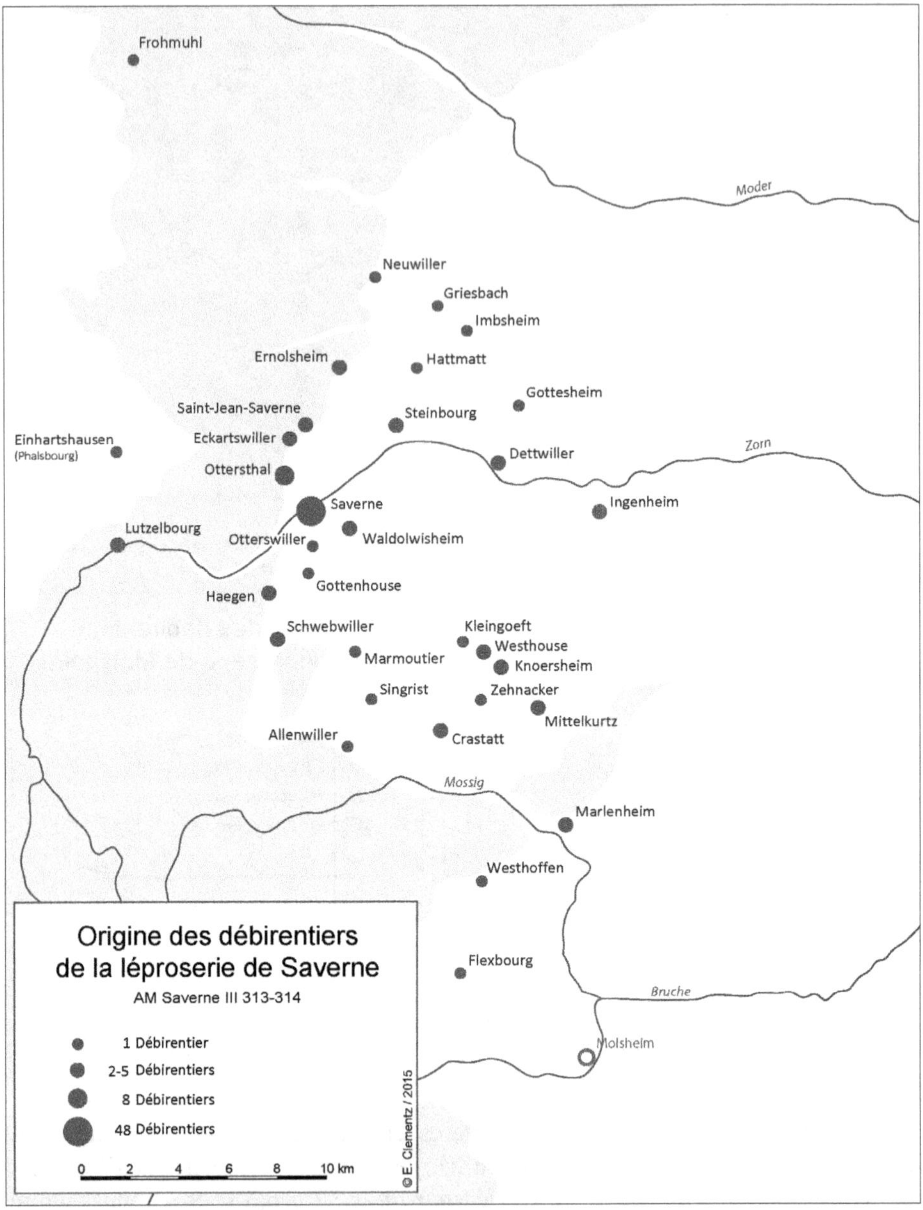

Fig. 38 – Source AM Saverne III 313-314.

année entière s'écoule sans que le débirentier ait fait face à ses obligations, son créancier est en droit de saisir les fonds sur lesquels la rente est constituée. En droit, la constitution de rente se présente donc comme une vente à réméré. L'objet de la transaction est le produit annuel d'un bien-fonds"[708]. De cette manière, le crédirentier opère en toute légalité par rapport au droit canon. En 1425 et 1455, les papes Martin V et Calixte III reconnaissent par les deux

708. RAPP, Réformes, p. 245.

bulles *Regimini* la légitimité de ces contrats, mais avec une simple restriction : la création de rentes n'est tolérée que "lorsqu'elles étaient assignées sur un immeuble ; il fallait encore qu'elles soient rachetables au gré du débiteur et qu'elles ne produisent pas un revenu supérieur à 10 %"[709]. En effet, si l'intérêt de la rente n'est pas payé régulièrement, le créditeur récupère la maison ou les champs sur lesquels la rente est assise. Les couvents, les hôpitaux, les béguinages et les léproseries ont mené une politique très active dans ce domaine.

Étudions le cas de quatre léproseries alsaciennes[710] : Molsheim, Saverne, Haguenau et Strasbourg, pour lesquelles nous disposons d'un corpus intéressant. Pour la première, 123 contrats de rente sont répertoriés dans un censier[711]. Ils s'échelonnent entre 1438 et 1575, l'immense majorité étant du 16e siècle[712]. Les sommes empruntées à la léproserie par divers particuliers sont relativement faibles : elles varient entre 3 et 27 lb. À partir de 1548, quelques capitaux placés sont plus élevés : l'écuyer Wolf von Uttenheim zu Ramstein, par exemple, emprunte une somme de 200 florins. Presque tous les contrats ont été passés au denier 20, c'est-à-dire à 5%. Cela n'est guère surprenant, puisque les taux, qui étaient généralement de 10 % au 14e siècle, se stabilisent à 5% vers le milieu du 15e siècle[713]. Une seule rente a été contractée à un taux plus élevé. Il s'agit évidemment de la rente la plus ancienne, passée en 1438 à 8,33%[714]. Au fil du temps, le taux d'intérêt continue de baisser. À partir de 1547, quelques rentes ont été établies au taux de 4,4 ou 4%[715]. Si l'on étudie l'origine de ceux qui empruntent de l'argent à la léproserie, près des deux tiers d'entre eux sont soit bourgeois soit manants de la ville de Molsheim. À deux reprises, d'ailleurs, la commune de Molsheim elle-même emprunte de l'argent à la léproserie. En 1505, cette dernière prête 27 lb. à la ville, en 1524 la somme avancée est de 20 lb[716]. En 1534, c'est au tour du *Bauamt* (service des bâtiments) de la ville de s'adresser à la léproserie pour un capital de 20 lb[717]. Les autres emprunteurs se situent dans les villes et villages des environs, 12 à Avolsheim, 5 à Dangolsheim, 4 au Dompeter, 4 à Mutzig. D'autres viennent de plus loin (Niedernai, Barr, Flexbourg, Blaesheim) comme le montre la carte.

709. SCHNAPPER B., *Les rentes au XVIe siècle. Histoire d'un instrument de crédit*, Paris, 1957, p. 45.

710. Voir aussi MULLER, Léproserie d'Obernai, p. 77, où l'auteur a étudié les 141 rentes constituées de la léproserie et du béguinage d'Obernai.

711. AM Molsheim GG 262 = GG 184.

712. Cinq contrats seulement sont du 15e siècle (1438, 1480, 1483, 1491 et 1498). Dix-huit contrats concernent la période 1502-1525.

713. RAPP, Réformes, p. 246 a étudié un corpus de plus de 2000 contrats. "En 1410, encore 63% des contrats conclus prévoyaient un intérêt supérieur à 5%, en 1510, il n'y en avait plus aucun à se situer à ce niveau : la grande majorité des actes stipulaient du 5 %, plus du quart de ces transactions n'assuraient que du 4,5 ou du 4 %. Le 10 %, si fréquent aux alentours de 1400, avait pratiquement disparu 50 ans plus tard".

714. AMM GG 262 = GG 184 f° 14r.

715. *Ibid.* f° 54r, rente vendue par l'écuyer Wolf von Uttenheim zu Ramstein.

716. *Ibid.* f° 14r et f° 13r.

717. *Ibid.* f° 38r.

La léproserie, en tant qu'institution de crédit, exerce donc une influence non seulement sur la ville de Molsheim, mais aussi sur la campagne environnante, dans un rayon d'une vingtaine de kilomètres autour de la ville.

Pour Saverne, 115 rentes constituées entre 1425 et 1561 nous sont parvenues[718]. Le capital placé varie entre 2 lb. et 200 fl. (c'est-à-dire 105 lb.), mais il n'y a que 9 rentes dont le capital soit compris entre 100 et 200 florins[719]. Parmi les emprunteurs, 48 (soit 42%) sont originaires de Saverne, les 67 autres se répartissant dans 33 localités situées dans un rayon d'une vingtaine de kilomètres autour de la ville épiscopale.

Pour Haguenau, nous disposons de deux colligendes, l'une de 1410 et l'autre de 1440[720]. La première répertorie 27 rentes constituées au profit de la léproserie. Leur capital varie entre 35 ß et 24 lb., des sommes analogues à celles observées pour Molsheim. En 1410, les taux d'intérêt varient de 6,25 à 10%. Trois décennies plus tard, le nombre de ces rentes est passé à 64[721] : elles ont plus que doublé au courant des trois décennies. Par contre, durant le même laps de temps, les taux d'intérêt ont considérablement baissé. Ils se situent désormais entre 5 et 8,3 %. Ce résultat n'est nullement surprenant, il correspond à l'évolution générale. En effet, les taux d'intérêt baissent régulièrement depuis la fin du 14e siècle jusqu'au milieu du 15e siècle. Cette baisse des taux a mis en difficulté bien des maisons qui n'avaient pas suffisamment diversifié leurs revenus. Parmi les 64 rentes répertoriées en 1440, deux seulement correspondent à un capital supérieur à 20 lb. (respectivement 23 et 36 lb.), toutes les autres varient entre 2,5 lb. et 20 lb. À Haguenau aussi, en 1440, la léproserie joue un rôle indéniable dans le prêt de petits capitaux à des particuliers de Haguenau (21 cas sur 64, soit 1/3 du corpus) et d'une trentaine de villages se situant dans un rayon de 30 kilomètres. À plusieurs reprises, la léproserie avance à ses lépreux le montant de leur prébende[722]. Grâce aux comptes de la léproserie de Haguenau, nous pouvons compléter l'étude de ses prêts après 1440. Une centaine de rentes constituées ont été repérées jusqu'à la fin du 16e siècle. Une moitié est assise sur des biens à Haguenau, l'autre se répartit entre une quarantaine de villages et villes situés pour la plupart dans un rayon d'une trentaine de kilomètres. Si les avances de petites sommes à des particuliers restent nombreuses, trois évolutions majeures apparaissent néanmoins : désormais, de nombreuses institutions bénéficient de prêts de la part de la léproserie. En 1477, les communes d'Offendorf, Herrlisheim et Rohrwiller rachètent une rente de 4 fl. pour 80 florins[723]. En 1488, c'est au tour de la commune d'Oberbronn de rembourser la somme de 60 fl., pour

718. AM Saverne III/314.

719. 7 débirentiers ont emprunté 100 fl., un 150 et un autre 200 fl.

720. AMH AH 90/20 (1410) et 90/17 (1440).

721. Sont également comptabilisées les rentes constituées par des malades.

722. AMH AH 90/17 : C'est le cas par exemple pour Peter Schriber et TrabeHans, cités dans la colligende de 1440, mais l'écriture est plus tardive dans les deux cas, car tous deux n'entrent à la léproserie que quelques années plus tard.

723. AMH AH 91.

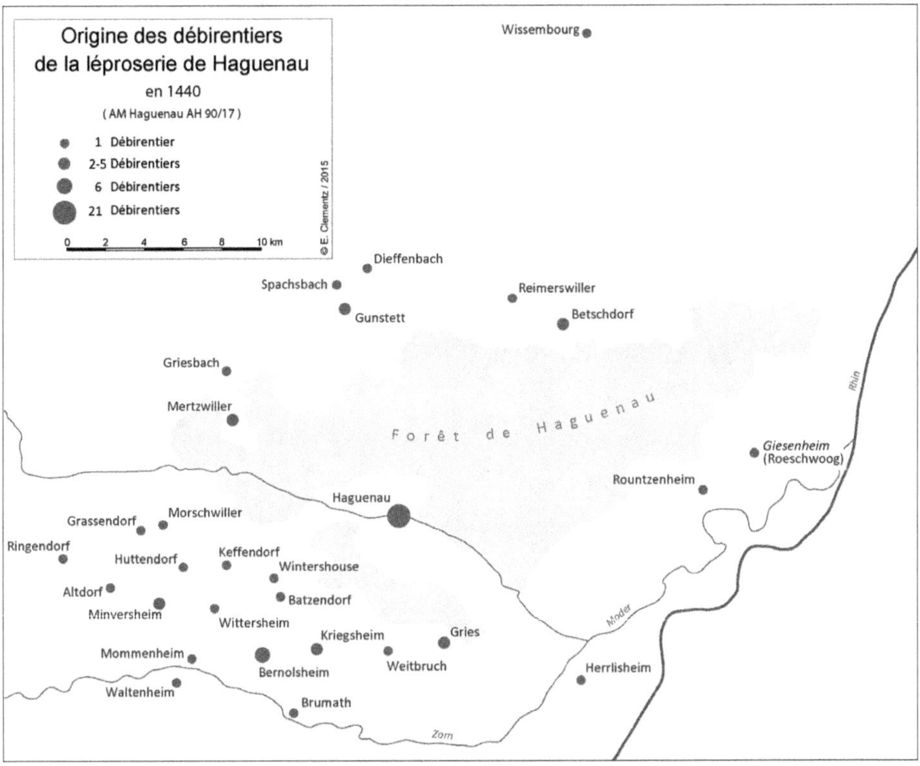

Fig. 39 – Source : AM Haguenau AH 90/17.

laquelle elle payait un intérêt de 3 lb[724]. En 1497, la ville de Lauterbourg jouit d'un taux préférentiel à 4% pour son emprunt de 100 florins[725]. Au début du 16e siècle, les communes d'Ingwiller, de Weiterswiller et de Weitbruch ont également recours à la léproserie de Haguenau[726]. En 1558, les communes de Weitbruch, Gries et Kurtzenhouse y ont emprunté 300 florins[727]. La ville de Haguenau elle-même s'est adressée à la léproserie pour solliciter un crédit à au moins deux reprises : en 1475, pour 100 lb. au taux préférentiel de 4 %, et trois ans plus tard pour 250 florins[728]. Les corporations des cordonniers et des maçons ont fait de même[729]. Les institutions religieuses de la région se tournent également vers la léproserie de Haguenau quand elles ont besoin de

724. *Ibid.*

725. *Ibid.*

726. AMH AH 92 : Ingwiller emprunte 60 fl. en 1516, Weiterswiller 100 en 1517 et Weitbruch 100 en 1525.

727. AMH AH 93/21.

728. AMH AH 91.

729. AMH AH 92 : En 1510, la corporation des cordonniers emprunte 24 lb. pour un intérêt de 1 lb., celle des maçons 20 lb. en 1518.

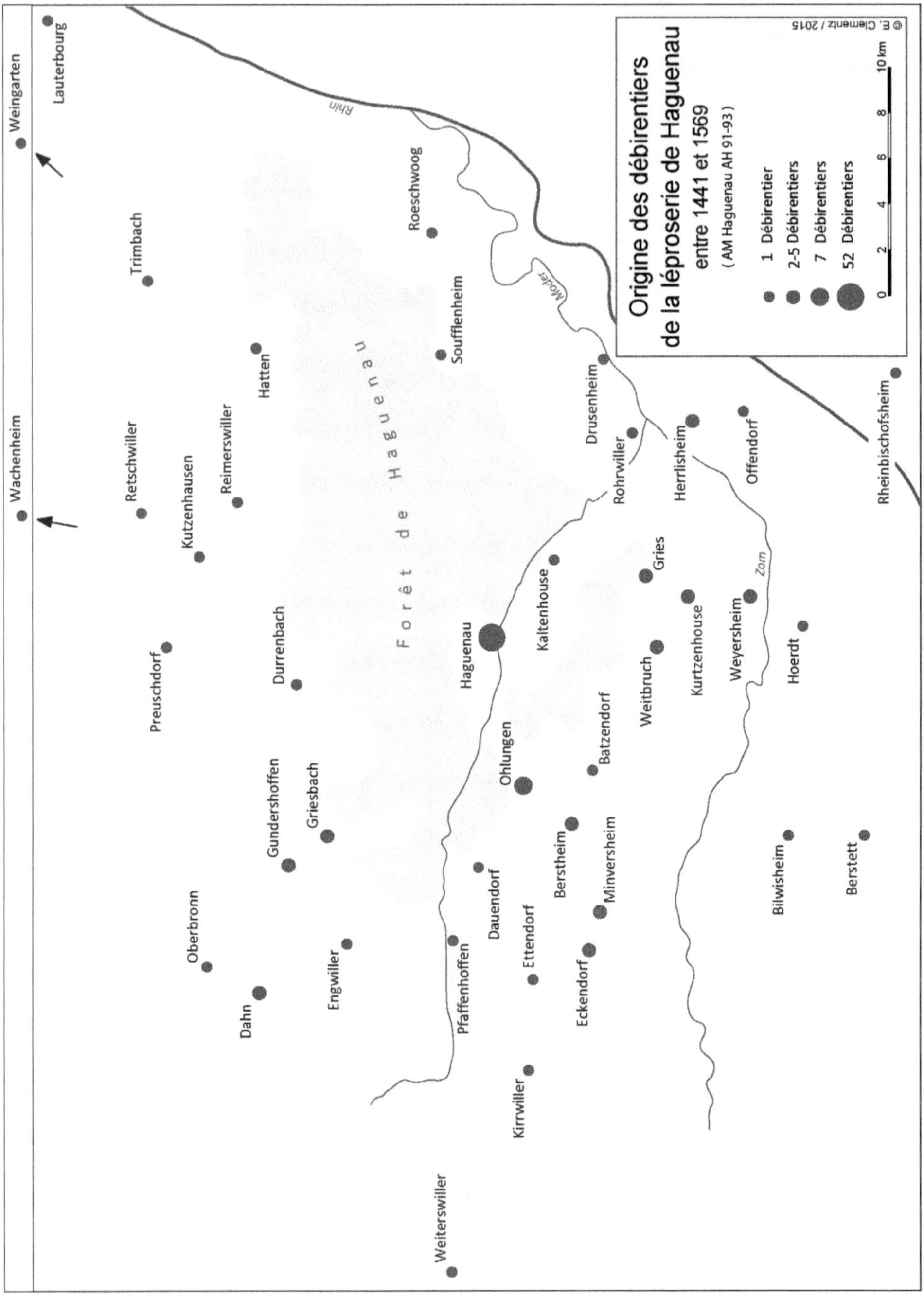

Fig. 40 – Source : AM Haguenau AH 91-93.

liquidités. En 1487, les Guillemites de Haguenau y empruntent 40 fl. et les chevaliers teutoniques de Dahn 100[730]. En 1503, le commandeur de Dahn aura encore recours à la léproserie de Haguenau pour un crédit de 50 fl. L'origine sociale des emprunteurs a également évolué. Parmi eux, on relève des membres du patriciat comme les Brucker[731], les Stollhofen[732], et des nobles, Junker Hans Nagel von Koenigsbach en 1490 pour 100 fl., Junker Hans Bonn von Wachenheim, sa veuve en 1509, et le comte Reinhard von Zweibrücken-Bitsch pour la coquette somme de 400 fl. en 1515[733]. La troisième évolution concerne les sommes allouées. Les exemples précités montrent qu'après 1440, elles sont largement supérieures aux sommes prêtées avant cette date. Des particuliers bénéficient aussi de prêts importants. En 1508, l'aubergiste *zu allen winden* de Weyersheim emprunte 78 fl. à la léproserie de Haguenau et David Korner, bailli de Rheinbischofsheim[734], et sa femme 400, autant que le comte de Zweibrücken-Bitsch, en 1519[735]. Michel Port, l'économe de la maison, a bénéficié d'un prêt de 200 fl. au taux préférentiel de 4 % en 1509[736]. L'aire de recrutement des emprunteurs s'est également agrandie après 1440, comme en témoigne la carte ci-jointe. Le compte de 1440 révèle la stratégie des économes pour faire fructifier l'argent placé en rentes. Dès qu'un emprunt est remboursé, l'argent est immédiatement replacé sous forme de rente. En 1440, quatre particuliers rachètent une rente pour une valeur de 53 lb. La même année, quatre lépreux ont donné 33 lb. et 10 ß pour leur prébende et le couple Haltwert 28 lb. pour l'achat d'une rente viagère. Au total, la léproserie a encaissé 114 lb. 10 ß au titre de rentes diverses. La même année, elle replace 123 lb. auprès de huit particuliers[737]. Le capital des rentes a donc été immédiatement réinvesti.

L'étude du corpus des rentes de Haguenau révèle que la fonction bancaire de la léproserie s'affirme au fil du temps : elle prête plus souvent des sommes plus importantes non plus uniquement à de simples particuliers, mais aussi à des patriciens, des nobles et à diverses institutions. Comment peut-on expliquer

730. AMH AH 91. Dahn est un village disparu au SW de Niederbronn (à 6 km de Niederbronn, entre Offwiller et Zinswiller).

731. *Ibid.* En 1488, Bernhard Brucker emprunte 20 lb. (et en rembourse 40 en 1490) et en 1497, *Herr* Jörge Brucker rembourse un capital de 100 fl. En 1503, *Herr* Cunz Henck, *altmarschalck*, emprunte 100 fl.

732. AMH AH 92, 1524.

733. AMH AH 91 et 92.

734. Le texte indique *vogt von Bischoffsheim* sans autre précision. Trois villages sont appelés ainsi à l'époque médiévale : Bischheim, Bischoffsheim près d'Obernai et Rheinbischofsheim de l'autre côté du Rhin. Comme les deux premiers ne sont pas le siège d'un bailliage, il ne peut s'agir que du dernier. David Korner, *advocatus in Bischovisheim ultra Renum,* est d'ailleurs mentionné (au passé) en 1552 : AMS AH-C 4662. Je remercie Bernhard Metz qui m'a transmis ce renseignement.

735. AMH AH 92.

736. AMH AH 91 : *Item 200 fl. han ich der schaffener umb das hus, mit wissen, willen und gehelle der pfleger des huses entlehent und deßhalp dem huse der guten lüt 8 fl. gelts zinse jors uff sant Urbans tag zu geben und zu verzinsen verschrieben.*

737. *Ibid.*

une telle évolution ? Y aurait-il eu moins de lépreux dans ces maisons, donc moins de dépenses et plus d'argent disponible ? Autre hypothèse : il n'y a là rien de spécifique aux léproseries, d'autres institutions (et des particuliers ?) agissent de même. Dans ce cas, il y a plus d'argent disponible et l'inflation en diminue la valeur.

Rouage indispensable de l'économie urbaine, les rentes constituées au profit des léproseries drainent aussi une partie de la richesse de la campagne vers la ville. D'autres institutions urbaines jouent également le rôle de banques auprès des particuliers et d'institutions diverses. Citons les couvents établis en ville, les hôpitaux, les béguinages et les fabriques d'église[738]. Pour Haguenau, l'étude de Christine Geissert sur les 240 rentes constituées par l'Œuvre Saint-Georges entre 1344 et 1630 permet de comparer les deux corpus[739]. De nombreuses similitudes apparaissent tant parmi les débirentiers (particuliers de rangs divers, des institutions religieuses, Sturzelbronn et Walbourg, les communes de Mutzenhouse et de Kaltenhouse) que dans l'aire d'extension des capitaux, celle de la léproserie étant un peu plus étendue.

Pour la léproserie de Strasbourg, l'analyse des rentes constituées révèle la puissance financière de l'institution à la fin du Moyen Âge et au début de l'époque moderne. En 1491, les religieuses de Sainte-Claire-au-Marais remboursent 500 florins à la léproserie[740]. En 1503, l'évêque de Strasbourg Albrecht emprunte 2000 florins aux lépreux, son successeur Wilhelm von Honstein 500 en 1521[741]. En 1515, Rotenkirche avance 1000 florins à Hans Ludwig, comte de Nassau-Saarbrücken, et autant l'année suivante[742]. En 1517, le wildgrave Johann s'adresse à la léproserie et obtient un prêt de 1000 fl[743]. En 1518, les communes de Molsheim et Avolsheim paient 80 fl. par an au titre d'une rente constituée au profit de la léproserie[744]. Le capital placé par cette dernière se situe donc entre 1600 et 2000 fl. En 1519, Ulrich et Wilhelm von Rappoltstein vendent pour 600 fl. une rente de 27 florins[745]. Chaque année, les sommes placées rapportent 4 à 5%, ce qui en 1518 représente une entrée d'environ 500 florins au titre des rentes constituées hors remboursement de capital[746]. Contrairement aux léproseries de Molsheim, Haguenau, Saverne et à de nombreuses autres, qui avancent surtout des sommes relativement modestes à des particuliers, celle de Strasbourg a une clientèle exclusivement

738. REITEMEIER A., *Pfarrkirchen in der Stadt des späten Mittelalters : Politik, Wirtschaft und Verwaltung* (Vierteljahrschrift für Sozial- und Wirtschaftsgeschichte, Beihefte 177), Stuttgart, 2005, p. 515-521 et 614-615.

739. GEISSERT C., « Les rentes constituées de l'œuvre Saint-Georges de Haguenau (XIVe-XVIIe s.) », *AEA* 41, 1982, p. 1-41.

740. AMS 1AH 10819, *Äbtissin rechnung* 1490-1491, p. 41.

741. ADBR E 5916 et AMS AH-C 7060.

742. ABR E 5916.

743. AMS 1AH 205.

744. AMS 1AH 4605.

745. ADBR E 5916.

746. AMS 1AH 4605.

noble à l'exception de communes sollicitant des prêts importants[747]. Une telle politique reflète la main-mise de la ville de Strasbourg, par l'intermédiaire de ses administrateurs, sur la léproserie et ses liquidités.

Après l'introduction de la Réforme à Strasbourg, la léproserie continue à accorder des prêts de 1000 fl. ou davantage à divers seigneurs : à Jean, comte de Salm, en 1538[748], au comte palatin Wolfgang [von Zweibrücken] en 1551 (1400 fl.)[749], à Philipp Wolf von Fleckenstein en 1586[750], aux deux branches des comtes de Nassau, qui empruntent l'une 1000[751] l'autre 2000 fl. [752]. En 1589, elle consent un prêt de 2 500 lb. aux margraves de Bade[753]. Le compte de 1589/1590 reflète la puissance financière de l'institution : sur les 6536 lb. dépensées par la léproserie cette année, 3754 lb., soit 57% du total, ont servi à acheter des rentes. Cette situation a favorisé la convoitise de la ville dans la 2e moitié du 16e siècle. En 1561, Rotenkirche doit participer aux frais de guerre et de construction de la ville, qui prélève un impôt (*schatzung*) de 500 lb. sur son budget. La léproserie se voit aussi contrainte de financer différents particuliers : une bourse à Abraham Hämmerlin (Malleolus) pour payer ses études de médecine en Italie, 50 florins par an au théologien Pappus, une somme de 100 florins et 40 quartauts de grains au pasteur Schaller de la cathédrale. En 1592, lors de la Guerre des deux évêques, elle doit livrer 5000 lb. à la ville sans condition. En 1599, un nouvel impôt de 1000 lb. au profit de la ville vient obérer son budget[754] et marque la fin d'une période faste, comme cela a été le cas pour la ville de Strasbourg, dont les finances ont été mises à rude épreuve par le conflit de 1592. À Obernai, on observe une évolution analogue. En 1541, la léproserie participe pour 5 florins à l'imposition pour la guerre contre les Turcs. En 1622, elle participe pour 60 lb. au payement de la rançon exigée par Mansfeld. Et après le milieu du 17e siècle, d'importants fonds sont transférés à la ville[755].

En conclusion, tout comme dans le Royaume de France[756], les léproseries institutionnelles alsaciennes ont pratiqué le prêt d'argent. Leur puissance financière s'accroît au fil du temps et est proportionnelle à la taille de la ville. Il en va de même pour leur aire d'influence sur la campagne voisine : plus la léproserie est importante, plus large sera la dispersion géographique des débirentiers. La léproserie de Strasbourg, ville libre d'Empire, a acquis

747. *Ibid.* En 1518, la ville de Landau paye une rente de 45 fl. par an à la léproserie. Seules exceptions, les communes d'Odratzheim, Reutenbourg et Schwindratzheim qui paient une rente respectivement de 6 fl., 4 et 5 lb.

748. *Ibid.*, 1538.

749. AMS V 114/1.

750. AMS 1AH 205.

751. ADBR E 5916, 1550. L'emprunteur est Wilhelm, comte de Nassau-Katzenelnbogen.

752. ADBR E 5916.

753. WINCKELMANN, Fürsorgewesen, I, p. 147, et AMS 1AH 4605.

754. *Ibid.* p. 147-148.

755. MULLER, Léproserie d'Obernai, p. 78.

756. BOURGEOIS, Pas-de-Calais, p. 72.

dans ce domaine une puissance de financement que n'avait aucune autre en Alsace. La richesse de ces institutions découle des divers revenus dont elles bénéficient : cens, rentes, baux, quête, dons, prébendes. Par contre, contrairement au Royaume de France et à l'Angleterre, aucune léproserie de la région n'a bénéficié de revenus liés à des foires[757].

4.4.2. Les dépenses

Dans ce domaine aussi, la taille des léproseries joue un rôle important. Le budget de la léproserie d'une petite ville n'est pas comparable à celui de Haguenau ou Strasbourg. Par ailleurs, au sein d'une même institution, le poste des dépenses est variable selon les années. Les travaux de construction ou d'entretien des bâtiments, par exemple, font partie des dépenses exceptionnelles. C'est le cas à Haguenau, où la léproserie débourse 23 lb. 8 ß 4 d en 1496 pour la réfection de la salle de bains[758] et à Strasbourg en 1565, où trois nouvelles maisons sont érigées dans l'enceinte de la léproserie[759]. Parmi les postes cités le plus fréquemment, relevons les cens et rentes que la léproserie doit à d'autres institutions et les dépenses pour le personnel de la maison : chapelain, valets, servantes, porcher, berger, et parfois des journaliers employés à travailler dans les champs ou dans les vignes. Une dépense rencontrée dans tous les comptes consultés, même dans ceux des petites léproseries, est celle de la lessive[760], qui consistait non seulement à laver le linge, mais aussi à l'amidonner pour éviter qu'il ne se salisse trop vite. Cette deuxième opération nécessitait de la farine, de la térébenthine et de la colle à base de corne[761]. À Strasbourg, la lessive se faisait une fois l'an, vers la Saint-Jean d'été, l'amidonnage deux jours plus tard. Il s'agit indéniablement d'un travail d'envergure mobilisant 9 personnes : 4 lavandières engagées pour cela, 4 servantes ou valets et un voiturier, probablement chargé de conduire le linge au bord de l'eau pour le rincer. Ces deux jours sont des jours de fête pour les lépreux, qui reçoivent deux oies et de petits oiseaux à manger lors de la lessive, et du poisson, du beurre, des pois, du pain le jour de l'amidonnage[762].

757. TOUATI, Apparition des léproseries, p. 396. RAWCLIFFE, Leproserias, p. 106. BRENNER, Outside, p. 151-154.

758. AMH AH 91 : *Als die badstube die müre daran zur einer siten gar zerrissen, die han ich im pfuntgemynde* [= Fundament] *underfaren und 4 pfiler uß dem grundt manßhoch muren, ouch innewendig das gewelbe herlengern, nochdem ettlich dielen aldo verbrant worent, und darzu das alte gewölbe und die muren am ofen bessern und zu ringsumb innewendig und ußwendig … und auch das dach daruff bessern und decken lassen.*

759. AMS 1AH 4605, comptes des travaux.

760. Pour Altkirch, on relève dans les comptes de l'hôpital de la ville en 1602 : *It. in das guetleuthauß für ein halben sester mähl, damit sie ihre bett bestrychen, bezalt* (ADHR 3H 15/6). À Thann, on relève régulièrement : *Item mel um bette zu bestreichen* (AM Thann GG 88).

761. ADBR 8 E 322/GG 24, 1605 : *Item als diese leut gekleibt von weißmel, herbetin und hornleim geben 5 ß 6 d.* A Haguenau, la léproserie utilise pour cette opération deux variétés de farine (*bollemele* et *symmelmele*), de la térébenthine (*herpentin*) et de la cire (*wahs*) : AMH AH 91, 1508.

762. AMS 1AH 208 : *Item uff mittwoch noch sant Johans dag hant wir geweschen zu den gutten lut, fier weschern gehebt, jeder 8 d zu lon, einem fürmann, der von und zu gefurt hat, den dag*

Tous les comptes mentionnent des dépenses faites pour améliorer la nourriture des lépreux certains jours de l'année. En fait, l'argent versé par la léproserie provient de fondations faites par divers particuliers ou parfois par d'anciens lépreux. À Haguenau par exemple, les lépreux reçoivent chaque année 2 onces qu'Arnolts Anne a léguées pour eux[763]. La rubrique de dépenses la plus riche et la plus instructive pour l'historien est sans conteste celle intitulée "dépenses générales" (*gemein ußgobe von gelte*). Elle permet de saisir la vie quotidienne des lépreux, leur environnement et les relations que l'institution entretient avec les différents corps de métier de la ville : forgeron, charron, sellier, huilier, potier, tonnelier, charpentier.

La dépense la plus importante dans la majorité des budgets de léproserie est celle concernant le chauffage. À Rouffach, selon les années, ce poste représente entre le tiers et la moitié des dépenses annuelles[764]. À Ribeauvillé aussi, l'approvisionnement en bois de chauffage (abattage, débitage et charroi) représente une part non négligeable des dépenses, à laquelle il faut ajouter l'achat de fagots (bois ou sarments de vigne) servant à la cuisson des repas, à la préparation des bains et de la cendre pour la lessive[765]. En 1504, la léproserie de Strasbourg dépense la coquette somme de 62 lb. pour l'achat à Kappel de 170 foudres de bois et 2490 fagots[766]. En 1518, la dépense en bois de Rotenkirche représente 1/6e des dépenses totales[767]. À Colmar, l'approvisionnement en bois des lépreux dans les forêts de la ville a causé de tels dégâts que le Magistrat leur réclame désormais cinquante florins par an, dont seize serviront à payer l'entretien de deux chevaux et du valet de l'hôpital chargé de les ravitailler[768]. L'importance d'un bon approvisionnement en bois transparaît dans un projet de supplique des lépreux de Geispolsheim adressée au Grand Chapitre de Strasbourg. Ces derniers sollicitent l'obtention gratuite de bois de la proche forêt d'Erstein, car leur maison a été incendiée lors de la guerre des deux évêques ; ils insistent sur le fait qu'à cause de leur maladie, ils ne supportent pas le froid[769]. La seule léproserie très bien documentée par les sources et qui n'achète pas de bois de chauffage après 1425 est celle de Haguenau. Dans ce cas précis, la richesse forestière de la ville permet de

2 ß, für den costen den dag den fieren, und fier gesind 6 ß 6 d, und den kinden 4 ß umb zwo genß und klein feglin (– vögelein) der wosch zu lieb. 4 batzen den fier wöschern zu lon. Item uff frittag darnoch hand wir cleipt, geben umb fisch 8 ß den kinden die halben von des cleiben wegen. It. 16 d umb plattißlen uff den nacht imeß. It. 3 ß 3 d umb brot. It. 13 d fur ancken und erweissen. It. 2 ß 4 d umb 1 lb. 1 fierling netz. It. 14 ß 6 d umb zwen sester simel und zwen sester boll. It. 6 batzen sechs frowen zu lon. Summa : 2 lb. 9 ß 8 d.

763. AMH AH 91.

764. FAUST, BOEGLY, MICHEL, Histoire de la maison Saint-Jacques, 3, p. 155.

765. GERARDIN, Hospices, p . 81.

766. AMS 1AH 4605.

767. *Ibid.* La dépense en bois de chauffage (*burnholtz*) se monte à presque 52 lb. pour une dépense totale de 311 lb.

768. AMC BB 51 Eidbuch II, p. 239, 16e s. : *Dofür sollent die gutten lut der statt jors geben fünfftzig gulden, dovon sollent dem spittal zu underhaltung knechts und pferden volgen und werden XVI gulden, und also zu allen wilen dis jors gehalten werden.*

769. AMS 117Z 2097, voir p. 127 n. 482.

supposer que la léproserie était fournie gratuitement, ou alors qu'elle avait le droit de couper le bois dans la forêt. Cette dernière hypothèse expliquerait le versement par la léproserie de quelques sous aux forestiers pour avoir indiqué les arbres qui pouvaient être abattus[770], à moins que les forestiers n'aient désigné le bois d'œuvre destiné à la léproserie. Pour les béguinages de la région aussi, l'achat de bois est un des plus gros postes budgétaires[771]. Autre analogie avec les béguinages : la plupart des léproseries ne dépensent presque rien pour l'achat de nourriture, puisque les lépreux sont chargés de subvenir à leurs besoins par la quête. Seule exception : l'achat de centaines de têtes de chou pour faire la choucroute, dépense que l'on retrouve aussi bien dans les comptes des léproseries que dans ceux des béguinages.

4.4.3. Balance comptable

Que peut-on dire de la balance comptable de ces établissements ? D'un exercice à l'autre, les recettes peuvent être supérieures ou inférieures aux dépenses, ainsi à Rouffach à la fin du 15e siècle ; dans le premier cas, l'économe reverse l'excédent au receveur de la ville, dans le second, c'est la ville qui comble le déficit[772]. En 1516, la balance comptable de la léproserie d'Obernai est en équilibre[773]. À Cernay, dans les trois premières décennies du 17e siècle, les recettes sont régulièrement supérieures aux dépenses[774]. Considérons maintenant les deux plus grandes léproseries d'Alsace à la fin du Moyen Âge : à Haguenau, l'exercice est régulièrement excédentaire de quelques dizaines de livres ; à Strasbourg, en 1518, l'excédent est de plus de 700 lb.[775] – ce qui permet le prêt d'argent. Mais, bien qu'on ne conserve pas de comptes pour l'époque antérieure, on ne manque pas d'indices suggérant qu'il n'en a pas toujours été ainsi. Une supplique des lépreux de Rotenkirche, la léproserie pour riches de Strasbourg, supplique que l'écriture permet de dater de la 2e moitié du 14e siècle, fait état de la grande pauvreté de la maison à cause de cens et de rentes impayés et de malades qui ont du mal à s'acquitter de leur prébende. Apprenant qu'une personne de ce genre demande à entrer à Rotenkirche, les lépreux demandent au Magistrat de "les protéger et les maintenir dans leurs anciens droits", car ils craignent qu'à l'avenir l'économe n'ait plus de quoi subvenir à leurs besoins[776]. Cette supplique

770. AMH AH 91, 1446 : *3 ß den förstern dis jar, das su den kneht holtz hant gewisen.*

771. CLEMENTZ, Beginen im Elsaß, p. 101-102.

772. FAUST, BOEGLY, MICHEL, Histoire de la maison Saint-Jacques, 3, p. 165.

773. AM Obernai GG 23, 1516 : les recettes se montent à 88 lb. 4 ß 3 d et les dépenses à 86 lb. 8 ß. Je remercie Anne Rauner pour ces informations.

774. ADHR E Dépôt 61 GG 34. Entre 1605 et 1629, les recettes varient entre 113 et 161 lb. et les dépenses entre 11 et 53 lb. Le plus souvent, les dépenses sont de l'ordre d'une vingtaine de livres, sauf en 1624 où elles se montent à 222 lb. pour une recette de 234.

775. AMH AH 91-92 et AMS 1AH 4605.

776. AMS II 37a/4 : *Lieben gnedigen herren, uns ist fürkumen, von bette wegen von einer personen, die men uns wölt geben, und uff unsern hoff nùt gehöret. Nu bitte[n] wir ùch, gnedige herren, das ir uns beschirmet und helfent zu blibende bi unsern alten rehten, wenne, lieben herren, wir sint gar ùbel erschroken ; wir förhtent, das unser pfleger uns fürbasser nùt möge*

exprime le malaise des rentiers dans la 2e moitié du 14e siècle, qu'il s'agisse de particuliers, comme les membres de la noblesse, ou d'institutions comme les couvents, les fabriques d'église, mais aussi les hôpitaux et les léproseries. Les causes de leurs difficultés sont connues : l'épidémie de peste qui frappe l'Alsace en 1349 et dans les années qui suivent entraîne un fort recul de la population. De nombreuses terres ne sont plus exploitées par manque de main d'œuvre. Le loyer de la terre aussi a beaucoup baissé, car avec le recul démographique la terre est abondante, mais l'homme rare. Cette situation entraîne une hausse des salaires. De surcroît, le prix des grains chute sur la longue durée entre le milieu du 14e et le milieu du 15e siècle, avec néanmoins de fortes variations d'une année à l'autre, selon l'abondance de la récolte[777]. Les recettes des particuliers et des institutions qui vivent des revenus de la terre baissent. À ces facteurs de crise, il faut encore ajouter les ravages des "Anglais", mercenaires de la guerre de Cent Ans au chômage qui ravagent l'Alsace en 1365 et 1375[778] et la chute du taux de la rente constituée, c'est-à-dire du loyer de l'argent, qui tombe peu à peu de 10 à 5% entre 1350 et 1450. Dans ce domaine aussi, le revenu des rentiers diminue de moitié. Ainsi deux ressources importantes des léproseries qui avaient déjà atteint un certain degré d'organisation, comme celle de Strasbourg, sont atteintes de plein fouet par la crise. Il n'est pas impossible que celle de Sélestat, elle aussi, ait éprouvé des difficultés financières après l'épidémie de peste, comme le suggère peut-être la répartition de l'amende payée par les auteurs de l'émeute de 1352, où un membre de la famille Heimburg *genant* Plobsheim a tenté un putsch pour obtenir l'office de *Schultheiss* à Sélestat en essayant de s'emparer des portes de la ville de nuit[779]. Si l'on excepte l'église paroissiale, qui reçoit 200 lb. pour une messe anniversaire pour les victimes de l'émeute, la léproserie est la principale bénéficiaire, ce qui est rare : elle perçoit 20 lb., contre 15 à l'hôpital, et 10 aux Franciscains pour un anniversaire. Le texte précise que cet argent est donné à la léproserie *zu stüre*, c'est-à-dire "en aide"[780]. La conjoncture n'est pas meilleure pour la léproserie de Marmoutier en 1457, si l'on en croit une autorisation exceptionnelle de quête accordée à cette date. Les lépreux manquent de nourriture, car les mauvaises récoltes de ces dernières années ont appauvri la population, et la quête locale ne suffit plus à subvenir aux besoins des lépreux. Ils manquent de draps et de bandages pour panser leurs plaies. De surcroît, la chapelle de la léproserie est en piteux état, de même que les

getun noch unser notdurft, also er bitze her het geton, wenne unser hoff zu grosser armut ist kumen in disen joren von zinse wegen, die uns abe sint gangen und etteliche bruder uff dem hoffe sint, die ir pfrune swerliche koufft hant.

777. ABEL W., *Agrarkrisen und Agrarkonjunktur. Eine Geschichte der Land- und Ernährungswirtschaft Mitteleuropas seit dem hohen Mittelalter*, (2e éd.), Hambourg, 1966, p. 55-97.

778. AMS 1AH 586 f° 39v, 1374. L'Hôpital de Strasbourg a souffert du passage des Anglais. C'est pourquoi le pape l'autorise à prendre 500 marcs d'argent *von funden gute oder von unrehtenne gewunnen gute* (de biens caducs ou mal acquis) et accorde une indulgence à tous ceux qui font une donation à l'hôpital.

779. HERTZOG B., *Chronicon Alsatiae. Edelsasser Cronick*, Strassburg, 1592, livre 7, p. 7.

780. GENY, Schlettstadter Stadtrechte I, p. 57-60.

ornements liturgiques[781]. Dans ce cas, les mauvaises récoltes sont incriminées pour expliquer la situation difficile dans laquelle se trouve la maison. Pour d'autres léproseries, le manque chronique de moyens est mis en avant. C'est le cas pour celle de Satteloese en 1597, "dont les revenus ont été faibles de tout temps. Ils se montent à 33 lb. augmentés de 5 lb. par une donation de feu Junker Hans Jacob Truchsess von Wolhusen et de deux setiers de sel pris sur le grenier à sel de Landser"[782]. Il n'est pas impossible que cette maison ait souffert de l'inflation qui perdure tout au long du 16e siècle, si bien qu'à moyens constants, des revenus suffisants un siècle auparavant ne permettent plus à l'institution de fonctionner normalement. Même plainte en 1612 de la part du valet de Rotenkirche, qui n'arrive plus à nourrir les lépreux de passage, les pèlerins et autres mendiants, car le prix de la nourriture a augmenté, en particulier celui de la viande, qui vaut désormais presque moitié plus[783]. Cette cherté de la viande au début du 17e siècle est attestée dans de nombreuses autres sources[784].

À travers cette étude, les léproseries alsaciennes, quelle que soit leur taille, apparaissent donc comme des institutions soumises aux aléas de la conjoncture. Il en va de même pour le royaume de France où Françoise Bériac constate que "les léproseries connaissent aux XIVe et XVe siècles une décadence si prononcée qu'elle anticipe pour une part le recul du mal et laisse les derniers malades en proie parfois à la misère"[785]. Néanmoins, sur la longue durée, les léproseries d'Alsace dépendantes de villes importantes semblent avoir

781. BNUS Ms 5108 n°5, 1457 : *... wie das die selben siechen grossen mangel und gebresten habent an ir lipnarunge ; dann ir etwie meniges in dem huse sy, die sich nit herziehen noch betragen mögen in disen herten jaren, dann der gemein man arm sy misswahs halp ; so sy ouch die cappelle der guten lùten in sant Lienharts ere gewyhet bufellig, und was zu der messen gehöre sy ouch fast abegangen an messgewant, alben, stolen, hantfannen, alterduch, hantquehelen und wahs zu liehtern, die man durch das jar zu messen lesen bruche und haben muß. Und die armen veltsiechen haben ouch mangel und bresten an duch zu lygen und iren smertzen und we do mit zu trucken und zu verbinden.*

782. ADHR 1C 8122/11, 1597 : *Von altem her ein gering inkhomen, waß inen gestifftet und etwa durch verträg darein verordnet worden, so bißhar järlich gethon dreysig dry pfundt zwen schilling sechs pfennig und von dem saltzkasten zue Landser zwen sester saltze, und ererst weylandt Junckherr Hans Jacob Truckhsäß von Wolhausen selbiger einhundert pfundt haubtgut darin gestifftet und darmit das einkomen umb fünf pfundt jährlichen zinses gemeret.*

783. AMS 1AH 203/13, 1612 XII 30 : Claus Wolff, valet à Rotenkirche, au Magistrat : *[...] nachdem ich derselbigen underthäniger diener uff dem hoff zu Rotenkirchen genandt nuhn mehr jahr* [sic] *gewesen, allwegen und je lenger je mehr gespürt und nicht mit geringem schaden erfahren, das ich mit der geordneten und biß anhero gebreuchlichen irten der frembden guottleut, so wochentlich den hoff besuchen, nicht bestehen und außkomen könen, sondern dieweil alle victualien, insonderheit das fleysch, nun hiezwischen gemachter ordnung fast umb das halb gesteigert worden, mehr ußgeben dann einnemmen, und also mein eigenes einschiessen und anwenden muße ; harumb zwar nicht unbillich möcht erkandt werden das vorgenante die desselbigen geniessen, auch könten gesteigert werden ; angesehen aber das es arme krancke und ihm landt umbwallende pilger und bettelleüth seindt, deren auß christmildem mittleiden vil mehr umb Gottes willen zu geben, und vil mehr zu verschonen, dann abzunehmen [...] .*

784. HANAUER, Études économiques, 2, p. 188-189.

785. BERIAC, À propos de la fin de la lèpre, p. 168.

bénéficié d'une assise temporelle plus solide, leur permettant de développer une activité bancaire fortement rémunératrice.

4.5. La fin des léproseries

Comme nous l'avons vu plus haut, la lèpre devient plus rare au fil du temps et quitte définitivement la scène vers 1650 en Lorraine et à la fin du 17e siècle en Alsace[786]. Dans les années 1670, Lazare de la Salle évoque les lépreux d'Alsace d'après l'exemple d'une famille qui vit à la léproserie d'Altkirch : *ce sont des gens d'un teint livide et plombé, qui ont les yeux rouges, toujours chassieux, la démarche lente. Leurs enfants étaient maigres et laids comme des rats écorchés.* Ces symptômes ne sont pas ceux de la lèpre, et pourtant tous les membres de cette famille étaient considérés comme lépreux et traités comme tels : *il leur est défendu de hanter personne, et même d'entrer dans les églises. Ils sont obligés de s'arrêter hors de la grande porte, qu'on laisse ouverte exprès. ... Ils n'osent non plus parler pour demander l'aumône,* ce qui les contraint à faire usage d'une cliquette, qu'ils agitent *au lieu de parler, parce qu'on craint jusqu'à leur haleine*[787]. Cette famille d'Altkirch, traitée tout entière comme lépreuse, apparemment sans l'être vraiment, rappelle les crestians ou cagots du Sud-Ouest ou les caqueux de Bretagne, qui, bien qu'exempts de tout symptôme de lèpre, sont réputés lépreux de père en fils. Comme on les dit contagieux, ils font l'objet de ségrégation même à l'église et pour leur sépulture. On leur prête aussi des traits de caractère communs, évidemment négatifs. Ils sont cantonnés dans certains métiers : charpentiers dans le Sud-Ouest, cordiers en Bretagne. Pour le Sud-Ouest, Françoise Bériac les définit comme un groupe marginal endogame, se perpétuant par hérédité, bien attesté dans la première moitié du 16e siècle, mais qui pourrait avoir des origines bien plus anciennes[788]. En Bretagne, leur mise à l'écart est avérée au 15e siècle. C'est en 1475 qu'un mandement ducal leur assigne le métier de cordier. Lors de leurs déplacements, ils sont tenus d'avoir une pièce de drap rouge sur leur vêtement. En utilisant les référents symboliques de la ségrégation des lépreux, l'autorité ducale a permis "à l'Église de justifier l'exclusion par les idées d'hérédité de la lèpre ... et l'association de leur souillure au péché. L'idée de contagion assure une cohésion entre une ségrégation séculière et une exclusion religieuse et permet de maintenir les caqueux sous une dépendance totale"[789]. La famille d'Altkirch évoquée par Lazare de la Salle semble faire l'objet d'une mise à l'écart semblable à celle des lépreux. Toutefois, il s'agit

786. SEMECAS, Lèpre en Lorraine, p. 130.

787. MAGDELAINE, Mémoires, p. 153-154.

788. BERIAC F., *Des lépreux aux cagots : recherches sur les sociétés marginales en Aquitaine médiévale,* Bordeaux, 1990, p. 211-272. CALVEZ M., «Les accusations de contagion comme argument d'exclusion : l'exemple des caqueux de Bretagne», *Ethnologie française*, 22/1, 1992, p. 56-60.

789. CALVEZ, Accusations (n. 788) p. 57.

là d'un exemple unique en Alsace ; de plus, le seul à le mentionner est un Parisien, qui ne connaît cette région que par les quelques années qu'il a passées dans le Sundgau.

L'étude du devenir des léproseries institutionnelles alsaciennes met en lumière, une fois de plus, la variété des destins de ces maisons. Si certaines hébergent au 17e siècle des personnes marginales comme à Altkirch, d'autres disparaissent tôt. À Châtenois, à la fin du 15e siècle ou au début du 16e, une sentence de l'évêque Albrecht prévoit que la léproserie subsistera jusqu'à la mort de son occupante actuelle, mais que la commune devra la démolir dans les quatre semaines suivant sa mort[790]. En 1605, la léproserie de Sainte-Croix-en-Plaine est murée, car elle est vide[791]. Dans d'autres communes, par contre, on rebâtit encore des léproseries aux 16e et 17e siècles. En 1539, par exemple, 23 communes s'unissent pour rebâtir celle d'Odratzheim[792]. Celle de Riquewihr est rebâtie en 1559[793] ; de même en 1566 celle de Beblenheim, au même endroit que l'ancienne[794]. Celles de Saverne et de Cernay sont également réédifiées respectivement en 1623[795] et 1624[796]. La léproserie de Sélestat, réédifiée en 1605[797], est à nouveau réparée après sa destruction en 1632[798]. Mais en 1677, elle est inhabitable, et les autorités militaires refusent alors la permission de la restaurer, au motif qu'elle gênerait la défense de la ville[799]. D'autres sont encore réparées au milieu du 17e siècle. C'est le cas en 1645 à Kaysersberg, où un lépreux originaire du Brisgau est autorisé à vivre à la léproserie, à condition de la réparer à ses frais ; les matériaux lui seront fournis par la ville[800]. Alors que la léproserie d'Ensisheim semble vide dans les années 1583-1590[801], elle est remise en état entre 1663 et 1668[802]. Entre 1667

790. RUFF J., *Geschichte von Châtenois*, Colmar, 1930, p. 327. Le document n'est pas daté. Albrecht était évêque de 1478 à 1506.

791. SCHERLEN A., *Heiligkreuz. Kloster und Stadt Heiligkreuz und die verschwundenen Ortschaften Woffenheim, Dinzheim, Blienschweier und Lehenheim*, Colmar, 1929, p. 31.

792. AMS VI 89/9 et AMS 1R 1 f° 7 ss.

793. SORG, Gutleuthaus von Reichenweier, p. 58.

794. ADHR 18J 495/5 : *an ordt und endt, da hievor das alt gutleuthauß gestanden, zwischen Beblenheim und Ostheim.*

795. ADBR G 1727.

796. ADHR E Dépôt 61 GG 34, 1624 : *Herr Antoni Keller, der zeit baumeister, hat uf den geschriben datum wegen erbauwung des guetleithaus rechnung geben, thuet sein einnem 234 lb., ausgab 222 lb.*

797. ADAM, Histoire des Hospices, p. 76.

798. AM Sélestat RP S, 1608-1675, 1663 XII 1 : *Item den ersten Christmonat starb im gutleuthauß die fraw ; ist die erste gewesen, die in disem haus gestorben die zeit här, als es new gebauwen ist, mit namen Ursula Millerin von Freiburg im Breisgau.*

799. ADAM, Histoire des Hospices, p. 76-77.

800. AM Kaysersberg BB 21 f° 201v.

801. Les comptes des années 1583 à 1588 ne signalent aucune recette ni aucune dépense pour la léproserie : *Einnahm gelt wegen der gutenleuten : nichts. Ausgab gelt wegen der guten leuten : nichts* (AM Ensisheim CC 84 – 89). Le seul mouvement sur les deux comptes suivants (CC 90 et 91) est le remboursement d'une rente constituée et le placement de son capital.

802. AM Ensisheim GG 194 : *It. den maurern gebn, die mauern am gutleuthauß außzelossen und die fenstergestell wiederumben einzumachen, 7 lb. 10 ß. It. vor ein new glocken uf Unser*

et 1684, la léproserie de Rouffach fait elle aussi l'objet de divers travaux[803], de même que celle de Guebwiller[804].

Ces exemples prouvent que l'historiographie traditionnelle, qui rend la guerre de Trente ans responsable de la disparition des léproseries alsaciennes, mérite d'être relativisée. Ils montrent qu'à l'époque moderne les villes ont très souvent investi dans ces bâtiments, alors que les lépreux se faisaient rares. Comment expliquer ce paradoxe ? Au fil du temps, les institutions qui n'abritaient plus ou peu de lépreux ont rendu divers services à la collectivité. On y a abrité des personnes atteintes d'affections diverses, pour lesquelles l'hôpital ne proposait pas toujours un hébergement. C'est ainsi qu'un fou a été hébergé dans les léproseries de Gresswiller et d'Ernolsheim au début du 18e siècle[805]. Autre catégorie de malades qui posent problème dans un hôpital classique : les épileptiques. Au Moyen Âge, deux hôpitaux spécialisés prenaient ces malades en charge en Alsace : l'hôpital Saint-Valentin de Rouffach et sa dépendance de Strasbourg. Tous deux jouissaient d'une grande renommée et l'on venait de loin pour s'y faire soigner[806]. En 1534, à la suite de l'introduction de la Réforme à Strasbourg, l'hôpital Saint-Valentin est fermé[807], ce qui crée un vide dans le paysage hospitalier de la ville. Dans un premier temps, l'hôpital se refuse à recevoir les épileptiques, car ils perturbent les autres malades[808]. En 1544, l'hôpital en abrite à contrecœur quatre ou cinq, qui traumatisent les autres malades par leurs cris et lorsqu'ils se débattent[809]. C'est pourquoi, dans la seconde moitié du 16e siècle, la ville essaie de placer

Lieben Frawen capellen [...] bezalt 95 lb. It. vor einen newen bachoffen, macherlon, ußgeben 2 lb. 15 ß. It. vor einen brunneymer 8 ß 9 d.

803. FAUST, BOEGLY, MICHEL, Histoire de la maison Saint-Jacques, 3, p. 170-171.

804. AM Guebwiller GG 18, comptes 1678-1683 : *Ausgeben um kalckh und 50 ziegel 3 lb. 15 ß, umb sand 2 lb., thielen, fenstern auszubessern, 100 bodennägel ; dem schreiner für ein disch, 6 laden, zwen banckhen, die fenster rahmen zu fassen, 4 lb., etc. , dem maurer vom brunnen auszubutzen 1 lb. 6 ß 8 d, das kamin im gutleuthaus fegen laßen, 6 ß 8 d.*

805. AM Molsheim ~~GG 239~~ GG 243 = GG 331 f° 30v. 1704 : *It. einem aberwützigen menschen von Greßweiler zue Loch selbig guetleithauß* (sic), *so jetzt zue Ernolsheim bey Zabern wohnt, gesteuert 3 fl. 7 ß.*

806. WINCKELMANN, Fürsorgewesen, I, p. 132 : Le Grand Hôpital essayait de refouler les épileptiques, car ils perturbaient les autres malades. En 1522, on a encore envoyé une épileptique de l'hôpital à la cour de Saint-Valentin. FAUST, BOEGLY, MICHEL, Histoire de la maison Saint-Jacques, 3, p. 20 citent des épileptiques de Fribourg-en-Brisgau (8), Sélestat (2), Meran (Tyrol du Sud, 1), Bâle (1), Stiefenhofen (Bavière, 1), Stuttgart (1), qui ont été soignés à Rouffach entre 1454 et 1526.

807. DACHEUX L. (éd.), *Annales de Brant* [en réalité des extraits des procès-verbaux du Conseil de Strasbourg, réunis par J. Wencker], *Fragments des anciennes chroniques d'Alsace*, 4, p. 456 (paru aussi dans *Bulletin de la société pour la conservation des monuments historiques d'Alsace* 19, 1899, p. 246), n° 5080 (1534 XII 21) : „*S. Antoniens hof halb, soll man nach dem schaffner des hofes schicken, ihm sagen, daß man nicht konnt bedenken, [daß] die krankheit vom heiligen sei ; darum wolle man ihm hinfürter niemand mehr schicken, und darum werde man ihm die saue nicht mehr gehen lassen, sondern soll ers darstellen, und soll der spital gewalt haben nachzudenken, wohin man die leut mit solchen plagen, die S. Veltin und Anthoni zu rechnen, hinkäme und thue*".

808. WINCKELMANN, Fürsorgewesen, I, p. 132.

809. *Ibid.* II, p. 38.

une épileptique à la léproserie de Strasbourg, mais les responsables de cette institution rappellent que les lépreux souffrent assez de leur propre maladie pour qu'on ne leur impose pas "cette fille qui risque de faire une crise non pas une fois par trimestre, [...], mais deux fois par jour"[810]. On apprend aussi à cette occasion que la maison a déjà abrité un idiot par le passé[811]. La peste, qui sévit de façon récurrente jusque dans les années 1670, pose aussi problème aux autorités sanitaires des villes. En 1662, lors d'une épidémie de peste, les pensionnaires de l'hôpital de Turckheim sont évacués à la léproserie, située en dehors de la ville[812]. À Strasbourg, en 1626, le Magistrat se rend compte que les pestiférés convalescents posent problème à l'hôpital. Il projette de les mettre à la léproserie de Rotenkirche, où la maison réservée aux femmes semble particulièrement adaptée, ou au couvent de Saint-Nicolas-aux-Ondes, qui jouerait alors le rôle de lazaret[813]. En 1721 et 1722, les greniers de la léproserie de Mulhouse servent temporairement de lieu de quarantaine pour les marchandises en provenance de Lyon, par mesure de précaution contre l'épidémie de peste qui sévit à Marseille[814] et qui sera la dernière à ravager l'Occident. En 1703, lors de la guerre de succession d'Espagne, la léproserie d'Odratzheim sert à héberger des soldats malades et blessés. La veuve d'un barbier qui a guéri l'un des soldats est payée sur les revenus de la maison[815]. En 1569 déjà, la léproserie de Haguenau a été louée à un noble dont la présence semble liée à un passage de troupes[816]. Celle de Marmoutier sert probablement de logement à un soldat ou à un réfugié, car le 23 décembre 1690, la "naissance à la léproserie de Maria Salome, fille de Pierre Siciha (?)

---

810. AMS II 37a/5 : *[...] dieweilen dieselben* [les lépreux] *für sich selbs mit irer kranckheit zum höchsten beschwert und von allen anderen menschen abgesondert sein müssen, daß ihnen vast unerträglich, das sie mit anderen frembden krankhen noch weithers solten beschwert werden. [...] Zum dritten solle gedachte dochter also beschaffen sein, daß sie nicht nur zum viertel jahr, zum monat oder wochen einmahl, sondern wol zu einem tag zwey mahl fallen und den wehetagen bekommen solle.*

811. *Ibid. Und fürs vierdte, so ist diese persohn mit dem alberen menschen, welcher dem todtengräber uff dem hoff vor jahren in cost verdingt worden ist, zu vergleichen.*

812. SCHERLEN A., *Histoire de la ville de Turckheim*, Colmar, 1925, p. 101.

813. AMS 1R 108 f° 219r-v : *Die obere apothecker- und zugeordnete herren, [...] referiren, daß sich im spithal die unordnung erzeige, in dem die patienten, so [an ?] pest laborit, innerlich currirt, und aber der eußerliche schaden noch nicht allerdings hail ist, sich bestendig biß zur völliger restitution daselbst aufhalten, und sonst nirgendt underkommen können ; daß seye aber dem spithal so wol wegen losaments alß sonst ohne erschwinglich, derowegen man auf ein anderen ordt gedacht, da solche personen könden underhalten werden, und seye das frawenhauß zu Rotenkirch gar bequem befunden [...].*

814. MIEG, Léproserie de Mulhouse, p. 103-104.

815. AM Molsheim GG 275 f° 26v, 1703 : « Plus pour mon voyage que j'ay fait à la maladrerie d'Odratzheim pour y faire redresser le fourneau et réparer les fenêtres 3 lb. ». *Ibid.* « Plus à Michel Jung le potier de terre payé pour des pareils pots, qui ont esté fournys aux soldats malades logés dans la maladrerie 12 ß. Plus à la veuve d'André Ebler, barbier, pour la guérison d'un soldat blessé, payé 3 lb. ».

816. AMH AH 93, 1569 : *1 lb. 12 ß 2 d empfangen ... so ... ein edelman, genant der Affentaler, geben hat als er ime huß etlich zit gelegen, do der hertzog von Zweienbrücken in Frankreich gezogen ist.*

demeurant à Marmoutier à cause de la guerre"[817] est enregistrée. Pendant la guerre de Trente ans, la léproserie de Strasbourg devient un point de ralliement pour les pauvres. En 1638, on y a distribué plus de 12 600 miches de pain[818]. À l'occasion, les léproseries peuvent accueillir des personnes âgées ayant rendu service à la ville. C'est pour cette raison que Sebastian Duchscherer et sa fille obtiennent une prébende, qu'ils payent, à la léproserie de Saverne, les administrateurs leur fournissant 3 ß par semaine et 100 fagots de bois par an[819]. Cette mission d'accueil des pauvres est revendiquée pour la léproserie d'Odratzheim en 1693, au moment où les biens des léproseries sont désunis de l'ordre de Saint-Lazare. Le Magistrat demande donc à être réintégré dans la possession et jouissance de la léproserie comme avant l'édit de 1672, à charge de faire garder l'hospitalité comme avant[820]. À Obernai aussi, la léproserie sert de refuge aux passants égarés[821].

La position des léproseries hors des villes et au bord d'une route explique qu'un certain nombre d'entre elles deviennent des auberges à l'époque moderne. C'est le cas à Haguenau, Ingwiller, Rouffach et Mulhouse[822]. Pour d'autres, leur localisation hors des villes en fait un repaire idéal pour toute sorte de vagabonds et brigands, si bien que les autorités doivent prendre des mesures. Après un meurtre commis à la léproserie de Ribeauvillé en janvier 1644, cette dernière a été démolie sur ordre de la seigneurie[823]. En 1708, on appose les armes du roi sur celle d'Odratzheim "pour sauvegarde contre les maraudeurs"[824]. À Masevaux, la fermeture de la chapelle de la léproserie, qui "ne servait de refuge qu'à des gens malveillants", est décidée en 1726, à condition de transférer l'autel et les statues dans l'église de l'hôpital de la ville[825]. La situation est identique à Soultz, où la léproserie "a servie depuis longtemps de retraite aux voleurs et a toutes sortes de gens de mauvaise vie comme étante isolée, de manière que la sureté et honesté publique exigent sa destruction"[826]. Là aussi, comme à Masevaux, la chapelle est démolie, mais l'autel est transféré dans l'église de l'hôpital[827]. Il en ira de même à Thann,

817. ADBR 3 E 283/3.

818. AMS VI 272/1.

819. Notes d'Adam dans son exemplaire interfolié de Fischer, *Das alte Zabern*, AM Saverne 420, fasc. 16, 1561 : « Sebastian Duchscherer und Salome seine Dochter erlangen in Ansehung der Dienste, die der jetzt alte Mann der Stadt schon geleistet, eine Pfründe im Gutleuthaus, so *namblich, das unser geordneter gutleutpfleger im und seiner dochter alle wochen, so lang sie beide im leben sein, 3 ß und darzu jerlichs 100 wellen holz leibgedingsweis liffern und geben soll.* Er gibt einen Zinsbrief von 50 fl. Nach seinem Tode werden seine Erben noch 60 fl. nachtragen. »

820. AMS VI 89/11, 1693-1694. Extrait des registres du Conseil Privé du Roy.

821. MULLER, Léproserie d'Obernai, p. 78.

822. Cf. p. j. 1.

823. GERARDIN, Hospices et hôpitaux, p. 89.

824. AM Molsheim GG 270 f°25v, 1708 : « Plus payé pour les armes du Roy qui sont attachées à la maladrerie d'Odratzheim pour sauvegarde contre les maraudeurs 2 lb. 10 d ».

825. TRESCH, Histoire de Masevaux, p. 246-247.

826. ADHR C 1287, 1755.

827. AM Soultz GG7/3, 1755 : Adjudication des matériaux provenant de la démolition à

où, après la démolition de l'église de la léproserie, l'autel est transféré à la chapelle de l'hôpital de la ville en 1762[828]. C'est sans doute pour de semblables raisons de sécurité que la léproserie de Sainte-Croix-en-Plaine a été murée dès 1605[829].

Reste une question : qu'est-il advenu des fonds et des revenus dont ces institutions étaient dotées ? La réponse est simple : ils ont été affectés à l'assistance et à l'enseignement. Les comptes de la léproserie de Brumath des années 1679-1681 illustrent la variété des situations de détresse qui ont pu être soulagées grâce aux revenus de la léproserie. Quelques sous ont été affectés à des orphelins, des épileptiques, à un homme atteint de syphilis qui a été soigné à Strasbourg, à un prêtre souffrant d'une attaque d'apoplexie, de même qu'à des pauvres pour l'achat de beurre et de bois. La caisse de la léproserie a aussi servi à payer le cercueil d'un enfant, à donner un subside à des personnes victimes d'un incendie, à des veuves, à un pauvre écolier, ainsi qu'à un maître d'école dans le besoin[830]. Dans d'autres villes, les revenus de la léproserie servent aussi à l'hébergement des pauvres[831] et à faire l'aumône aux lépreux de passage[832]. Dans ce contexte, il n'est pas étonnant que les communes aient cherché par tous les moyens à conserver les revenus de ces institutions lors de leur réunion à l'ordre de Saint-Lazare et du Mont-Carmel, ordonnée par Louis XIV en 1672. Pour éviter que l'argent ne soit récupéré par cet ordre, l'administrateur de la léproserie de Masevaux place une somme d'environ 1500 livres tournois en rentes constituées en une seule journée. La trentaine d'emprunteurs est originaire de Masevaux et des villages aux alentours[833], ultime témoignage du rôle de caisse de crédit joué par les léproseries depuis l'époque médiévale.

Johann Baptist Schultz pour 120 lb., à charge *alle materialen hinweg zue nemen, außer dem altarstein und andern, so zue selben gehörig, welches der spittahlkirch verbleiben solle.*

828. HEIDER C., *La gloire de Dieu et la ferveur des hommes. La paroisse de Thann des origines à la Révolution (1389-1789)*, Uffholtz, 1997, p. 19.

829. SCHERLEN, Heiligkreuz, p. 31.

830. AN S 4905, 1679-1681 : *Außgab gelt armen leuthen : [...], einem armen mann zu brandsteuer, zu einer abgebrandten kirchen gesteuert, zwen armen menschen so mit der fallenden sucht behafft 1 ß 4 d, haußarmen für butter 3 ß, für 2 claffter holtz 6 ß 8 d, 5 ß für einen sarck eines armen kindts zu macherlohn [...], einem armen pfarrer wegen eines schlagflußes [...], witwen [...], 2 ß einem armen schulmeister, 2 ß einem armen studenten, 7 fl. 4 ß vor wullen und futtertuch für 2 waisen. It. 6 fl. Christof Bader der schmidt alhier uff erhalten schrifften befehl, als er sich zu Straßburg in dem platterhauß curiren lassen und keine mittel dazu gehabt, dahero ihme dieses auß commiseration gesteuert worden [...].*

831. ADBR 8 E 322/GG 24, 1650 (Neuwiller) : *It. Lönhart Meyer witib 8 wellen stro für arme leut zu beherbergen geben, 1 ß 4 d.* 1651 : *Item Georg Bustaff dem schulmeister laut urkundt bezahlt, so ihme von der obrigkeit von gutleutzinßen zu geben verandert worden, 5 lb.* 1656 : *Georg Bustaff dem alten schulmeister, daß er noch fast ein viertel jahr bis zu seinem ziel zu dienen gehabt als Herr Kamppman als helfer hieher kommen, geben 15 ß. It. H. Kampmann, daß er ½ jahr für ein diaconum alhie gewesen, geben auß befelch der obrigkeit 2 lb. 10 ß.*

832. GERARDIN, Hospices et Hôpitaux, p. 44.

833. AN S 4907/3, 1682 XII 18.

5. Conclusion

La lèpre, attestée depuis l'Antiquité, n'a jamais tué autant que la peste qui ravage l'Occident à partir du milieu du 14e siècle. Elle a néanmoins cristallisé de nombreuses peurs, car dans un stade avancé elle provoque déformations et mutilations. C'est en Alsace l'une des rares maladies – avec l'ergotisme, pris en charge par l'ordre de Saint-Antoine, et l'épilepsie, soignée par des Bénédictins à Rouffach et Strasbourg – à avoir donné naissance à des institutions spécialisées. C'est la seule qui ait suscité un réseau aussi dense de maisons destinées à accueillir les malades atteints d'un mal spécifique. Pour Agrimi et Crisciani, cette spécialisation est révélatrice « des procédures sociales d'isolement-exclusion-contrôle des malades ». Selon ces mêmes auteurs, « les léproseries représentent pour ainsi dire l'archéologie des procédures de contrôle rigoureux de la maladie identifiée avec la déviance, qui, à partir de la fin du 14e siècle et surtout au 15e, président à la création, par des autorités laïques, des lazarets et des hospices pour les malades mentaux. Ce sont des lieux de ségrégation et de réclusion et non pas des lieux de cure »[1]. Comme nous l'avons vu, cette affirmation, récurrente dans l'historiographie de la lèpre, ne résiste pas à l'analyse des documents d'archives et a été réfutée par Jean Imbert, qui, dès 1947, écrivait : « après comme avant 1321, l'isolement des lépreux n'est qu'un mythe »[2].

Dans les sources alsaciennes, la lèpre ne devient perceptible qu'à partir du 13e siècle. Notre corpus documentaire est néanmoins trop lacunaire pour saisir l'ampleur et le rythme de la maladie jusqu'au début du 15e siècle. Par la suite, elle semble avoir sévi par vagues, avec une tendance à la baisse sur le long terme, pour disparaître entièrement à la fin du 17e siècle. À partir du 15e siècle, les lépreux présents dans les différentes institutions sont peu nombreux : une dizaine à Eckbolsheim et à Haguenau au milieu du 15e siècle, une vingtaine à Strasbourg dans la première moitié du 16e siècle. La durée de séjour moyen dans une léproserie varie entre quatre ans et demi à Haguenau entre 1426 et 1525 et près de six ans à Strasbourg entre 1301 et 1601. Si certains malades sont morts peu de temps après leur admission, d'autres ont survécu plus de vingt années dans la maison qui les accueillait. Au Moyen Âge comme aujourd'hui, la lèpre

1. AGRIMI et CRISCIANI, Assistance, p. 170-171.
2. IMBERT, Hôpitaux en droit canonique, p. 180.

frappe plus les hommes que les femmes : à la léproserie de Strasbourg, 62% sont des hommes, 73% à celle de Haguenau. Les cas de lèpre familiale révélés par les sources sont rares, de l'ordre de 5%, ce qui relance le débat sur la contagiosité réelle de la maladie à cette époque. Aujourd'hui, on admet qu'elle est faible et qu'elle dépend du degré de résistance immunologique du patient. Au Moyen Âge, la lèpre est réputée incurable, mais la fréquentation assidue des villes d'eaux par les malades, de même que les diverses préparations à base de plantes ou de venin de serpent censées guérir cette affection prouvent qu'elle est perçue comme guérissable, du moins à son stade initial. Curieusement, la lèpre disparaît avant la découverte par Hansen en 1873 de l'agent pathogène, *Mycobacterium Leprae*, et donc d'un traitement médical efficace. Comment l'expliquer ? Pour l'historiographie traditionnelle, la réponse est simple : seul l'isolement des malades dans les léproseries a permis d'enrayer l'endémie. Cette explication ne tient pas compte du fait que le lépreux a de multiples contacts avec le monde extérieur. Il peut recevoir la visite de sa famille et de ses amis. Il peut aussi quitter la léproserie pour aller au bain ou en pèlerinage. Autre faiblesse de cette explication : elle ne tient aucun compte des lépreux errants, dont le nombre est loin d'être négligeable à la fin du Moyen Âge. La disparition de la lèpre à la fin du 17e siècle en Alsace relève probablement de plusieurs facteurs, comme les progrès dans le domaine de l'alimentation et de l'hygiène, et l'apparition du mouchoir. Mais la maladie continue de sévir dans de nombreux pays européens jusqu'au milieu du 20e siècle. La découverte des antibiotiques permet alors la mise en place d'un traitement efficace.

La lèpre, comme toute autre maladie, est aussi une construction culturelle. Comme l'a montré Claude Lévi-Strauss, il est nécessaire de donner un sens au mal afin de pouvoir le maîtriser, et chaque société élabore un système de représentation de la maladie et de la thérapie[3]. Ainsi le Moyen Âge a-t-il expliqué la lèpre par l'impureté et le péché de ceux qui ont contracté la maladie ou par les fautes commises par leurs parents. Mais la perception de la maladie est susceptible d'évoluer en fonction de facteurs externes. L'attitude de saint François à l'égard des pauvres, des infirmes et des lépreux a opéré un changement de mentalité vis-à-vis d'eux. Désormais ils sont portés à un statut inconnu jusqu'alors. Ils sont magnifiés, exaltés : ils sont entrés dans la zone mystique[4]. Pour Stiker, « François réussit à faire admettre la marginalité comme une valeur positive »[5]. L'embellie ne durera pas : dès le 14e siècle, les gens de la marge sont souvent considérés comme inutiles au monde et nuisibles. Les lépreux vivant en léproserie, dont le rôle d'intercesseurs auprès de Dieu était fermement établi, n'échappent pas entièrement à cette évolution. Sur le plan physique, une autre évolution se dessine. À partir de la seconde moitié du 13e siècle, la lèpre est considérée comme contagieuse au sens moderne de transmission pathogène. C'est pourquoi le Magistrat de Bâle et celui de

3. LEVI-STRAUSS C., « L'efficacité symbolique », *Revue de l'histoire des religions*, 135/1, 1949, p. 5-27.

4. STIKER, Corps infirmes, p. 98.

5. *Ibid.* p. 100.

Strasbourg décident de chasser les lépreux de la ville pour que les gens sains ne soient pas contaminés. Lorsque la syphilis apparaît à la fin du 15e siècle, l'horreur inspirée par la lèpre ne disparaît pas, mais semble relativisée. On assiste alors à un transfert des valeurs négatives de la lèpre à la syphilis. Mais la lèpre est aussi un phénomène complexe, qui ne s'explique pas uniquement sur le plan médical. Si l'on veut l'appréhender dans sa globalité, il convient également de l'analyser sur le plan symbolique. À ce sujet, le vocabulaire employé par les chirurgiens de Haguenau pour le diagnostic est révélateur. Jamais un suspect n'est déclaré lépreux, mais toujours « impur et coupable » (*unrein und schuldig*). Paradoxalement, les hommes de l'art, dont on attend un jugement médical, se placent délibérément sur le plan symbolique pour l'énoncé du diagnostic. Pour eux, comme pour les théologiens, l'origine du mal réside dans le comportement moral. Le lépreux est avant tout un être impur, un pécheur. Dans l'Ancien Testament déjà, la lèpre du Lévitique est présentée comme une impureté rituelle, qui n'a rien de commun avec la maladie de Hansen. Cette conception de la lèpre se retrouve dans le Nouveau Testament : Jésus ne guérit pas les lépreux, il les purifie. La lèpre est donc une maladie ambivalente, qui conjugue d'une part des manquements moraux, des péchés, et d'autre part l'infection, la contagiosité. Dans l'imaginaire médiéval, elle est aussi synonyme de mise à l'épreuve salvatrice. Comme Job, le lépreux est tout à la fois puni par Dieu et élu par lui pour expier ses péchés sur terre. Cette élection divine fait de lui un intercesseur privilégié et lui confère un rôle positif dans la société de l'époque.

Ce rôle, malgré son côté positif, est néanmoins difficile à accepter par celui qui est frappé par la maladie. En témoigne l'emploi répété du mot *geheim* – secret – dans les documents d'archives relatifs à la phase antérieure à la parution devant la commission médicale. En effet, pour éviter que le suspect ne prenne la fuite ou n'essaie de cacher son mal par un quelconque remède, la commission vient le surprendre chez lui, secrètement, la nuit ou au lever du jour. Par cet acte formel, le suspect est désormais stigmatisé. En Alsace, à la différence d'autres régions, aucune source n'évoque le rôle de l'Église en matière d'inspection des lépreux, ni la participation des malades eux-mêmes à un quelconque jury. Quand une commission d'inspection apparaît à Haguenau en 1354, elle est uniquement composée de chirurgiens-barbiers. À partir du 15e siècle, un ou deux médecins sont attestés dans celles de Strasbourg, Colmar et Mulhouse. Ainsi, au fil du temps, ces commissions se peuplent d'experts. En Alsace, l'existence d'une telle commission est attestée dans dix villes : à Strasbourg, ville libre d'Empire, à Haguenau, Colmar, Sélestat, Mulhouse et Obernai, villes d'Empire, à Rouffach, Saverne et Molsheim, qui sont trois villes épiscopales, de même qu'à Neuwiller-lès-Saverne, ville seigneuriale. Ces villes forment un réseau cohérent, où presque chaque centre d'inspection est distant du suivant d'une vingtaine de kilomètres. Mais ces commissions n'ont probablement pas toutes fonctionné en même temps. En cas de contestation du diagnostic, il n'est pas rare qu'une personne reconnue lépreuse en un endroit sollicite une nouvelle inspection dans une ville plus importante. Ainsi, Strasbourg, Fribourg-en-Brisgau, Spire et Bâle jouent *de facto* le rôle d'instance d'appel en cas de litige. Rappelons aussi qu'un centre d'inspection pouvait avoir une dimension suprarégionale, comme le montre l'origine des personnes inspectées à Sélestat. L'inspection elle-même pouvait avoir lieu au domicile même du suspect ou en plein air. Dans ce dernier cas, la commission bénéficiait d'un éclairage optimal pour établir un diagnostic, qui est en fait une véritable sentence, comme le prouve le vocabulaire employé. Rappelons qu'au Moyen Âge, les actes de justice n'ont jamais lieu à huis clos.

Pour établir son diagnostic, la commission procédait à un certain nombre de tests : inspection de la peau, des urines, du sang. Elle vérifiait aussi si la personne suspectée était ou non insensible à des piqûres d'aiguilles, car les troubles neurologiques liés à la maladie étaient connus depuis les 11e et 12e siècles. D'autres signes étaient encore pris en compte comme l'haleine malodorante, la voix rauque, la perte de cheveux ou encore la couleur des yeux. Dans la pratique, l'énoncé du verdict par la commission d'inspection peut prendre trois formes : ou le malade est déclaré sain – *rein und schön* – ou impur et coupable – *unrein und schuldig* – si la maladie est avérée. En cas de doute, le suspect devra subir ultérieurement un nouvel examen. En attendant, il devra s'abstenir de fréquenter les lieux publics, comme les auberges ou les églises. Malgré la connaissance qu'ont les praticiens de la maladie, le diagnostic n'est pas toujours aisé à établir, car il peut y avoir confusion avec des maladies de peau, avec le feu de Saint-Antoine ou encore avec la syphilis. Malgré cette marge d'erreur possible, on considère actuellement que les diagnostics émis par les commissions médicales de l'époque sont le plus souvent exacts. Le résultat de l'inspection pouvait être proclamé du haut de la chaire ou lu devant la communauté villageoise réunie spécialement à cet effet. Signalons encore que l'inspection est payante. La tarification repose sur divers critères : la fortune de la personne inspectée, son statut de bourgeois, de manant ou d'étranger, le résultat du diagnostic. Généralement, si le suspect est déclaré sain, la ville subvient aux frais de l'inspection ; en revanche, si la maladie est avérée, c'est au lépreux de les payer.

L'inspection est aussi un enjeu de pouvoir dans la rivalité séculaire qui oppose d'une part les médecins aux chirurgiens, et d'autre part les cités entre elles. Si la lèpre est diagnostiquée dans une ville, on tentera d'obtenir un certificat de bonne santé ailleurs. Peter Schriber, greffier du tribunal de Haguenau, est déclaré lépreux par la commission d'inspection à Haguenau et sain par celle de Strasbourg. Pour prouver l'infaillibilité de ses chirurgiens, le Magistrat de Haguenau sollicite des témoignages d'autres villes et n'hésite pas à leur dicter sa version des faits.

Après la maladie, il convient aussi de s'intéresser aux malades et à leur statut juridique. Selon l'Édit de Rothari (643), le lépreux est considéré comme mort. Le *Sachsenspiegel* (vers 1230) est moins catégorique. D'après lui, le lépreux peut continuer à disposer des biens acquis avant la maladie et les transmettre, mais sa capacité juridique est restreinte, car il ne peut hériter, ni ester en justice.

En Allemagne du Sud, son statut semble plus souple, car le *Schwabenspiegel* (vers 1275) n'évoque pas son incapacité à hériter. Les sources alsaciennes invitent à la prudence. Si certains lépreux jouissent indéniablement de moins de droits qu'une personne saine, d'autres au contraire semblent mener une vie presque normale, sans contraintes dues à leur maladie. La possibilité de comparaître personnellement devant l'officialité ou le tribunal d'une ville est attestée à de nombreuses reprises. Il y a aussi des lépreux qui héritent sans problème, font des donations, achètent des rentes, scellent des chartes de leur sceau et prennent des dispositions pour leurs obsèques. En 1450, la succession d'Agnes Koler est disputée à son frère Heinrich Jeckler, lépreux de Rouffach, par des cousins. Après un mois de réflexion, la ville de Guebwiller, où habitait Agnes, octroie son héritage à son frère. Sa décision, prise sur l'avis de personnes compétentes, aussi bien laïques qu'ecclésiastiques, est calquée sur l'usage des villes de Colmar, Sélestat et Mulhouse. Cet exemple montre que rien n'est figé. Il semblerait qu'au fil du temps, la pratique juridique évolue en faveur du malade. D'une façon générale, la condition juridique des lépreux a été plus favorable en Provence que dans le Nord de la France. Un tel gradient semble exister aussi entre l'Allemagne du Sud et celle du Nord. Cette question des droits des lépreux est essentielle pour la question de leur marginalité. À ce sujet, le vocabulaire utilisé dans les sources pour désigner les lépreux vivant en léproserie est précieux, car ils sont souvent qualifiés d'« enfants » (*kind*). Or au Moyen Âge, « l'idée d'enfance était liée à l'idée de dépendance »[6]. Le lépreux entrant dans une maladrerie devient donc un enfant au sens médiéval du terme, c'est-à-dire quelqu'un qui ne mange pas son propre pain, et qui le plus souvent n'a pas la libre disposition de lui-même.

Qu'advient-il des couples dont l'un des membres est atteint de lèpre ? Si l'on excepte la période carolingienne, la position de l'Église à ce sujet n'a pas varié : elle prône l'indissolubilité des liens du mariage. Par ailleurs, le droit canonique n'interdit pas le mariage des lépreux, alors que les autorités civiles punissent ceux qui prennent un conjoint, comme en témoigne le livre des sentences de la léproserie de Strasbourg. Dans ce domaine, la situation n'évoluera qu'au 17e siècle. La Réforme va relancer le débat sur le divorce des lépreux et sur le remariage du conjoint sain. Cette question a divisé les réformateurs strasbourgeois dès 1526. La diversité des points de vue et la création en 1529 du tribunal matrimonial (*Ehegericht*), qui autorise le divorce en cas d'adultère ou d'abandon du conjoint, offrent de nouvelles perspectives aux couples confrontés à la lèpre. Mais dans ce domaine, la fenêtre d'opportunité ouverte avec l'apparition du protestantisme semble néanmoins s'être refermée assez vite. Le divorce en cas de lèpre n'est adopté progressivement qu'à partir du 17e siècle.

Une étude détaillée des malades atteints de lèpre révèle plusieurs cas de figure. En effet, le destin du lépreux est très variable selon son origine sociale, la densité des réseaux qui l'entourent – réseau familial, professionnel,

6. ARIES Ph., *L'enfant et la vie familiale sous l'Ancien Régime*, Paris, 1975, rééd. 2014, p. 44.

religieux, politique – sans oublier le rôle joué par son origine géographique : en Alsace, le lépreux des villes bénéficie d'une institution spécialisée prête à l'accueillir. Le lépreux des champs, lui, doit souvent se contenter d'une simple hutte en bois érigée à proximité du village, et qui sera brûlée à son décès. On peut raisonnablement supposer que c'est par de telles huttes que plusieurs léproseries ont pris naissance. À partir du 16e siècle, on relève aussi quelques lépreux autorisés à finir leurs jours chez eux. Tous font part aux autorités des dispositions prises pour éviter un contact trop étroit avec les membres de leur famille ou d'autres gens sains. Sans surprise, de telles exceptions n'ont été accordées au départ qu'à des gens bien placés dans la société, disposant d'un réseau de relations efficace. Ils bénéficient d'un traitement de faveur, car ils continuent à vivre dans un environnement familier, entourés de leurs proches. Sur le vaste échiquier de la marginalité, qui va de l'intégration à l'exclusion, ils sont relativement proches de l'intégration.

Le lépreux bourgeois d'une ville, lui, a accès à la léproserie pour un prix d'entrée variable selon sa fortune. S'il n'est pas assez riche pour payer son admission, il doit mendier. Les différents règlements citent encore le trousseau et la vaisselle, parfois aussi le lit et la literie qu'il doit apporter. A son décès, ses effets restent acquis à l'institution. Parfois, sa famille est obligée d'emprunter à la léproserie qui l'accueille le prix de sa prébende et de son trousseau. En ce qui concerne l'origine géographique des lépreux, une étude détaillée a été possible pour les léproseries de Haguenau et Strasbourg. Elle montre que dans la pratique, l'accès n'y était pas réservé aux bourgeois de la ville. L'aire d'attraction de celle de Haguenau s'étend sur un rayon d'une soixantaine de kilomètres. Pour Strasbourg, il est d'une cinquantaine (sauf vers l'Est) avant 1525. Après cette date, une trentaine de lépreux sont originaires de la rive droite du Rhin et ont parfois parcouru plusieurs centaines de km pour entrer à la léproserie de Strasbourg. Comment peut-on expliquer cette évolution ? La régression progressive de la maladie a peut-être favorisé l'accueil de personnes habitant relativement loin de Strasbourg. L'extension de l'aire de recrutement des lépreux s'inscrit aussi dans un processus plus large, favorisé par la politique très ouverte de la ville à l'égard des étrangers malades. Par ailleurs, le corpus des lépreux reçus à Haguenau montre que toutes les couches de la société haguenovienne sont représentées à la léproserie : la noblesse, le patriciat aussi bien que les artisans. Les paysans, par contre, n'apparaissent pas parmi les 168 lépreux répertoriés. Si la lèpre a frappé indistinctement toutes les couches sociales, elle n'a pas fait non plus de distinction entre clercs et laïcs. Ainsi Saint-Gilles de Haguenau a abrité des moines, des chanoines, des prêtres, des béguines et des religieuses. Contrairement à d'autres régions, la présence de prébendiers sains n'est pas attestée dans les léproseries alsaciennes à l'époque médiévale, sauf peut-être à Colmar.

L'entrée en léproserie est sans conteste un moment-clé dans la vie du malade. Comment ce passage est-il vécu par le lépreux ? Le rituel d'entrée, qui est aussi un rituel de séparation d'avec la communauté saine, a fait l'objet de prises de position parfois contradictoires. Bériou et Touati rappellent qu'il n'est pas attesté avant le 15e siècle et se demandent si le simulacre d'inhumation des lépreux n'est pas comparable au rituel d'entrée au couvent. Aucune mention d'un quelconque rite religieux lors de l'entrée en léproserie n'est apparue dans les sources pour le diocèse de Strasbourg. Par contre, dans le diocèse de Bâle (auquel appartient la Haute-Alsace), un certain nombre d'indices plaide en faveur de son existence. Lors de l'entrée en léproserie, le malade prête serment et s'engage à respecter le règlement de l'institution qui l'accueille. En plus de sa valeur juridique, la prestation de serment, qui rassemble une partie ou la totalité des lépreux vivant à la léproserie, fait partie du rite d'agrégation à la communauté des malades. Les sources nous livrent quelques renseignements sur les réactions de ces derniers : tentative de fuite, déni, révolte, abattement, désespoir. D'autres font preuve de résignation et acceptent leur sort. À l'occasion, les sentiments des conjoints apparaissent en filigrane dans les sources. La palette est large : tendresse, désir d'assister le conjoint malade ou au contraire haine. L'irruption de la maladie affectait également l'équilibre économique du ménage. Si le père de famille était touché, l'atelier ou l'outil de production était fréquemment loué ou vendu.

Les sept règlements qui nous sont parvenus nous renseignent sur l'organisation et la vie quotidienne dans ces institutions. Ces textes, rédigés ou copiés entre le 15e et le 17e siècle, contiennent des dispositions relatives à la vie en communauté, aux contacts des lépreux avec l'extérieur, à l'accueil des lépreux étrangers et au rôle du personnel de la maison et des administrateurs. Y sont détaillés, entre autres, les rapports entre hommes et femmes, les contacts avec la famille, la tenue vestimentaire des lépreux, les heures des repas et du coucher, les incivilités, les rixes, l'utilisation communautaire de la *stube* et les mesures d'hygiène. Rappelons qu'il s'agit de textes normatifs, la réalité étant parfois fort différente, comme le suggère le livre des sentences conservé pour la léproserie de Strasbourg. Ce dernier montre à quel point l'acceptation des règles de vie édictées par le Magistrat était difficile pour certains occupants de la léproserie.

D'autres documents – non normatifs – évoquent les relations des lépreux avec le monde extérieur. Contrairement à ce qu'affirme l'historiographie traditionnelle, ces derniers ne sont nullement enfermés, reclus tels des « morts-vivants ». Ils sont autorisés à quitter la léproserie pour quêter en ville ou au cimetière, pour aller aux bains ou en pèlerinage. À l'occasion, comme le révèlent le livre des sentences et d'autres documents, certains lépreux quittent la léproserie et fréquentent les lieux publics sans autorisation. Inversement, des personnes en bonne santé se rendent dans ces institutions. Ainsi, la léproserie de Strasbourg attire du monde, car on y sert du vin détaxé. Certains employés de la ville y viennent régulièrement pour prendre un repas. Les familles des lépreux y sont accueillies l'espace d'une visite. Elles sont autorisées à rester une ou plusieurs nuits si l'état de santé de leur parent le nécessite. La chapelle des léproseries est également un lieu fréquenté par les gens sains, surtout lorsqu'elle permet de gagner des indulgences.

Parmi les documents non normatifs, les comptes révèlent d'autres aspects de la vie quotidienne, comme les menus travaux effectués par les malades au sein de la léproserie ou encore les diverses fêtes, liturgiques ou profanes, qui rythment le quotidien des lépreux et se traduisent souvent par des agapes.

Ce qui frappe dans l'organisation des léproseries, ce sont les nombreuses analogies avec les maisons religieuses bénédictines. En effet, les plus grandes léproseries disposent d'une église et d'un cimetière ; à Strasbourg, les sources évoquent même un cloître. Comme dans les couvents doubles, les bâtiments d'habitation pour les hommes et les femmes sont séparés. Les couvents comme les léproseries prévoient toujours un local pour accueillir le pauvre et l'étranger de passage. Les repas sont pris en commun dans la *stube*, ce qui n'est pas sans rappeler le réfectoire des religieux. Dans le diocèse de Bâle, la paroisse accompagne le lépreux à l'église au son des cloches. Il s'agit d'un rituel de séparation, comme celui que subit le novice lors de la prononciation des vœux, mais aussi un rituel d'agrégation à la nouvelle communauté – et un rituel religieux, comme le montre le fait qu'à son entrée à la léproserie de Strasbourg, le malade est béni par le chapelain. Par ailleurs, les règles fondamentales régissant la communauté de lépreux et son fonctionnement sont similaires à celles d'une communauté religieuse en ce qui concerne l'obéissance et la chasteté. Certes, le lépreux ne fait pas vœu de pauvreté, mais à la fin du Moyen Âge ce vœu n'est plus respecté dans les couvents qui n'ont pas passé à l'Observance. Autre similitude : si un lépreux désobéit au règlement, ce sont les autres qui statuent sur son cas, comme le font les religieux lors du chapitre des coulpes. Depuis son entrée, le lépreux est aussi membre d'une confrérie qui est gérée par le personnel de la léproserie et ouverte à des personnes en bonne santé. À l'occasion, plusieurs léproseries pouvaient s'associer dans un but religieux, par exemple pour fonder une confrérie regroupant les malades de chacune d'elles, ou une lampe perpétuelle dans une église. La plus ancienne confrérie de léproseries connue en Alsace a été créée avant 1467 et a son siège à Monswiller, un pèlerinage marial. Les lépreux ont offert un calice et un cierge qui brûlera devant la statue de la Vierge, et ont fondé plusieurs messes pour les vivants et les morts de la confrérie et pour ceux qui leur ont fait l'aumône. Ainsi la sociabilité des lépreux vivant dans une léproserie est fortement marquée par les liens confraternels, tissés au sein même de l'institution et à l'extérieur, grâce aux réseaux de confréries. Membres d'une ou de plusieurs de ces associations, les lépreux forment donc une communauté capable d'initiatives sur le plan spirituel. Par ailleurs, la vie du lépreux, comme celle du conventuel, est rythmée par la prière. En définitive, les lépreux en léproserie s'apparentent à une véritable communauté religieuse. Rien d'étonnant donc si une charte de 1312 désigne celle de Strasbourg par les termes de *cenobium leprosorum*[7] et son économe ou son maître de *conversus*[8]. En 1407, ses occupants sont nommés « *leprosi*

7. AMS AH–C 911/16.

8. AMS AH–C 911/14, 1307 et AH–C 911/18, 1323.

sub communi vita commorantes »[9]. Or la *vita communis* est la base de toute vie religieuse ; aussi bien les lépreux sont-ils régulièrement qualifiés de frères ou de sœurs. À Strasbourg, les lépreux sont même assimilés aux disciples du Christ, puisque le prêtre leur lave les pieds le jeudi saint. Comment peut-on concilier cette aura religieuse avec l'image du lépreux « impur et coupable » ? En fait, le lépreux en léproserie a un double visage. Il est d'une part un réprouvé, que Dieu punit dans sa chair pour les fautes qu'il a commises ; mais d'autre part, choisi par Dieu pour expier ses péchés sur terre[10], il peut jouer le rôle d'intercesseur auprès de lui. La lèpre est interprétée comme une sorte de prédestination à l'état religieux, une chance supplémentaire, certes cruelle mais néanmoins positive, de gagner son salut et celui des autres. Ce rôle d'intercesseurs auprès de Dieu explique aussi que les léproseries, au même titre que les maisons religieuses, aient bénéficié de nombreuses donations. Il est néanmoins paradoxal que des personnes reconnues "impures et coupables" aient en même temps un statut proche de celui des conventuels. Elles étaient à la fois écartées de la société et recherchées pour leur rôle d'intercesseur entre Dieu et les hommes. Cette contradiction est caractéristique du double visage du lépreux à l'époque médiévale : d'un côté "impur et coupable", de l'autre un malade souffrant, un *pauper Christi* – craint mais entretenu, rejeté et pourtant considéré.

Qu'en est-il des lépreux errants ? Les causes de leur errance peuvent être fort diverses. Certains lépreux ne sont pas tentés par la vie quasi-conventuelle des maladreries et préfèrent la liberté. D'autres ont perdu le privilège de vivre à la léproserie pour un temps déterminé ou pour toujours, car ils n'ont pas respecté le règlement. À l'occasion, la guerre et les incendies peuvent également priver les lépreux de leur lieu de vie. D'autres sont condamnés à l'errance par manque de moyens. Pour toutes ces raisons, il est probable que les lépreux errant sur les routes aient été beaucoup plus nombreux que les lépreux vivant en léproserie. Mais toute tentative pour chiffrer le phénomène est vaine, car les sources à leur sujet sont trop rares. Ces lépreux errants n'apparaissent qu'en filigrane dans les archives, plus particulièrement dans les textes réglementaires, lors des donations faites en leur faveur, lorsqu'ils meurent dans une léproserie, ou encore lorsqu'ils posent problème. Plusieurs règlements font mention de l'accueil des lépreux étrangers. Les textes disponibles visent à organiser leur séjour, sa durée, toujours très limitée, la cohabitation avec les lépreux de l'institution et leur droit de quête en ville. En effet, la cohabitation entre les deux groupes de malades pouvait engendrer des conflits. C'est sans doute pour cette raison que la ville d'Obernai semble avoir fait un tri parmi les lépreux étrangers : elle accueille uniquement ceux qui résident dans une autre léproserie et qui sont de passage, mais pas les lépreux errants. Il faut dire qu'à partir de la fin du 14e siècle, tous ceux qui mendient sans autorisation explicite sont mal vus. C'est aussi le cas des lépreux errants, que l'on chasse des villes, car leur mobilité est jugée dangereuse. Ils sont en

9. AMS 1AH 201.
10. TOUATI, Maladie et société, p. 188-201.

effet susceptibles de véhiculer différentes maladies, dont la peste, qui frappe l'Alsace de façon récurrente à partir de 1349 et jusqu'au milieu du 17e siècle. Paradoxalement, dans les années 1620, ces lépreux qu'on imagine volontiers isolés ont coutume de se rassembler à Saverne lors de la foire d'automne pour tenir leur *gericht* (tribunal). La tenue régulière d'une assemblée rendant la justice suppose l'existence d'une organisation, dont le fonctionnement nous échappe totalement en l'état actuel de la recherche.

Pour finir, il convient aussi de s'intéresser aux institutions qui ont hébergé ces malades. Pour le moment, 118 léproseries ont été localisées en Alsace[11]. Il y a d'une part les léproseries institutionnelles (63), et d'autre part celles dont le caractère institutionnel n'est pas prouvé (55). Le caractère institutionnel ne fait pas de doute si la léproserie a laissé des archives, si elle disposait d'une chapelle, d'un administrateur, si elle a pratiqué le prêt d'argent ou encore si ses biens sont réunis à ceux d'un hôpital au début du 18e siècle. Chaque léproserie a fait l'objet d'une fiche répertoriant différents renseignements la concernant. Ces fiches sont publiées dans le catalogue en p. j. 1. Les premières mentions de léproseries remontent au 13e siècle : celle de Strasbourg existe probablement dès avant 1234, car la mise en place d'une telle institution est un processus long et complexe, celle de Colmar est citée en 1259, sept autres entre 1273 et 1298. Ce phénomène ne traduit pas forcément une recrudescence de la maladie, comme on l'a parfois prétendu. En effet, la plupart de ces maisons n'apparaît qu'au travers de lieux-dits. Or ces derniers ne deviennent perceptibles en Alsace qu'à partir des années 1260, au moment où la région connaît une extraordinaire croissance démographique qui se traduit par l'éclatement du manse; d'où la nécessité de décrire désormais les parcelles d'une tenure une par une – au moyen, justement, d'un lieu-dit.

C'est aussi au 13e siècle qu'en Alsace les communautés de village s'organisent et que la formation des villes bat son plein. La croissance économique et la stabilité qui caractérisent ce siècle ont aussi favorisé l'essor des hôpitaux. L'apparition des léproseries est donc une manifestation, parmi d'autres, des profondes mutations qui affectent la région à ce moment. Pour le Royaume de France, par contre, l'apparition des léproseries est attestée dès les 11e et 12e siècles. On retrouve dans ce domaine le retard que l'on constate en Alsace, et dans une partie de l'Empire, en ce qui concerne l'apparition des châteaux-forts, des enceintes urbaines, des villes, des confréries, et dans bien d'autres domaines encore. En Alsace, le rôle des villes dans la fondation des léproseries semble avoir été déterminant dans un grand nombre de cas, celui d'une abbaye est probable pour l'une ou l'autre léproserie, et l'initiative individuelle n'est pas à exclure entièrement. En garantissant aux lépreux un lieu de vie, parfois doté d'une chapelle, les autorités ont favorisé la naissance d'une communauté de malades, dont la prière était appréciée et recherchée

11. Au moment de mettre sous presse, une 119e léproserie est apparue dans ADBR G 1893. Il s'agit de la léproserie institutionnelle de Marckolsheim, citée dans les comptes de l'hôpital en 1587/1588 et 1588/1589.

même par le patriciat des villes. Cette organisation communautaire a également permis aux lépreux de s'associer avec ceux d'autres léproseries pour former des confréries. Ainsi la création d'institutions spécialisées a-t-elle atténué la marginalité des lépreux. Dans ce domaine, la politique menée par les autorités leur a indéniablement été favorable. D'une façon plus générale, Franz Irsigler évoque l'attitude positive de la société médiévale à leur égard et à celui des malades atteints du feu de Saint-Antoine[12].

Comment se répartissent ces institutions dans l'espace ? Leur cartographie révèle une très forte densité le long du piémont vosgien, probablement liée à la richesse de cette région viticole et à la route très fréquentée qui la traverse, alors qu'il y en a peu dans le Sundgau et que des régions comme la Hardt, le Ried, le Kochersberg, le pays de Hanau et l'Outre-Forêt en sont pratiquement dépourvues. Contrairement à la Franche-Comté ou à certaines villes allemandes, en Alsace, les léproseries sont relativement proches des villes, à une distance variant entre 300 m à Mulhouse et 2 km à Haguenau. Elles sont toujours situées au bord d'une route ou d'un croisement de routes pour faciliter la quête. Pour cette raison, elles sont considérées comme un indice important par les spécialistes de l'histoire routière. Très souvent, un cours d'eau coule à proximité. La théorie selon laquelle les léproseries sont sous le vent des villes et des villages pour éviter que les miasmes des malades ne contaminent la population saine n'est pas confirmée en Alsace. En effet, des léproseries sont situées aux quatre points cardinaux, dont vingt dans le quart ouest (du NW au SW) de l'agglomération. Par ailleurs, cette théorie est d'autant plus difficile à vérifier qu'en Alsace, les vents dominants sont variables d'un endroit à l'autre et selon le moment de la journée. Dans plusieurs cas, la léproserie se trouve à l'emplacement d'un habitat disparu, d'autres fois elle est située à la limite du ban. À onze reprises au moins, elle apparaît proche de la potence. On peut voir dans ce voisinage tout l'opprobre moral – *unrein und schuldig* – qui pesait sur les lépreux à partir des 14e-15e siècles – ou alors plus prosaïquement mettre en avant le fait que les potences, tout comme les léproseries, se trouvaient elles aussi à l'extérieur des villes au bord d'une route très fréquentée et souvent près de la limite du ban. L'environnement immédiat de ces institutions prouve qu'elles n'étaient pas établies dans le désert. À proximité, on relève une église paroissiale (Strasbourg), un prieuré clunisien et un pèlerinage (Altkirch), une ferme (Haguenau), un moulin (Rouffach) et une tuilerie (Colmar). Finalement, l'emplacement des léproseries en Alsace n'est pas le reflet d'une forme d'exclusion, mais traduit plutôt une situation de marge privilégiée « à la charnière du monde rural et de la zone d'expansion urbaine »[13], compromis entre la volonté d'éloigner les lépreux et de leur laisser l'accès à la quête.

12. IRSIGLER F., « Mitleid und seine Grenzen. Zum Umgang der mittelalterlichen Gesellschaft mit armen und kranken Menschen », dans NOLTE C. (éd.), Homo debilis. Behinderte – Kranke – Versehrte in der Gesellschaft des Mittelalters (Studien und Texte zur Geistes- und Sozialgeschichte des Mittelalters 3), Memmingen, 2009, p. 165-181, ici p. 166 : *Eindeutig positiv zu bewerten ist meines Erachtens der Umgang der mittelalterlichen Menschen mit den Leprosen und den am Antoniusfeuer erkrankten Menschen.*

13. TOUATI, Apparition des léproseries, p. 389.

Cette situation *extra muros* pose néanmoins la question du devenir de ces établissements en temps de guerre. En 1444, les Armagnacs occupent la léproserie de Haguenau, celle de Mulhouse est incendiée en 1468 lors de la guerre des Six-Plappert, celles de Geispolsheim et de Molsheim également pendant la guerre des deux évêques en 1592. En attendant la reconstruction de cette dernière, certains lépreux ont erré sur les routes pendant plusieurs années. Cet état de fait pose aussi la question des archives des léproseries. À l'occasion, des dispositions étaient prises pour qu'elles soient conservées *intra muros*.

Les documents consultés livrent également des renseignements sur l'organisation des léproseries à partir du 15e siècle. Ils sont d'autant plus précieux qu'en Alsace aucun bâtiment n'a subsisté ni fait l'objet d'une fouille. Pour les petites léproseries et celles de taille moyenne, un bâtiment unique en colombage semble avoir été la règle. Pour les plus grandes léproseries, par contre, des maisons individuelles sont attestées, en plus du ou des bâtiments d'hébergement collectif. En ce qui concerne l'organisation interne de ces institutions, deux grandes lignes de partage apparaissent : d'une part la séparation selon le niveau de fortune, d'autre part, des espaces réservés aux hommes et d'autres aux femmes, comme dans les couvents. Les léproseries sont très souvent équipées de bâtiments à fonction économique et de bains. Des puits, cités dans presque toutes les léproseries, et des fontaines fournissent l'eau nécessaire. Ils font l'objet d'une réglementation stricte.

Les plus grandes léproseries étaient aussi dotées d'une chapelle. Mais, faute de vestiges subsistants, on en sait très peu sur l'architecture de ces églises et leur aménagement intérieur, surtout si l'on compare l'Alsace à d'autres régions, comme la Bourgogne ou le Nord de la France, où des églises de léproseries ont traversé les siècles. Nous sommes mieux renseignés sur leur vocable : parmi les onze noms cités, Catherine, Léonard et Nicolas sont les plus fréquents. L'érection d'une chapelle pour les lépreux et d'un cimetière a été autorisée par le concile de Latran de 1179. En Alsace, aucun cimetière n'est cité avant le 16e siècle, et certaines léproseries pourtant dotées d'une chapelle semblent en avoir été dépourvues. Ainsi, à l'époque moderne, les lépreux de Thann sont inhumés à Vieux-Thann, siège primitif de la paroisse, ceux de Molsheim au Dompeter, qui est l'ancienne église-mère.

Les sources livrent également des renseignements sur le personnel de ces institutions. La fonction d'administrateur (*pfleger*) apparaît au 14e siècle, mais jusqu'au début du 15e siècle, les termes utilisés pour les désigner (*pfleger, schaffner, meister*) ne suffisent pas toujours à les distinguer des économes *(schaffner)* ou des maîtres (*meister*). Les administrateurs disposent d'un pouvoir disciplinaire sur l'ensemble du personnel et des habitants de la léproserie et sont responsables, avec l'économe, des archives et du patrimoine de la maison, et de la bonne gestion de cette dernière. Ils jouent aussi un rôle dans la détection de la maladie, car ils sont tenus de dénoncer aux inspecteurs les suspects de lèpre. L'apparition d'un ou de plusieurs administrateurs prouve que le processus de mise sous tutelle de l'institution, appelé parfois « communalisation », est achevé. L'administrateur est le lien indispensable entre la léproserie et le Magistrat de la ville, à qui il prête serment. Il est généralement membre du Conseil. Dans les villes d'une certaine importance, leur nombre augmente au fil du temps, passant à Strasbourg de un au 14e siècle à trois au 15e siècle. À partir de 1446, un *pfleger* de Rotenkirche est issu du patriciat et deux des corporations. La fonction d'administrateur est sans conteste une fonction prestigieuse, souvent exercée par les familles les plus en vue des villes alsaciennes. L'économe, lui, est avant tout responsable des finances de la maison. Il lui incombe de collecter régulièrement, chaque année, les cens, rentes et revenus divers de la léproserie. Chaque année, il doit rendre compte de sa gestion aux administrateurs, en produisant deux livrets de comptes, l'un pour la ville et l'autre pour la léproserie.

Le titre de maître recouvre des réalités bien différentes selon les lieux et les époques. À Strasbourg, ce sont des lépreux élus par leurs pairs qui exercent cette fonction. Seules les léproseries des quatre plus grandes villes d'Alsace – Sélestat, Colmar, Haguenau et Strasbourg – et celle d'Obernai ont un *meister* ou/et une *meisterin* parmi leur personnel. En effet, plus une léproserie est importante, plus les fonctions sont diversifiées et plus le personnel est nombreux. C'est également vrai en ce qui concerne les domestiques. Les léproseries les plus importantes de Basse-Alsace disposent d'un *klingler* (de *klingeln* = sonner). C'est lui qui quête en ville argent et nourriture pour les lépreux et qui attire l'attention des passants en actionnant une clochette, d'où son nom. Il est aussi chargé de menus travaux d'entretien à la léproserie. La domesticité féminine joue également un rôle de premier plan dans la vie quotidienne de ces institutions. Les servantes sont chargées de différents travaux. À Haguenau, elles sont trois : l'une s'occupe du bétail, la seconde de la cuisine et la dernière est au service des malades. Il s'agit là d'une spécificité haguenovienne, que l'on ne rencontre dans aucune autre léproserie alsacienne. L'existence d'une servante mise à la disposition des malades suggère que la léproserie de Haguenau était une institution « de luxe ». Ces femmes s'occupant des lépreux sont originaires de régions éloignées, alors que les cuisinières ou celles qui s'occupent des animaux se recrutent dans un rayon d'une vingtaine de kilomètres. S'agit-il uniquement d'un hasard lié aux sources, ou les servantes affectées aux soins des lépreux souhaitent-elles mettre un maximum de distance entre leur lieu d'origine et leur lieu de travail pour ne pas être stigmatisées à leur retour ? La question reste ouverte. Ailleurs, la servante ne prend soin des lépreux que lorsque ces derniers sont malades. À Strasbourg, ces femmes ont aussi un rôle disciplinaire, car le règlement leur demande de dénoncer ceux qui profèrent des jurons, qui s'adonnent au jeu ou qui ont eu des relations sexuelles. De même pour le chapelain. À Strasbourg, il fait partie du personnel encadrant la communauté des lépreux. Son rôle n'est pas seulement spirituel, il intervient dans la gestion des cens et des rentes et dispose aussi d'un pouvoir disciplinaire et d'arbitrage. Par contre, il n'y a aucun médecin rattaché à une léproserie en Alsace. Cela n'a rien de surprenant, si l'on songe qu'il faut attendre 1515 pour qu'un médecin soit rattaché au Grand Hôpital de Strasbourg. Il faut également remarquer que toutes les personnes engagées prêtent serment de servir au mieux les intérêts de la léproserie et de dénoncer tous ceux qui contreviendraient au règlement. Il s'en dégage l'image d'un monde très contrôlé, où chacun surveille l'autre et rapporte tout manquement à l'administrateur ou à l'économe. En déduire pour autant que la léproserie médiévale a été le prototype de l'enfermement qui sera en vigueur au 17ᵉ siècle ne serait pas objectif, car les hôpitaux au Moyen Âge fonctionnent de façon similaire. Par ailleurs, le cas de l'Alsace montre que ces malades n'ont été ni enfermés ni séquestrés dans ces institutions.

Nos sources ont également permis d'étudier l'aspect économique des léproseries et de préciser la structure des recettes et des dépenses. Tout malade entrant dans une léproserie doit payer un droit d'admission en argent, variable en fonction de son statut et de sa fortune. Généralement, le règlement lui impose également d'apporter un trousseau, qui reste la propriété de la léproserie à son décès. Une part de la fortune de ces institutions repose donc sur l'apport personnel des lépreux. Quand le contexte économique de l'institution est sain, l'argent correspondant au droit d'entrée est placé en rentes, qui permettent de subvenir, au moins partiellement, à l'entretien du lépreux. À son décès, le capital reste acquis à la léproserie, de même que les habits et les meubles qui lui ont appartenu. Ces derniers sont alors revendus, une pratique paradoxale, mais qui rappelle que nous sommes dans un monde où l'on ne jette rien. Il y a là une analogie avec l'entrée au couvent, qui, elle aussi s'accompagne *de facto* du versement d'un droit d'entrée ou de l'achat d'une prébende. Parmi les recettes des léproseries, on relève aussi les fondations de messes et les donations. Le rôle d'intercesseurs dévolu aux lépreux apparaît clairement à travers les nombreuses fondations de messes et autres donations faites aux léproseries, qui témoignent de la multitude des liens tissés entre les lépreux et la ville.

Contrairement à une idée reçue très répandue, les lépreux sont présents physiquement à l'intérieur des murs de la ville pour solliciter la générosité de leurs concitoyens, et, quand ils ne le sont pas, les divers troncs répartis dans l'espace urbain et dans les églises rappellent leur existence. D'une certaine façon, ils participent à la vie des corporations, puisqu'on quête pour eux dans leurs *Trinkstuben*. Certaines taxes et amendes levées par la ville leur sont destinées. De nombreux citadins fondent des messes anniversaires à l'église de la léproserie ou font une donation pour soutenir l'institution. Parmi eux, on relève des familles de la noblesse et du patriciat.

De nombreuses léproseries se doublent d'une exploitation agricole, qui assure une partie de la nourriture de la maison et qui, à l'occasion, peut contribuer aux recettes de l'établissement par la vente de produits de la ferme, les cens, rentes et fermages, ou encore la spéculation sur les grains. Lorsque la conjoncture est favorable, une gestion saine et rigoureuse permet de dégager des profits. Pour assurer l'équilibre budgétaire à long terme, il faut faire fructifier les capitaux disponibles, par exemple en les plaçant sous forme de rentes constituées. Ces rentes témoignent du prêt d'argent pratiqué, parfois à grande échelle, par ces institutions. L'étude du corpus des rentes achetées par diverses léproseries montre que le taux baisse depuis le milieu du 14e siècle, passant de 10 à 5% au milieu du siècle suivant. Celles de Molsheim et de Saverne prêtent des sommes rarement supérieures à une vingtaine de livres dans un rayon d'une vingtaine de kilomètres. Pour Haguenau, l'aire de chalandise est de plus de cinquante kilomètres. Ainsi, les léproseries, comme les hôpitaux et les fabriques d'églises, jouent un rôle important dans le prêt d'argent, non seulement pour les villes dans lesquelles elles sont situées, mais aussi pour les campagnes environnantes. L'analyse des rentes constituées par la léproserie de Strasbourg révèle la puissance financière de l'institution à la fin du Moyen Âge et au début de l'époque moderne. Contrairement aux autres léproseries de la région, qui avancent surtout des sommes relativement modestes à des particuliers, celle de Strasbourg a une clientèle noble, à laquelle s'ajoutent des communes sollicitant des prêts importants, de l'ordre de centaines, voire de milliers de florins. Une telle politique reflète la mainmise de la ville de Strasbourg, par l'intermédiaire de ses administrateurs, sur la léproserie et ses liquidités. Le prêt d'argent et la vente de denrées agricoles produites par la léproserie montrent que ces institutions sont intégrées dans les circuits économiques.

Au chapitre des dépenses régulières, signalons les salaires du personnel de la maison et le chauffage, un poste très important. Parmi les dépenses extraordinaires, on relève tout ce qui concerne l'entretien des locaux ou éventuellement la construction de nouveaux bâtiments. Comme les hôpitaux et les couvents, les léproseries, qui vivent des revenus de la terre et du placement de l'argent, connaissent des difficultés financières dans la seconde moitié du 14e siècle. Leur balance comptable est aussi affectée par l'augmentation des prix consécutifs à de mauvaises récoltes.

Le destin de ces établissements est très variable : certains disparaissent tôt, d'autres au contraire sont encore entretenus, voire reconstruits dans la seconde moitié du 17e siècle. Une fois de plus, l'historiographie traditionnelle, qui rend la guerre de Trente ans responsable de la disparition des léproseries alsaciennes, est à réviser, car, très souvent, des villes ont encore investi dans ces bâtiments à l'époque moderne, alors que les lépreux se font rares. Comment expliquer ce paradoxe ? Au fil du temps, les institutions qui n'abritent plus ou peu de lépreux rendent divers services à la collectivité : on y abrite des personnes atteintes d'affections diverses, folie, épilepsie, peste, pour lesquelles l'hôpital ne propose pas toujours un hébergement ; la localisation de la léproserie permet de les éloigner de la ville. D'autres deviennent des auberges ou encore des repaires pour toute sorte de vagabonds et de brigands, si bien que les autorités sont obligées de réagir, souvent en démolissant les bâtiments existants. Quant aux biens et revenus de ces institutions, ils sont toujours affectés à l'assistance et à l'enseignement.

Il convient maintenant d'essayer de répondre à la question du statut des lépreux en Alsace posée dans le titre de ce travail : sont-ils des marginaux, des exclus ou des intercesseurs ? L'étude qui précède a montré qu'il est impossible de donner une réponse unique à cette question et que de nombreuses nuances s'imposent[14]. Pour essayer de cerner la vérité au plus près, il faut distinguer selon les époques et selon les malades. Pour l'Alsace, aux 13e et 14e siècles, les sources sont peu nombreuses, mais celles qui nous sont parvenues pour la léproserie de Strasbourg mettent clairement en lumière l'organisation religieuse de cette institution, un état de fait qui perdure tout au long du Moyen Âge. Par là, le lépreux vivant dans une léproserie se retrouve doublement intégré : tout d'abord dans la communauté qui l'accueille, et ensuite sur le plan religieux, puisque sa prière est perçue comme particulièrement efficace par ses contemporains. Le lépreux est certes « impur et coupable » selon les sources médiévales, mais ses souffrances, comme celles de Job, sont l'expression d'une élection divine. Le lépreux est donc pleinement intégré sur le plan religieux à l'époque médiévale. Il jouit également d'une certaine liberté d'action dans ce domaine : des lépreux de différentes institutions se sont associés pour former des confréries ou fonder des messes et des luminaires dans des lieux de pèlerinage. Le lépreux errant résidant temporairement dans une léproserie participe de cette vision positive et est, lui aussi, considéré comme un intermédiaire entre le ciel et la terre pour la durée de son séjour. Avec l'avènement de la Réforme, ce rôle d'intercesseur est remis en question. Seule compte désormais la justification par la foi. En milieu protestant, le lépreux est d'une certaine façon privé de l'une de ses missions essentielles. Du côté catholique, la baisse des donations semble également refléter un changement d'image.

Intégré sur le plan religieux tout au long du Moyen Âge, le lépreux n'en présente pas moins certaines caractéristiques propres aux marginaux : la privation totale ou partielle d'honneur, la non-participation aux processus de production, la perte d'une partie de ses droits. Les lépreux eux-mêmes – l'exemple de Peter Schriber est éclairant à ce sujet – s'estiment privés de leur honneur par la maladie qui les touche. S'il est indéniable qu'à titre individuel l'honneur du lépreux, défini comme capital social[15], est diminué, son intégration dans une communauté quasi-religieuse lui fait gagner une autre forme d'honorabilité. Les différents destins évoqués tout au long de ce travail ont également montré que la non-participation aux processus de production, autre élément définissant la marginalité, est une réalité pour les lépreux. La réduction des droits, elle, est variable selon la position sociale du malade et son statut. Au début du 14e siècle, Gute, une béguine lépreuse, semble jouir d'une liberté d'action étonnante : elle dispose de ses biens, fait des legs, se présente à l'officialité malgré sa maladie. Quant à la mobilité forcée, autre caractéristique des marginaux, elle n'affecte que les lépreux errants. À ce

14. Voir aussi BRENNER, Leprosy, p. 132-134.

15. BOURDIEU P., *Esquisse d'une théorie de la pratique*, Paris, 1ère éd. 1972, 2e éd. 2000, p. 348 et suiv.

sujet, il faut souligner que les conditions de vie de cette catégorie de lépreux nous échappent presque complètement. D'après des sources du 17e siècle, ils sont parfois organisés en communautés qui se réunissent régulièrement, mais nous ignorons ce qu'il en était à l'époque médiévale. Stiker résume ainsi la position des lépreux au sein de la société : « jamais vraiment exclus, car toujours spirituellement intégrés, jamais intégrés, car toujours socialement dans les franges »[16].

La situation paradoxale des lépreux peut s'expliquer par deux concepts : celui de « marginalité positive », formulé par Jean-Claude Schmitt, ou encore celui d'ambiguïté[17]. Selon Thomas Bauer, « on a affaire à un phénomène d'ambiguïté culturelle lorsque, de façon durable, un concept, une manière d'agir ou un objet se voient attribuer deux significations opposées ou du moins nettement divergentes, en concurrence l'une avec l'autre ; ou lorsqu'un groupe social s'inspire, pour définir des normes dans tel ou tel domaine de la vie ou lui attribuer un sens, de discours opposés ou très divergents ; ou lorsque, à l'intérieur d'un groupe, différentes interprétations d'un phénomène sont acceptées en même temps, sans qu'aucune d'entre elles ne puisse prétendre à l'exclusivité »[18]. La lèpre, on l'a vu, est une maladie ambiguë. À partir du 14e siècle, elle est tout à la fois une conséquence du péché et un signe d'élection divine. Cette ambiguïté rejaillit sur le malade : il est « impur et coupable » et choisi par Dieu pour accomplir son purgatoire sur terre. Dans ces conditions, comment peut-on définir le lépreux ? Est-il un pauvre malade, un pécheur, un homme menant une vie quasi-religieuse, ou les trois à la fois ? La perception de la maladie par l'homme médiéval se place aussi sous le signe de l'ambiguïté. La lèpre est réputée contagieuse, mais on vend les affaires ayant appartenu à des lépreux, on se rend à la léproserie et on accepte la présence des lépreux en ville. Si les lépreux sont autorisés à pénétrer au cœur des cités, pourquoi les léproseries sont-elles toutes situées *extra muros* ? Les lois qui régissent ces malades sont également placées sous le signe de l'ambiguïté : l'Église prône l'indissolubilité des liens du mariage, mais les règlements des léproseries faits par les Magistrats des villes défendent explicitement toute relation entre femmes et hommes, même si ces derniers sont mariés. Le flou juridique qui entoure le statut du lépreux, par exemple en ce qui concerne son aptitude à hériter, révèle l'ambiguïté même du statut du lépreux : est-il ou non mort au monde ? Par ailleurs, les lépreux errants, considérés comme des solitaires par excellence, sont néanmoins organisés en groupes qui, à l'époque moderne, tenaient leur tribunal (*gericht*). En fait, l'ambiguïté culturelle telle qu'elle a été décrite par Bauer est un phénomène qui est d'une grande importance pour la compréhension de la société médiévale et des pratiques du vivre ensemble. Gerd Althoff a montré que dans une société régie par les notions d'honneur

16. STIKER, Corps infirmes, p. 105.

17. Voir aussi BELKER, Aussätzige, p. 274-275.

18. BAUER T., *Die Kultur der Ambiguität. Eine andere Geschichte des Islams*, Berlin, 2011, p. 27.

et de rang, l'ambiguïté servait à éviter des conflits[19]. Le sociologue Donald Levine pour sa part évoque la fonction protectrice de l'ambiguïté[20]. C'est indéniablement elle qui permet au lépreux de trouver sa place dans la société médiévale.

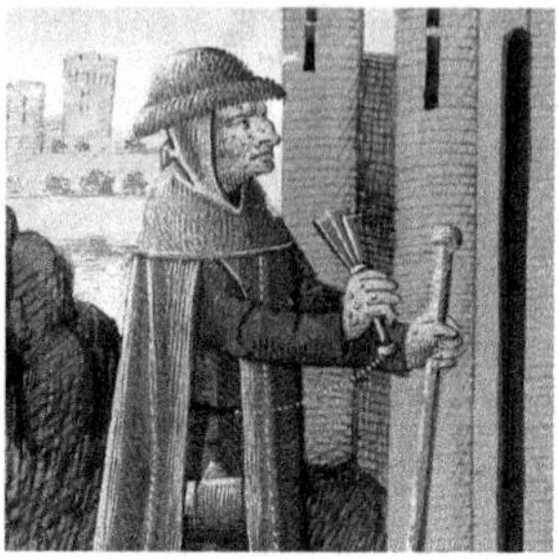

19. ALTHOFF G., « Ambiguität als Stärke und Schwäche einer ehrbewussten Gesellschaft », dans AUGE O. et WITTHÖFT C. (éd.), *Ambiguität im Mittelalter. Formen zeitgenössischer Reflexion und interdisziplinärer Rezeption* (Trends in Medieval Philology 30), Berlin, 2016, p. 273-285.

20. *Ibid.*, p. 274. LEVINE D.N., *The flight from ambiguity : essays in social and cultural theory*, Chicago, 1985.

INDEX
des noms propres

Lorsqu'une mention se trouve dans une note, le n° de la page est suivi de la lettre n.

Les personnes dont on ne connaît que le prénom n'ont, sauf exceptions, pas été retenues.

Celles qui n'ont pas de patronyme, mais un nom d'origine (Hildegard von Bingen, Jacques de Voragine, etc.) ont néanmoins été classées sous celui-ci.

ä et ö sont traités comme ae et oe, mais ü est traité comme u.

Abréviations
- BR : Bas-Rhin
- Cn : canton (suisse)
- cne : commune
- disp. (habitat) disparu
- hab. : habitant(e)
- Hag. : Haguenau
- HR : Haut-Rhin
- Mos. : Moselle
- Sbg : Strasbourg
- TB : Territoire de Belfort

---

1. Toutes les mentions de la léproserie de Strasbourg dont on ignore si elles concernent Rotenkirche, le Schnelling ou les deux ont été classées sous Rotenkirche

Table des illustrations

Table des matières

Ière partie

II^ère^ partie

Structures éditoriales du groupe L'Harmattan

L'Harmattan Italie
Via degli Artisti, 15
10124 Torino
harmattan.italia@gmail.com

L'Harmattan Hongrie
Kossuth l. u. 14-16.
1053 Budapest
harmattan@harmattan.hu

L'Harmattan Sénégal
10 VDN en face Mermoz
BP 45034 Dakar-Fann
senharmattan@gmail.com

L'Harmattan Cameroun
TSINGA/FECAFOOT
BP 11486 Yaoundé
inkoukam@gmail.com

L'Harmattan Burkina Faso
Achille Somé – tengnule@hotmail.fr

L'Harmattan Guinée
Almamya, rue KA 028 OKB Agency
BP 3470 Conakry
harmattanguinee@yahoo.fr

L'Harmattan RDC
185, avenue Nyangwe
Commune de Lingwala – Kinshasa
matangilamusadila@yahoo.fr

L'Harmattan Congo
219, avenue Nelson Mandela
BP 2874 Brazzaville
harmattan.congo@yahoo.fr

L'Harmattan Mali
ACI 2000 - Immeuble Mgr Jean Marie Cisse
Bureau 10
BP 145 Bamako-Mali
mali@harmattan.fr

L'Harmattan Togo
Djidjole – Lomé
Maison Amela
face EPP BATOME
ddamela@aol.com

L'Harmattan Côte d'Ivoire
Résidence Karl – Cité des Arts
Abidjan-Cocody
03 BP 1588 Abidjan
espace_harmattan.ci@hotmail.fr

Nos librairies en France

Librairie internationale
16, rue des Écoles
75005 Paris
librairie.internationale@harmattan.fr
01 40 46 79 11
www.librairieharmattan.com

Librairie des savoirs
21, rue des Écoles
75005 Paris
librairie.sh@harmattan.fr
01 46 34 13 71
www.librairieharmattansh.com

Librairie Le Lucernaire
53, rue Notre-Dame-des-Champs
75006 Paris
librairie@lucernaire.fr
01 42 22 67 13

www.ingramcontent.com/pod-product-compliance
Lightning Source LLC
LaVergne TN
LVHW082025051026
849532LV00011B/3271